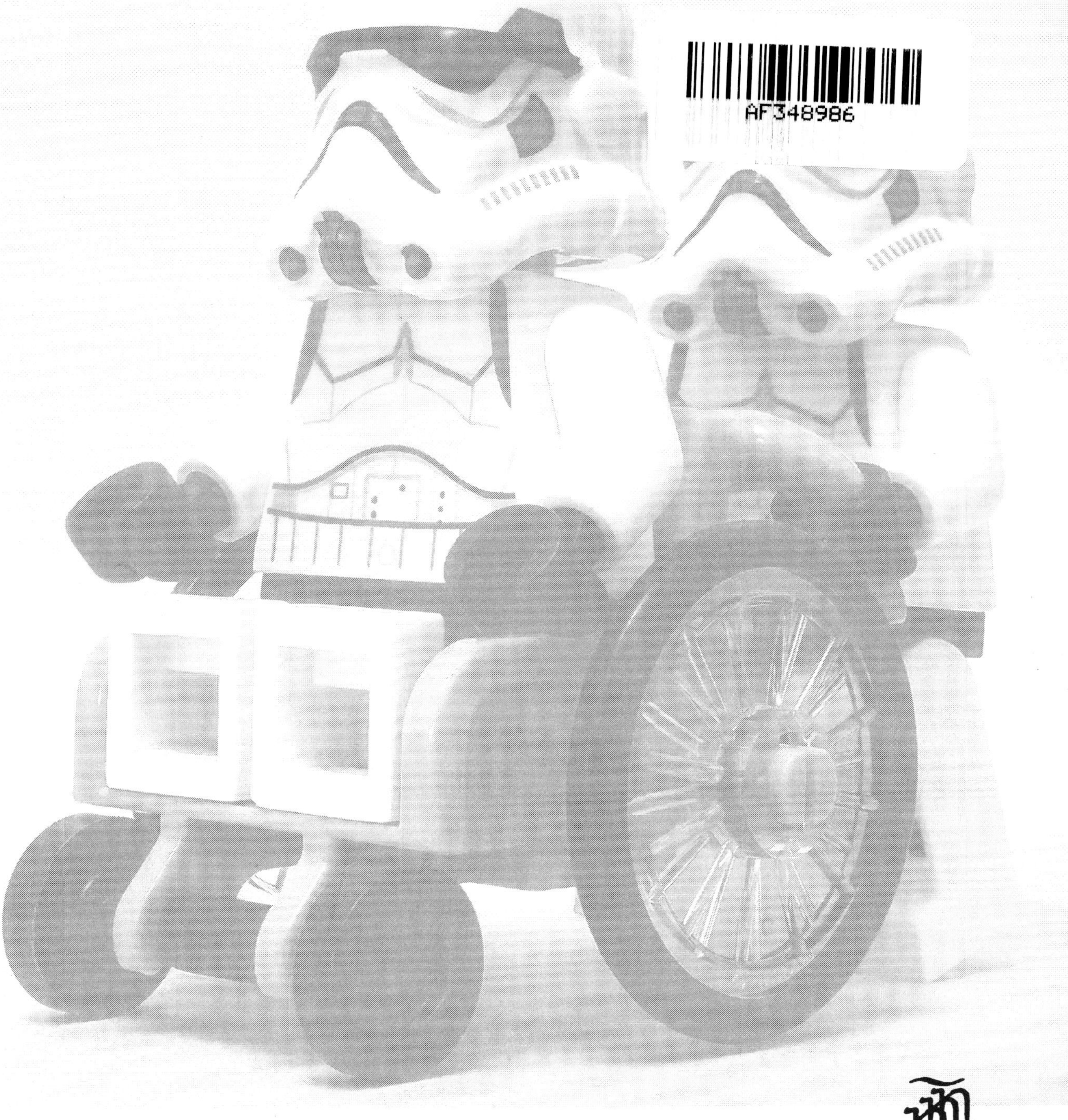

Triple Eñe / Ediciones TapaBlanda

ISBN: 978-8412207569

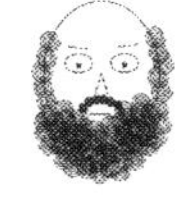

Fotos de cubierta e interior [Pixabay]
Andrew Martin [Aitoff] Reino Unido

Diseño y maquetación:
Daniel García [www.daninet.net]

Última modificación:
17 de mayo de 2025

Porque no somos perfectos...

Hemos invertido mucho tiempo, cariño y esfuerzo en la
compilación y revisión de este volumen.

En él recopilamos las **respuestas oficialmente admitidas por cada tribunal.**

Si aun así detectas que algún enunciado sería impugnable, se ha
quedado obsoleto o contiene cualquier otro tipo de error puedes avisarnos vía:

agustinodriozolakent@gmail.com

ÍNDICE

Exámenes

TOTAL INCLUIDAS EN ESTE EJEMPLAR **3.030** PREGUNTAS
DISPONES DE TODAS ELLAS, ASÍ COMO DE LAS **2.500** DEL LIBRO ANTERIOR
TAMBIÉN EN **WWW.CACAHUETEST.COM**, DONDE ADEMÁS PODRÁS CONSULTAR ONLINE LA **FE DE ERRATAS**,
EL LISTADO CRONOLÓGICO DE MEJORAS Y MODIFICACIONES Y OTROS EXÁMENES ADICIONALES

Aunque se ha respetado la literalidad
de la mayoría de los enunciados
originales, sobre muchos otros
ha sido necesario realizar
correcciones:

**Tanto ortográficas y redaccionales
como de puntuación o formateo**, así
como una **homogeneización de estilo,
reformulación de distractores im-
plausibles** y otras pequeñas mejoras.

En todos esos casos se ha editado
atendiendo exclusivamente al fin último
de esta monografía, que es meramente
didáctico, buscando siempre el equilibrio entre la esencia del contenido
original y las necesidades, más
pragmáticas, del opositor.

Para ello hemos contado con la colaboración del profesor de la Universidad
del País Vasco Daniel García, experto
en la redacción de exámenes tipo test,
formador de examinadores y autor de

**_'Diez Comodines: Cómo redactar
mejores exámenes tipo test'_**

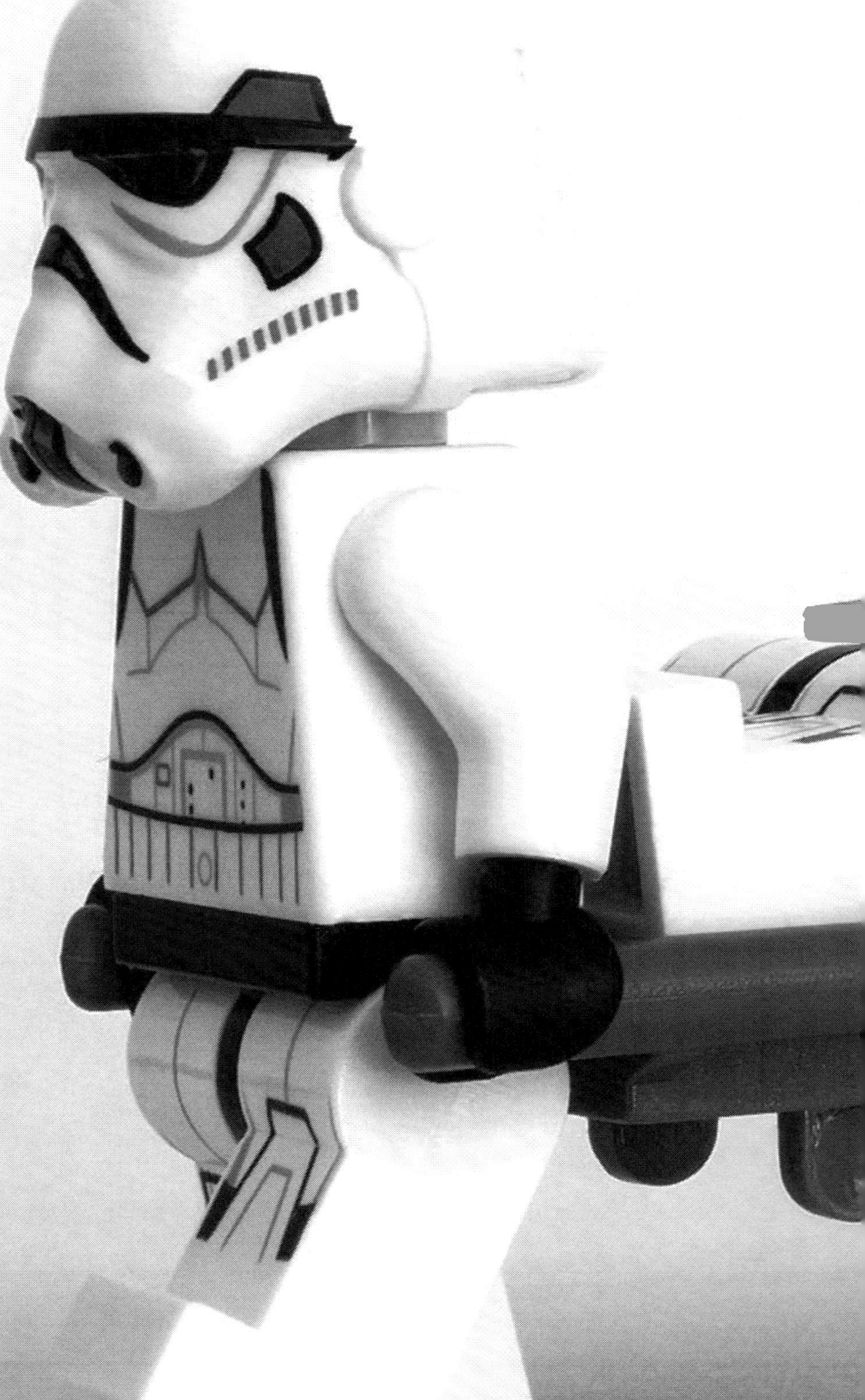

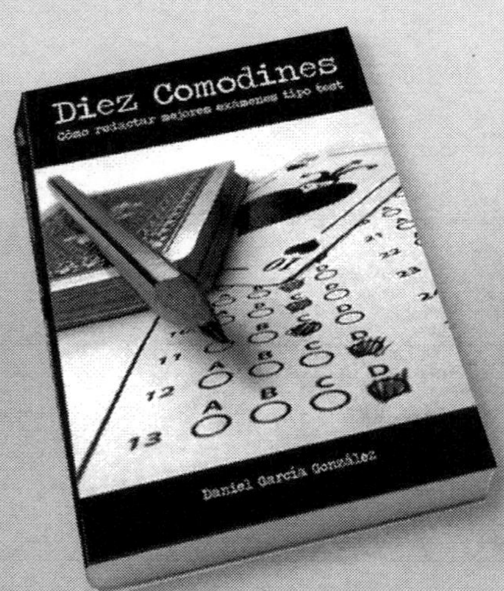

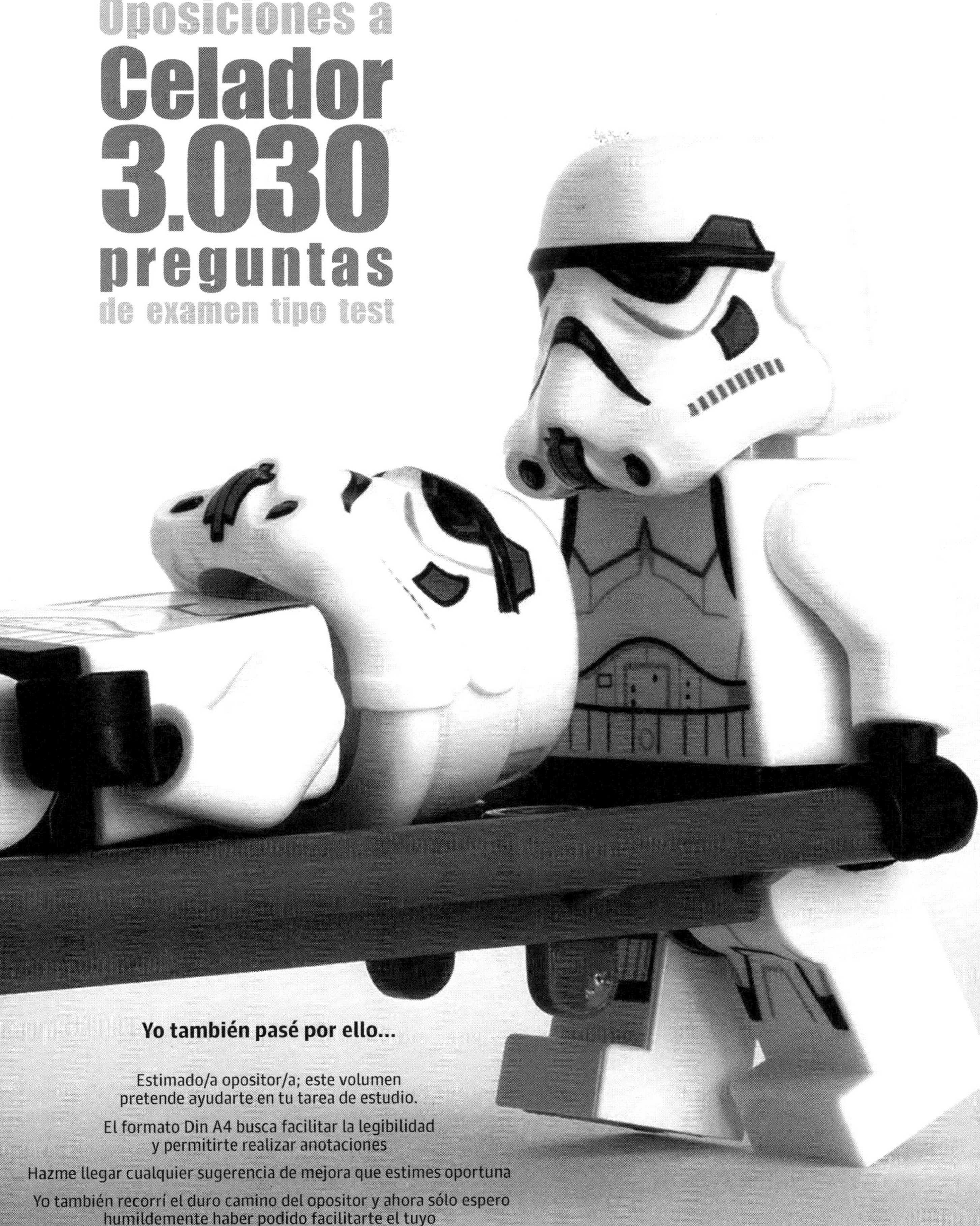

Oposiciones a
Celador
3.030
preguntas
de examen tipo test

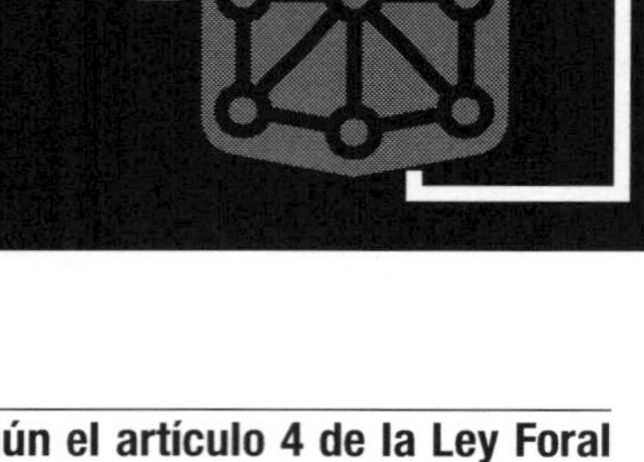

CONVOCATORIA:

BOLETÍN OFICIAL DE NAVARRA DE 5 DE JULIO DE 2019

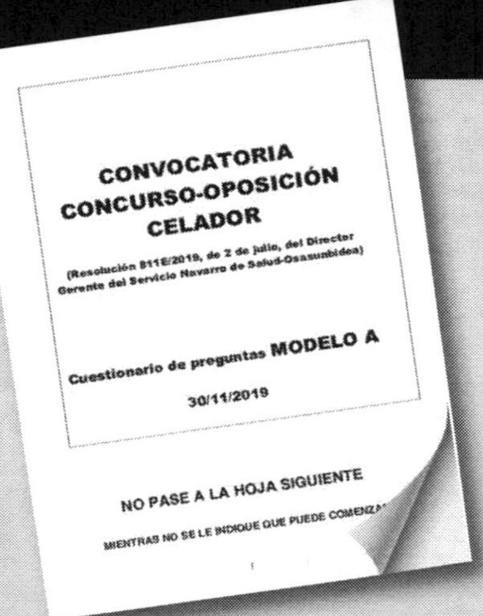

EXAMEN:

30 DE NOVIEMBRE DE 2019

CLAVE DE RESPUESTAS

1 B	25 C	49 D	73 D
2 D	26 D	50 D	74 B
3 C	27 B	51 C	75 D
4 B	28 A	52 A	76 C
5 D	29 C	53 A	77 A
6 C	30 D	54 D	78 D
7 B	31 A	55 C	79 B
8 C*	32 D	56 B	80 B
9 B	33 C	57 A	81 D
10 D	34 A	58 D	82 C*
11 A	35 B	59 A	83 C*
12 D	36 D	60 C	84 B
13 D	37 D	61 B	[...]
14 C	38 D	62 D	99 D
15 D	39 C	63 A	100 D
16 B	40 B	64 B	101 D
17 C	41 A	65 C	102 A
18 *	42 D	66 C	103 C
19 D	43 C	67 C	104 B
20 C	44 D	68 B	105 A*
21 D	45 B	69 A	106 D
22 C	46 D	70 C	107 D*
23 C	47 B	71 C	108 D
24 B	48 D	72 C	

*SEIS PREGUNTAS ANULADAS

1. Según el artículo 4 de la Ley Foral 10/1990, de Salud de Navarra, es uno de los principios informadores al que se ajustarán las actividades y servicios sanitarios:

a. Centralización y participación en gestión

b. Utilización de todos los recursos sanitarios públicos y de los privados asociados por concierto

c. Ineficiencia social de las prestaciones

d. Planificación de los recursos sanitarios por parte de la Administración Pública, sin atender a la relación médico-enfermo

2. NO está entre las recomendaciones generales para la movilización de pacientes:

a. Levantar al paciente de forma gradual, suavemente y sin sacudidas

b. Ayudarse con puntos de apoyo exteriores y con el contrapeso del propio cuerpo para aumentar la fuerza aplicada al movimiento

c. Pedir colaboración de la persona a movilizar. Debemos explicar al paciente que tenemos que movilizarlo y animarlo que nos ayude en lo que él pueda, siempre teniendo en cuenta su estado. Debemos saber si va a poder ayudarnos o no antes de comenzar

d. Mantener los pies juntos para tener más equilibrio

3. Indique la correcta:

a. Nos referimos a asepsia cuando un objeto o superficie no está libre de cualquier microorganismo que pueda causar una infección

b. Los elementos o eslabones necesarios para que se propague una enfermedad transmisible son el agente infeccioso y el huésped

c. La esterilización es el conjunto de procedimientos físicos o químicos que destruyen todos los microorganismos y sus formas de resistencia

d. No es necesario limpiar previamente el instrumento o material antes de proceder a cualquiera de las técnicas de desinfección o esterilización

4. Según la L.O. 3/2007, de 22 de marzo, para la igualdad efectiva de mujeres y hombres, las obligaciones establecidas serán de aplicación a:

a. Toda persona con nacionalidad española, aunque dependiendo de su condición jurídica

b. Toda persona física o jurídica que se encuentre o actúe en territorio español, cualquiera que fuese su nacionalidad, domicilio o residencia

c. Toda persona física que se encuentre en territorio español dependiendo de su domicilio o residencia

d. Toda persona jurídica que no se encuentre en el territorio español, cualquiera que sea su nacionalidad, domicilio o residencia

5. Según el artículo 6 del Reglamento (UE) 2016/679 del Parlamento Europeo y del Consejo, de 27 de abril de 2016, relativo a la protección de las personas físicas, en lo que respecta al tratamiento de datos personales y a la libre circulación de estos datos y por el que se deroga la Directiva 95/46/CE (Reglamento general de protección de datos), cuál NO es una condición de licitud de un tratamiento:

a. El tratamiento es necesario para la ejecución de un contrato en el que el interesado es parte o para la aplicación a petición de este de medidas precontractuales

b. El tratamiento es necesario para el cumplimiento de una obligación legal aplicable al responsable del tratamiento

c. El tratamiento es necesario para proteger intereses vitales del interesado o de otra persona física

d. El tratamiento es necesario para proteger los intereses particulares de las autoridades públicas competentes en dicha acción

6. Sobre la posición anatómica de Roser, es FALSO:

a. Se denomina también posición de Proetz

b. El cuello está en hiperextensión y los hombros se mantienen en el borde superior del colchón

c. Se denomina también posición de Kraske

d. Se emplea en exploraciones de Otorrinolaringología, para intubación traqueal o para lavado de pelo en pacientes encamados

**7. En caso de sospecha de atraganta-
miento durante la comida. La víctima está consciente, es capaz de
hablar y respirar. Primera actuación:**

a. Dar 5 golpes en la espalda
b. Animarle a toser
c. Comenzar con maniobras de reanimación
   cardiopulmonar
d. Realizar 5 compresiones abdominales

**8. [ANULADA por estar derogado]
Según el Artículo 3 del Título Preli-
minar de la Ley Foral 10/1990, de
Salud de Navarra:**

a. La asistencia sanitaria pública en Navarra
   se extenderá a todos los ciudadanos y ciu-
   dadanas residentes en cualquiera de los
   municipios de Navarra, siempre que su situación legal o administrativa esté en regla
b. El acceso y las prestaciones sanitarias se realizarán en condiciones de igualdad inefectiva
c. Las prestaciones sanitario-asistenciales
   ofertadas serán como mínimo, las fijadas en
   cada momento para la Seguridad Social
d. Los ciudadanos residentes en Navarra, no
   así los transeúntes, tendrán derecho a la
   asistencia sanitaria en la forma y condiciones previstas en la legislación estatal y en
   los convenios de la Comunidad Foral

**9. En el documento 'Recomendaciones
para la Resucitación 2015' del Consejo Europeo de Resucitación (ERC)
en relación al Soporte Vital Básico
se resumen los eslabones vitales
necesarios para la resucitación exi-
tosa. El primer eslabón es:**

a. RCP precoz por testigos
b. Reconocimiento precoz y pedir ayuda
c. Desfibrilación precoz
d. Soporte vital avanzado precoz y cuidados
   postresucitación avanzados

**10. En el artículo 12 de la Ley Foral
10/1990, de Salud, se define sistema
sanitario público de Navarra como
el conjunto de los recursos, medios
organizativos y actuaciones de las
Administraciones sanitarias de Navarra orientadas a la protección de
la salud a través de:**

a. La promoción de la salud
b. La prevención de las enfermedades
c. La atención sanitaria
d. Las tres son correctas

**11. En los cambios posturales del pa-
ciente encamado las lateralizacio-
nes NO deben hacerse a más de:**

a. 30°   b. 20°   c. 40°   d. 35°

12. El plano sagital:

a. Divide al cuerpo en dos mitades, la superior
   y la inferior
b. Se denomina también coronal
c. Divide al cuerpo en dos mitades, la anterior
   y la posterior
d. Se producen en este plano movimientos de
   flexión y de extensión

**13. Elemento que corresponde a la co-
municación paraverbal:**

a. Volumen de voz conversacional
b. Contacto ocular
c. Entonación agradable
d. Son correctas A y C

**14. Según el Capítulo I de la Ley Foral
10/1990 de Salud de Navarra, el personal y los servicios de atención primaria y especializada y, en general
de todos los recursos sanitarios, sin
perjuicio de sus propias y específicas tareas y responsabilidades, deberán orientar sus actividades con
estos fines, EXCEPTO:**

a. Mejorar el estado de salud de la población
b. Promover la educación para la salud de la
   población
c. Potenciar los riesgos, enfermedades y accidentes
d. Proveer asistencia sanitaria individual y personalizada

**15. Documentos ordinarios que pue-
den ser trasladados por el celador:**

a. Peticiones de citas
b. Partes de mantenimiento
c. Partes de quirófano
d. Los tres

**16. La Ley Foral 11/1992 reguladora
del régimen específico del personal
adscrito al Servicio Navarro de
Salud-Osasunbidea dispone en su
artículo 1 que será de aplicación:**

a. Al personal funcionario, tanto de la Administración de la Comunidad Foral de Navarra como al estatutario proveniente de la
   Seguridad Social adscrito al Servicio Navarro de Salud-Osasunbidea
b. Al personal funcionario, tanto de la Administración de la Comunidad Foral de Navarra como transferido del Estado, y al
   estatutario proveniente de la Seguridad Social adscrito al Servicio Navarro de Salud-
   Osasunbidea
c. Al personal funcionario de la Administración
   de la Navarra exclusivamente
d. Ninguna de las anteriores

**17. Sobre el baño completo de un pa-
ciente encamado:**

a. No debe realizarse en ningún caso
b. Debe realizarse sólo en casos excepcionales
c. Debe realizarse todos los días y las veces
   que sea necesario
d. Debe realizarse cada dos días

**19. Según la 'regla del 9' de Wallace,
un adulto que ha sufrido quemaduras de cabeza, cuello y genitales
¿qué porcentaje de superficie corporal quemada presenta?**

a. 18%   b. 9%   c. 1%   d. 10%

**20. La Ley Foral 8/2017, de 19 de junio,
para la igualdad social de las personas LGTBI+ será de aplicación en el
ámbito de Navarra a:**

a. Cualquier persona física o jurídica dependiendo de su situación administrativa
b. Cualquier persona, aunque solamente en el
   ámbito de cada uno/una
c. Cualquier persona física o jurídica, de derecho público o privado, independientemente
   de la situación administrativa o personal en
   la que se encuentre
d. Cualquier persona física y sólo en el ámbito
   público y privado, pero con mayoría de edad
   de 18 años

**21. Según el régimen disciplinario del
Decreto Foral Legislativo 251/1993,
de 30 de agosto, del Texto Refundido
del Estatuto del Personal al Servicio
de las Administraciones Públicas de
Navarra, una falta muy grave pres-
cribe al cabo de:**

a. Un mes
b. 6 meses
c. Un año
d. 3 años

**22. Entre los siguientes factores de
riesgo que pueden desencadenar la
aparición de úlceras por presión
cuál NO es intrínseco:**

a. Pérdida de sensibilidad cutánea
b. Alteraciones de la circulación periférica
c. Pliegues y objetos extraños en la ropa
d. Delgadez, obesidad, déficit de vitaminas

**23. Si un paciente permanece durante
tiempo prolongado en decúbito lateral, las zonas de mayor riesgo para
el desarrollo de úlceras por presión
serán:**

a. Talones, sacro, codos, omoplato, cabeza
b. Dedos de pies, rodillas, genitales en hombres, mamas en mujeres, acromion, mejilla
c. Maleolo, cóndilos, trocánter, costillas, acromion, oreja
d. Talones, rodillas, genitales, omoplato, nariz

**24. Según el Artículo 15 de la Ley
41/2002, de 14 de noviembre, básica
reguladora de la autonomía del paciente, entre el contenido mínimo de
la historia clínica están estos documentos EXCEPTO:**

a. La anamnesis y la exploración física
b. El parte judicial de lesiones
c. Las órdenes médicas
d. La evolución y planificación de cuidados de
   enfermería

25. Principales proteínas musculares:

a. Actina y tropomiosina
b. Actina y troponina
c. Actina y miosina
d. Troponina y miosina

26. Si en la planta se le ordena a un celador el traslado de un enfermo con oxígeno:

a. Un enfermo con oxígeno no se puede mover de la habitación

b. No se puede trasladar, ya que le falta el gotero

c. Se puede trasladar siempre que el pasillo esté bien ventilado

d. Se puede trasladar siempre que lleve una bala de oxígeno

27. Respecto a la posición en la que se coloca al paciente en decúbito prono con las caderas elevadas respecto al cuerpo, es FALSO:

a. Se denomina posición de Kraske

b. Está indicada para administrar enemas

c. Se denomina también posición de Jackknife

d. Se utiliza para cirugía proctológica

28. El Artículo 47 del Decreto Foral Legislativo 251/1993, del Texto Refundido del Estatuto del Personal al Servicio de las Administraciones Públicas de Navarra regula el complemento de prolongación de jornada:

a. Reglamentariamente podrá asignarse un complemento de prolongación de jornada a aquellos puestos de trabajo que exijan habitualmente la realización de una jornada de trabajo superior a la establecida con carácter general

b. La cuantía de este concepto se determinará reglamentariamente sin que en ningún caso pueda exceder del 20 por 100 del sueldo inicial del correspondiente nivel

c. El funcionario podrá percibir simultáneamente este complemento y el de dedicación exclusiva

d. La cuantía de este concepto se determinará reglamentariamente sin que en ningún caso pueda exceder del 25 por 100 del sueldo inicial del correspondiente nivel

29. Según la Ley 31/1995, de Prevención de Riesgos Laborales, el órgano colegiado asesor de las Administraciones públicas en la formulación de las políticas de prevención y órgano de participación institucional en materia de seguridad y salud en el trabajo es:

a. El Instituto Nacional de Seguridad e Higiene en el Trabajo

b. La Inspección de Trabajo y Seguridad Social

c. La Comisión Nacional de Seguridad y Salud en el Trabajo

d. El Comité de Seguridad y Salud

30. Los datos del Formulario de Notificación e Investigación de Sucesos (Anexo B), disponible en la Intranet Sanitaria, se recibirán directamente:

a. En el Servicio de Régimen Jurídico del Servicio Navarro de Salud- Osasunbidea

b. En el Servicio de Prevención de Riesgos Laborales del Servicio Navarro de Salud-Osasunbidea

c. En la Unidad de Personal del ámbito que corresponda

d. Son correctas B y C

31. El Artículo 31 de la Ley Foral 11/1992 regula el Régimen Específico del Personal adscrito al Servicio Navarro de Salud-Osasunbidea. Sobre el procedimiento de selección para el ingreso en los estamentos sanitarios, con carácter general, el procedimiento de selección para el ingreso en los estamentos sanitarios será el de:

a. concurso-oposición. Por razones de eficiencia, podrá ser alterado el orden de las dos fases sucesivas de las que consta el concurso-oposición

b. concurso-oposición, no pudiendo ser alterado el orden de las dos fases

c. concurso de méritos

d. Ninguna de las anteriores

32. Según la Guía del Consejo Europeo de Resucitación de 2015, en caso de hemorragia externa grave:

a. Aplicar presión directa para controlar la hemorragia externa

b. No se debe tratar de controlar la hemorragia mediante presión proximal

c. Cuando el sangrado no se puede controlar por la presión directa puede ser posible controlarlo utilizando un apósito hemostático o un torniquete

d. Las tres son correctas

33. Según el Artículo 2 de la Ley 41/2002, básica reguladora de la autonomía del paciente, NO es un principio básico:

a. La dignidad de la persona humana, el respeto a la autonomía de su voluntad y a su intimidad orientarán toda la actividad encaminada a obtener, utilizar, archivar, custodiar y transmitir la información y la documentación clínica

b. La persona que elabore o tenga acceso a la información y la documentación clínica está obligada a guardar la reserva debida

c. Todo paciente o usuario tiene derecho a negarse al tratamiento, sin excepción. Su negativa al tratamiento podrá ser verbal y no precisa estar por escrito

d. Todo profesional que interviene en la actividad asistencial está obligado no sólo a la correcta prestación de sus técnicas, sino al cumplimiento de los deberes de información y de documentación clínica, y al respeto de las decisiones adoptadas libre y voluntariamente por el paciente

34. Tras atender a un paciente en aislamiento cómo nos quitamos el EPI:

a. Primero nos quitaremos los guantes, seguido de la bata y por último la mascarilla

b. Primero la bata, seguido de los guantes y por último la mascarilla

c. Primero los guantes, seguido de la mascarilla y por último la bata

d. Primero la mascarilla, seguido de la bata y por último los guantes

35. En la movilización de pacientes, para la colocación correcta del paciente en la silla, el celador debe:

a. Poner los brazos por debajo de las axilas y sujetarle por las piernas

b. Poner los brazos por debajo de las axilas y sujetarle por los antebrazos

c. Agarrar al paciente del cinturón y tirar hacia arriba

d. Agarrar al paciente por la espalda y las piernas y subirlo hacia arriba

36. Según lo dispuesto en el Artículo 14 de la Ley 41/2002, de 14 de noviembre, básica reguladora de la autonomía del paciente, cada centro archivará las historias clínicas de sus pacientes, cualquiera que sea el soporte papel, audiovisual, informático o de otro tipo en el que consten, de manera que quede garantizada:

a. Su seguridad

b. Su correcta conservación

c. La recuperación de la información

d. Las tres son correctas

37. En la Ley Foral 12/2018, de 14 de junio, de Accesibilidad Universal, 'acoso' es:

a. toda conducta deseada relacionada con la discapacidad de una persona que tenga como objetivo o consecuencia atentar contra su dignidad o crear un entorno intimidatorio hostil, degradante, humillante u ofensivo

b. toda conducta no deseada relacionada con la discapacidad de una persona que tenga como objetivo o consecuencia atentar contra su dignidad o crear un entorno intimidatorio, hostil, agradable, humillante u ofensivo

c. toda conducta deseada relacionada con la discapacidad de una persona que tenga como objetivo o consecuencia atentar contra su dignidad, o crear un entorno que no sea intimidatorio hostil, degradante, humillante u ofensivo

d. toda conducta no deseada relacionada con la discapacidad de una persona, que tenga como objetivo o consecuencia atentar contra su dignidad o crear un entorno intimidatorio, hostil, degradante, humillante u ofensivo

38. En las situaciones de agresión verbal o física dentro del ámbito sanitario se pueden identificar factores de riesgo relacionados:

a. El contexto: ubicación del centro de trabajo y área de influencia y entorno físico del trabajo

b. El sistema; aspectos de la organización, características del profesional y actitud con la que el usuario accede al sistema

c. La relación asistencial: perfil de usuario-paciente y patrones de comportamiento

d. Las tres son correctas

39. El Artículo 28 del Decreto Foral Legislativo 251/1993, del Texto Refundido del Estatuto del Personal al Servicio de las Administraciones Públicas de Navarra establece que los funcionarios que, ejerciendo una actividad declarada incompatible, NO renuncien a ella, serán declarados en situación de:

a. excedencia voluntaria
b. excedencia especial
c. excedencia forzosa
d. desamparo

40. ¿Puede el celador ejercer funciones de vigilancia dentro de una institución sanitaria?

a. No, dicha función corresponde a otra categoría profesional
b. Sí
c. Es función del Jefe del personal subalterno
d. Ninguna de las anteriores

41. Sobre las funciones del celador en la puerta de entrada de urgencias:

a. Deberá recibir y ayudar a los pacientes que lleguen a urgencias en vehículos particulares y ambulancias
b. No deberá recibir a los pacientes ambulantes que lleguen a urgencias
c. En ningún caso es función del celador avisar al personal sanitario de la llegada de un paciente
d. Las tres son correctas

42. En las habitaciones de los pacientes y estancias comunes NO es función del celador:

a. Revisar y mantener el buen funcionamiento de sillas de ruedas
b. Velar por conseguir el mayor orden y silencio posible en todas las dependencias de la Institución
c. Instruir en el uso y manejo de las persianas, cortinas y útiles del servicio en general
d. Instruir en el manejo de los equipos de oxígeno y de vacío de la habitación

43. En la manipulación manual de cargas, el empuje o la tracción habitual se debe realizar:

a. Siempre con una sola mano
b. Siempre con las dos manos
c. Con las dos manos. Si se realiza con una sola mano es preciso reducir los valores de las fuerzas de mantenimiento y de inicio
d. Con las dos manos. Si se realiza con una sola mano no hace falta reducir los valores de las fuerzas de mantenimiento y de inicio

44. En el traslado de la cama a la camilla del paciente que colabora, indique la FALSA:

a. Hay que frenar la cama y la camilla
b. La camilla se sitúa paralela a la cama
c. Se le acomodará y se le cubrirá con una sábana
d. El paciente no debe hacer ningún movimiento, se encargará de todo el proceso el personal sanitario

45. Si el celador observa una anomalía al cerrar las puertas deberá:

a. Solucionarlo
b. Informar a sus superiores
c. Avisar a la policía
d. Los celadores no deben cerrar las puertas

46. Cuál es la Ley que modifica y actualiza la Ley 31/1995 de Prevención de Riesgos Laborales:

a. Ley 54/2003, de 12 de septiembre
b. Ley 54/2006, de 12 de septiembre
c. Ley 54/2007, de 14 de Diciembre
d. Ninguna de las anteriores

47. Al trasladar a un paciente en camilla, en un ascensor primero entrará:

a. el celador y tirará de los pies de la camilla hacia adentro del ascensor
b. el celador y tirará del cabecero de la camilla hacia adentro del ascensor
c. la camilla, colocándose el celador al lado de ésta
d. Ninguna de las anteriores

48. Para bajar una rampa con un paciente en silla de ruedas el celador se situará:

a. En la parte inferior, de espaldas a la silla, de modo que ésta se deslice hacia atrás
b. Detrás de la silla, que bajará primero mirando hacia delante, lo mismo que el celador
c. En la parte superior, de forma que el paciente mire a el celador y baje de espaldas
d. En la parte inferior, marchando hacia atrás, de tal forma que el paciente quede mirando en la misma posición que el celador

49. Entre los elementos de protección está los cinturones o fajas. Indique la FALSA:

a. El trabajador no debe realizar con cinturón aquello que no pueda realizar sin él
b. Debe ser personalizado para cada uno de los trabajadores
c. Sólo se utilizarán como recordatorio de que la tarea realizada es de alto riesgo
d. Deben utilizarse continuamente ya que fortalecen la musculatura

50. En el traslado de Historias Clínicas y documentos el celador se ocupará de:

a. Establecer los mecanismos de custodia activa en el archivo
b. Entregar las Historias Clínicas a personas no autorizadas
c. Facilitar el acceso a la Historia Clínica una vez finalizado el proceso asistencial
d. Trasladar las Historias Clínicas y documentación complementaria desde la unidad hospitalaria correspondiente al archivo de Historias Clínicas

51. Según la Ley 31/1995, de 8 de noviembre, de Prevención de Riesgos Laborales, el Instituto Nacional de Seguridad e Higiene en el Trabajo:

a. Es un órgano jurídico técnico de la Administración General del Estado
b. Es un órgano jurídico especializado de la Administración General del Estado
c. Es el órgano científico técnico especializado de la Administración General del Estado
d. Es un órgano asesor de la Administración General del Estado

52. A quién corresponde la vigilancia y control de la normativa sobre Prevención de Riesgos Laborales según la Ley 31/1995, de Prevención de Riesgos Laborales:

a. A la Inspección de Trabajo y Seguridad Social
b. A los delegados de Prevención
c. A la Comisión Nacional de Seguridad y Salud en el trabajo
d. Al Instituto Nacional de Seguridad e Higiene en el trabajo

53. En quirófano, el celador coloca al paciente en la mesa quirúrgica en posición de semisentado, con el respaldo de la mesa formando un ángulo entre 45° y 60°, o sea:

a. Fowler
b. Trendelenburg
c. Kraske
d. Ninguna de las tres

54. Es función propia del celador en la sala de necropsias:

a. Transportar el cadáver hasta la sala de necropsias y ayudar a su manipulación durante la misma
b. Limpiar la mesa, el material y la sala de necropsias
c. Introducir en botes herméticos los restos humanos para su traslado e incineración por una empresa autorizada
d. Las tres son correctas

55. Sobre el celador de UCI:

a. Tendrá a su cargo el traslado del enfermo, sustituyendo al médico
b. Tendrá a su cargo el traslado del enfermo, sustituyendo a la enfermera
c. Tendrá a su cargo el traslado de enfermo, acompañando al médico y a la enfermera en los desplazamientos que deba realizar el paciente para la realización de pruebas diagnósticas que no puedan llevarse a cabo en la UCI
d. No tendrá a su cargo el traslado de enfermo, por existencia de riesgo vital

56. Si el celador es requerido por un profesional de enfermería en el Servicio de Urgencias para trasladar un cadáver al mortuorio:

a. Le dirá a la enfermera que no es su función
b. Realizará el traslado
c. La orden se la tiene que dar el jefe de personal subalterno
d. Ninguna de las anteriores

57. En cuanto a la comunicación NO verbal, la quinésica estudia:

a. Los movimientos y los gestos corporales
b. El vestuario y la apariencia
c. La distancia, el espacio personal, etc
d. Las tres son correctas

58. Es una recomendación para establecer una relación empática con los pacientes:

a. Reconocer la presencia de emociones intensas en el marco asistencial
b. Imaginar cómo se puede sentir el paciente
c. Respetar el esfuerzo que realiza el paciente para afrontar el problema
d. Las tres son correctas

59. 'Asertividad' es:

a. La habilidad personal que permite expresar sentimientos, opiniones y pensamientos en el momento oportuno, de manera adecuada y respetando los derechos de los demás
b. Tendencia a participar de los estados emocionales de los demás, llegando incluso a compartirlos
c. Comprender las emociones y los sentimientos de los demás, ponerse en su piel, pero manteniendo la suficiente distancia para no diluirse emocionalmente con el otro
d. Ninguna de las anteriores

60. Cuál NO supone una ventaja del trabajo en equipo:

a. Se unen diferentes experiencias, disciplinas y paradigmas
b. Se mejora la creatividad
c. Complejidad para acercar las expectativas de cada miembro a los objetivos generales de grupo
d. Se logra el enriquecimiento personal de los miembros y del proceso grupal

61. Verificar o decir con las propias palabras lo que uno cree que el emisor acaba de decir:

a. Resumir
b. Parafrasear
c. Analizar
d. Son correctas A y C

62. Ordene de menos a más complejo:

a. Tejidos < células < órganos < sistemas < organismos
b. Células < tejidos < sistemas < órganos < organismos
c. Tejidos < células < organismos < órganos < sistemas
d. Células < tejidos < órganos < sistemas < organismos

63. El sistema nervioso central está formado por:

a. Encéfalo y médula espinal
b. Ganglios y nervios periféricos
c. Ambas son correctas
d. Ninguna de las anteriores

64. La columna vertebral está formada por cuántas vértebras:

a. 7 cervicales, 10 torácicas y 4 lumbares
b. 7 cervicales, 12 torácicas, 5 lumbares
c. 9 cervicales, 12 torácicas, 5 lumbares
c. 9 cervicales, 10 torácicas, 5 lumbares

65. Según la Ley Foral 17/2019, de igualdad, 'brecha de género' es:

a. Acceso al mismo trato y oportunidades para el reconocimiento de las libertades fundamentales
b. Equilibrio del tiempo y recursos que tienen las personas, particularmente en el ámbito laboral, profesional y familiar
c. La diferencia entre las tasas masculina y femenina que pone de manifiesto la desigual distribución de recursos, acceso y poder de las mujeres y hombres en un contexto determinado
d. Evaluación de la perspectiva de género en todos los niveles de vida

66. Los huesos cigomáticos son:

a. de la columna vertebral
b. de las extremidades superiores
c. faciales
d. del pie

67. El nervio que estimula el habla y la deglución es el nervio:

a. facial
b. vestibulococlear
c. hipogloso
d. ciático

68. Según la Ley Foral 17/2019, qué porcentaje de plazas se incluirán en la oferta de empleo público para las mujeres víctimas de violencia de género, siempre que superen los procesos selectivos y acrediten su condición:

a. 10%   b. 2%   c. 25%   d. 5%

69. Neurotransmisor propio del sistema nervioso parasimpático:

a. Acetilcolina   b. Adrenalina
c. Nicotina   d. Muscarina

70. Ciencia que estudia las malformaciones congénitas:

a. Odeología   b. Semiología
c. Teratología   d. Enterología

71. Según la Ley Foral 17/2019, 'ejercer cualquier represalia o trato adverso contra una persona como consecuencia de haber presentado una queja, reclamación, denuncia, demanda o recurso de cualquier tipo orientado a impedir su discriminación o a exigir el cumplimiento efectivo del principio de igualdad de trato de mujeres y hombres' está tipificado como:

a. infracción leve
b. infracción grave
c. infracción muy grave
d. No es infracción

72. Según la Ley Foral 17/2019 de 4 de abril de igualdad entre mujeres y hombres, el Plan Estratégico para la igualdad entre mujeres y hombres de Navarra tendrá una vigencia con carácter general de cuántos años:

a. 4   b. 5   c. 6   d. 7

73. Principio en el que se fundamenta la Ley Foral 12/2018, de 14 de junio, de Accesibilidad Universal:

a. La no discriminación
b. La igualdad entre hombres y mujeres
c. La normalización
d. Las tres son correctas

74. En la técnica de la higiene de manos, NO es correcto:

a. Aclararse con abundante agua
b. Secarse con la máquina de aire caliente
c. Aplicar jabón
d. Humedecer las manos

75. Situaciones en que se indica el lavado de manos:

a. Antes de atender a un paciente y entre paciente y paciente
b. Siempre que se tenga contacto con sangre y/o fluidos corporales
c. Antes y después del uso de guantes
d. Las tres son correctas

76. En caso de accidente con riesgo biológico por transmisión sanguínea, qué elemento NO se utiliza en la actuación inmediata:

a. Povidona yodada
b. Jabón
c. Lejía
d. Agua

77. Sobre lo dispuesto en el Artículo 43 de la Constitución que regula el derecho a la protección de la salud:

a. Compete a los poderes públicos organizar y tutelar la salud pública a través de medidas preventivas y de las prestaciones y servicios necesarios
b. La ley no establecerá los derechos y deberes de todos al respecto
c. El derecho a la protección de la salud no está recogido en la Constitución
d. Los poderes públicos promoverán y tutelarán el acceso a la cultura, a la que todos tienen derecho

78. En el lavado de manos rutinario o higiénico, el frotado de manos con agua y jabón tendrá una duración aproximada de cuántos minutos:

a. 7   b. 3   c. 5   d. Otra cantidad

79. Principal mecanismo de transmisión directa en infecciones nosocomiales:

a. Los fómites
b. Las manos
c. Las enfermedades de los pacientes
d. La temperatura de la habitación

80. En el lavado de manos rutinario de una persona celadora, en relación a las actuaciones habituales de tipo preventivo:

a. Si se hace repetidamente, es suficiente el empleo solo de agua
b. Es preciso el empleo de agua y jabón
c. Es preciso el uso de agua, jabón, cepillado de uñas y aplicación de desinfectante
d. Si se utilizan guantes no es necesario el lavado de manos

81. Dónde deben ser depositados los residuos patológicos infecciosos, punzantes o cortantes tras su uso:

a. En bolsas de color rojo debidamente señalizadas
b. En bolsas de color verde debidamente señalizadas
c. En bolsas de color negro debidamente señalizadas
d. En contenedores rígidos

82. [ANULADA por considerarse incorrecto el enunciado] En un almacén, según la clasificación de Pareto, ¿qué artículos se consumen en menor cantidad?

a. Los de clase A   b. Los de clase B
c. Los de clase C   d. Los de clase D

83. [ANULADA por contener dos respuestas] En almacén, 'stock' es:

a. Comprobar la calidad del material recibido
b. La custodia del material almacenado
c. La información que permite conocer en todo momento las salidas, entradas y las existencias
d. La estancia provisional de la mercancía en el almacén

84. Tras un accidente laboral con riesgo de exposición a sangre contaminada qué NO haremos:

a. Desechar en el contenedor destinado a tal efecto el objeto con el que se ha producido el accidente
b. Frotar la herida con agua y jabón
c. Favorecer la hemorragia
d. Quitarnos los guantes

[Preguntas 85 a 98 no específicas]

99. Sobre la inmovilización o contención mecánica, es FALSO:

a. La sujeción mínima será de 3 puntos, inmovilizando el tronco y dos extremidades de forma diagonal
b. La sujeción mecánica siempre la autorizará un facultativo, por escrito, quedando constancia de ello en historia clínica y comunicando dicha medida a la familia del paciente
c. Para realizar la sujeción física del paciente se utilizarán unos sistemas de contención mecánica homologadas que en ningún caso ocasionarán daño y excesiva presión a las extremidades del paciente
d. La sujeción mínima será de 3 puntos, inmovilizando el tronco y las dos muñecas, que se podrán sujetar a las barandillas de la cama

100. Pauta indicada ante la concurrencia de una situación de conflicto con violencia manifiesta:

a. Aproximarse al usuario por la espalda sin que esté advertido
b. Responder a la agresión verbal con bromas o amenazas
c. Permanecer en el lugar si la huida es posible
d. Conservar la tranquilidad e intentar manejar la situación mediante el diálogo

[PREGUNTAS DE RESERVA]

101. En el uso de muletas, es FALSO:

a. Las muletas son un objeto de ayuda técnica para pacientes que han sufrido una lesión, una operación quirúrgica, una atrofia, etc. en una de las piernas, proporcionando apoyo y seguridad para caminar
b. En caso de utilizar una muleta, se colocará en el lado opuesto de la extremidad lesionada
c. Para subir escaleras con muletas, se eleva primero la pierna sana al escalón y seguidamente la pierna lesionada junto con las muletas
d. En caso de utilizar una muleta, se colocará en el mismo lado de la extremidad lesionada

102. A quién corresponde la Presidencia de la Comisión de Seguridad y Salud en el Trabajo según la Ley 31/1995, de 8 de noviembre, de Prevención de Riesgos Laborales:

a. Al Secretario general de Empleo y Relaciones Laborales
b. Al Subsecretario de Sanidad y Consumo
c. Al Director del Instituto Nacional de Seguridad e Higiene en el trabajo
d. Al Director de Inspección y Seguridad Social

103. Aspectos que incluirá el Plan de Salud según la Ley Foral 10/1990, de Salud de Navarra:

a. Condicionantes de la salud, estado de la salud, análisis de los servicios y prestaciones sanitarias y enunciado de prioridades
b. Objetivos e intervenciones sobre los servicios sanitarios y objetivos e intervenciones sobre problemas de salud relevantes con acciones intersectoriales
c. Análisis de la situación de la salud, enunciado de prioridades, formulación de objetivos y programas a desarrollar, metodología y evaluación del plan, cronograma y entidades responsables, estimación de los recursos necesarios para el cumplimiento de las acciones
d. Análisis de la situación de la salud, formulación de objetivos y programas a desarrollar, evaluación del plan, cronograma y entidades responsables

104. En el procedimiento del aseo en cama de los pacientes:

a. Dejar el cuerpo descubierto totalmente para visualizar posibles alteraciones de la piel
b. Enjabonar, aclarar y secar bien la zona insistiendo en los pliegues cutáneos
c. No hace falta lavarse las manos previamente a la colocación de los guantes
d. Se podrá proceder al aseo de otro paciente con los guantes utilizados en el aseo anterior

105. [ANULADA por considerarse fuera de temario] Según la Ley Foral 10/1990, de 23 de noviembre, de Salud de Navarra, las Zonas Básicas de Salud se agruparán en las Áreas de Salud:

a. Área de Salud de Estella, Área de Salud de Tudela y Área de Salud de Pamplona
b. Área de Salud de Estella y Área de Salud de Tudela
c. Área de Salud de Pamplona
d. No se agrupan en Áreas de Salud

106. En relación con los fines de la higiene y el aseo del paciente, indique la FALSA:

a. Mejorar el confort y bienestar del paciente
b. Conservar la integridad de la piel
c. Eliminar células descamadas y suciedad y evitar el mal olor
d. Estimular la acumulación de secreciones

107. [ANULADA por contener dos respuestas] En cuanto al manejo de la cama, indique la FALSA:

a. El traslado del paciente en cama se realizará siempre desplazando la misma desde el piecero para ver en todo momento al paciente
b. Para salir del ascensor, el celador empujará por el cabecero, saliendo los pies del paciente en primer lugar
c. Para entrar en el ascensor, entra primero el celador tirando de la cabecera, entrando los pies en último lugar
d. Las camas tienen el freno en el cabecero o en el mando, para que el paciente pueda acceder a él

108. La grúa es un medio mecánico para facilitar la movilización de pacientes. Indique la FALSA:

a. Está equipada con un arnés, que debemos colocar previamente al paciente
b. Se emplea para movilizar a pacientes impedidos o demasiado pesados, garantizando así mayor seguridad y menor riesgo de lesiones para el paciente y para el personal de enfermería y personal celador
c. Una vez colocado el arnés al paciente, se acercará la grúa a la cama o silla, colocando las bandas en los enganches correspondientes, enganchando en primer lugar la zona del tronco o cuerpo y posteriormente los enganches de las piernas
d. El cuerpo del paciente siempre estará en contacto con el arnés, no siendo necesario colocar en medio ninguna sábana ni empapador

Servicio
Andaluz
de Salud
CONVOCATORIA:
BOLETÍN OFICIAL DE LA JUNTA DE ANDALUCÍA
DE 19 DE DICIEMBRE DE 2018

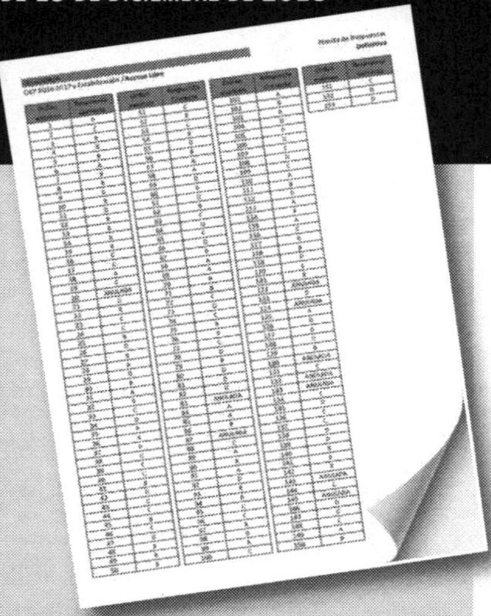

Junta de Andalucía

EXAMEN:

10 DE MARZO DE 2019

CLAVE DE RESPUESTAS

[...]	50 B	85 A	120 C
16 C	51 C	86 B	121 B
17 C	52 B	87 *	122 A*
18 A	53 C	88 C	123 D
19 C	54 B	89 A	124 D*
20 C*	55 D	90 A	125 A
21 D	56 B	91 A	126 D
22 B	57 A	92 D	127 D
23 C	58 A	93 B	128 D
24 C	59 D	94 D	129 B
25 B	60 D	95 C	130 D*
26 D	61 D	96 C	131 C
27 B	62 B	97 B	132 C*
28 B	63 C	98 D	133 *
29 D	64 D	99 A	134 C
30 B	65 C	100 C	135 D
31 A	66 D	101 A	136 C
32 D	67 D	102 B	137 C
33 C	68 A	103 B	138 D
34 D	69 A	104 D	139 D
35 B	70 B	105 D	140 B
36 B	71 B	106 D	141 B
37 D	72 C	107 C	142 B
38 C	73 D	108 D	143 C*
39 C	74 C	109 C	144 C
40 C	75 B	110 A	145 A*
41 B	76 B	111 B	146 D
42 D	77 C	112 D	147 C
43 C	78 D	113 A	148 C
44 C	79 B	114 A	149 A
45 B	80 D	115 A	150 B
46 C	81 D	116 C	151 C
47 D	82 D	117 B	152 D
48 B	83 D*	118 B	153 D
49 B	84 A	119 D	

* DIEZ PREGUNTAS ANULADAS

[Preguntas 1 a 15 no específicas]

16. Las funciones de los celadores del Servicio Andaluz de Salud se regulan en:

a. El Estatuto Marco del Personal Estatutario Fijo
b. La Ley-Marco del Personal No Sanitario
c. El Estatuto del Personal No Sanitario
d. La Ley de Salud de Andalucía

17. La normativa permite al celador en determinados supuestos:

a. Aplicar tratamientos curativos de carácter no medicamentoso
b. Auxiliar a una facultativa directamente en consultas externas
c. Ayudar a la colocación y retirada de cuñas
d. Controlar directamente las bombonas de oxígeno

18. El traslado de mobiliario es función de:

a. los celadores
b. el personal de mantenimiento
c. Los muebles los deben trasladar empresas especializadas
d. Celadores en colaboración con el personal de mantenimiento

19. De quién es función vigilar las entradas de la institución, NO permitiendo el acceso a sus dependencias más que a las personas autorizadas para ello:

a. Vigilantes de seguridad
b. Jefe de personal subalterno
c. Celadores
d. Las tres son correctas

20. [ANULADA] El celador tiene una serie de funciones reguladas. Cuál de las siguientes NO lo es:

a. Tener a su cargo el traslado de pacientes dentro del hospital
b. Pasar a las parturientas a la mesa de quirófano
c. Realizar paseos con los pacientes psiquiátricos
d. Vigilar las entradas de la institución

21. NO es función del celador:

a. Ayudar a la persona encargada de amortajar a pacientes fallecidos
b. Trasladar cadáveres al mortuorio
c. Limpiar la mesa de autopsias
d. Informar a las familias del fallecimiento

22. El trabajo en equipo exige una comunicación de tipo:

a. Horizontal
b. Abierta
c. Vertical
d. Cerrada

23. En las Unidades de Gestión Clínica, la actividad se realiza para:

a. Ser más productivos
b. Fomentar la investigación
c. Implicar a sus miembros en la gestión de los centros
d. Todas son correctas

24. Cada Unidad de Gestión Clínica estará liderada por:

a. La Dirección Gerencia del Centro Sanitario correspondiente
b. El profesional con más antigüedad en la Unidad
c. Un profesional perteneciente a la misma unidad
d. La Dirección Médica

25. Entre las aptitudes del celador debe estar:

a. Exteriorizar emociones
b. La capacidad de decisión
c. Evitar la empatía
d. Son correctas A y B

26. Cuál de los siguientes aspectos NO sería una dificultad para trabajar en equipo:

a. El número de miembros del equipo
b. Falta de incentivos
c. Exceso de rigidez en algunos integrantes
d. El género y la edad de los componentes

27. ¿Es el gorro una prenda que los celadores deben utilizar dentro del quirófano?

a. No, sólo deben utilizarlo las cirujanas

b. Es una prenda obligada para todos las personas que accedan al área quirúrgica

c. Sólo está indicado para el personal sanitario

d. Depende del tipo de cirugía que se realice, se utilizará o no

28. Una de las siguientes NO es función de celadores de una unidad de agudos de Salud Mental

a. Vigilar el orden y la armonía entre pacientes

b. Alimentar a pacientes que se nieguen a comer

c. Ayudar al aseo personal de pacientes que lo precisen

d. Colaborar con la técnica de sujeción de pacientes agitados

29. Orden correcto para el baño en cama:

a. Tórax, espalda, brazos y manos, cuello, nalgas y extremidades inferiores

b. Cuello, tórax, espalda, abdomen, nalgas, piernas y pies

c. Extremidades inferiores, nalgas y genitales, abdomen y cuello, espalda y nalgas, y extremidades superiores

d. Ninguna es correcta

30. Qué es lo primero que deberá verificar un celador cuando traslade una paciente al quirófano:

a. Qué esté rasurada la zona a operar

b. Que los informes correspondan a la paciente

c. Que lo sepan los familiares

d. No es su función efectuar verificaciones

31. Un celador en el área de críticos deberá saber:

a. Ayudar en los cambios posturales de las pacientes

b. Intubar a los pacientes en caso de necesidad urgente

c. Hacer la reparación de las camas o camillas del servicio

d. Son correctas A y C

32. Cuál de los siguientes elementos, NO se considera complemento de una cama hospitalaria:

a. Barandilla de seguridad

b. Férula de acero

c. Soporte de bolsa urinaria

d. Cuña evacuadora

33. Almohadillas de polietileno hinchadas con aire y ubicadas a los lados de la cama para prevenir lesiones y caídas:

a. Centinelas de cama

b. Protectores de las barandillas

c. Son correctas A y B

d. Barra de tracción

34. En caso de defunción de una paciente en el hospital, ¿podrá ser requerido el celador que se encuentra de servicio en la planta para ayudar al personal de enfermería a amortajarla?

a. No, esta función la debe realizar solamente personal de enfermería

b. Solamente si el exitus se ha producido cuando la movilizaba

c. No, esta función la debe realizar solamente el celador de mortuorio

d. Sí

35. La función de limpieza del instrumental clínico normalmente a quién corresponde:

a. A los celadores

b. A los auxiliares de enfermería

c. A los auxiliares de enfermería con la colaboración de los celadores

d. Excepcionalmente a los celadores

36. Cada cuánto tiempo se deben realizar los cambios posturales a una paciente encamada:

a. Cada vez que la paciente lo solicita

b. Entre dos y tres horas

c. Cada hora

d. Depende de la patología de la paciente

37. La presión de una botella de oxígeno se puede expresar en:

a. Litros

b. Kilogramos por cm3

c. Gramos de mercurio por cm2

d. Bares

38. Un celador en el servicio de Farmacia tiene como función:

a. Supervisar y eliminar la medicación caducada

b. Ayudar a los técnicos de farmacia a preparar unidosis

c. Distribuir medicación y demás productos farmacéuticos a las Unidades del Hospital

d. Las tres

39. Si es necesario acudir al laboratorio por el resultado de unas analíticas, quién acudirá:

a. Familiares del paciente

b. Un auxiliar de enfermería

c. El celador

d. El auxiliar administrativo del servicio

40. Un celador destinado en el servicio de esterilización sabe que lo fundamental allí es:

a. Desinfectar todos los utensilios y enseres

b. Revisar la funcionalidad de todos los utensilios y enseres

c. Eliminar los gérmenes de todos los utensilios y enseres

d. Limpiar perfectamente todos los utensilios y enseres

41. Un celador que trabaja en el gimnasio de rehabilitación es requerido para ayudar al fisioterapeuta a iniciar la deambulación a una paciente. Deberá:

a. Ayudar siempre que haya que utilizar un medio mecánico para los movimientos

b. Realizar esa ayuda

c. Esa no es función de los celadores

d. Ninguna de las tres es correcta

42. Durante una autopsia, el celador deberá:

a. Limpiar la mesa, el instrumental y la propia sala de autopsias

b. Esperar en la puerta por si se le necesita

c. Asear el cadáver

d. Son correctas A y C

43. A un celador de información se le acerca una paciente que acaba de salir de una consulta con dudas sobre la dosificación de la medicación que le acaba de prescribir la especialista. Qué haremos:

a. Leer el informe, y explicarle el tratamiento a seguir

b. Enviarla a su médico de familia en su Centro de Salud

c. Enviarla nuevamente a la consulta para que le aclaren sus dudas

d. Remitirla al servicio de cita previa

44. Unos familiares de un paciente quieren acceder con alimentos para el paciente. Qué hará el celador:

a. Los dejará pasar, si los alimentos no contienen alcohol

b. Les dice que los pasen, pero que la próxima vez pidan permiso al supervisor de planta

c. No permitirá la introducción de alimentos en el hospital

d. Retendrá los alimentos para devolverlos cuando salgan

45. Un celador está ayudando a un enfermero a amortajar un cadáver para su traslado al mortuorio. Cuando el enfermero le indica que retire la sonda vesical del cadáver:

a. Se pondrá los guantes y la retirará, con cuidado de no romperla

b. Le indicará al enfermero que esa no es función suya

c. Le pedirá al enfermero que, antes, le vacíe el globo de sujeción

d. No la retirará, y llamará al Jefe de Personal Subalterno para informar

46. Qué Ley propició la integración de pacientes psiquiátricos en el sistema sanitario andaluz:

a. La Constitución Española (1978)

b. Ley de Autonomía del Paciente (41/2002)

c. Ley General de Sanidad (14/1986)

d. Ley de creación del Servicio Andaluz de Salud (2/1998)

47. En una sala de exploraciones radiológicas quién debe colocar al paciente en la mesa de exploración:

a. En caso de urgencias, el técnico con la ayuda de los familiares
b. Sólo el técnico de rayos
c. Sólo el personal facultativo
d. Un celador, ayudado y dirigido por personal sanitario

48. Para subir al paciente en camilla por una rampa:

a. Tirar de la camilla por los pies
b. Empujar la camilla por los pies
c. Tirar de la cabecera para que el paciente salga de cabeza
d. Empujar la camilla desde la cabecera para que el paciente suba en el sentido de la marcha

49. Cuando un celador traslada a un paciente desde un servicio a otro, qué NO hará:

a. Llevar la historia de la paciente
b. Colocar los drenajes sobre la cama
c. Informar al paciente de qué va a hacer con él
d. Informar al personal sanitario del servicio de origen de que se lleva al paciente

50. Cuando un celador traslada a un paciente a otras dependencias dentro del Hospital:

a. La responsabilidad del celador será únicamente trasladar al paciente de la forma más rápida y correcta posible
b. Se responsabilizará también de la documentación que se le entregue en relación con el paciente
c. Sólo se responsabiliza de la documentación si lo lleva para realizarle una prueba diagnóstica
d. El personal de enfermería es el único responsable de la documentación clínica

51. Si un celador de UVI recibe la orden de colocar a un paciente en posición de 'decúbito prono', deberá colocarlo:

a. De espaldas
b. De costado
c. Boca abajo
d. Sentado

52. En la posición de Fowler, la paciente se halla semisentada formando un ángulo de:

a. 30°   b. 45°   c. 90°   d. 120°

53. Las modificaciones realizadas en la postura corporal de pacientes encamados se denominan:

a. Mecánica corporal
b. Arcos de movimiento
c. Cambios posturales
d. Fisioterapia pasiva

54. Paciente acostado sobre su espalda, con las piernas extendidas y sus brazos alineados a lo largo del cuerpo:

a. Decúbito prono
b. Decúbito supino
c. Posición de Fowler
d. Posición Sims

55. Una de estas posiciones NO es quirúrgica:

a. Posición de litotomia
b. Posición Trendelenburg
c. Posición mahometana
d. Posición Sims

56. Cómo debe un celador entrar y salir de un ascensor con una paciente en silla de ruedas:

a. Entrar empujando la silla de ruedas de frente para que pase primero la paciente y quede colocada mirando al fondo, para salir tirando de la silla caminando de espaldas
b. Entrar caminando de espaldas y tirando de la silla para que la paciente también entre de espaldas. Una vez dentro girar la silla de ruedas para salir de la misma manera a como han entrado
c. Entrar empujando la silla de ruedas de frente para que pase primero la paciente. Una vez dentro girar la silla de ruedas para salir de la misma manera a como ha entrado
d. Entrar caminando de espaldas y tirando de la silla para que la paciente también entre de espaldas, y salir empujando la silla para que pase primero la paciente

57. Posición decúbito ventral:

a. acostado sobre el abdomen, cabeza girada lateralmente, piernas extendidas y brazos extendidos
b. acostado sobre el abdomen, cabeza girada lateralmente, piernas flexionadas y brazos extendidos
c. acostado sobre la espalda, cabeza girada lateralmente, piernas extendidas y brazos extendidos
d. acostado sobre la espalda, cabeza girada lateralmente, piernas flexionadas y brazos extendidos

58. Qué se debe hacer con la almohada cuando hay que mover a un enfermo hacia arriba de la cama, y NO coopera:

a. Debemos retirarla
b. Colocarla bajo los pies
c. Mantenerla en el extremo superior de la cama
d. Es indiferente el lugar de la almohada

59. La identificación personal de los trabajadores y trabajadoras del Servicio Andaluz de Salud:

a. Nunca es obligatoria, depende del Servicio al que pertenezca
b. El libro de Estilo del SAS no menciona en ningún momento esta cuestión
c. Es voluntaria
d. Es obligatorio utilizar tarjetas de identificación personal de manera visible durante el tiempo de permanencia en el centro

60. Quién es titular del derecho a la información clínica:

a. Las personas vinculadas al paciente
b. El paciente y sus familiares
c. El paciente y sus familiares hasta segundo grado de consanguinidad
d. El paciente

61. Si un familiar nos demanda información clínica de una paciente, el celador debe:

a. Acceder a la historia de la paciente, leerla e informar a la familia
b. Limitarse a tranquilizarlo, dando información de que la evolución es buena
c. Decirle que no estamos autorizados a dar información
d. Orientar a la familia hacia el facultativo referente de la paciente

62. Posición en la que el paciente está acostado boca arriba:

a. Decúbito prono
b. Decúbito supino
c. Posición dorsal
d. Decúbito lateral

63. Si un celador detecta un fallo u omisión que pueda afectar a una paciente:

a. Intentará solucionarlo siempre que sea posible con su actuación, tanto si le corresponde como si es tarea de otro profesional
b. Lo comunicará al responsable de la Unidad
c. Ambas son correctas
d. Informará a un familiar

64. Para qué sirve estar identificado correctamente:

a. Supone aceptar la responsabilidad personal del centro
b. Supone aceptar la responsabilidad del SAS como organización
c. Ayuda a que el paciente sepa quién le está atendiendo
d. Todas son correctas

65. Si un paciente desea que determinada información personal quede entre un profesional y él:

a. Toda la información del paciente debe figurar en la Historia clínica
b. Toda la información del paciente es compartida por todos los médicos
c. Debe respetarse su criterio siempre que no afecte a valoraciones clínicas
d. El paciente no podrá pedir ese trato de su información personal

66. La organización de la atención sanitaria se rige por:

a. Servir de orientación al paciente en el uso de los servicios

b. Ser una organización que ayuda a resolver los problemas del paciente

c. Identificarse personal e institucionalmente como instrumento orientador

d. Las tres cosas

67. El consentimiento informado es una manera de reconocer al paciente el derecho a decidir sobre su salud. Indique la FALSA:

a. Se obtiene libremente, sin intimidación ni influencia indebida

b. Se realiza básicamente a través de intercambio verbal, y por escrito en algunos procesos

c. Debe proporcionar a la persona información adecuada, accesible y comprensible, en una forma y en un lenguaje que ésta entienda

d. Puede ocultar algún detalle, si evita el conocimiento de efectos negativos del tratamiento que puedan generar preocupación en el paciente

68. El respeto a los derechos y dignidad de los ciudadanos debe presidir sus relaciones con el SAS, siguiendo las indicaciones contenidas en:

a. El libro de Estilo del Servicio Andaluz de Salud

b. Ley General de Sanidad

c. El Estatuto de Autonomía

d. El Plan Andaluz de Salud

69. El libro de estilo del SAS recoge:

a. cuestiones relacionadas con el respeto a la diferencia, la intimidad o confidencialidad estableciendo pautas de actuación explícitas, comportamientos éticos y modos de hacer que se traducen en acciones concretas

b. cuestiones relacionadas con el respeto a la diferencia, la intimidad o confidencialidad sin establecer pautas de actuación explícitas, comportamientos éticos y modos de hacer que se traducen en acciones concretas

c. cuestiones no relacionadas con el respeto a la diferencia, la intimidad o confidencialidad estableciendo pautas de actuación explícitas, comportamientos éticos y modos de hacer que se traducen en acciones inconcretas

d. cuestiones relacionadas con el respeto a la diferencia, la intimidad o confidencialidad estableciendo pautas de actuación explícitas, comportamientos éticos y modos de hacer que se traducen en acciones inconcretas

70. Finalidades de la Comunicación:

a. Distraer, orientar, advertir, inducir

b. Entretener, informar, convencer, persuadir

c. Preguntar, comunicar, obligar, exigir

d. Todas son ciertas

71. Cómo debe actuar el celador si se presenta un familiar de una accidentada preguntándole por su estado:

a. Le remitirá a la sala de espera

b. Lo orientará hacia el control

c. Lo tranquilizará informándole de su estado si es leve

d. Ninguna de las tres

72 Respecto a la gestión de la información, el celador:

a. Trasmitirá sólo aquella información que le haya sido expresamente encomendada

b. Nunca transmitirá información referida a aspectos de contenido clínico asistencial de pacientes

c. Ambas son correctas

d. Ninguna lo es

73. Es una técnica eficaz en la comunicación:

a. Escucha activa

b. Asertividad

c. Empatía

d. Las tres

74. Cualquier profesional sanitario que trabaja con pacientes tiene acceso y es conocedor de información relacionada con su proceso. Mantener el compromiso del silencio es:

a. Objeción de conciencia

b. Deber de Custodia

c. Secreto profesional

d. Es algo voluntario

75. Capacidad de expresar sentimientos, ideas y opiniones, de manera clara, libre y sencilla, comunicándolas en el momento justo y a la persona indicada:

a. Empatía

b. Asertividad

c. Capitular

d. Escucha activa

76. Es un componente NO verbal de la comunicación:

a. La entonación

b. La postura

c. Velocidad al hablar

d. Claridad al hablar

77 Es propio de la escucha activa:

a. Interrumpir a la otra persona para preguntarle sobre lo que nos habla

b. Mantener la actividad que realizamos mientras se escucha

c. Atender y simpatizar con la persona con la que nos comunicamos

d. Intentar presuponer lo que la otra persona nos va a decir

78. Cuál de estos factores facilita la comunicación con pacientes:

a. Usar términos técnicos en la conversación

b. Dar la razón siempre al paciente

c. Comunicar con naturalidad en un pasillo

d. Ninguna es correcta

79. Capacidad de expresar sentimientos, ideas y opiniones, de manera clara, libre y sencilla, comunicándolas en el momento justo y a la persona indicada:

a. Resumir

b. Asertividad

c. Empatía

d. Escucha Activa

80. Respecto a la inclinación del tronco en la manipulación manual de cargas:

a. La técnica del levantamiento de una carga ayuda a su movilidad pero no afecta al riesgo de lesiones

b. La manipulación de una carga con el tronco inclinado disminuye el riesgo de lesión en la zona

c. La postura correcta al manejar una carga es con el tronco inclinado

d. La postura correcta al manejar una carga es con la espalda derecha

81. Cuándo debe el celador realizar un lavado ordinario de manos:

a. Antes de ayudar al aseo de una paciente

b. Antes de ir a la cafetería

c. Después de ayudar al aseo de una paciente

d. En los tres casos

82. 'Carga de trabajo' es:

a. La carga física que conlleva la actividad laboral

b. La carga mental que conlleva la actividad laboral

c. La cantidad de trabajo que tiene que realizar un trabajador durante su jornada laboral

d. Son correctas B y C

83. [ANULADA] En la manipulación manual de cargas, es FALSO:

a. No se debe girar el tronco ni adoptar posturas forzadas

b. Doblar las rodillas y flexionar la espalda para levantar la carga

c. Mantener la carga cerca del cuerpo

d. Ninguna de las tres

84. Para levantar del suelo un objeto de cierto peso se deberá:

a. Doblar las rodillas, pero no la espalda

b. No doblar las rodillas ni la espalda

c. Doblar ligeramente las rodillas y la espalda por la cintura

d. Doblar la espalda por la cintura, pero no las rodillas

85. Tras su uso los residuos patológicos infecciosos, punzantes o cortantes se depositan en:

a. contenedores rígidos
b. bolsas de color verde
c. bolsas de color negro
d. bolsas de color amarillo

86. La protección frente a los riesgos laborales es:

a. un deber de los servicios de prevención
b. un derecho de los trabajadores
c. un deber de los empresarios
d. un deber de los trabajadores

87. [ANULADA] Conjunto de técnicas utilizadas para la eliminación o inhibición de los gérmenes patógenos que existen sobre objetos y superficies:

a. Pasteurización
b. Desinfección
c. Desinfección
d. Desinfección

88. Exposición que sufre un trabajador a sangre, tejidos o fluidos potencialmente infecciosos a través de sus mucosas y piel no íntegra:

a. Riesgo microbiológico
b. Riesgo bacteriológico
c. Riesgo biológico
d. Riesgo infeccioso

89. Cómo colocaremos los pies para levantar una carga con seguridad:

a. Separados en una postura estable, y uno de ellos más adelantado en la dirección del movimiento
b. No es relevante la postura de los pies
c. Juntos por los talones, formando 45°
d. Separando los pies lo máximo posible

90. Son equipos de protección individual:

a. Ropa de trabajo, guantes, mascarilla y calzado antideslizante
b. Ropa de trabajo, calzas, mandiles y calzado antideslizante
c. Ropa de trabajo, mascarilla, polainas y calzado antideslizante
d. Ropa de trabajo, zuecos, mascarilla y gorro

91. Un conato de emergencia es:

a. Una situación que puede ser controlada y solucionada de forma sencilla y rápida por el personal y medios de protección del local, dependencia o sector
b. Una situación que para ser dominada, requiere la actuación de equipos especiales del sector. No es previsible que afecte a sectores colindantes
c. Una situación para cuyo control se precisa de todos los equipos y medios de protección propios y de la ayuda de medios de socorro y salvamento externos. Generalmente comportará evacuaciones totales o parciales
d. El documento que recopila el conjunto de medidas de prevención-protección previstas e implantadas, así como la secuencia de actuaciones a realizar ante la aparición de un siniestro que deben estar normalizadas por escrito y ser conocidas

92. En caso de que se declare un incendio en un centro sanitario:

a. No entretenerse y salir corriendo
b. Abra puertas y ventanas
c. Utilice los ascensores
d. Ninguna de las tres

93 Cuando se produce un incendio, el mayor peligro que tenemos que tener en cuenta es:

a. El fuego
b. El humo
c. La evacuación
d. La confusión

94. Cuándo movilizamos a una víctima:

a. En caso de peligro vital inminente
b. Cuando esté perfectamente estable
c. En cualquier momento
d. Son correctas A y B

95. Ante una evacuación general de un Centro sanitario, quién es la persona encargada de dar la orden para activar el Plan de Evacuación General:

a. El Jefe del Equipo de primera intervención
b. El Jefe de Bomberos
c. El Jefe de Emergencia del Centro o persona delegada
d. El Responsable del Comité de Catástrofes del SAS

96. Los niveles de emergencia son, de menor a mayor:

a. Conato de emergencia, emergencia grave y muy grave
b. Primaria, secundaria y total
c. Conato de emergencia, emergencia parcial, emergencia general
d. Leve, grave y muy grave

97. Qué agente extintor es adecuado para sólidos, líquidos y gases:

a. Espuma
b. Polvo ABC polivalente
c. Todos son adecuados
d. Anhídrido carbónico

98. En materia de protección contra incendios en los Centros de Salud y Hospitales del SAS, los EPI son:

a. equipos personales imprescindibles
b. equipos para intervenir
c. equipos de protección individual
d. equipos de primera intervención

99. Documento que tiene como objeto prevenir y controlar los riesgos sobre las personas y bienes, y con respuestas a las posibles situaciones de emergencia:

a. Plan de autoprotección
b. Norma básica contra incendios
c. Manual del Servicio Andaluz de Salud
d. Ninguna de las tres

100. En qué orden debe evacuarse a los pacientes de un hospital en caso de emergencia:

a. Pacientes ambulantes que puedan desplazarse por si mismos, pacientes dependientes más cercanos a la puerta de salida y pacientes dependientes más alejados de la puerta de salida
b. Pacientes dependientes más cercanos a la puerta de salida, pacientes dependientes más alejados de la puerta de salida y pacientes ambulantes
c. Pacientes ambulantes, pacientes dependientes más alejados de la puerta de salida y pacientes dependientes más cercanos a la puerta de salida
d. Pacientes ordenados de más grave a menos grave, con respecto a su estado de salud

101. Qué dependencias mínimas se va a encontrar Arturo dentro del servicio de urgencias del hospital:

a. Área de observación, Admisión, Sala de Espera, área de exploración y curas
b. Triaje, quirófano, sala de duelos, almacén
c. Mortuorio, Consultas, despachos, laboratorio
d. Las tres

102. Al pasar por la sala de espera de pacientes observa que el extintor allí situado está descolgado de su lugar de anclaje, con el precinto de seguridad roto y hay restos de polvo de extinción por el suelo. Ante ello, Arturo:

a. Avisará al vigilante de seguridad
b. Lo colocará de nuevo en su lugar de anclaje dando aviso al encargado de turno
c. Comprobará que la aguja del manómetro marca en zona verde, colocándolo de nuevo en su sitio y se irá
d. Avisará al equipo de riesgos laborales

103. En la puerta de urgencias observa la llegada de una ambulancia. Qué es lo primero que hará:

a. Avisar al jefe de la guardia
b. Salir a recibir al la paciente
c. Primero avisar a la enfermería de triaje y luego salir a recibir al la paciente
d. Buscar el EPI

104. El traslado del paciente desde la ambulancia hacia la puerta de urgencias lo efectuará preferentemente:

a. En silla de ruedas
b. En camilla
c. Por su propio pie
d. Indistintamente, según el tipo de dolencia del paciente

105. Estando en la sala de observación, un enfermo que está en una de las mesas de exploración le pide a Arturo algo para calmar su dolor. Qué haría:

a. Explicarle que es celador del servicio y, por tanto, no puede facilitarle ninguna medicación
b. Indicarle que hasta que no lo vea el facultativo, no puede tomar nada
c. Informar al personal sanitario, que el enfermo se queja de mucho dolor
d. Son correctas A y C

106. Si fallece un paciente en el servicio de urgencias una de las funciones de Arturo sería:

a. Informar a sus compañeros del fallecimiento del paciente
b. Informar a los familiares sobre los trámites para llevar a cabo el enterramiento
c. Informar a los familiares de las causas principales de la defunción
d. Ayudar a los enfermeros y auxiliares a amortajarlo

107. En la unidad de urgencias es muy habitual tener que movilizar y trasladar a pacientes a distintas zonas por lo que hay que tener en cuenta una serie de normas básicas. Cuál es INCORRECTA:

a. Preparar el área donde se va a trabajar
b. Acercarse lo máximo posible a la camilla del enfermo
c. Siempre actuará más de un profesional
d. Procurar realizar el esfuerzo con los músculos mayores y más fuertes

108. Una ambulancia llega al servicio de urgencias con una accidentada (fractura de columna vertebral). Al llegar a la puerta, quién tendrá que acudir para recibirla:

a. El Auxiliar administrativo de admisión de urgencias
b. Por tratarse de una fractura, el médico y la enfermera
c. La enfermera del triaje
d. El celador

109. Seguidamente, si su responsable le dice que tiene que ser él, como celador, quien acuda a la ambulancia, qué haría Arturo:

a. Indicar al personal de la ambulancia el lugar al que tienen que transportar a la accidentada
b. Ayudar al personal de la ambulancia a transportar a la accidentada
c. Trasladar a la accidentada en camilla al interior del hospital
d. Vigilar que el personal de la ambulancia realice su trabajo

110. Gran parte del trabajo de Arturo a lo largo de jornada laboral es la movilización y carga de pacientes. Cuál NO es una práctica adecuada ni recomendable

a. Movilizar cargas pesadas sin la ayuda de medios mecánicos o compañeros/as
b. Evitar el trabajo repetitivo. Si no se puede evitar, intercalar pequeñas pausas
c. Empujar mejor que tirar, para transportar o mover cargas (camas, camillas, carros)
d. Evitar posturas forzadas durante mucho tiempo

111. Arturo debe seguir una serie de pasos para levantar una carga en óptimas condiciones preventivas. Cuál sería el primero de los pasos a tener en cuenta:

a. Agarrar con firmeza y seguridad
b. Planificar el levantamiento
c. Mantener la carga pegada al cuerpo
d. Separar los pies lo máximo posible

112. La expresión 'carga de trabajo' se refiere a:

a. La carga física que conlleva su actividad
b. La carga mental que conlleva su actividad
c. La cantidad de trabajo que tiene que realizar durante su jornada
d. Son correctas B y C

**113. Para mover a un paciente hemi-
pléjico qué debe procurar Arturo:**

a. Colocarse siempre por el lado en que el paciente conserva movilidad
b. Colocarse en el lado paralizado
c. Traccionar el hombro para moverlo hacia él
d. Que quede siempre tumbado en decúbito
prono

**114. Arturo tiene que trasladar a un
paciente desde un servicio a otro.
Qué NO debe hacer:**

a. Colocar los drenajes sobre la cama
b. Llevar la historia del paciente
c. Informar al paciente de lo que va a hacer con
él
d. Informar al personal sanitario del servicio de
origen de que se lleva al paciente

**115. Cuando un celador traslada a un
paciente a otras dependencias dentro del Hospital:**

a. Se responsabilizará también de la documentación que se le entregue en relación
con el paciente
b. Sólo se responsabiliza de la documentación
si lo traslada para realizarle una prueba
diagnóstica
c. El personal de enfermería es el único responsable de la documentación clínica
d. La responsabilidad del celador será únicamente trasladar al la paciente de la forma
más rápida y correcta posible

**116. Para pasar un paciente de la po-
sición de tendido en el suelo a sentado en una silla, qué NO hará
Arturo:**

a. Colocar la silla detrás del paciente
b. Indicar al paciente que se coja de los hombros de las personas que le van a sentar
c. Levantarlo del suelo tirando de los brazos
del paciente
d. Cogerle por las axilas y levantarlo llevándolo
hacia atrás y sentándolo en la silla

**117. Durante su jornada, Arturo es en-
viado a la zona de quirófanos para
realizar labores de apoyo de esa
zona. ¿Es el gorro una prenda que
debe utilizar dentro del quirófano?**

a. No, sólo deben utilizarlo los médicos
b. Es una prenda obligatoria para todas las
personas que accedan al área quirúrgica
c. Sólo está indicado para el personal sanitario
d. Sólo es obligatorio si se va a permanecer
dentro del quirófano

**118. Durante el desayuno, Arturo habla
con otros compañeros, entre otras
funciones a realizar, sobre las obligaciones de mover de posición a los
enfermos: Arturo afirma que:**

a. Es algo en lo que no tienen que intervenir
b. Es función de los celadores ayudar al personal sanitario en esta tarea
c. Deben procurar evitarlo
d. Sólo si se lo ordena el jefe de personal subalterno

**119. Si el celador recibe la petición de
colocar a un paciente en posición de
'decúbito prono', deberá colocarlo:**

a. Sentado
b. De espaldas
c. De costado
d. Boca abajo

**120. Cuando se requiera a un celador
para trasladar a un paciente poli-
fracturado de la camilla a la cama:**

a. Lo incorporará con mucho cuidado en la camilla y lo trasladará a la cama
b. Esperará a que alguien le ayude
c. Pedirá información a la sanitario de cómo
hacerlo
d. Actuará según su criterio al tener conocimiento de ello

**121. Arturo esta esperando por un as-
censor con un enfermo que va a ser
ingresado en la unidad de hospitalización. El elevador pasa continuamente ocupado por visitantes:**

a. Seguirá esperando pacientemente
b. Los desalojará con corrección
c. Avisará a la planta a través del interfono, de
un compañero o de otro medio a su alcance,
de la demora que va a sufrir por esta circunstancia
d. Subirá al ascensor y hará de ascensorista
no permitiendo que entren mas personas a
lo largo del recorrido, regresando a recoger
al enfermo una vez desalojado el mismo

**123. Si un paciente esta sometido a
una perfusión, Arturo debe saber
que el soporte del suero:**

a. Es portátil
b. Esta provisto de ruedas para su desplazamiento
c. Se puede ajustar a la cama
d. Todas son correctas

**125. La tabla de fracturas se coloca
debajo del colchón en aquellos pacientes...**

a. con lesiones que afectan a la espalda
b. con problemas respiratorios
c. con quemaduras extensas
d. En los tres casos

**126. Paciente en decúbito prono con
las caderas elevadas con respecto
al resto del cuerpo:**

a. Kraske
b. Jackknife
c. Ninguna de las dos
d. Ambas

127. Es FALSO:

a. La posición de Fowler es semisentada
b. La posición ginecológica es supina
c. La posición genupectoral es de rodillas
d. La posición de litotomía es en decúbito lateral

**128. Posición 'pronación 3/4', o tam-
bién:**

a. Fowler
b. Decúbito prono
c. Decúbito lateral
d. Sims

129. 'Movilización pasiva' es:

a. la maniobra en la que el paciente colabora
b. la maniobra en la que el paciente no colabora
c. la que hacen los celadores
d. la que hacemos sin esfuerzo

**131. Durante el traslado de un enfermo
en cama o camilla en un ascensor
dónde irá situado Arturo:**

a. A los pies de la cama
b. A los pies de la camilla o cabecera de la
cama
c. A la cabecera de la cama o camilla
d. Indistintamente dependiente del estado del
paciente

132. [ANULADA] Para trasladar un enfermo de camilla a mesa, a través del procedimiento por levantamiento horizontal, Arturo deberá:

a. Situar la camilla en diagonal a la mesa
b. Situar la cabecera de la camilla, contra la cabecera de la mesa
c. Situar la camilla en ángulo recto respecto a la mesa
d. Sostener al enfermo separado de nuestro cuerpo e inmovilizado

133. [ANULADA] En la movilización del enfermo es preferible:

a. Empujar, y deslizar y que levantar
b. Colocarnos en el lado de la cama, hacia el cual se va a mover al enfermo
c. Ponernos guantes
d. Todas son correctas

134. Cama que permite cambiar de posición al enfermo sin necesidad de moverlo:

a. Ortopédica
b. Traumatológica
c. Electrocircular
d. Articulada

135. Si cuando está trasladando a un enfermo que tiene puesto un gotero, se acaba el suero de la botella, Arturo:

a. Cierra el dispositivo de paso, para que no entre aire y terminará el traslado
b. Buscará inmediatamente otra botella de suero para sustituirla y terminar el traslado
c. Lo comunicará a su inmediato superior
d. Terminará el traslado y lo comunicará al personal de enfermería

136. Cuando tenemos que pasar un enfermo de la cama a la silla, Arturo colocará la silla:

a. Paralela a los pies de la cama
b. Perpendicular a la cama
c. Paralela, frenada a los pies de la cama
d. Paralela a la cabecera de la cama

137. Cama que se utiliza para pacientes que tienen que estar inmovilizados durante largo período de tiempo:

a. Electrocircular
b. Traumatológica
c. Libro
d. Articulada

138. Todo paciente con posible traumatismo cervical o medular adoptará durante el transporte la postura de:

a. Tronco a 30°
b. Decúbito supino con piernas flexionadas
c. Decúbito prono
d. Horizontal con tronco alineado

139. Para realizar intervenciones quirúrgicas como hernias, laparotomía exploradora y colecistectomía, el paciente debe estar en posición:

a. Fowler
b. Sims
c. Prono
d. Supino

140. Cómo debe ser colocado un paciente inconsciente pero que respira:

a. Posición de ataque
b. Posición lateral de seguridad
c. Posición decúbito supina
d. Tal como esté

141. Posición para trasladar a una persona con insuficiencia respiratoria:

a. Sims
b. Fowler
c. Trendelenburg
d. Mahometana

142. Muletas que presentan superficies forradas o acolchadas y son utilizadas por pacientes que NO pueden soportar la descarga del peso corporal sobre sus muñecas:

a. Muletas de Lofstrand
b. Muletas de plataforma
c. Muletas para antebrazo
d. Muletas de férula de Braun

143. [ANULADA] A Arturo le piden realizar cambios posturales a un paciente para evitar la aparición de úlceras por decúbito. Como celador sabe que debe realizar la rotación:

a. Decúbito supino, Fowler, decúbito prono, decúbito supino
b. Decúbito prono, decúbito lateral, Morestin, decúbito prono
c. Decúbito lateral izquierdo, decúbito supino, decúbito lateral derecho, decúbito lateral izquierdo
d. Decúbito prono, decúbito lateral izquierdo, decúbito supino, decúbito lateral izquierdo

144. Ahora le piden colocar a un paciente con hernia de hiato tras ingesta en posición de Morestin. Arturo sabe que esa posición:

a. Está contraindicada por sufrir mayor presión en el epigastrio
b. Está indicada porque facilita mayor aporte sanguíneo al aparato digestivo
c. Está indicada para evitar el reflujo gastroesofágico
d. Le es indiferente

145. [ANULADA] Está Arturo colocando a un paciente en posición de Fowler. Dónde le colocaría los almohadillados:

a. Detrás del cuello y hombros
b. En el abdomen
c. En los tobillos
d. Siempre debajo de los glúteos

146. Un paciente recién operado llega de quirófano y le pide a Arturo agua, ya que tiene mucha sed:

a. No lo atiende, por no ser su función
b. Le da un sorbito pequeño de agua fresca y lo comenta con el personal de enfermería
c. Le informa que a los recién operados no se les puede dar agua
d. Lo trasmite al personal de enfermería

147. Un paciente recién operado de apendicitis le solicita a Arturo que lo acompañe al baño pues tiene muchas ganas de orinar:

a. Llama a un compañero y entre los dos lo llevan al baño
b. No lo atiende, por no ser su función
c. Lo trasmite al personal de enfermería
d. Le dice que se tiene que aguantar hasta que pasen doce horas

148 En la planta donde Arturo está destinado le dicen que hay que llevar una bala de oxígeno con carro que tienen allí a otra planta:

a. Avisa al mecánico para que lo haga
b. Llama a mantenimiento
c. Traslada la bala de oxígeno
d. Ninguna es cierta

149. Colchón formado por unos tubos que se hinchan y deshinchan alternativa y automáticamente:

a. Colchón antiescaras
b. Colchón de aire
c. Colchón de espuma
d. Ninguna de las anteriores

150. Posición de decúbito supino:

a. Tumbado boca abajo
b. Tumbado horizontalmente con la parte dorsal apoyada
c. Colocado sobre el lado derecho
d. Colocado sobre el lado izquierdo

[PREGUNTAS DE RESERVA]

151. Accesorio de la mesa quirúrgica que separa la zona de anestesia de la zona de intervención:

a. Arco de Judet
b. Arco cialítico
c. Arco de anestesia
d. Arco quirúrgico

152. Para qué se emplea la posición de semi-Fowler:

a. Exploraciones rectales
b. Cambios posturales
c. Traslado del paciente
d. Son correctas B y C

153. Si el celador tiene que entrar en el quirófano deberá llevar puesto como barrera higiénica:

a. Exclusivamente calzas
b. Calzas y gorro
c. Calzas, gorro y bata
d. Calzas, gorro, bata y mascarilla

Servicio
Madrileño
de Salud

CONVOCATORIA:
**BOLETÍN OFICIAL DE LA COMUNIDAD
DE MADRID DE 29 DE JUNIO
DE 2018**

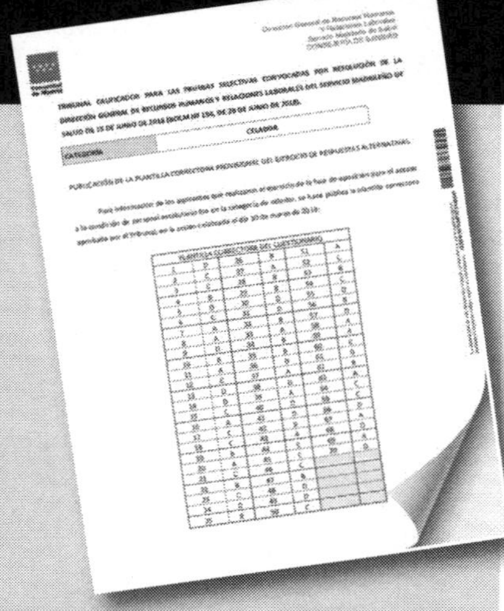

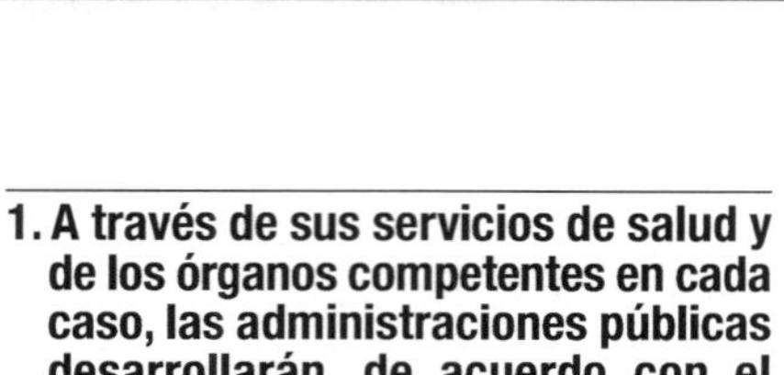

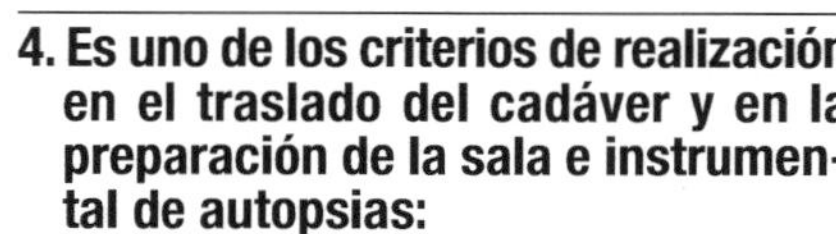

EXAMEN:
10 DE MARZO DE 2019

CLAVE DE RESPUESTAS

1 D	25 B	49 D
2 C	26 B	50 C
3 C*	27 A	51 A
4 B	28 B	52 C
5 D	29 B	53 B
6 C	30 D	54 C
7 A	31 D	55 D
8 A	32 B	56 B
9 D	33 A	57 D
10 B	34 B	58 A*
11 A	35 B	59 A
12 C	36 D	60 C
13 D	37 A	61 D
14 D	38 D	62 B
15 C	39 A	63 A
16 A	40 D	64 C
17 C	41 D	65 C
18 C	42 B	66 D
19 B	43 A	67 A
20 A	44 C	68 D
21 C	45 C	69 A
22 B	46 C	70 D
23 C	47 B	
24 D	48 D	

*DOS PREGUNTAS ANULADAS

1. A través de sus servicios de salud y de los órganos competentes en cada caso, las administraciones públicas desarrollarán, de acuerdo con el principio de igualdad de oportunidades:

a. Actuaciones encaminadas al desarrollo del medio rural

b. Acciones positivas para corregir las situaciones de desigualdad en el ámbito educativo

c. Acciones positivas para corregir las situaciones de desigualdad en el ámbito deportivo

d. Ninguna de las tres

2. Una vez valorado el servicio que va a atender al paciente, quién debe cuidar que sólo le acompañen las personas autorizadas:

a. El Personal Sanitario de Clasificación

b. El personal de Atención al Usuario

c. El Celador

d. El personal de Seguridad

3. [ANULADA] ¿Deben los celadores ordenar los archivadores con la documentación y correspondencia de cada servicio para su posterior distribución?

a. No, en ningún caso

b. Es obligación de los auxiliares administrativos

c. Es una competencia de los celadores

d. Es una competencia del personal no sanitario del Registro

4. Es uno de los criterios de realización en el traslado del cadáver y en la preparación de la sala e instrumental de autopsias:

a. Los pacientes se colocan en la posición quirúrgica acorde a la patología de los mismos

b. El traslado del cadáver se realiza para la introducción en la cámara frigorífica y para su conservación, utilizando el material accesorio y los medios requeridos para garantizar en todo el proceso la integridad del mismo

c. Los protocolos de aislamiento y asepsia de la UCI, UVI y de la unidad de grandes quemados se aplican para prevenir la aparición y transmisión de infecciones

d. El paciente es inmovilizado o sujetado en colaboración y bajo la supervisión del personal responsable, cumpliendo los protocolos de la UCI y UVI, para realizar los cuidados y técnicas sanitarias al paciente, garantizando su seguridad e integridad

5. Son realizaciones profesionales del celador de almacén:

a. Trasladar el material y los equipos sanitarios y no sanitarios sin que se requiera la supervisión del responsable de los mismos, trasladándolos y colocándolos en su lugar de destino para garantizar su disponibilidad

b. Trasladar al paciente, bajo la supervisión del personal de enfermería, para realizar las pruebas técnicas solicitadas por los facultativos

c. Preparar la mesa quirúrgica y sus accesorios

d. Trasladar el material y los equipos sanitarios y no sanitarios bajo la supervisión del responsable de los mismos, trasladándolos y colocándolos en su lugar de destino para garantizar su disponibilidad

6. Según el RD 1790/2011, de 16 de diciembre, la unidad de grandes quemados se considera:

a. Una unidad específica de tratamiento

b. Un hospital especializado

c. Una unidad especial

d. Un centro especial de seguimiento autógeno

7. Según la Ley general de sanidad, la asistencia sanitaria especializada incluye:

a. La asistencia domiciliaria, la hospitalización y la rehabilitación

b. El control sanitario de los productos farmacéuticos

c. La promoción y mejora de la salud mental

d. Los programas de atención a grupos de población de mayor riesgo

8. Es uno de los deberes que el personal estatutario está obligado a cumplir:

a. Ser identificado por su nombre y categoría profesional por los usuarios del Sistema Nacional de Salud

b. Recibir protección eficaz en materia de seguridad y salud en el trabajo

c. Descanso necesario mediante la limitación de la jornada

d. Disponer de servicios de prevención

9. En los hospitales del servicio madrileño de salud deberá establecerse, en todo caso:

a. La Comisión de Salud Mental

b. La Comisión de Evaluación de Tecnología

c. La Comisión de Atención al dolor

d. La Comisión de Calidad

10. Durante la intervención quirúrgica:

a. Los pacientes los movilizará sólo el celador, con supervisión directa del médico anestesista

b. Los pacientes se movilizarán en colaboración con el personal responsable, bajo la supervisión del profesional destinado a tal fin

c. Nunca se requiere la movilización del paciente

d. Los pacientes los moviliza el celador sin ninguna supervisión

11. Los vales de pedido indican los productos de almacén necesarios para atender las necesidades de los servicios y llegan al almacén para:

a. La preparación del pedido y la distribución del mismo

b. La verificación de que existe stock suficiente

c. Avisar al supervisor para que vayan a recogerlos

d. Proceder a su archivo, ya que no hay existencias suficientes

12. El sistema sanitario de la Comunidad de Madrid se organiza en:

a. Diferentes centros de salud

b. Diferentes hospitales de la Comunidad

c. Un Área Sanitaria Única integrada por el conjunto del territorio de la Comunidad de Madrid

d. Un Área Sanitaria Única integrada por los ciudadanos de la Comunidad de Madrid

13. Según la Ley 12/2001 de ordenación sanitaria de la Comunidad de Madrid, la agencia sanitaria se constituye:

a. Como un sistema para el derecho a la asistencia sanitaria de los madrileños

b. Como un sistema de gestión y emisión de la Tarjeta Individual Sanitaria

c. Como un sistema responsable de la tramitación de los procedimientos administrativos

d. Como garante de los derechos de los ciudadanos en relación con las prestaciones sanitarias

14. Si la trabajadora embarazada, por motivos de prevención de riesgos laborales, es destinada a otro puesto de trabajo NO correspondiente a su grupo o categoría equivalente:

a. Deberá despedirse de la empresa con derecho a indemnización

b. Tendrá derecho a una indemnización compensatoria

c. No conservará el derecho al conjunto de retribuciones de su puesto de origen

d. Conservará el derecho al conjunto de retribuciones de su puesto de origen

15. Las funciones de los celadores vienen recogidas en el Estatuto del:

a. Personal Sanitario al servicio de las Instituciones Sanitarias de la S. Social

b. Personal Facultativo al servicio de las Instituciones Sanitarias de la S. Social

c. Personal No sanitario al servicio de las Instituciones Sanitarias de la S. Social

d. Personal Subalterno al servicio de las Instituciones Sanitarias de la S. Social

16. El Gobierno de la Comunidad de Madrid responde políticamente de forma solidaria ante:

a. La Asamblea de la Comunidad

b. El Presidente de la Comunidad

c. El Senado y el Congreso de los diputados

d. El Presidente de la nación

17. Según la Ley 12/2001, se reconoce como derecho de los ciudadanos en relación con el sistema nacional de salud:

a. Cumplir las prescripciones generales en materia de salud comunes a toda la población

b. Responsabilizarse del uso adecuado de los recursos ofrecidos por el Sistema Sanitario

c. Conocer la identidad de su médico o facultativo

d. Conocer la identidad del enfermero que le atiende en su proceso

18. Dentro del grupo de personal subalterno, pertenece a la escala general:

a. Los fogoneros

b. Los pinches

c. Los jefes de personal subalterno

d. Las planchadoras

19. A través de la Ley 1/2004, de medidas para la protección integral contra la violencia de género, se articula un conjunto integral de medidas encaminadas a alcanzar alguno de los siguientes fines:

a. Fortalecer las medidas de sensibilización ciudadana de prevención, dotando a los ciudadanos de instrumentos eficaces en el ámbito exclusivamente sanitario

b. Fortalecer las medidas de sensibilización ciudadana de prevención, dotando a los poderes públicos de instrumentos eficaces en el ámbito educativo, servicios sociales, sanitario, publicitario y mediático

c. Garantizar los derechos económicos de las mujeres en general, con el fin de garantizar su integración social

d. Asegurar el derecho de las mujeres en el marco de la jurisdicción civil

20. La representación del hospital y la superior autoridad y responsabilidad dentro del mismo es una de las funciones de:

a. El Director Gerente

b. El Director Médico

c. El responsable del servicio de Atención al Paciente

d. El Director de Continuidad Asistencial

21. En el traslado de un carro de lencería hacia el servicio de destino, el celador observa que una rueda no gira:

a. Notificará la anomalía al Director de Gestión y Servicios Generales

b. Procederá a reparar la rueda con el fin de agilizar el traslado

c. Pondrá la anomalía en conocimiento del responsable de la unidad

d. Hablará con los profesionales del servicio de mantenimiento para que le den una solución

22. El criterio de realización de la distribución de pedidos es:

a. Según la solicitud verbal de los supervisores de los servicios

b. Según la solicitud y demanda de los supervisores de los servicios, por medio de vales de pedido para entregarlos en su destino

c. No es necesario la utilización de vales de pedido

d. Se deben seguir las instrucciones verbales del jefe de almacén, sin que sea necesario los vales de pedido

23. La colocación del cadáver en la mesa de la sala de autopsia es competencia de:

a. El personal de enfermería con su responsable

b. El servicio funerario de la empresa adjudicataria del contrato

c. El celador

d. El técnico superior especialista en anatomía patológica

24. Los miembros del Gobierno de la Comunidad de Madrid son nombrados y cesados por:

a. Los Consejeros

b. Los miembros de la Diputación Permanente

c. El Vicepresidente

d. El Presidente

25. Uno de los medios de producción en la realización profesional de la movilización de los pacientes es:

a. Material de farmacia y almacén

b. Equipos de protección

c. Carros

d. Equipos informáticos

26. Es función del jefe de personal subalterno:

a. Vigilar las entradas de la Institución

b. Vigilar personalmente la limpieza de la Institución

c. Vigilar el acceso y estancia de los familiares en la Institución

d. Vigilar a los pacientes de la Institución

27. Con carácter general, la documentación clínica se deberá conservar en condiciones que garanticen su correcto mantenimiento y seguridad como mínimo cuantos años desde la fecha de alta de cada proceso asistencial:

a. 5

b. 3

c. 4

d. 10

28. Según la Ley 11/2017, la junta de gobierno estará compuesta como máximo por los siguientes miembros:

a. Un presidente y 10 vocales

b. Un presidente, un vicepresidente y 11 vocales

c. Un presidente, un vicepresidente y 8 vocales

d. Un presidente y un vicepresidente

29. Como regla general, el área de salud, según la Ley general de sanidad, extenderá su acción a una población:

a. Inferior a 150.000 habitantes

b. No inferior a 200.000 ni superior a 250.000

c. No inferior a 250.000 ni superior a 300.000

d. Superior a 550.000

30. Uno de los criterios de realización en la movilización, inmovilización y sujeción de los pacientes en la UCI y en la UVI es:

a. El circuito del traslado del paciente se determina con anterioridad para realizarlo en el menor tiempo posible

b. Técnicas de eliminación de residuos

c. Los datos de identificación del paciente se solicitan mediante la petición de la tarjeta sanitaria

d. El paciente es inmovilizado o sujetado en colaboración y bajo la supervisión del personal responsable, cumpliendo los protocolos de la UCI y UVI, para realizar los cuidados y técnicas sanitarias al paciente, garantizando su seguridad e integridad

31. Norma jurídica que complementa el catálogo nacional de cualificaciones profesionales, mediante el establecimiento de dos cualificaciones profesionales correspondientes a la familia profesional sanidad:

a. El Estatuto Marco

b. El Estatuto Básico del Empleado Público

c. La Ley General de Sanidad

d. El Real Decreto 1790/2011, de 16 de diciembre

32. Respecto al material de almacén y farmacia:

a. Existe un criterio de realización pero no es una competencia profesional de los celadores

b. Se recuenta, almacena y distribuye en colaboración con el personal destinado en estos servicios

c. No existe ningún criterio de realización para este tipo de actuaciones

d. Existe un criterio de realización pero es una realización profesional propia de los auxiliares de enfermería

33. En la práctica de autopsias, los celadores:

a. Limpiarán la mesa de autopsias y la propia sala

b. Limpiarán la mesa de autopsias pero no la sala

c. Limpiarán la sala de autopsias pero no la mesa

d. Ayudarán a la práctica de autopsias en aquellas funciones auxiliares que requieran por su parte hacer uso de instrumental sobre el cadáver

34. Según el artículo 18 del Estatuto marco es un derecho colectivo del personal estatutario:

a. Derecho a la movilidad voluntaria, promoción interna y al desarrollo profesional

b. Derecho a la negociación colectiva, representación y participación en las condiciones de trabajo

c. Derecho a la jubilación

d. Derecho al encuadramiento en el Régimen General de la Seguridad Social

35. La cualificación profesional relativa a la unidad de competencia sobre los suministros que se establece en el Real Decreto 1790/2011, de 16 de diciembre, por el que se complementa el catálogo nacional de cualificaciones profesionales, pertenece a la familia profesional:

a. Sociosanitaria

b. Sanidad

c. Estatutaria

d. Funcionarial

36. En la sujeción y/o inmovilización del paciente:

a. No es necesario identificar las características del mismo

b. Las características del mismo no condicionan ninguna actuación

c. No es necesario coordinarse con el personal sanitario

d. Es necesario identificar las características del mismo

37. Según el Estatuto de la Comunidad de Madrid son electos y elegibles:

a. Los madrileños mayores de dieciocho años que estén en pleno goce de sus derechos políticos

b. Los madrileños mayores de dieciséis años que estén en pleno goce de sus derechos políticos

c. Todos los madrileños residentes en Madrid

d. Los españoles residentes en territorio español

38. Ayudar en la práctica de autopsias en aquellas funciones auxiliares que no requieran hacer uso de instrumental alguno sobre el cadáver es competencia de:

a. Los patólogos

b. Los técnicos superiores especialistas en anatomía patológica

c. Los técnicos medios en cuidados auxiliares de enfermería

d. Los celadores

39. La Agencia sanitaria tendrá uno de los siguientes fines:

a. Facilitar el ejercicio del derecho a la protección de la salud mediante el adecuado acceso a los servicios establecidos para tal fin

b. Proponer la resolución de quejas y reclamaciones

c. Impulsar la prevención de los riesgos para la salud relacionados con el consumo de alimentos

d. Proponer la realización de estudios e investigaciones que contribuyan a un mejor conocimiento de los riesgos alimentarios

40. Cuando el paciente carezca de capacidad para entender la información a causa de su estado físico o psíquico, la información se pondrá en conocimiento de:

a. Sus familiares en primer grado o de las personas que le acompañen

b. Sus familiares en primer grado, y si el paciente carece de ellos, a los familiares o tutores que decida el centro

c. Las personas vinculadas a él por razones de custodia legal

d. Las personas vinculadas a él por razones familiares o de hecho

41. Ante la demanda de realizar la autopsia de un cadáver, el celador:

a. Comprueba que el suelo de la sala esté limpio y seco

b. Comprueba si se ha avisado al servicio de seguridad para que enciendan las cámaras frigoríficas y se hagan cargo del cadáver

c. Pedir autorización al jefe de personal subalterno para realizar la autopsia

d. Extraer el cadáver de la cámara frigorífica y colocarlo en la mesa de autopsias

42. Es una unidad de competencia del celador de almacén:

a. Trasladar y colaborar en la movilización e inmovilización de pacientes en unidades especiales

b. Ordenar y trasladar los materiales y equipos de un centro sanitario

c. Trasladar los exitus, amputaciones y fetos

d. Atender al usuario y/o paciente de manera clara y concisa

43. Cuando un paciente precisa de pruebas técnicas y lleva conectada una vía de suero quién debe trasladarlo al servicios donde le van a realizar las pruebas:

a. El Celador

b. El Personal Sanitario

c. La Auxiliar de Enfermería

d. Al llevar conectada una vía, el enfermero y la auxiliar de enfermería

44. El jefe de personal subalterno constatará que cumplen el horario establecido por la institución y permanecen en su puesto de trabajo:

a. Solo el personal de oficio

b. Solo el personal subalterno

c. El personal de oficio y subalterno

d. Todo el personal de la Institución

45. Según la Ley 3/2007, para la igualdad efectiva de mujeres y hombres, las administraciones públicas desarrollarán en el ámbito de la política de salud una serie de actuaciones de acuerdo con el principio de igualdad de oportunidades, a través de:

a. Los Centros de Salud de Atención Primaria

b. El Ministerio de Sanidad, Consumo y Bienestar Social

c. Los Servicios de Salud y de los órganos competentes en cada caso

d. Los Hospitales públicos y privados

46. Según la Ley general de sanidad, son características fundamentales del sistema nacional de salud:

a. La Promoción del interés individual, familiar y social por la salud

b. Asegurar la integración del principio de igualdad entre hombres y mujeres

c. La extensión de sus servicios a toda la población

d. Garantizar la asistencia sanitaria en todos los casos de enfermedad muy grave

47. La unidosis que se distribuye desde la farmacia se trasladará en los carros destinados a tal fin:

a. Dependiendo de la cantidad del principio activo de la especialidad

b. Siempre

c. Cuando son EFG

d. Cuando el celador conozca el número de pacientes hospitalizados

48. El material de almacén y farmacia para su posterior entrega al servicio que lo solicite y para comprobar el stock, requiere que el celador realice qué actuación:

a. Recontarlo

b. Almacenarlo

c. Distribuirlo

d. Las tres cosas

49. Es función del celador:

a. Trasladar los cadáveres fuera del centro sanitario, acompañado siempre de otro compañero

b. Informar a los familiares de los pacientes fallecidos sobre las empresas funerarias

c. Administrar medicamentos al paciente siempre por orden del personal sanitario

d. Recibir y desnudar a los cadáveres en la sala de autopsias

50. Cuando hay que realizar la transferencia de un paciente, de un medio a otro qué criterio debemos atender:

a. La petición del paciente

b. La petición de los familiares

c. Según prescripción facultativa

d. Cuando lo consideremos oportuno

51. El jefe de personal subalterno tiene una de las siguientes competencias:

a. Informar a los familiares de los fallecidos sobre los trámites precisos para llevar a cabo los enterramientos

b. Tramitar las comunicaciones verbales, documentos y objetos que le sean confiados por sus superiores

c. Trasladar los enfermos dentro de la Institución

d. Lavar y asear a los enfermos masculinos encamados

52. Según la Ley 31/1995, forma parte del derecho de los trabajadores a una protección eficaz en materia de seguridad y salud:

a. Formación en materia jurídica

b. Formación en materia laboral

c. Formación en materia preventiva

d. Paralización de la actividad en caso de riesgo leve

53. Se expedirá un nombramiento de sustitución para:

a. La prestación de servicios determinados de naturaleza temporal

b. Atender las funciones de personal fijo o temporal, durante los periodos de vacaciones, permisos y demás ausencias de carácter temporal que comporten la reserva de plaza

c. Garantizar el funcionamiento permanente y continuado de los centros sanitarios

d. La prestación de servicios complementarios de una reducción de jornada ordinaria

54. La gestión de la historia clínica por los centros con pacientes hospitalizados se realizará a través de:

a. La Dirección de Gestión del centro

b. Los archivos homologados del sistema sanitario

c. La unidad de admisión y documentación clínica

d. La Dirección Médica del centro

55. Según la Ley 11/2017, las bases generales de los procesos selectivos de los directivos sanitarios serán aprobadas por:

a. El Director Gerente del centro

b. La Junta de Gobierno

c. La Comisión de Dirección

d. La Dirección General del Servicio Madrileño de Salud

56. En el ámbito de la atención primaria de salud, mediante fórmulas de trabajo en equipo, se atenderá:

a. Al ciudadano exclusivamente

b. Al individuo, la familia y la comunidad

c. Solo a la comunidad

d. Al ciudadano de nacionalidad española

57. La Comisión contra la violencia de género del Consejo interterritorial del Sistema nacional de la salud está compuesta por:

a. Solo por representantes de la Administración de Justicia

b. Representantes de Corporaciones Locales

c. Representantes de la Administración Central y de las Comunidades Autónomas

d. Representantes de todas las Comunidades Autónomas con competencia en la materia

58. [ANULADA] el consejo de salud de la Comunidad de Madrid:

a. Es un órgano de participación ciudadana en el sistema sanitario de la Comunidad de Madrid, adscrito a la Consejería competente en materia de sanidad

b. Es un órgano de participación ciudadana en el Sistema Nacional de Salud, adscrito a la Consejería competente en materia de asuntos económicos

c. Es un órgano de participación ciudadana en el sistema sanitario de la Comunidad de Madrid, adscrito a la Consejería competente en materia de asuntos sociales

d. Es un órgano de participación ciudadana en el centro sanitario, adscrito a la Consejería competente en materia de sanidad

59. El gerente del área de salud será nombrado y cesado por:

a. La Dirección del Servicio de Salud de la Comunidad Autónoma, a propuesta del Consejo de Dirección del Área

b. El Consejo de Dirección del Área

c. El Director General del Servicio Madrileño de Salud

d. El Gerente del Hospital

60. Según la Constitución, las comunidades autónomas podrán asumir competencias en:

a. Inmigración, emigración, extranjería y derecho de asilo

b. Defensa y Fuerzas Armadas

c. Sanidad e higiene

d. Relaciones internacionales

61. Las medidas y los medios de sujeción se utilizan para la inmovilización y/o sujeción del paciente:

a. Garantizando la seguridad del personal

b. Garantizando la seguridad de las instalaciones

c. Garantizando la seguridad de los familiares

d. Garantizando la seguridad del paciente

62. Las funcionarias públicas víctimas de violencia de género tendrán derecho a:

a. Al disfrute de dos meses de vacaciones retribuidas

b. A la reducción o a la reordenación de su tiempo de trabajo, a la movilidad geográfica de centro de trabajo y a la excedencia en los términos que se determinen en su legislación específica

c. A un incremento retributivo en sus retribuciones básicas

d. A un incremento retributivo en sus retribuciones complementarias

63. Los medios de producción de la unidad de competencia sobre el traslado de materiales y equipos de un centro sanitario son, entre otros:

a. Equipos sanitarios y no sanitarios y material de almacén

b. Mesas quirúrgicas

c. Instrumental quirúrgico

d. Historias clínicas

64. Una de las funciones del centro de salud es:

a. Servir como centro de reunión de los pacientes

b. Facilitar el trabajo en equipo de los celadores de la zona

c. Mejorar la organización administrativa de la atención de salud en su zona de influencia

d. Desarrollar el laboratorio de salud de la zona

65. Una de las funciones del celador es:

a. Informar de la evolución clínica de los pacientes en ausencia del facultativo y bajo su supervisión

b. Depositar la basura en los contenedores del exterior del centro sanitario

c. Trasladar el cadáver a la cámara frigorífica una vez finalizada la autopsia

d. Realizar la autopsia del cadáver

66. Los protocolos de aislamiento y asepsia de la UCI, la UVI y la Unidad de grandes quemados sirven para:

a. Prevenir las agresiones al personal sanitario

b. Evitar la entrada de ruidos indeseados en la habitación del paciente

c. Prevenir las agresiones al personal facultativo

d. Prevenir la aparición y transmisión de infecciones, manejando los dispositivos con este fin

67. Si un familiar o visitante pretende acceder a la institución con un paquete, el celador:

a. Permitirá la entrada de aquellos paquetes expresamente autorizados por la Dirección

b. No permitirá la entrada de ningún tipo de paquete

c. Permitirá la entrada de un paquete por familiar

d. Permitirá la entrada de aquellos paquetes expresamente autorizados por el enfermo

68. Según la Ley 11/2017, es función de la Dirección Gerencia y de la Dirección territorial de atención primaria:

a. Conocer, informar y evaluar los objetivos asistenciales, docentes y de investigación de la organización

b. Conocer e informar los planes de necesidades e inversiones

c. La coordinación de los diferentes niveles asistenciales

d. Presidir la Comisión de Dirección

69. Los usuarios y pacientes del sistema nacional de salud, tanto en la atención primaria como en la especializada, tendrán derecho a la información previa correspondiente para elegir médico y centro, con arreglo a los términos y condiciones que establezcan:

a. Los servicios de salud competentes

b. La dirección del centro sanitario

c. El Ministerio de Sanidad, Consumo y Bienestar Social

d. El Consejo Interterritorial del Sistema Nacional de Salud

70. Según la Ley 55/2003, el personal estatutario de gestión y servicios, en virtud del título exigido para el ingreso, se clasifica en:

a. Exclusivamente personal de formación universitaria

b. Exclusivamente personal de formación profesional

c. El personal con nombramiento eventual

d. Personal de formación universitaria, personal de formación profesional y otro personal

Servicio **Andaluz** de Salud

Convocatoria:

Boletín Oficial de la Junta de Andalucía de 19 de diciembre de 2018

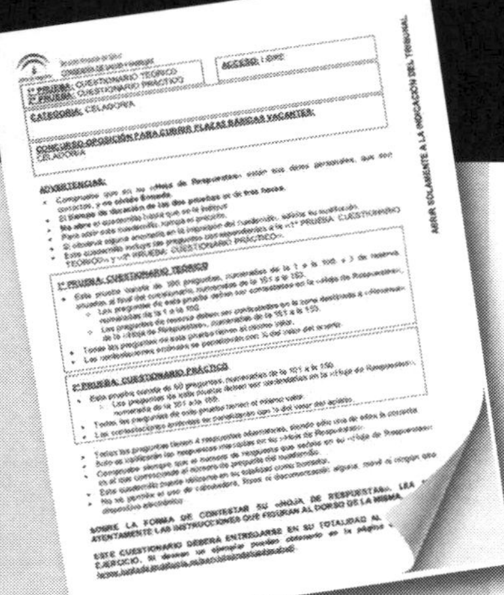

Junta de Andalucía

Examen:

31 de mayo de 2019

(Extraordinario*)

Clave de Respuestas

[...]	52 C	86 B	120 B
19 C	53 D	87 C	121 D
20 B	54 B	88 B	122 D*
21 D	55 A	89 B	123 A*
22 B	56 D	90 A	124 B*
23 D	57 C	91 B	125 C
24 C	58 B	92 B	126 B
25 C	59 C	93 D	127 B
26 B	60 C	94 D	128 C
27 B	61 A	95 C	129 D
28 A	62 D	96 C	130 B
29 D	63 C	97 C	131 C
30 C	64 A	98 C	132 D
31 B	65 D	99 B	133 D
32 C	66 B	100 B	134 B
33 D	67 B	101 A	135 D*
34 A	68 D	102 D	136 C
35 B	69 C	103 C	137 C
36 B	70 A	104 A	138 A
37 C*	71 B	105 B	139 A
38 A	72 C	106 B	140 B
39 C	73 B	107 A	141 C
40 C	74 C*	108 C	142 C
41 B	75 B	109 D	143 B
42 A	76 B	110 D	144 C*
43 C	77 C	111 C	145 B
44 D	78 A	112 D	146 A
45 B	79 C	113 D	147 B
46 A	80 D	114 C*	148 C
47 D	81 B	115 *	149 B
48 B	82 C	116 D	150 D
49 C	83 A	117 D	151 B
50 B	84 C	118 D	152 D
51 A	85 B	119 B	153 A

*Convocatoria extraordinaria sin impugnaciones aceptadas, pero estimamos oportuno rectificarle varias durante la edición

[Preguntas 1 a 18 no específicas]

19. ¿Puede un celador abandonar su puesto de trabajo al acabar su turno?

a. Sí, como cualquier otro trabajador del SAS
b. Siempre que todas las actividades encomendadas estén finalizadas
c. Siempre que se hayan incorporado los compañeros que vayan a realizar el turno siguiente
d. No. Todos los celadores deben esperar 15 minutos tal y como establece su Estatuto

20. NO es función del celador:

a. Ayudar en el aseo de los pacientes hospitalizados
b. Trasladar a los niños ingresados fuera de las unidades infantiles
c. Ayudar en los casos que en que haya que practicar a la parturienta una anestesia epidural
d. Prestar ayuda a los técnicos especialistas en la toma de radiografías con material portátil

21. Qué Estatuto asigna a las celadoras funciones de asistencia al personal sanitario:

a. el de Personal de asistencia y auxilio
b. el de Personal estatutario
c. el de Personal sanitario
d. el de Personal no sanitario

22. El trabajo en equipo exige una comunicación de tipo:

a. Horizontal
b. Abierta
c. Vertical
d. Cerrada

23. Corresponde a los celadores:

a. Auxiliar en la actividad quirúrgica, con independencia de lo que se le solicite
b. Ayudar en las autopsias, haciendo uso de instrumental sobre el cadáver
c. Informar a los familiares de los resultados de las pruebas diagnósticas
d. Encargarse de los animales utilizados en los laboratorios y quirófanos experimentales

24. NO es función del Jefe de Personal Subalterno:

a. Cuidar del orden en el edificio
b. Cuidar del funcionamiento y aseo del personal a su cargo
c. Entregar los pases de visitas de los familiares de pacientes hospitalizados
d. Vigilar la limpieza del centro

25. Es una de las características con las que debe contar un líder:

a. Sentido práctico
b. Equilibrio emocional
c. Control de conflictos internos
d. Integridad moral

26. Es función de los celadores rasurar a los pacientes que van a ser intervenidos quirúrgicamente cuando:

a. Siempre que la enfermera se lo requiera
b. En caso de ausencia del peluquero
c. En cualquier caso, es una función del celador
d. Nunca. Esa no es función del celador

27. Son funciones del líder las siguientes, EXCEPTO:

a. Imbuir el espíritu de grupo
b. Conseguir evitar las discusiones entre los miembros
c. Definir la misión y el papel del grupo
d. Ordenar y controlar los conflictos internos

28. En una organización, la jefatura y el mando son características de:

a. La dirección
b. La autoridad
c. El poder
d. El liderazgo

29. El control emotivo del celador es:

a. Una cualidad física
b. Una capacidad de percepción
c. Una aptitud para el trabajo
d. Ninguna es correcta

30. Si un paciente pide información dentro del recinto hospitalario sobre una consulta o servicio:

a. Remitirlo al servicio de Atención al usuario
b. Acompañarle a su destino
c. Indicarle dónde está la consulta o servicio
d. Remitirlo al servicio de Información

31. Los pacientes que han de ingresar en un hospital se han de identificar:

a. Ante el celador de la puerta principal
b. En Admisión
c. Ante el personal de seguridad
d. Todas son correctas

32. NO es un accesorio de una cama hospitalaria:

a. Rejas de seguridad
b. Pie de suero
c. Mesilla
d. Centinelas

33. Es función del celador:

a. Servir de ascensorista cuando las circunstancias lo requieran o así se le asigne
b. Evitar que pacientes o familiares manipulen equipos sanitarios
c. Ninguna de las dos
d. Ambas

34. Cama que cuenta con somier formado por 2 ó 3 segmentos móviles:

a. Articulada
b. Traumatológica
c. Electrocircular
d. Metálica

35. El colchón 'alternating' se utiliza:

a. Para pacientes con insuficiencia respiratoria
b. Para evitar úlceras por presión
c. Para pacientes multifracturados
d. Para pacientes renales

36. Marco que posee la cama ortopédica para sujetar las poleas:

a. Marco electrocircular
b. Marco de Balkan
c. Marco de Judet
d. Marco de Stroms

37. La cama libro se utiliza en:

a. Paciente inmovilizado durante largo periodo
b. Para la angulación lateral
c. Ambas
d. Ninguna de las dos

38. Los centinelas de cama son:

a. Almohadillas hinchadas con aire que se colocan en los laterales de la cama
b. Almohadillas que se colocan sobre el paciente para que las sábanas no le rocen
c. Dispositivos de alerta para avisar al control de enfermería
d. Las tres son correctas

39. En la higiene de la cara del paciente, lo primero que se limpia:

a. La boca
b. Las orejas
c. Los párpados
d. La nariz

40. Entre las funciones del celador en quirófano NO está:

a. Trasladar a los pacientes desde sus habitaciones al quirófano
b. Colocar al paciente en la mesa de operaciones
c. Ayudar a ponerse la bata rusa al cirujano
d. Trasladar al paciente a la sala del despertar cuando finaliza la intervención

41. Durante la intervención, el celador debe permanecer en la sala de antequirófano por si fuera necesario:

a. Informar a los familiares sobre como va la operación
b. Transportar aparatos de radiodiagnóstico al interior del quirófano
c. Ayudar a la enfermera instrumentista en su actividad
d. No debe permanecer en el área quirúrgica

42. Antes de que un celador comience a trabajar en un centro sanitario, debe

a. Valorarse su estado de salud para asegurar que no padece ninguna enfermedad cardiovascular
b. Valorarse su estado de salud para asegurar que no es portador de ninguna enfermedad transmisible
c. Vacunarse contra la hepatitis
d. Vacunarse contra la tuberculosis

43. Si una celadora sufre una exposición accidental a sustancia biológica de un paciente, deberá:

a. Preguntar al paciente si padece alguna enfermedad contagiosa
b. Realizarse un hemograma de manera inmediata y con el resultado acudir a medicina preventiva
c. Acudir al medicina preventiva cuando acabe la actividad que está realizando, en las 24 horas posteriores al incidente
d. Acudir a medicina preventiva, sólo en el caso de que aparezca síntoma de alguna enfermedad

44. Para qué se usan las calzas en el quirófano:

a. Para no mancharse el calzado en el caso de algún derrame
b. Para cubrir el calzado y evitar contaminar las áreas estériles
c. Para cubrir los pies del paciente en determinadas cirugías
d. Son correctas B y C

45. Los celadores destinados en la UCI deben estar muy bien preparados en:

a. Manejo de material especializado
b. Movilización de pacientes
c. Habilidades sociales
d. Comunicación

46. Si un paciente de la UCI es trasladado para la realización de una prueba, el celador debe:

a. Permanecer durante todo el tiempo junto al equipo
b. Volver a la UCI y esperar a que se le llame
c. Permanecer durante todo el tiempo junto al paciente
d. Preguntar que hace al jefe de Personal Subalterno

47. Es una función del celador en la puerta de urgencias:

a. Recibir a los pacientes
b. Impedir el acceso a personas no autorizadas
c. Cuidar de que las zonas de acceso estén despejadas de público
d. Todas son correctas

48. La camilla de tijera se usa para:

a. Movilizar al paciente en terrenos peligrosos
b. Trasladar al paciente hasta la ambulancia
c. Trasladar al paciente desde la ambulancia
d. Inmovilizar la cabeza del paciente al trasladarlo

49. Si un familiar que transporta un bulto se niega a facilitar el control, el celador deberá:

a. Dejarlo pasar
b. Inmovilizarlo contra su voluntad y llamar a la Policía
c. Impedir su paso y llamar a seguridad
d. Ninguna es cierta

50. Ante personas NO autorizadas que realizan fotografías de las instalaciones sanitarias, el celador debe impedírselo y avisar a:

a. Jefe de Admisión
b. Jefe de Personal Subalterno
c. Seguridad
d. Policía

51. Cómo se abre la cama para la recepción del paciente:

a. En pico, en abanico o fuelle, o bien tirando del extremo de la ropa de cama hacia los pies
b. Sólo en pico, en abanico o fuelle
c. Siempre tirando del extremo de la ropa de cama hacia los pies
d. No se abren las camas a los pacientes

52. En qué posición hay que colocar al paciente inicialmente para hacerle el baño completo en cama:

a. En decúbito lateral
b. En decúbito dorsal
c. En cecúbito supino
d. En la que el paciente esté más cómodo

53. En un almacén, la clasificación de Pareto ordena los artículos por:

a. Tamaño
b. Caducidad
c. Flujos de entrada y salida
d. Accesibilidad

54. NO corresponde al celador de almacén:

a. Revisión del material
b. Hacer los pedidos del material
c. Recepción del material
d. Colocación del material

55. NO es función del celador de farmacia hospitalaria:

a. La farmacovigilancia
b. Recepción del material
c. Acondicionamiento del material
d. Dispensación de algún tipo de material

56. Un celador destinado en la farmacia hospitalaria, deberá:

a. Trasladar los pedidos a los servicios que lo soliciten
b. Dispensar los medicamentos por orden del farmacéutico
c. Velar por la seguridad de barbitúricos y estupefacientes
d. Son correctas A y C

57. NO es función del celador en las autopsias:

a. Amortajar y colocar el cadáver en el mortuorio
b. Limpiar la mesa y la sala de autopsias
c. La apertura del cadáver
d. Trasladar las muestras orgánicas a los servicios correspondientes

58. Protección de barrera más importante en el servicio de autopsias:

a. Lavado de manos
b. Guantes
c. Mascarilla y gafas
d. Bata

59. Entre las tareas de los celadores, NO se incluye:

a. Entrega de avisos verbales y escritos
b. Reposición de colchones
c. Reparto de comida
d. Recoger material del almacén

60. En el almacén, una vez recepcionada la mercancía, se procede a:

a. Revisión del material
b. Clasificación del material
c. Almacenamiento
d. Codificación del material

61. Sobre el control de almacén, es FALSO:

a. sólo incluye el control de los movimientos de entrada/salida
b. debe incluir el control de movimientos externos/internos
c. incluye el control de movimientos de entrada/salida, y los movimientos de reaprovisionamiento
d. incluye el control de movimientos de salida y los movimientos de colocación

62. El celador del almacén de farmacia hospitalaria normalmente se ocupa de acondicionar determinado material recepcionado por él, como:

a. Alcohol
b. Suero fisiológico
c. No tiene que acondicionar ningún material
d. Son correctas A y B

63. Tras fallecer un paciente se le pide al celador que lo envuelva en un sábana de una manera concreta. A esta vestimenta y a la forma de realizarla se le llama:

a. Tanatopraxia
b. Sotana
c. Mortaja
d. Óbito

64. Endurecimiento del cuerpo que se produce por las alteraciones musculares producidas por la muerte:

a. Rigor mortis
b. Livor Mortis
c. Sugilación
d. Lividez

65. Cuál de estos signos NO es una manifestación tardía de muerte:

a. Rigidez cadavérica
b. Aparición de livideces
c. Putrefacción cadavérica
d. Desaparición del pulso

66. Durante el amortajamiento de un cadáver, sería INCORRECTO:

a. Sujetar los tobillos con una venda
b. Colocar el cadáver encima de un hule y disponer los brazos en cruz
c. Cerrar los ojos y la boca del cadáver, si fuera necesario anudando una venda desde el mentón a la cabeza
d. Doblar la sábana de forma que cubra totalmente el cadáver e identificarlo con una etiqueta colocada en un lugar bien visible

67. Respecto al instrumental utilizado en la sala de autopsias, es FALSO:

a. Se utilizarán guantes para su limpieza
b. El material se esteriliza y después se lava
c. A ser posible se utilizará material desechable
d. Siempre que no sea desechable, se esteriliza

68. ¿Puede el celador administrar medicación en una unidad de salud mental?

a. Entra dentro de sus funciones en unidades psiquiátricas
b. Inyectables no, pero sí medicación oral
c. Siempre que la enfermera se lo requiera
d. En ningún caso

69. NO es una posición decúbito:

a. Dorsal
b. Prono
c. Sims
d. Lateral

70. Posición genupectoral:

a. Boca abajo apoyado en su pecho y sus rodillas
b. Boca arriba con las piernas flexionadas
c. De lado con las piernas flexionadas sobre el pecho
d. Ninguna es correcta

71. Regla básica para realizar cambios posturales o transportar pacientes:

a. Mantener nuestro centro de gravedad alto
b. Hacer el máximo uso de nuestro centro de gravedad
c. Hacer uso de los músculos de la espalda
d. Todas son correctas

72. Si queremos poner de pie a un paciente que está sentado, le diremos que pase uno de sus brazos alrededor de:

a. Nuestra cabeza
b. Nuestro hombro
c. Nuestra cintura
d. Nuestro brazo por el codo

73. Si hay que pasar un paciente a una silla de ruedas y NO colabora, los celadores se deberán colocar:

a. Uno frente al paciente y el otro sujetando la silla de ruedas
b. Uno a cada lado del paciente
c. Los dos en el mismo lado del paciente
d. No se necesita más de un celador

74. Las 'Muletas de Lofstrand' también se denominan:

a. Muletas de Müller
b. Muletas de plataforma
c. Muletas de antebrazo
d. Bastones australianos

75. Si el enfermo está acostado sobre su abdomen y pecho, con la cabeza girada lateralmente, y las piernas y brazos extendidos, está en la posición de:

a. Sims
b. Decúbito ventral
c. Fowler
d. Roser

76. Para proteger la espalda en la movilización de los pacientes debemos

a. Subir el nivel de gravedad
b. Usar los músculos de las piernas
c. No doblarla
d. Usar un ángulo de tracción de menos de 45°

77. Si al movilizar a un enfermo encamado empieza a vomitar:

a. Llamar al médico de planta
b. Poner una toalla para proteger la cama
c. Girarle la cabeza de lado para evitar que aspire el vómito
d. Avisar a la enfermera

78. Una vez iniciado el traslado ¿quién es el responsable del mismo?

a. La celadora
b. La enfermera
c. La supervisora de planta
d. Ninguna es correcta

79. Al trasladar en camilla a un paciente, es INCORRECTO:

a. Los pies de la paciente van siempre por delante
b. Al entrar en el ascensor, pasa primero la cabecera de la camilla
c. La celadora siempre va delante de la cabecera de la camilla
d. Del ascensor, primero salen los pies de la paciente

80. Si queremos pasar a un paciente de una cama a una camilla hará falta más de un celador pero siempre uno lo cogerá por:

a. los tobillos
b. debajo de las rodillas
c. la cintura
d. los hombros

81. Si trasladamos a un paciente en camilla el celador deberá ir:

a. A los pies de la camilla
b. A la cabecera de la camilla
c. En un lado de la camilla
d. Depende del peso del paciente

82. Los profesionales sanitarios asesoran a los pacientes para que tomen decisiones sobre su salud. Indica la FALSA:

a. Ante usuarios que dejan la decisión en sus manos, el profesional aconsejará la opción más adecuada a su juicio
b. El consentimiento informado es un documento escrito
c. El consentimiento informado es imprescindible para participar en docencia o investigación
d. Se puede solicitar una segunda opinión facultativa

83. Sobre la confidencialidad de los datos de los pacientes, es FALSO:

a. La confidencialidad de los datos, se refiere sólo a los registros clínicos y no a la información personal administrativa
b. Los profesionales del SAS utilizarán la información de los pacientes sólo para lo que fue solicitada u obtenida
c. La información de un paciente, sólo se facilitará a quién él haya autorizado o a las que legalmente tengan el derecho de acceso
d. Los profesionales podrán compartir información del paciente entre ellos siempre que sea oportuno para la actuación sobre el mismo

84. El Libro de Estilo del SAS NO recoge nada sobre:

a. La intimidad de los pacientes
b. Las formas de trato en la comunicación
c. Las condiciones de salud
d. La confidencialidad

85. Al comunicarse con el paciente, el celador debe

a. Interesarse sobre su vida privada
b. Estar en silencio durante la escucha
c. Interrumpir las quejas si son injustas
d. Todas son correctas

86. Cuando se produce una comunicación entre enfermero y celador, esta comunicación es:

a. Profesional
b. Interna
c. Direccional
d. Interprofesional

87. Las relaciones interpersonales se consideran eficientes cuando producen

a. Desconfianza
b. Desinterés
c. Empatía
d. Insatisfacción

88. Entre las barreras para la comunicación encontramos:

a. Evitar términos clínicos
b. Hablar deprisa
c. Mirar a la cara
d. Ninguna es cierta

89. La exposición al ruido constituye un riesgo en materia de:

a. Seguridad
b. Higiene
c. Ergonomía
d. Ninguno

90. Iluminación, temperatura y exposición a gases o radiaciones son riesgos:

a. higiénicos
b. de seguridad
c. ergonómicos
d. psicosociales

91. Exposición sufrida por un trabajador con sangre, tejidos o fluidos potencialmente infecciosos:

a. Accidente de riesgo microbiológico
b. Accidente de riesgo biológico
c. Circunstancia bacteriológica
d. Incidente biológico

92. Procedimiento que destruye todos los gérmenes que puede contener un material clínico:

a. Desinfestación
b. Esterilización
c. Antiseptación
d. Desinfección

93. Primer principio en la gestión de residuos:

a. Tratar el residuo con medios químicos
b. Tratar el residuo con medios físicos
c. Clasificarlos
d. Evitarlos

94. A qué riesgos están expuestos los trabajadores de un hospital:

a. biológicos y psíquicos
b. biológicos y químicos
c. psicosociales
d. Todos ellos

95. NO es un riesgo físico para los celadores:

a. Calor excesivo
b. Descargas eléctricas
c. Gases anestésicos
d. Los tres son riesgos físicos

96. La norma básica de Autoprotección NO obliga al titular del centro a:

a. Informar y formar al personal en los contenidos del Plan de Autoprotección
b. Colaborar con las autoridades competentes en el marco de la protección civil
c. Hacer exámenes periódicos al personal sobre el conocimiento del Plan de Autoprotección
d. Elaborar el Plan de Autoprotección

97. En qué orden deben evacuarse los pacientes de un hospital en caso de emergencia:

a. Pacientes de la UCI, neonatos, mujeres embarazadas, dependientes y ambulantes
b. Pacientes dependientes más cercanos a la puerta de salida, pacientes dependientes más alejados de la puerta de salida y pacientes ambulantes
c. Pacientes ambulantes, pacientes dependientes más alejados de la puerta de salida y pacientes dependientes más cercanos a la puerta de salida
d. Pacientes ordenados de más grave a menos grave

98. En caso de incendio cuál debe ser una actuación básica:

a. Comunicar el hecho a la mayor parte de los compañeros
b. Utilizar inmediatamente los extintores portátiles para que no se extienda el fuego
c. Comunicar el hecho de manera inmediata al Jefe de Primera Intervención
d. Las tres son correctas

99. Según las normas de protección contra incendios, en los centros sanitarios:

a. No es necesario dar formación específica sobre extinción de incendios
b. Todas las vías de evacuación estarán señalizadas y libres de obstáculos
c. Las puertas que no deban utilizarse para evacuación, estarán señalizadas como 'salidas de emergencia'
d. Las tres son correctas

100. Ante una emergencia declarada en un edificio, el desalojo se hará:

a. Por los ascensores
b. Por las escaleras
c. Indistintamente
d. Ninguna de las tres

Amalia y Fernando son dos celadores que acaban de obtener plaza como estatutarios en un hospital de especialidades.

El Jefe de Personal Subalterno les informa que con objeto de conocer bien las distintas dependencias del hospital van a rotar por los distintos servicios hasta asignarles un destino definitivo en función de sus propias habilidades y las necesidades del centro.

Les asigna un turno fijo de mañanas comenzando en una planta de hospitalización

101. Es personal estatutario fijo con las funciones de celador:

a. El que ha superado un proceso selectivo y obtiene un nombramiento con carácter permanente de tales funciones

b. El que ostenta tal condición en virtud del nombramiento expedido para el desempeño de tales funciones

c. El que realiza normalmente su jornada ordinaria en un puesto de carácter permanente

d. Todas son correctas

102. Es un criterio de clasificación del personal estatutario:

a. Según la función que desarrollan

b. Según el nivel de la titulación exigida para su ingreso

c. Según el tipo de nombramiento

d. Todas son correctas

103. Amalia piensa en pedir una excedencia voluntaria para seguir estudiando en la universidad. En qué momento puede solicitar este tipo de excedencia sin perder la condición de estatutaria:

a. Una vez haya cumplido un año en activo en el SAS

b. Una vez haya cumplido dos años de trabajo ininterrumpido en el SAS y/u otra administración pública

c. Una vez haya cumplido cinco años de trabajo ininterrumpido en el SAS y/u otra administración pública

d. En cualquier momento

104. Fernando y Amalia deben saber que como personal estatutario, es un deber:

a. Ser identificados por su nombre y categoría profesional por los usuarios del SAS

b. La libre actividad sindical y su afiliación de manera voluntaria

c. La promoción interna y el desarrollo profesional

d. La acción social y profesional

105. Igualmente, deben tener presente que la negativa a informar a las personas que se les dirijan sobre los derechos y obligaciones sanitarias que les afectan puede ser motivo de:

a. Infracción leve

b. Infracción grave

c. Infracción muy grave

d. Amonestación

106. También saben que la formación continua del personal estatutario es un derecho:

a. Colectivo

b. Individual

c. Específico

d. Genérico

107. En los próximos días está convocada una huelga general por los derechos de la mujer en el mundo laboral. Según el Estatuto marco del personal estatutario el incumplimiento de los servicios mínimos esenciales, se considera:

a. Falta muy grave

b. Falta grave

c. Falta leve

d. Falta moderada

108. Qué les podría ocurrir en caso de ser sancionados con una suspensión firme de funciones:

a. Podrán prestar servicios en entidades públicas sujetas al derecho privado

b. No podrán volver a prestar servicio en ninguna administración pública

c. Sólo podrán trabajar en una administración pública, cuando hayan cumplido el período de sanción

d. Todas son correctas

109. En la primera habitación Amalia encuentra un paciente que padece una lesión de columna vertebral y está en una cama que permite voltear o girar, es decir una:

a. Cama de levitación

b. Cama rígida

c. Cama de Roto-rest

d. Cama de armazón de Foster

110. La cama debe estar situada en la habitación de tal manera que permita atender al paciente:

a. Por la cabecera, los pies y ambos laterales de la cama

b. Por la cabecera y ambos laterales de la cama

c. Por ambos laterales de la cama

d. Por ambos laterales de la cama y por los pies

111. Por su parte, Fernando prepara con una auxiliar de enfermería otra habitación. Al hacer la cama:

a. Retirar la ropa superior, a excepción de la sábana, doblando el borde inferior y luego a la mitad

b. Una vez retirada la ropa superior, colocará al enfermo en decúbito lateral y retirará por el lado libre de la cama la bajera el hule y la entremetida

c. A continuación, en la parte libre de la cama, se extiende el hule, sobre él la bajera limpia y la entremetida

d. Todas son correctas

112. En la técnica de hacer la cama ocupada qué es lo último que harán:

a. Eliminar la bolsa de la ropa sucia
b. Colocar la ropa de cama superior
c. Lavado de manos y cambio de guantes
d. Poner en posición cómoda al paciente

113. Previamente, debido a la situación de inmovilidad del paciente, Fernando ha de colaborar con la Auxiliar en el lavado del mismo:

a. Deben lavarse las manos previamente
b. Informarán al paciente del los pasos que van a seguir
c. El aseo se realiza por partes, haciendo enjabonado, enjuague y secado antes de pasar a la siguiente
d. Las tres son correctas

114. Para realizar el baño completo en cama, temperatura del agua:

a. 25-35 °C
b. 30-35 °C
c. 34-38 °C
d. 37-40 °C

115. [ANULADA] La recogida de los materiales utilizados para el baño es tarea de:

a. El personal de limpieza de la planta
b. Quien designe la supervisora de planta
c. De Fernando, al haber sido el celador que ha realizado el aseo al paciente
d. Los familiares del paciente

116. La cama cuenta con un accesorio para que el paciente pueda realizar pequeños movimientos sin ayuda del personal llamado:

a. Grúa de movilización
b. Arco de cama
c. Férula de rotación
d. Triángulo de Balkan

117. La auxiliar le pide a Fernando que traiga la 'tabla de cama', es decir:

a. Un soporte que se coloca debajo del colchón
b. Un soporte para los pies para evitar que rote
c. La tabla de fractura
d. Son correctas A y C

118. Fernando trae también unas almohadillas de polietileno hinchadas con aire. Este accesorio se llama:

a. Soporte de barandillas
b. Trineo
c. Almohadas auxiliares
d. Centinelas

119 Por último antes de dejar al paciente Fernando se asegurará de que:

a. Los tubos de drenaje están situados más bajos que el paciente
b. La bolsa de orina está en su soporte lateral por debajo de la altura de la vejiga del paciente
c. Los botes de suero están colocados en los soportes del cabecero destinados a tal fin
d. Todas son correctas

120. Ahora le piden a Amalia que prepare la cama para un paciente que se prevé de larga estancia, con un colchón que le evite las úlceras por presión. Cuál es el colchón especialmente diseñado para ello:

a. Colchón de espuma de poliuretano
b. Colchón antiescaras
c. Colchón de látex
d. Colchón de viscoelástico

121. En otra habitación acude a ayudar a un fisioterapeuta ante un paciente que va a realizar ejercicios de tipo pasivo, que consisten en:

a. Los realiza el propio paciente pero bajo la supervisión del fisioterapeuta
b. Los realiza el propio fisioterapeuta sobre distintos segmentos corporales del paciente
c. Se pueden realizar indistintamente con resistencia o contraresistencia
d. Ninguna es cierta

122. Amalia, que se encuentra allí por si tiene que movilizar al paciente, sabe que entre las reglas básicas que debería respetar está:

a. Conseguir una buena base de apoyo, juntando los pies
b. Sostener el cuerpo del paciente lo más alejado de ella
c. Usar, principalmente, los músculos de la espalda
d. Ninguna de las tres

123. Qué debe hacer Amalia para movilizar a un paciente:

a. Si el paciente pesa mucho, solicitar ayuda o usar un medio mecánico
b. Colocar correctamente el pie en dirección contraria hacia donde debe hacerse el giro
c. No utilizar el contrapeso de su propio cuerpo para aumentar la fuerza aplicada al movimiento
d. Todas son correctas

124. Amalia sabe que el uso eficaz, coordinado y seguro del cuerpo es:

a. Fisiología
b. Mecánica corporal
c. Mecánica postural
d. Ergonomía

125. La enfermera comunica a Fernando que ha fallecido una paciente en la misma unidad y le pide que acuda a su habitación:

a. Desalojarán inmediatamente a la paciente que compartía habitación con la fallecida para que se le asigne otra habitación
b. Avisará al celador de necropsias para que se haga cargo de la fallecida sin demora
c. Ayudará a amortajar a la fallecida y trasladará el cadáver al mortuorio
d. Informará del fallecimiento a los familiares e intentará tranquilizarles

126. El cuerpo de la fallecida se colocará normalmente en posición:

a. Decúbito prono, con los brazos a los lados y las palmas hacia abajo o con las manos cruzadas sobre el abdomen
b. Supino, con los brazos a los lados y las palmas hacia abajo o con las manos cruzadas sobre el abdomen
c. Supino, con los brazos extendidos a los lados y las palmas hacia arriba
d. Decúbito prono, con los brazos extendidos a los lados y las palmas hacia arriba

127. Se decide que es necesario realizar un estudio para determinar las causas de la muerte, o sea, una:

a. Autopsia médico-forense
b. Autopsia clínica
c. Necropsia
d. Ninguna de las anteriores

128. En la sala de autopsia, Fernando NO tiene entre sus funciones:

a. Transportar el cadáver desde el depósito
b. Colocarlo sobre la mesa de autopsia
c. Colaborar con el médico en prácticas instrumentales sobre el cadáver
d. Limpieza externa e interna del cadáver

129. Qué función sí se le encargará a Fernando en la sala de autopsias:

a. Limpiar la mesa, la sala y el instrumental
b. Vigilar para que acceda nadie no autorizado a la sala
c. Introducir en recipientes herméticos, restos humanos para su traslado e incineración
d. Todas son misiones del celador

130. Los familiares de la fallecida preguntan a Fernando sobre el resultado y los trámites a seguir para el enterramiento

a. se abstendrá de comentar el resultado de la autopsia pero les facilitará un listado de funerarias de la zona
b. se abstendrá de comentar el resultado de la autopsia remitiéndoles al médico responsable. Igualmente, los remitirá al jefe de Personal Subalterno para que les informe sobre los trámites del enterramiento
c. informará con precisión sobre el resultado y trámites a seguir para el enterramiento
d. informará con precisión sobre el resultado y asume trámites a seguir para el enterramiento, ya que es su función

131 Mientras, a Amalia la han enviado a trabajar al almacén de la farmacia del hospital. Una vez allí, le piden que guarde un medicamento termolábil. Dónde lo guardará:

a. En un armario oscuro y hermético
b. En el estante de la letra 'T'
c. En una cámara frigorífica
d. En una cámara de seguridad

132. Después la llaman al área de citostáticos. Debe saber que un citostático es:

a. una sustancia que impide o retarda, la división celular
b. una sustancia empleada en el tratamiento contra el cáncer
c. una sustancia peligrosa para el personal
d. Las tres son correctas

133. Entre las funciones que debe realizar Amalia cuando observe que escasean los sueros fisiológicos en el almacén está:

a. Llamar al proveedor y pedir que lo sirvan lo antes posible
b. Comparar las distintas ofertas de los suministradores y pedir la mejor opción
c. Restringir el suministro a las plantas
d. Ninguna es correcta

134. La semana siguiente Fernando es destinado al área quirúrgica. El jefe de quirófano le dice que durante las intervenciones deberá permanecer en:

a. el Quirófano
b. el Antequirófano
c. la Sala de espera de familiares
d. la Sala de reanimación

135. Mientras espera, qué tareas se le pueden encomendar:

a. Transporte de muestra a anatomía patológica para biopsia
b. Transporte de concentrados de hematíes desde el laboratorio
c. Transporte de aparatos diagnósticos
d. Todas son correctas

136. Y qué indumentaria tendrá Fernando mientras espera:

a. Calzas y gorro
b. Uniforme quirúrgico, calzas y gorro
c. Uniforme quirúrgico, mascarilla, calzas y gorro
d. No requiere ninguna indumentaria especial

137. Accesorio metálico que se fija a la mesa quirúrgica encima del paciente y separa la zona de anestesia de la zona de intervención quirúrgica:

a. Arco de Judet
b. Arco cialítico
c. Arco de anestesia
d. Arco de Mayo

138. Amalia debe trabajar estos días en el hospital de día de salud mental. Hospital de día se define como:

a. Hospitalización parcial del enfermo psiquiátrico
b. Hospitalización involuntaria del paciente psiquiátrico
c. Hospitalización sin camas
d. Ninguna es cierta

139 La finalidad de un hospital de día de salud mental es:

a. Recuperar habilidades y destrezas
b. Iniciar futuros oficios a estos pacientes
c. Estabilizar a pacientes agudos
d. Todas son correctas

140. En el hospital de día, Amalia va a trabajar con pacientes:

a. Agudos
b. Crónicos
c. Descompensados
d. Con cualquier tipo de pacientes

141. Entre las funciones que va a realizar Amalia está

a. Dar de comer a los pacientes
b. Administrar la medicación
c. Traer la medicación desde la farmacia del hospital
d. Todas son correctas

142. No va a ser función de Amalia en esta unidad:

a. Vigilar a los pacientes que no quieran asearse, para que lo hagan
b. Acompañar a los pacientes a pasear por los jardines contiguos
c. Reducir a los pacientes agitados
d. Vigilar la puerta de acceso a la Unidad

143. Riesgo que resulta probable de producirse pronto y puede suponer un daño grave para la salud:

a. Riesgo laboral grave e imprudente
b. Riesgo laboral grave e inminente
c. Riesgo laboral inmediato
d. Ninguna de las tres

144. Qué norma de higiene deben cumplir para la prevención de infección hospitalaria:

a. Utilizar mascarilla de alta resolución para el tratamiento con enfermos ingresados por infecciones respiratorias
b. Llevar ropa séptica, mascarilla, calzas y gorro, en todas las zonas donde se exija
c. Seguir todas las recomendaciones del servicio de medicina preventiva y, en especial, el lavado de manos
d. Todas son correctas

145. Cómo realizarán el lavado de manos especial:

a. La duración será de tres minutos
b. Utilizarán jabón antiséptico
c. Se aclararán con agua fría
d. Todas son correctas

146. Respecto a la exposición laboral a los patógenos transmitidos por la sangre, cuál es el mecanismo de transmisión más frecuente:

a. La inoculación accidental por pinchazos
b. Las salpicaduras a los ojos
c. El contacto con prendas o equipos contaminados
d. Las salpicaduras a la piel donde existan pequeños cortes o abrasiones

147. Fernando decide ir a hablar sobre su duda con un los 'Delegados de prevención', que son:

a. Técnicos nombrados por el SAS con funciones específicas en materia de prevención de riesgos laborales
b. Profesionales del mismo centro designado por los representantes de los trabajadores para participar con los responsables del centro en la prevención de riesgos laborales
c. Representantes de la autoridad laboral competente en materia de prevención de riesgos laborales
d. Esta figura no existe en el SAS

148. En caso de incendio qué harán:

a. Clasificar la magnitud de la incidencia
b. Comunicarlo al jefe de emergencia o de primera intervención
c. Iniciar sin espera la extinción mediante los extintores portátiles
d. No dejar que el fuego corte las vías de escape

149. En caso de evacuación, como criterio general, qué pacientes evacúan primero:

a. los críticos
b. los que puedan desplazarse por sí mismos
c. los encamados impedidos
d. los más cercanos a las puertas de evacuación

150. Son funciones del celador ante un incendio:

a. Paralizar montacamas y ascensores en la planta baja
b. Utilizar el montacargas de cocina y limpieza para uso exclusivo de los equipos de intervención
c. Cerrar puertas y ventanas
d. Todas son funciones

[PREGUNTAS DE RESERVA]

151. En qué artículo de qué Estatuto están recogidas las funciones de los celadores:

a. 14.2 del Estatuto del Personal Sanitario
b. 14.2 del Estatuto del Personal no Sanitario
c. 14.3 del Estatuto del Personal Sanitario
d. 14.3 del Estatuto del Personal no Sanitario

152. Qué posición de traslado de un paciente cumple la misma función que la posición Trendelenburg:

a. Tronco semiincorporado
b. Posición lateral de seguridad
c. Decúbito supino con piernas flexionada
d. Posición antishock

153 El transporte del material pesado de medicamentos dentro de la farmacia es función de:

a. Celador de Farmacia
b. Celador de almacén
c. Celador de planta
d. Técnicos Auxiliares de Farmacia

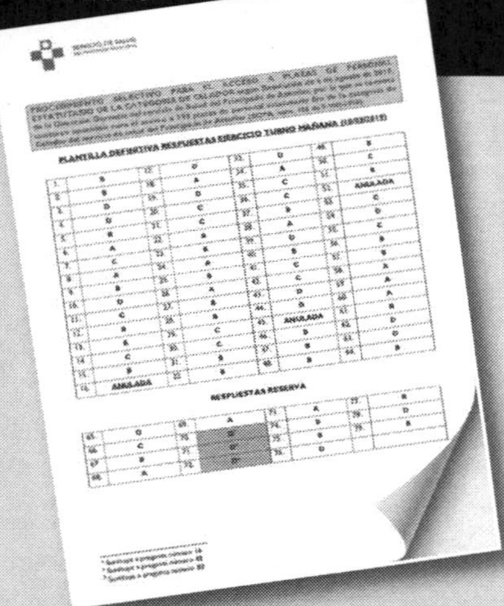

EXAMEN

10 DE MARZO DE 2019
TURNO DE MAÑANA

CLAVE DE RESPUESTAS

1 **B**	21 **C**	41 **C**	61 **B**
2 **B**	22 **B**	42 **C**	62 **D**
3 **D**	23 **B**	43 **D**	63 **D**
4 **D**	24 **A**	44 **D**	64 **B**
5 **B**	25 **B**	45 **C***	65 **D**
6 **A**	26 **A**	46 **B**	66 **C**
7 **C**	27 **B**	47 **B**	67 **B**
8 **A**	28 **B**	48 **B**	68 **A**
9 **B**	29 **C**	49 **B**	69 **A**
10 **D**	30 **C**	50 **C**	70 **D**
11 **C**	31 **B**	51 **B**	71 **D**
12 **B**	32 **B**	52 **B***	72 **D**
13 **B**	33 **D**	53 **C**	73 **A**
14 **C**	34 **A**	54 **D**	74 **B**
15 **B**	35 **C**	55 **C**	75 **B**
16 **D***	36 **C**	56 **B**	76 **D**
17 **D**	37 **B**	57 **B**	77 **B**
18 **A**	38 **A**	58 **A**	78 **D**
19 **D**	39 **D**	59 **A**	79 **B**
20 **C**	40 **B**	60 **A**	

*TRES PREGUNTAS ANULADAS

1. En caso de que los hijos de un paciente ingresado en un hospital le pregunten por el pronóstico de su enfermedad:

a. Debe remitirlos a Atención al Paciente
b. Debe orientar la consulta al médico responsable de su asistencia
c. Debe remitirlos a la supervisora de la planta, ya que es ella la que facilita dicha información
d. Se abstendrá de dar ese tipo de información, remitiendo a los familiares al Jefe de Personal Subalterno

2. Según la Ley de prevención de riesgos laborales se constituirá un comité de seguridad y salud en las empresas que cuenten con cuántos trabajadores:

a. 30 o más
b. 50 o más
c. 100 o más
d. 250 o más

3. Según la Ley 22/2011, de 28 de julio, de residuos y suelos contaminados, los centros sanitarios estarán obligados a:

a. Realizar el tratamiento de los residuos por sí mismos
b. Encargar el tratamiento de sus residuos a un negociante, o a una entidad o empresa, debidamente registrados
c. Entregar los residuos a una entidad pública o privada de recogida de residuos, para su tratamiento
d. Las tres cosas

4. El correcto aseo y, por tanto, la higiene de los pacientes tiene los siguientes objetivos, EXCEPTO:

a. Actuar como una medida preventiva contra las infecciones
b. Contribuir al bienestar y comodidad del paciente
c. Estimular la circulación sanguínea
d. Curar la patología producida por infecciones bacterianas

5. Según el Estatuto de personal no sanitario al servicio de las instituciones sanitarias de la Seguridad Social, en relación con los pacientes fallecidos y la realización de autopsias NO es competencia del personal celador:

a. Limpiar la mesa de autopsias
b. Informar a los familiares de los fallecidos en la Institución sobre los trámites precisos para llevar a cabo los enterramientos
c. Trasladar los cadáveres al mortuorio
d. Las tres son competencias del celador

6. El derecho a la información sanitaria de los pacientes podrá limitarse:

a. Por la existencia acreditada de un estado de necesidad terapéutica
b. En caso de incapacidad
c. Si lo deciden las personas vinculadas al paciente, por razones familiares o de hecho
d. En ningún caso

7. Respecto a las precauciones a adoptar en los aislamientos para prevenir la transmisión por gotas de enfermedades es INCORRECTO:

a. Ponerse una mascarilla al entrar a la habitación del paciente
b. Limitar el traslado del paciente fuera de la habitación a fines clínicamente necesarios
c. Las habitaciones serán siempre y en todas las circunstancias individuales
d. No es necesario de forma rutinaria la protección para los ojos

8. En la secuencia del Soporte Vital Básico (SVB), la maniobra frente-mentón es utilizada para:

a. Abrir la vía aérea de la víctima
b. Evaluar a la víctima
c. Aplicar el desfibrilador externo automático
d. Iniciar la secuencia de compresiones torácicas

9. En aquellos hospitales que tengan implementado un plan de autoprotección será obligatorio realizar un simulacro de emergencia:

a. Es recomendable, pero no obligatorio
b. Sí, al menos una vez cada año
c. Sí, al menos una vez cada 2 años
d. Sí, al menos una vez cada 3 años

10. Heridas producidas por objetos romos o sin filo que presentan bordes y sangrado irregular:

a. Abrasiones
b. Laceraciones
c. Cortantes
d. Contusas

11. La escucha activa consiste en:

a. Escuchar a nuestro interlocutor mientras realizamos otro tipo de tareas
b. Facilitar a nuestro interlocutor información sobre lo que hemos percibido o entendido de lo que nos está comunicando
c. Atender a la totalidad del mensaje que se recibe, es decir, prestar atención no sólo a lo que se dice sino también al cómo se dice
d. Reformular o parafrasear lo que nos dice nuestro interlocutor

12. La administración podrá organizar, dentro de la jornada de trabajo, cursos de actualización y perfeccionamiento profesional. La asistencia será:

a. voluntaria por parte del personal
b. obligatoria si la Consejería u organismo de adscripción lo considera conveniente
c. obligatoria solo en el caso de cursos de Prevención de Riesgos Laborales
d. Ninguna de las tres es correcta

13. Según la norma que regula la tarjeta sanitaria individual, qué dato básico deberá contener:

a. Fecha de nacimiento del titular
b. Código de identificación personal
c. Domicilio del titular
d. Los tres

14. ¿Es función del celador servir de ascensorista?

a. No, en ningún caso
b. Sólo en el caso de que no haya personal de mantenimiento disponible
c. Sí, cuando se les asigne especialmente ese cometido
d. Ninguna de las tres es correcta

15. En el servicio de esterilización de un hospital, la clasificación y empaquetado del material se realiza en:

a. La zona sucia
b. La zona limpia
c. La zona estéril
d. Ninguna de las tres es correcta

16. [ANULADA] Es un soporte informático:

a. Tarjeta de red
b. Puerto USB
c. Webcam
d. Memoria USB (Pendrive)

17. Es una característica principal de la hemorragia arterial:

a. El aspecto rojo brillante de la sangre
b. La expulsión de la sangre a chorro
c. Rezumamiento de sangre procedente de los capilares
d. Son correctas A y B

18. En el servicio de farmacia hospitalaria, el área de farmacotecnia tendrá como finalidad:

a. Elaborar aquellas formulaciones de medicamentos que la industria farmacéutica no realiza
b. Preparar nutriciones parenterales
c. La dispensación ambulatoria de medicamentos
d. Preparar sustancias citostáticas para tratamientos oncológicos

19. El celador:

a. no permitirá el acceso al Área de urgencias más que a pacientes que soliciten asistencia
b. no vigilará las entradas al Área de urgencias, ya que existe Servicio de Seguridad
c. se encargará de pedir la documentación para que la persona acceda al Área de urgencias
d. permitirá el acceso al Área de urgencias sólo a las personas autorizadas para ello

20. Finalidad del colchón 'alternating':

a. Mejorar el confort de los pacientes hospitalizados
b. Adaptarse a la morfología del cuerpo para mejorar el descanso
c. Disminuir la presión de las zonas de apoyo para evitar la aparición de escaras
d. Ninguna es correcta

21. Posición anatómica de 'decúbito ventral' o también:

a. Antitrendelenburg
b. Decúbito supino
c. Decúbito prono
d. Morestin

22. Quién decide si conviene aplicar medidas de contención física en pacientes:

a. El celador
b. El médico
c. El personal de seguridad
d. El sanitario

23. NO corresponde al Consejo de administración del SESPA, de conformidad con las establecidas en la Ley 1/1992, de 2 de julio, del servicio de salud del Principado:

a. Elevar a la Consejería competente en materia de salud y servicios sanitarios la propuesta correspondiente a la relación de puestos de trabajo del Servicio de Salud
b. Impulsar, coordinar y evaluar a todos los órganos directivos del Servicio de Salud
c. Aprobar la organización interna de los servicios, centros y unidades
d. Autorizar los gastos de inversión del Servicio de Salud entre uno y dos millones de euros

24. Según la Ley de prevención de riesgos laborales, si un hospital tiene 1.000 trabajadores, le corresponderán ¿cuántos delegados de prevención?

a. 4
b. 5
c. 6
d. 7

25. La posición de litotomía es utilizada habitualmente para:

a. Exploraciones rectales
b. Exploraciones ginecológicas
c. Pacientes con problemas respiratorios
d. Ninguna de las tres

26. La tanatopraxia es:

a. Una técnica de conservación de los cadáveres
b. El conjunto de conocimientos médicos relativos a la muerte
c. La reducción a cenizas del cadáver
d. Lo que queda del cadáver después de la destrucción de la materia orgánica

27. NO compone el equipo de atención primaria:

a. Enfermero/a
b. Psiquiatra
c. Trabajador Social
d. Farmacéutico/a

28. Según el Estatuto marco, con carácter general el reingreso al servicio activo será posible:

a. Tras finalizar el proceso de incapacidad temporal
b. A través de los procedimientos de movilidad voluntaria
c. Una vez superado el concurso-oposición
d. Ninguna de las tres es correcta

29. Según la normativa aplicable en prevención de riesgos laborales, la temperatura adecuada de los locales donde se realicen trabajos ligeros estará comprendida entre:

a. 17-27º C
b. 15-30º C
c. 14-25º C
d. 19-21º C

30. Para movilizar manualmente a un paciente encamado sería INCORRECTO mantener:

a. la espalda recta
b. las piernas flexionadas
c. los pies juntos
d. la carga junto a nuestro centro de gravedad

31. Entre el aparataje de los quirófanos, qué instrumento quirúrgico corta el tejido y/o lo cauteriza:

a. Sistema de aspiración
b. Bisturí eléctrico
c. Bisturí de mango largo
d. Pinza de mosquito

32. Según dispone la Ley 41/2002, los ciudadanos tienen derecho a conocer los problemas sanitarios de la colectividad:

a. Sólo las autoridades tienen derecho a ella

b. Cuando impliquen un riesgo para la salud pública o para su salud individual

c. En cualquier circunstancia tienen derecho a ello

d. No tienen derecho a ello

33. El manejo del paciente agitado se basa en los siguientes pilares:

a. Medidas de seguridad

b. Intervención verbal

c. Contención física

d. Todas son correctas

34. Entre los riesgos psicosociales a los que se puede ver sometido el trabajador, el síndrome de agotamiento emocional, despersonalización y reducida realización personal que puede aparecer en quienes trabajan con personas:

a. Burnout

b. Estrés

c. Acoso laboral

d. Trabajo emocional

35. La Constitución recoge el derecho a la protección de la salud en su artículo:

a. 41

b. 44

c. 43

d. 42

36. Sobre las consideraciones éticas y legales de la aplicación de contenciones mecánicas, es FALSO:

a. La medida debe ser pautada o, en caso de urgencia, ratificada por un médico en un corto espacio de tiempo

b. Necesariamente los pasos previos a la contención mecánica son la palabra y la farmacología

c. Excepcionalmente se podrán aplicar medidas de contención mecánica en pacientes agresivos, justificadas en la escasez de personal

d. El personal que aplique las medidas de contención debe conocer la necesidad de supervisar al paciente movilizado, valorando los posibles efectos locales y generales de cada medida

37. La transmisión por aire de una infección hospitalaria se produce por partículas cuyo tamaño:

a. Es superior a 5 micras de diámetro

b. Es igual o inferior a 5 micras de diámetro

c. Es igual o superior a 10 micras de diámetro

d. Ninguna de las tres es correcta

38. NO formarán parte de los Consejos de salud de área, según la Ley General de Sanidad:

a. Organizaciones colegiales de profesiones sanitarias

b. Corporaciones Locales comprendidas en la demarcación del Área

c. La Administración Sanitaria del Área de Salud

d. Las Organizaciones sindicales más representativas

39. Infección que se produce en un paciente internado en un hospital:

a. oportunista

b. diferida

c. parasitaria

d. nosocomial

40. La Ley de cohesión y calidad del SNS establece como prestaciones de salud pública:

a. La atención a la salud bucodental

b. La protección y promoción de la sanidad ambiental

c. La atención a la salud mental

d. Ninguna de las tres

41. A petición de quién podrá reunirse en sesión extraordinaria la Junta General del Principado de Asturias:

a. las Comisiones

b. el Presidente de la Junta General

c. la Diputación Permanente

d. Ninguna es correcta

42. Sobre el almacenamiento intermedio que dispongan los centros sanitarios para depositar los residuos temporalmente, es FALSO:

a. Deberán estar debidamente segregados

b. El almacenamiento en estas zonas no debe exceder de 24 horas

c. Los locales de almacenamiento estarán lo más alejados posibles de los centros de producción

d. Los locales de almacenamiento dispondrán de paredes y suelos impermeables

43. Si un celador observa que la entrada del hospital está sucia y con restos de basura:

a. Procederá a recoger la basura que encuentre y dejará la entrada presentable

b. Avisará al personal de limpieza

c. No hará nada ya que no es su función

d. Avisará al Jefe de Personal Subalterno

44. En un traslado de paciente desde la cama a la silla de ruedas:

a. Ajustar la cama a la propia altura

b. Asegurarse de que las ruedas de la silla están bloqueadas

c. Retirar todos los obstáculos que puedan interferir en el traslado

d. Las tres son correctas

45. [ANULADA] En el almacenamiento nos referimos a un 'stock' como:

a. Todos los materiales almacenados e inventariables

b. Control de las existencias de cada artículo para evitar situaciones de desabastecimiento

c. Una reserva improductiva que tiene incorporado un valor económico, que existe por causas intrínsecas

d. Los artículos consumidos

46. Linux es:

a. Un procesador de textos

b. Un sistema operativo

c. Un navegador de internet

d. Una base de datos

47. Es un factor individual de riesgo dorsolumbar:

a. Periodo insuficiente de reposo

b. Falta de aptitud física para realizar las tareas en cuestión

c. Iluminación inadecuada

d. Carga demasiado pesada o voluminosa

48. El subgrupo IIIA de los residuos peligrosos de origen sanitario se corresponde con:

a. Residuos de medicamentos citotóxicos y citostáticos

b. Residuos biológicos

c. Residuos químicos

d. Residuos radioactivos

49. NO forma parte del contenido mínimo que ha de comprender el plan de autoprotección:

a. Inventario, análisis y evaluación de riesgos

b. Registro de indicadores de actividades críticas

c. Mantenimiento de la eficacia y actualización del Plan de Autoprotección

d. Plan de actuación ante emergencias

50. Un archivo con la extensión 'JPG' contendrá:

a. texto

b. vídeo

c. imagen

d. audio

51. En lo relativo a la manipulación manual de cargas y desde el punto de vista preventivo, lo ideal es NO transportar la carga una distancia superior a:

a. 10 m

b. 1 m

c. 2 m

d. 5 m

52. [ANULADA] Nos referimos a la moderación como requisito vertebrador de la comunicación activa cuando:

a. El lenguaje en que se exprese y la manera de transmitirla son accesibles para quien va dirigida

b. La comunicación ha de ser la estrictamente necesaria y lo más concisa posible

c. Se origina en la estructura formal de la organización y fluye a través de los canales organizacionales

d. Se utiliza como elemento de intermediación para dirigir una conversación

53. En la atención telefónica al usuario como norma básica de cortesía y educación con nuestros interlocutores, EVITAREMOS:

a. Tratar siempre de usted a las personas que llaman

b. Saludar e identificarse, especificando centro de trabajo y saludo

c. Cubrir el teléfono con la mano, si se está manteniendo otra conversación a la vez

d. Una vez levantado el auricular, responder con agilidad sin hacer esperar al interlocutor

54. NO se corresponde con el modo de actuación en la zona restringida (estéril) del bloque quirúrgico:

a. Se utilizará gorro que cubra el pelo completamente

b. Las puertas de los quirófanos deberán permanecer cerradas salvo para la circulación del personal, los pacientes y el instrumental

c. El calzado utilizado por el personal será de uso exclusivo en el área quirúrgica

d. El personal deberá portar mascarilla siempre y en cualquier circunstancia

55. El titular del derecho a la información asistencial es:

a. El paciente y sus familiares

b. El personal facultativo encargado de su atención

c. El paciente

d. Todas son correctas

56. Según el Decreto 72/2013, cuántos días hábiles de permiso retribuido le corresponden a un celador al que le ha fallecido un familiar de primer grado de consanguinidad fuera del territorio nacional:

a. 5

b. 7

c. 3

d. 6

57. Los rumores, chismes u opiniones surgidos en el seno de la organización pertenecen a la comunicación:

a. Horizontal

b. Informal

c. Genética

d. Indirecta

58. Presidirá el Consejo de administración del SESPA:

a. El Consejero de Sanidad

b. El Director-Gerente del Servicio de Salud del Principado de Asturias

c. El Director General de Salud Pública

d. El Secretario General Técnico

59. Las ambulancias de clase 'C' son las destinadas a:

a. Proporcionar soporte vital avanzado

b. Proporcionar soporte vital básico y atención sanitaria inicial

c. Transporte conjunto de enfermos cuyo traslado no revista carácter de urgencia, ni estén aquejados de enfermedades infecto-contagiosas

d. Transporte convencional de pacientes en camilla

60. Es una tarea a desarrollar en la recepción de la mercancía:

a. Registrar la mercancía en la ficha de entradas

b. Colocar la mercancía en su ubicación

c. Preservar los productos en las condiciones adecuadas de temperatura

d. Control de caducidad

61. El extintor apropiado para la extinción de fuegos de líquidos o de sólidos licuables será el de clase:

a. A   b. B   c. C   d. D

62. Según el Decreto 167/2015, por el que se establece la estructura orgánica básica de los órganos de dirección y gestión del SESPA, será función de las Comisiones permanentes de dirección:

a. La dirección, organización, gestión y control de las diferentes unidades y servicios

b. La planificación, dirección y control de las actividades asistenciales

c. La gestión, seguimiento y ejecución del presupuesto anual del Área

d. Evaluar el desarrollo de objetivos anuales de las unidades y servicios

63. El comando 'chkdsk' se usa para:

a. Ver y modificar las particiones del disco duro

b. Defragmentar y optimizar el uso del espacio en el disco

c. Mover un archivo de un directorio a otro

d. Comprobar la integridad de los datos almacenados en el disco

64. Cuando la zona de salud esté constituida por varios municipios se fijará un municipio-cabecera cuya ubicación distará del resto de los municipios, como máximo:

a. 40 minutos con los medios habituales de locomoción

b. 30 minutos con los medios habituales de locomoción

c. 20 km

d. 30 km

65. El comité de seguridad y salud estará formado por:

a. El empresario y/o sus representantes, los delegados de Prevención, los Delegados Sindicales y los responsables técnicos de Prevención de la empresa en igual número todos ellos

b. El empresario y/o sus representantes y los delegados sindicales en igual número

c. El empresario y/o sus representantes y los responsables técnicos de prevención de la empresa en igual número

d. Ninguna es correcta

66. Ante qué jurisdicción será exigible la responsabilidad penal de un miembro del Consejo de Gobierno del Principado sobre hechos ocurridos fuera de Asturias:

a. Sala de lo Civil y Penal del Tribunal Superior de Justicia de Asturias

b. Juzgados de Primera Instancia e Instrucción de la localidad donde se produzca el hecho

c. Sala de lo Penal del Tribunal Supremo

d. Sala de lo Penal de la Audiencia Nacional

67. Según la Ley 55/2003, el procedimiento disciplinario se ajustará, en todos los servicios de salud, a los principios de (Indique la FALSA):

a. Celeridad

b. Presunción de inocencia

c. Inmediatez

d. Economía procesal

68. La ordenación territorial de los servicios de salud se basa en:

a. La aplicación de un concepto integrado de atención a la salud

b. La división de todo el territorio en demarcaciones geográficas

c. Criterios de participación democrática de todos los interesados

d. Criterios generales de coordinación aprobados por el Gobierno

69. La relación de agentes del sistema sanitario autorizados para el acceso a la base de datos de población protegida del sistema nacional de salud y sus capacidades de operación con esta base serán acordadas por:

a. Consejo Interterritorial del SNS

b. Ministerio de Sanidad, Consumo y Bienestar Social

c. Agencia Española de Protección de Datos

d. Será competencia de cada Com. Autónoma

70. Transmisión de infecciones:

a. La transmisión de un agente infeccioso a través de mosquitos se conoce como transmisión por vehículos comunes

b. La transmisión por aerosoles de partículas inferiores o iguales que 5 µm de diámetro se conoce como transmisión por gotículas

c. La transmisión de un microorganismo a través de la comida o el gas, entre otros, se conoce como transmisión por vectores

d. Ninguna es correcta

71. Organismo que debe determinar los supuestos bajo los que podrá efectuarse la cesión a terceros de la base de datos de población protegida del sistema nacional de salud:

a. Consejo Interterritorial del Sistema Nacional de Salud
b. Autoridad Asturiana de Protección de Datos
c. Ministerio de Sanidad y Bienestar Social
d. Agencia Española de Protección de Datos

72. De los siguientes, qué tipo de residuo NO está incluido dentro del grupo III de residuos peligrosos de origen sanitario:

a. Residuos procedentes de la diálisis de pacientes con virus de la hepatitis B (VHB)
b. Filtros de campana de flujo laminar
c. Vacunas caducadas
d. Bolsas de orina vacías

73. El marco de Balkan habitualmente se incorpora en las camas:

a. De Judet
b. Roto - Rest
c. De exploración ginecológica
d. De Striker

74. NO se considera como supuesto para la realización de una autopsia médico-legal:

a. Fallecimiento como consecuencia de un suicidio
b. Fallecimiento en el que un estudio clínico completo no haya bastado para caracterizar suficientemente la enfermedad
c. Fallecimiento durante la actividad laboral
d. Fallecimiento en circunstancias de privación de libertad

75. Los trabajadores de un mismo departamento pueden compartir una impresora a través de:

a. Una WAN (Red de área amplia, Wide Area Network)
b. Una LAN (Red de área local, Local Area Network)
c. Una OAN (Red de área oficina, Office Area Network)
d. Una BAN (Red de área de edificio, Building Area Network)

76. NO es un deber de los usuarios del sistema sanitario público asturiano:

a. Colaborar en el cumplimiento de las normas e instrucciones establecidas en las instituciones sanitarias
b. Conocer el nombre del médico
c. Utilizar las vías de reclamación y sugerencias
d. Conocer los cauces formales para presentar reclamaciones, quejas, sugerencias y, en general, para comunicarse con la administración de las instituciones

77. Método de esterilización a alta temperatura (>100º C):

a. Óxido de etileno
b. Autoclave
c. Glutaraldehído
d. Ácido peracético

78. Pequeño dispositivo de ayuda para las operaciones de movilización manual de pacientes:

a. Andador
b. Silla de ruedas
c. Grúa elevadora mecánica
d. Tabla o sábana deslizante

79. El comando 'dir' se usa para:

a. cambiar el directorio activo
b. ver el contenido de un directorio
c. cambiar el nombre de uno o varios archivos
d. borrar un directorio sin que esté vacío

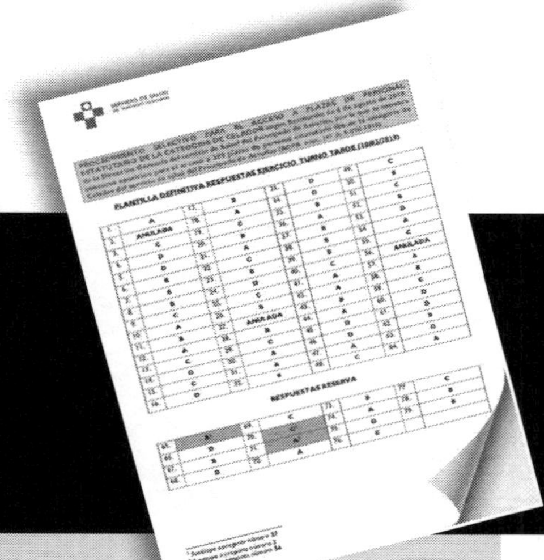

Servicio de Salud del Principado de **Asturias**

(Turno de **Tarde**)

EXAMEN

10 DE MARZO DE 2019

TURNO DE TARDE

CLAVE DE RESPUESTAS

1 A	17 B	33 D	49 C	65 A
2 D*	18 A	34 D	50 B	66 D
3 C	19 C	35 B	51 C	67 B
4 D	20 B	36 A	52 B	68 D
5 D	21 A	37 B	53 D	69 C
6 B	22 C	38 B	54 A	70 C
7 B	23 B	39 B	55 C	71 A
8 B	24 D	40 C	56 B*	72 A
9 C	25 C	41 A	57 A	73 B
10 A	26 B	42 A	58 B	74 A
11 B	27 B*	43 B	59 C	75 D
12 A	28 B	44 A	60 D	76 C
13 C	29 C	45 D	61 D	77 C
14 D	30 A	46 D	62 B	78 B
15 C	31 A	47 A	63 D	79 B
16 D	32 B	48 C	64 A	

*TRES PREGUNTAS ANULADAS

1. En el marco de la planificación y formación de recursos humanos del sistema nacional de salud, qué órgano tiene por objetivo ser el ámbito de diálogo e información de carácter laboral, promoviendo el desarrollo armónico de sus condiciones:

a. El Foro Marco para el Diálogo Social
b. La Comisión Consultiva Profesional
c. La Comisión de Relaciones Laborales
d. El Consejo Interterritorial del Sistema Nacional de Salud

2. [ANULADA] Qué medida NO se aplicará a una habitación de aislamiento para tuberculosos:

a. Mantener una presión negativa respecto al exterior
b. Dispondrá de una salida de aire al exterior, cerca de los conductos de entrada
c. La ventana debe estar bloqueada
d. La ventana debe estar abierta para garantizar la renovación del aire

3. En función de la gravedad de la emergencia: situación que puede ser controlada y solucionada de forma sencilla y rápida por el personal y medios de protección del local, dependencia o sector:

a. Emergencia general
b. Emergencia regional
c. Conato de emergencia
d. Emergencia parcial

4. La manipulación manual de la carga puede presentar un riesgo dorsolumbar cuando:

a. Es demasiado pesada o demasiado grande
b. Es voluminosa o difícil de sujetar
c. Está en equilibrio inestable o su contenido corre el riesgo de desplazarse
d. Todas son correctas

5. Respecto a la Formación en materia de prevención se deberá garantizar que ésta se ofrezca, al menos:

a. En el momento de su contratación
b. Cuando se produzcan cambios en las funciones que desempeñe
c. Cuando se introduzcan nuevas tecnologías
d. Las tres son correctas

6. Cuál de estas características se corresponden con la comunicación NO verbal:

a. Tono
b. Apariencia
c. fluidez
d. Claridad

7. Es función del celador de quirófano, auxiliar en aquellas tareas que le sean encomendadas por los médicos:

a. En ningún caso
b. Sí, es una función específica de su categoría profesional
c. Sólo si se lo ordena el Jefe de Personal Subalterno
d. Ninguna de las tres es correcta

8. NO es un órgano central del servicio de salud del Principado de Asturias, según la Ley 1/1992, de 2 de julio, del SESPA:

a. El Consejo de Salud del Principado de Asturias
b. El Director de Profesionales
c. El Consejo de Administración
d. El Director Gerente

9. En el área quirúrgica, zona por donde se evacuan los residuos y los equipos utilizados:

a. Zona restringida
b. Zona no restringida
c. Zona sucia
d. Ninguna de las anteriores

10. Estos indicadores sirven para validar que el proceso de esterilización se efectuó de forma adecuada, EXCEPTO los:

a. Indicadores de proceso
b. Indicadores físicos
c. Indicadores químicos
d. Indicadores biológicos

11. 'Mobbing' que se practica desde posiciones de subordinación jerárquica en perjuicio de quienes ejercen puestos de rango superior,:

a. Mobbing horizontal
b. Mobbing ascendente
c. Mobbing descendente
d. No se contempla el mobbing en dicha circunstancia

12. La delimitación territorial de la zona de salud se sustentará en criterios de orden:

a. Demográficos, geográficos y sociales
b. Epidemiológicos y de salud pública
c. Económicos y demográficos
d. Ninguna de las tres es correcta

13. A quién corresponde regular el procedimiento para que quede constancia del acceso a la historia clínica y de su uso:

a. Al Centro Sanitario
b. Al Ministerio de Sanidad, Consumo y Bienestar Social
c. A las Comunidades Autónomas
d. A la Dirección General de Salud Pública, Calidad e Innovación

14. Sistema operativo utilizado por las computadoras Apple Macintosh:

a. Windows
b. Unix
c. Linux
d. Ninguno de los tres

15. Según la Ley general de sanidad, serán funciones del consejo de salud del área:

a. La propuesta de nombramiento y cese del Gerente del Área de Salud
b. La aprobación de la memoria anual del Área de Salud
c. Promover la participación comunitaria en el seno del Área de Salud
d. Las tres son correctas

16. Cánula que se utiliza para impedir que la lengua caiga hacia atrás y la consiguiente obstrucción del paso del aire:

a. Catéter
b. Holter
c. Laringoscopio
d. Tubo de Guedel

17. NO es una norma de utilización adecuada en la utilización de un extintor portátil:

a. Dirigir el chorro a la base de las llamas
b. Acercarse al fuego dejando como máximo un metro de distancia hasta él
c. Apretar la maneta y, en caso de que exista, apretar la palanca de accionamiento de la boquilla
d. En el caso de que el extintor posea manguera asirla por la boquilla para evitar la salida incontrolada del agente extintor

18. Respecto de los equipos de atención primaria, es FALSO:

a. Tiene como ámbito territorial de actuación el Área de Salud
b. Dependerá funcionalmente de un Coordinador Médico
c. Su localización física principal será el Centro de Salud
d. Los Veterinarios titulares radicados en la Zona podrán integrarse en el Equipo de Atención Primaria, aplicando criterios operativos y de colaboración en la forma en que se determine

19. ¿Es función del celador vigilar el comportamiento de los enfermos?

a. No, es función exclusiva de las supervisoras de las distintas unidades
b. Sí, pero solo en el caso de que así se lo encomiende la supervisora
c. Sí, es función del celador/a
d. Es función del vigilante de seguridad

20. Parte más distal de las muletas y que se apoya en el suelo:

a. Freno
b. Contera
c. Tapa
d. Suela

21. Los aceites industriales que puedan ser utilizados como consecuencia de la actividad desarrollada en los centros sanitarios tendrán la calificación de:

a. Residuos peligrosos de origen no sanitario
b. Residuos peligrosos de origen sanitario
c. Residuos sanitarios asimilables a domésticos
d. Residuos generales asimilables a domésticos

22. Se usa para la inmovilización de una extremidad del cuerpo:

a. Cánula
b. Batea
c. Férula
d. Depresor

23. NO se encuadran dentro de una situación de enfermedad terminal:

a. Presencia de una enfermedad avanzada, progresiva, incurable

b. Pronóstico de vida inferior a 9 meses

c. Gran impacto emocional en paciente, familia y equipo terapéutico por la presencia de la muerte

d. Falta de posibilidades razonables de respuesta al tratamiento específico

24. Sobre los permisos no retribuidos, de conformidad con lo dispuesto en el Decreto 72/2013:

a. El personal funcionario tendrá derecho a un permiso no retribuido para el cuidado de hijos menores de doce años que, por prescripción médica, no puedan asistir al centro escolar en tanto se prolongue esta circunstancia y hasta un máximo de siete días al año

b. El personal funcionario, cuyo cónyuge padezca enfermedad grave o irreversible, que requiera una atención continuada, podrá solicitar un permiso sin sueldo de hasta dieciocho meses de duración

c. Se podrán conceder permisos sin sueldo, con una duración máxima de seis meses, para tratamientos rehabilitadores de alcoholismo, en régimen de internado en centros habilitados o reconocidos por la Administración

d. El personal funcionario que haya cumplido al menos un año de servicios efectivos podrá solicitar permisos sin sueldo por un plazo no inferior a diez días, ni superior a diez meses

25. Paciente acostado sobre su espalda con las extremidades en extensión, las superiores pegadas al cuerpo y las inferiores juntas:

a. Decúbito prono

b. Posición de Sims

c. Decúbito dorsal

d. Posición de Morestin

26. Con carácter general, la población de una Zona de salud será:

a. Entre 2.500 y 25.000 habitantes

b. Entre 5.000 y 25.000 habitantes

c. Entre 5.000 y 50.000 habitantes

d. Entre 10.000 y 50.000 habitantes

27. [ANULADA] de conformidad con lo dispuesto por el Decreto 167/2015, de 16 de septiembre, por el que se establece la estructura orgánica básica de los órganos de dirección y gestión del servicio de salud del Principado, cuál NO es un órgano directivo de las gerencias de área:

a. Dirección de Gestión y Cuidados de Enfermería

b. Dirección de Gestión y Servicios Generales

c. Dirección de Atención Sanitaria y Salud Pública

d. Dirección Económica y de Profesionales

28. Se recomienda no realizar desplazamientos verticales de carga a partir de qué altura (cm):

a. 100   b. 175   c. 150   d. 125

29. Puede incorporar una impresora multifunción:

a. Ratón

b. Teclado

c. Escáner

d. Los tres

30. En la utilización de la clasificación de artículo ABC para la ordenación del almacenamiento, qué tipo de productos son los que deberán situarse en una zona de máxima accesibilidad y cercana a la zona de expedición:

a. Zona de productos A

b. Zona de productos B

c. Zona de productos C

d. Esta clasificación no se utiliza para la ordenación de almacenes

31. Según la Constitución, la competencia de los poderes públicos para la organización y tutela de la salud pública se ordenará a través de (señale la INCORRECTA):

a. Sanciones

b. Medidas preventivas

c. Prestaciones

d. Servicios necesarios

32. A la hora de su segregación, el material con restos de curas que NO haya estado en contacto con infecciosos se considera:

a. Residuo general asimilable a doméstico

b. Residuo sanitario asimilable a doméstico

c. Residuo peligroso sanitario

d. Residuo peligroso no sanitario

33. El tratamiento de la obstrucción parcial de la vía aérea por cuerpo extraño se limitará a:

a. Dar golpes en la espalda, entre las escápulas

b. Compresiones abdominales

c. Compresiones torácicas

d. Animar a la víctima a toser

34. Según el Decreto 72/2013, y para publicar el calendario vacacional, el personal deberá concretar la petición de los períodos que desee disfrutar antes de qué día de abril:

a. 15   b. 20   c. 10   d. 1

35. Las aplicaciones que se diseñen para el tratamiento de los datos de la tarjeta sanitaria individual deberán permitir su lectura y comprobación:

a. En la Comunidad Autónoma emisora

b. En todo el territorio del Estado

c. En el territorio de los países de la UE

d. En el Área Sanitaria del titular

36. La información básica que el paciente debe recibir del facultativo antes de dar su consentimiento a una actuación en el ámbito de su salud comprenderá, entre otras:

a. Las contraindicaciones de la prueba o intervención a realizar

b. El nombre de la intervención a realizar

c. La composición del equipo médico que va a realizar la prueba o intervención

d. La duración aproximada de la prueba o intervención a realizar

37. Secuencia de compresiones y respiraciones en la reanimación cardiopulmonar básica (RCP):

a. 40 / 2

b. 30 / 2

c. 20 / 2

d. Ninguna es correcta

38. Según la Ley de prevención de riesgos laborales, es un principio de acción preventiva:

a. Erradicar los riesgos

b. Dar las debidas instrucciones a los trabajadores

c. Adoptar medidas que antepongan la protección individual a la colectiva

d. Evaluar los riesgos que se puedan evitar

39. NO es función del celador de la unidad de agudos se salud mental:

a. Controlar los accesos y circulación de las personas por la unidad

b. Alimentar a pacientes que se niegan a comer

c. Colaborar con el equipo de profesionales de la unidad en la reducción de pacientes agitados utilizando los medios adecuados

d. Vigilar a los pacientes ante posibles agresiones o autolesiones

40. Cuál de las siguientes tareas deberán desempeñar los celadores en los centros sanitarios:

a. Revisión y reparación de pequeños desperfectos en el mobiliario

b. Amortajar a los cadáveres y trasladarlos al depósito de cadáveres

c. Informar a los familiares de los pacientes de los horarios de visita

d. Colocar al paciente en la mesa de operaciones siguiendo las indicaciones del TCAE

41. Un pendrive es:

a. Un pequeño dispositivo de almacenamiento que utiliza memoria flash para guardar la información sin necesidad de baterías

b. Una memoria de sólo lectura que permite al ordenador funcionar en los supuestos en que por una bajada de tensión o cualquier otro motivo se suspende temporalmente el suministro de fluido eléctrico

c. Una tarjeta lectora conectada a un panel de puertos USB

d. Un anglicismo para designar las cintas magnéticas que utilizan como medios de almacenamiento de gran capacidad en empresas y administraciones públicas

42. Sobre las maniobras a realizar ante sospecha de lesión traumática en la columna vertebral, es FALSO:

a. Mantener al paciente en decúbito lateral, sobre un plano duro
b. No realizar ninguna maniobra que conlleve la flexión de la columna
c. Cubrir a la víctima con una manta para que no pierda calor
d. Evitar siempre que una sola persona mueva a la víctima

43. Sobre las características de los vehículos de transporte sanitario, es FALSO:

a. Deberán llevar inscrito la palabra 'AMBULANCIA' en la parte delantera y en sentido inverso para que se pueda leer por reflexión
b. La disposición de camilla será de carácter obligatorio en las ambulancias de clase A2
c. Las ambulancias asistenciales deberán contar con dispositivos de transmisión de datos y localización GPS con su Centro de Coordinación de Urgencias
d. Deberán disponer de armarios para material, instrumental y lencería

44. Se relaciona con el alojamiento de los productos en el almacén:

a. Identificación clara y precisa de las estanterías
b. Descargar, abrir cajas y envoltorios
c. Determinar la existencia real
d. Evitar pérdidas, robos y mermas

45. De qué personal recibirá las instrucciones cuando sea necesario que bañe a un enfermo masculino que no pueda hacerlo por sí mismo:

a. Del Jefe de Personal Subalterno
b. Del TCAE
c. De la enfermera responsable del paciente
d. De la supervisora de la unidad o persona que la sustituya

46. Es función de los celadores/as:

a. Ayudar a las enfermeras o personas encargadas a amortajar a los enfermos fallecidos
b. Trasladar los cadáveres al mortuorio
c. Limpiar la mesa de autopsias
d. Las tres son correctas

47. Es un órgano central de participación del SESPA:

a. El Consejo de Salud del Principado de Asturias
b. El Consejo de Administración
c. El Director Gerente
d. Mesa Sectorial de Sanidad

48. El pictograma de una calavera sobre dos tibias cruzadas nos indica que se trata de un residuo:

a. Radioactivo
b. Corrosivo
c. Tóxico
d. Irritante

49. El agente biológico que puede causar una enfermedad grave en el hombre y presenta un serio peligro para los trabajadores, con riesgo de que se propague a la colectividad y existiendo generalmente una profilaxis o tratamiento eficaz, se clasifica como grupo:

a. 1   b. 2   c. 3   d. 4

50. Según la Ley 55/2003, el personal que se encuentre en situación de incapacidad temporal se encontrará en la siguiente situación:

a. Suspensión de funciones
b. Servicio activo
c. Servicios bajo otro régimen jurídico
d. Ninguna es correcta

51. Al entrar en un ascensor con un paciente en silla de ruedas:

a. Lo haremos de frente, introduciendo la silla en primer lugar
b. Es indiferente como lo hagamos
c. Lo haremos de espaldas, entrando nosotros en primer lugar
d. Ninguna de las tres es correcta

52. Es un órgano institucional del Principado de Asturias:

a. Las Corporaciones Locales
b. La Junta General
c. La Consejería de Sanidad
d. Todas son correctas

53. En el proceso del lavado de manos se aconseja:

a. Lavado de agua corriente con dispositivo contra salpicaduras y controles sin activación manual
b. Uso de jabón o solución antiséptica
c. Secado en toallas desechables
d. Todas son correctas

54. Traumatismo en el que se produce la separación de las superficies óseas de una articulación:

a. Luxación
b. Fractura
c. Esguince
d. Politraumatismo

55. La información de carácter asistencial proporcionada al paciente, respecto de las intervenciones que se le practiquen, comprenderá como mínimo (señale la INCORRECTA):

a. Su finalidad
b. Sus riesgos
c. Sus alternativas
d. Su naturaleza

57. Los BIE son:

a. Sistemas de bocas de incendio equipadas
b. Sistemas de bombeo interno de extracción de humos
c. Un tipo de extintor portátil de incendio para materiales sólidos licuables
d. Ninguna es correcta

58. Expresar los pensamientos de un modo directo, honesto y apropiado, sin violar los derechos de los demás es una conducta:

a. Pasiva
b. Asertiva
c. Agresiva
d. Ninguna de las tres

59. En la aplicación de contenciones mecánicas en pacientes, es FALSO:

a. La contención debe permitir administrar perfusión endovenosa por el antebrazo, así como recibir líquidos o alimento
b. El paciente debe sujetarse con las piernas extendidas y ligeramente abiertas asegurando los tobillos a las tiras de contención
c. Se realizará por mínimo 3 profesionales
d. Los brazos estarán extendidos a lo largo del cuerpo y separados ligeramente de éste, sujetándose con las tiras correspondientes por la muñeca

60. Teniendo en cuenta la cantidad de personas que pueden intervenir en el acto comunicacional, la comunicación dentro de un grupo es:

a. Comunicación intrapersonal
b. Comunicación genérica
c. Comunicación intergrupal
d. Comunicación interpersonal

61. Es una característica de los riesgos psicosociales:

a. Tienen efectos globales sobre la salud del trabajador
b. Afectan a los derechos fundamentales del trabajador
c. Tienen formas de cobertura legal
d. Todas son verdaderas

62. La impresora es:

a. Un dispositivo de entrada
b. Un dispositivo de salida
c. Un periférico de entrada
d. Un software de aplicación

63. Limitación intencionada y en beneficio del paciente de la libertad de sus movimientos:

a. Contención verbal
b. Contención farmacológica
c. Contención ambiental
d. Contención mecánica

64. Sobre la relación espacial con otras unidades hospitalarias, la unidad de cuidados intensivos necesita tener relación directa con:

a. Urgencias
b. Farmacia
c. Laboratorio
d. Ninguna de las tres

65. La cartera común de servicios del Sistema Nacional de Salud se actualizará mediante orden de...

a. ...el Ministerio de Sanidad, Consumo y Bienestar Social, previo acuerdo del Consejo Interterritorial del Sistema Nacional de Salud
b. ... la Consejería de Sanidad, previo acuerdo del Consejo Interterritorial del Sistema Nacional de Salud
c. ...el Ministerio de Sanidad, Consumo y Bienestar Social, previo acuerdo de la Red Española de Agencias de Evaluación de Tecnologías Sanitarias y Prestaciones del Sistema Nacional de Salud
d. Ninguna es correcta

66. Respecto de la cancelación de las sanciones disciplinarias que se impongan al personal estatutario:

a. Para las faltas muy graves se producirá a los cuatro años, computados desde la firmeza de la resolución sancionadora
b. Para las faltas graves se producirá al año, computado desde la firmeza de la resolución sancionadora
c. Para las faltas leves se producirá a los tres meses, computados desde la firmeza de la resolución sancionadora
d. Ninguna de las tres

67. Cuál NO es una de las comparecencias otorgadas a los delegados de prevención, según establece la Ley 31/1995, de 8 de noviembre, de prevención de riesgos laborales:

a. Colaborar con la dirección de la empresa en la mejora de la acción preventiva
b. Promover y fomentar la cooperación de los responsables técnicos de la prevención en la empresa en la ejecución de la normativa sobre prevención de riesgos laborales
c. Ser consultados por el empresario, con carácter previo a su ejecución, acerca de las decisiones a que se refiere el artículo 33 de la Ley 31/1995, de 8 de noviembre, de Prevención de Riesgos Laborales
d. Ejercer una labor de vigilancia y control sobre el cumplimiento de la normativa de prevención de riesgos laborales

68. Los acuerdos del Consejo de salud del Principado de Asturias se adoptarán por:

a. Mayoría absoluta
b. Por decisión del presidente
c. Mayoría de tres quintos de los miembros presentes
d. Mayoría simple de los miembros presentes, dirimiendo los empates el Presidente

69. La comisión permanente de dirección de área sanitaria se reunirá en sesión ordinaria al menos una vez:

a. cada 3 meses
b. cada 2 meses
c. cada mes
d. Ninguna es correcta

70. Los servicios de urgencias de atención primaria contarán al menos con los siguientes profesionales, EXCEPTO:

a. Médico
b. Enfermero
c. TCAE
d. Celador

71. Si dentro del área quirúrgica se solicita al celador que ayude a colocar a un paciente en posición de laminectomía, lo colocamos:

a. en decúbito prono, con alguna modificación, y con la colocación de un soporte especial que eleve el tronco por encima de la mesa de operaciones
b. en decúbito prono, con alguna modificación, y con la cabeza sobresaliendo al borde de la mesa y la frente apoyada en un soporte
c. en decúbito lateral con la espalda flexionada, piernas y caderas flexionadas, intentando acercar al máximo la cabeza y las rodillas
d. en decúbito supino y la cabeza y el cuerpo se bajan hasta colocarse a un nivel por debajo de las piernas y los pies

72. Las salas para la realización de autopsias clínicas deben reunir las siguientes condiciones, EXCEPTO:

a. Refrigeradores de cadáveres con capacidad para dos cadáveres cada 250 camas de hospitalización o fracción
b. Laboratorio histopatológico
c. Superficie mínima de la sala de autopsias de 20 m2
d. Sala de autopsias con extractores de aire directos al exterior

73. NO es un principio de protección operacional de los trabajadores expuestos a radiaciones ionizantes en el ámbito sanitario:

a. Clasificación de los trabajadores expuestos en diferentes categorías según sus condiciones de trabajo
b. La calibración, verificación y comprobación periódica del buen estado y funcionamiento de los instrumentos de medición
c. Evaluación previa de las condiciones laborales para determinar la naturaleza y magnitud del riesgo radiológico y asegurar la aplicación del principio de optimización
d. Vigilancia sanitaria

74. Son ambulancias mixtas:

a. Ambulancias tipo A2, que en determinadas circunstancias podrán utilizarse para el traslado simultáneo de pacientes sentados y en camilla o para el traslado de pacientes en camilla de forma individual, actuando como ambulancias de tipo A1
b. Ambulancias tipo B, que en determinadas circunstancias podrán utilizarse para el traslado simultáneo de pacientes sentados y en camilla o para el traslado de pacientes en camilla de forma individual, actuando como ambulancias de tipo A1
c. Ambulancias tipo B, que en determinadas circunstancias podrán utilizarse para el traslado de pacientes con necesidades de soporte vital avanzado, aunque no se disponga de la dotación de personal necesaria
d. Las ambulancias mixtas no se contemplan en la legislación vigente actual

75. Método de esterilización basado en el calentamiento del interior de un aparato de acero inoxidable mediante energía eléctrica, cuya temperatura se controla por un termostato:

a. Flameado
b. Incineración
c. Autoclave de vapor
d. Horno Pasteur

76. Sobre los centros de salud, es FALSO:

a. En él desarrollan su actividad los Equipos de Atención Primaria
b. En el medio rural podrá existir un Consultorio Local en cada una de las localidades restantes que constituyan la Zona
c. Desarrollarán su actividad en estrecha colaboración funcional y técnica con los servicios especializados
d. En el entorno urbano pueden existir otras instalaciones diferenciadas dependientes del Centro de Salud

77. El traslado de un paciente desde la unidad de cuidados intensivos a una unidad de enfermería de hospitalización debe evitarse entre las:

a. 7 y las 15 h
b. 15 y las 22 h
c. 22 y las 7 h
d. Ninguna de las tres

78. Sobre la ubicación y accesos de la unidad central de esterilización, es FALSO:

a. Se considera necesario disponer de un número reducido de puertas de entrada a la unidad central de esterilización
b. Se recomienda que la unidad central de esterilización se encuentre relacionada en vertical con unidades destinadas al ingreso de pacientes con movilidad reducida
c. La localización que se considera más adecuada debe poder ser compatible con una comunicación directa con el bloque quirúrgica principal del hospital
d. La central de esterilización debe disponer de una buena relación con el área de acceso de suministros

79. La 'regla de los nueve' de Wallace se utiliza para:

a. Determinar el nivel de consciencia de un paciente
b. Determinar el área de la quemadura de la superficie corporal expresada en porcentaje
c. Determinar la capacidad pulmonar de los pacientes
d. Determinar el volumen de sangre perdido en una hemorragia interna

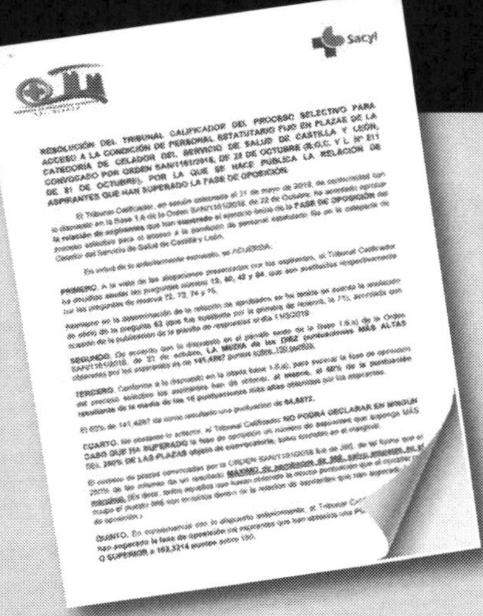

Examen:

10 de marzo de 2019

Clave de Respuestas

1 D	27 C	53 *
2 B	28 D	54 D
3 B	29 C	55 C
4 D	30 A	56 A
5 B	31 D	57 C
6 B	32 A	58 C
7 B	33 B	59 C
8 C	34 B	60 C
9 C	35 B	61 D
10 D	36 D	62 B
11 C	37 A	63 D
12 B*	38 C	64 A*
13 D	39 D	65 B
14 C	40 D*	66 C
15 C	41 D	67 B
16 D	42 A*	68 D
17 B	43 C	69 B
18 C	44 B	70 A
19 C	45 D	71 D
20 C	46 A	72 A
21 B	47 C	73 D
22 D	48 C	74 C
23 B	49 C	75 C
24 D	50 B	76 C
25 C	51 C	77 D
26 B	52 C	

*Cinco preguntas anuladas

1. Para poder participar en procesos selectivos por el sistema de promoción interna son requisitos:

a. Ostentar la titulación requerida y encontrarse en servicio activo

b. Haber prestado servicios como personal estatutario fijo, al menos 5 años en la categoría de origen

c. No estar declarado en suspensión de funciones

d. Ostentar la titulación requerida, encontrarse en servicio activo y haber prestado servicios como personal estatutario fijo, al menos 2 años en la categoría de origen

2. Qué norma regula los derechos y deberes de las personas en relación con la salud en la comunidad de Castilla y León:

a. Ley 9/2003, de 8 de abril

b. Ley 8/2003, de 8 de abril

c. Decreto 9/2003 de 8 de abril

d. Decreto Legislativo 8/2003 de 8 de abril

3. Las actuaciones de atención primaria se desarrollarán en:

a. Los Equipos de Atención Primaria

b. Los Centros de Salud, en los consultorios, en el domicilio del paciente, en los centros donde se preste atención continuada o en cualquier otro lugar que se determine reglamentariamente

c. Las Zonas Básicas de Salud

d. Los hospitales

4. Según el artículo 30 de la Ley 39/2015, cuando los plazos se señalen por días se excluyen de días hábiles:

a. los sábados

b. los domingos

c. los festivos declarados

d. Los tres

5. De las siguientes categorías cuál pertenece al personal estatutario de gestión y servicios:

a. Licenciado Especialista

b. Celador

c. Logopeda

d. Técnico en Farmacia

6. NO es función de un celador de urgencias de hospital:

a. Ayudar al personal sanitario en el lavado de pacientes

b. Tomar los datos personales del paciente

c. Pasar al paciente a la zona de triaje

d. Sujetar pacientes a los que se les realiza lavado gástrico

7. Las estructuras fundamentales del Sacyl:

a. Las Zonas Básicas de Salud

b. Las Áreas de Salud

c. Los Centros de Salud

d. Las Demarcaciones Sanitarias

8. El plazo para la resolución y notificación del procedimiento de valoración del puesto de trabajo por causa de salud será de:

a. 20 días desde la presentación de la solicitud

b. 2 meses desde la presentación de la solicitud

c. 3 meses desde la presentación de la solicitud o desde el acuerdo de iniciación de oficio

d. Ninguna es correcta

9. Según la Ley 31/95 de prevención de riesgos laborales se entiende por 'equipo de trabajo':

a. Cualquier equipo llevado o sujetado por el trabajador para que lo proteja de uno o varios riesgos

b. Las características generales de los locales, instalaciones y demás útiles existentes en el centro de trabajo

c. Cualquier máquina, aparato, instrumento o instalación utilizada en el trabajo

d. Aquellas características del trabajo que influyan en la magnitud de los riesgos

10. Cuál de estas categorías NO se incluye entre el personal diplomado universitario o título equivalente:

a. Trabajador social
b. Gestión administrativa
c. Gestión informática
d. Técnico especialista en prevención de riesgos laborales

11. En qué artículo de la Constitución se reconoce el derecho a la protección de la salud:

a. 56   b. 53   c. 43   d. 46

12. [ANULADA] a cuántos días hábiles adicionales de vacaciones tiene derecho el personal estatutario al cumplir quince años de servicio:

a. 2   b. 1   c. 3   d. Ninguno

13. Según la naturaleza del agente agresor, las heridas se clasifican en:

a. Intencionadas y no intencionadas
b. Limpias, sucias y contaminadas
c. Abiertas y cerradas
d. Incisas, contusas abiertas, contusas cerradas, abrasivas y punzantes

14. A qué unidad de la consejería corresponde la tramitación de los expedientes de recursos administrativos y ejecución de sentencias en materia de personal:

a. Servicio de Evaluación, Normativa y Procedimiento
b. Asesoría Jurídica
c. Servicio de Personal
d. Servicio de compras sanitarias

15. Componen la Comisión central de garantía de la calidad:

a. El Director Médico, el Director Gerente, los Presidentes de las Comisiones Clínicas y los Subdirectores de las Divisiones Médicas y de Enfermería
b. El Director Médico, el Director Gerente y el Director de Enfermería
c. El Director Médico, el Director de Enfermería, los Subdirectores de las Divisiones Médica y de Enfermería y los Presidentes de las Comisiones Clínicas
d. El Director Médico, el Director de Enfermería y los Subdirectores de las Divisiones

16. Dentro de cada demarcación sanitaria existirá:

a. Un Centro de Salud
b. Un Equipo de Atención Primaria
c. Un hospital o complejo asistencial
d. Un Equipo de Salud Pública

17. La gestión de residuos sanitarios en Castilla y León se regula mediante el Decreto:

a. 204/1995, de 15 de septiembre
b. 204/1994, de 15 de septiembre
c. 205/1994, de 15 de septiembre
d. 204/1994, de 16 de septiembre

18. En una empresa con un número de trabajadores entre 2.001 y 3.000 trabajadores le corresponden ¿cuántos Delegados de Prevención?

a. 4   b. 5   c. 6   d. 7

19. ¿Se puede pedir a un celador que traslade las muestras a los laboratorios correspondientes y recoger los resultados de las mismas?

a. No es una función del celador
b. Sí, en caso de urgencia
c. Sí, ya que es una de sus funciones
d. Las debe trasladar el personal de enfermería

20. Dentro del quirófano el celador ayudará al personal de enfermería en la colocación y retirada del paciente de la mesa de operaciones:

a. Nunca
b. No es el personal adecuado para este trabajo
c. Siempre
d. Si se encuentra presente

21. Medidas de la mesa de autopsias:

a. 2,20 x 0,80 m.
b. 2,10 x 0,75 m.
c. 2,30 x 0,85 m.
d. 2,15 x 0,80 m.

22. Se constituirá un comité de seguridad y salud en empresas que cuenten al menos con ¿cuántos trabajadores?

a. 10   b. 30   c. 60   d. 50

23. No es una tarea propia del celador destinado en el servicio de farmacia:

a. Preparar, previas indicaciones del especialista de farmacia y de acuerdo con las solicitudes de las Unidades, los pedidos de sueros, así como su traslado a las Unidades
b. La distribución individual de la medicación en los carros unidosis
c. Transporte de productos desde otras unidades del hospital hasta la Farmacia
d. Transporte de material dentro de la farmacia

24. El plan de prevención de riesgos laborales implantado en la empresa debe incluir:

a. la estructura organizativa
b. las responsabilidades
c. los procedimientos
d. Las tres cosas

25. De forma general, con qué periodicidad se deben realizar los cambios posturales en un paciente:

a. Cada hora
b. Cada 4 horas
c. Cada 2-3 horas
d. Cada 4-5 horas

26. Si un celador recibe la orden de colocar a un paciente en posición de 'decúbito dorsal' deberá colocarlo:

a. Acostado de lado
b. Tumbado sobre su espalda
c. Tumbado boca abajo
d. Sentado

27. El procedimiento de valoración del puesto de trabajo por causa de salud podrá iniciarse:

a. A instancia del interesado
b. De oficio por la Gerencia en la que el trabajador presta servicios
c. A instancia del interesado o de oficio por la Gerencia en la que el trabajador presta servicios
d. Ninguna es correcta

28. Un residuo peligroso calificado como H6, es:

a. Cancerígeno
b. Corrosivo
c. Infeccioso
d. Tóxico

29. En la clasificación de Pareto los artículos de clase 'A' son aquellos:

a. Que se consumen menos
b. Que tienen un consumo intermedio
c. Que más se utilizan
d. Que se devuelven al proveedor

30. Documento que recoge el curso clínico del paciente durante su asistencia en el hospital:

a. la Hoja de evolución
b. la Solicitud y autorización de ingreso
c. la Hoja de órdenes médicas
d. la Hoja clínico-estadística

31. Sobre la desinfección:

a. Un material desinfectado no está esterilizado
b. Todo material desinfectado está esterilizado
c. Un material esterilizado está desinfectado
d. Son correctas A y C

32. En la movilización de qué tipo de pacientes debe estar presente un enfermero:

a. Pacientes asistidos por ventilación artificial
b. Pacientes recién operados que se encuentren en la sala de reanimación
c. Pacientes con fracturas en extremidades que se encuentren enyesadas
d. Pacientes tetrapléjicos

33. En un incendio qué método de traslado de enfermos es seguro y confortable para los pacientes, pero muy lento y complicado, necesita que las vías de evacuación sean amplias y se necesita un gran esfuerzo físico:

a. Por arrastre directo
b. Por arrastre por colchón
c. Por levantamiento
d. Por arrastre con silla

34. El criterio de valoración de mercancías 'FIFO' considera que:

a. Las unidades que salen del almacén son las más nuevas

b. Las unidades que salen del almacén son las más antiguas

c. Salen indistintamente las unidades más antiguas o las más nuevas

d. Ninguna es correcta

35. Según el artículo 21 del Decreto 101/2005, de 22 de diciembre, por el que se regula la historia clínica, qué documentación clínica se conservará de forma indefinida:

a. El informe de urgencia

b. El informe de quirófano o de registro de parto

c. Las hojas de órdenes médicas

d. La solicitud y autorización de ingreso

36. Tras la muerte, el 'rigor mortis' aparece al cabo de:

a. 24 h   b. 12 h   c. 5 h   d. 3 h

37. La Ley de Autonomía del Paciente regula la documentación sanitaria en general y de la historia clínica en particular. Esta Ley es la:

a. 41/2002

b. 42/2002

c. 41/2003

d. 42/2003

38. Los centros sanitarios tienen la obligación de conservar la documentación clínica en condiciones que garanticen su correcto mantenimiento ¿como mínimo cuánto tiempo desde la fecha de alta de cada proceso asistencial?

a. 10 años

b. 15 años

c. 5 años

d. Por tiempo ilimitado

39. El servicio de atención al paciente del hospital está adscrito a:

a. La Dirección de Gestión del Hospital

b. La Dirección Médica del Hospital

c. Al Servicio de Admisión

d. A la Gerencia del Hospital y en caso de no existir Gerencia a la División Médica

41. Cuando el celador acompaña a un paciente al coche en silla de ruedas, la silla debe estar:

a. Perpendicular al coche

b. Paralela al coche y sin frenar

c. Perpendicular al coche y frenada

d. Paralela al coche, frenada y con los reposapiés levantados

43. En qué lugar debe permanecer el celador de quirófano durante la intervención:

a. En el área limpia

b. En el área sucia

c. En el antequirófano

d. En el área estéril

44. El personal NO sanitario podrá acceder a los datos de la historia clínica de un paciente:

a. Siempre

b. Solo podrá acceder a los datos imprescindibles para realizar las funciones que tiene encomendadas

c. En ningún caso

d. Cuando lo autorice un personal sanitario

45. En una desinfección de alto nivel el tiempo de actuación del desinfectante será de cuántos minutos:

a. 40-50

b. 60

c. 10

d. 20-30

46. Según el artículo 3 de la Ley 41/2002, soporte de cualquier tipo o clase que contiene un conjunto de datos e informaciones de carácter asistencial:

a. Documentación clínica

b. Certificado Médico

c. Historia clínica

d. Información clínica

47. Si en un incendio un equipo de primera intervención (EPI) necesita ayuda de otros EPI, éstos serán siempre:

a. De plantas superiores al incendio

b. De la misma planta del incendio

c. De plantas inferiores al incendio

d. Ninguna es correcta

48. Un paciente con una lipotimia se debe colocar en la posición:

a. de Morestin

b. de Fowler

c. de Trendelenburg

d. de Sims

49. El sistema de información sanitaria del sistema nacional de salud viene regulado en la Ley:

a. 15/2003, de 28 de mayo

b. 17/2003, de 26 de mayo

c. 16/2003, de 28 de mayo

d. 16/2003, de 26 de mayo

50. Los actos de las administraciones públicas son nulos de pleno derecho:

a. Los que no lesionen derechos y libertades

b. Los dictados por órgano manifiestamente incompetente por razón de la materia o del territorio

c. Los que tengan un contenido posible

d. Los dictados sin prescindir del procedimiento legalmente establecido

51. Es un método de esterilización por calor húmedo:

a. Estufa Poupinel

b. Flameado

c. Autoclave

d. Incineración

52. El arco salvasábanas se utiliza para:

a. Pacientes al entrar en quirófano

b. Evitar las escaras en ancianos

c. Evitar el roce con las sábanas en pacientes que han sufrido quemaduras

d. Camas traumatológicas

54. Dentro del equipo quirúrgico pertenecen a la categoría de miembros NO estériles:

a. Celador

b. Cirujano

c. TCAE

d. Son correctas A y C

55. El recurso de alzada podrá interponerse:

a. Ante el mismo órgano que los hubiera dictado o ser impugnados directamente ante el orden jurisdiccional contencioso-administrativo

b. Ante el órgano administrativo que los dictó, que también será el competente para su resolución

c. Ante el órgano que dictó el acto que se impugna o ante el competente para resolverlo

d. Ninguna es correcta

56. El procedimiento administrativo de contratación debe respetar las normas establecidas en la Ley:

a. 9/2017 de 8 de noviembre

b. 8/2017 de 9 de noviembre

c. 9/2018 de 8 de noviembre

d. 8/2018 de 9 de noviembre

57. Ante un quemado, qué medida local sería INCORRECTA:

a. Retirar las ropas y cubrir con sábana estéril o limpia

b. Baño/lavado aséptico con agua a chorro

c. Aplicar pomadas sobre la zona quemada

d. Colocar un apósito estéril con un tul graso y un vendaje funcional si fuese preciso

58. De cuántos artículos consta el Estatuto de autonomía de Castilla y León:

a. 95
b. 93
c. 91
d. 96

59. En una autopsia la superficie del área de disección en la actualidad es de:

a. Porcelana
b. Cerámica
c. Acero inoxidable
d. Cualquiera de los anteriores

60. De cuántos grados es la inclinación en la posición de semifowler:

a. 45°
b. 90°
c. 30°
d. 60°

61. El celador auxiliar de autopsias está retribuido por encima del resto de puestos de trabajo de su misma categoría:

a. Nunca
b. Sólo si interviene en alguna autopsia
c. En el caso de que lo decida el Jefe de Personal Subalterno
d. Sí, tal y como recogen las distintas órdenes de confección de nóminas

62. El título V del Estatuto de autonomía de Castilla y León trata de:

a. La Organización Territorial
b. Competencias de la Comunidad
c. Economía y Hacienda
d. Reforma del Estatuto

63. Son funciones del celador:

a. Colaborar con otros profesionales en el traslado de pacientes
b. Distribuir la correspondencia
c. Realizar recados oficiales
d. Las tres

64. [ANULADA] Qué Ley regula la gestión de residuos:

a. Ley 22/2011, de 28 de julio
b. Ley 23/2011, de 28 de julio
c. Ley 22/2011, de 28 de junio
d. Ley 23/2011, de 28 de julio

65. Los hospitales en los que se atiende de urgencia todas las especialidades médicas se consideran de nivel:

a. 4
b. 3
c. 1
d. 2

66. Se conoce como 'gasping' a:

a. El centro de llamada europeo para casos de emergencia
b. La maniobra que permite liberar la vía aérea
c. La respiración ocasional y agónica que precede a la parada cardiaca
d. El pulso débil y lento que precede a la parada cardiaca

67. El gobierno y la administración de la provincia como entidad local, están encomendados:

a. A los Ayuntamientos
b. A la respectiva Diputación
c. A las Comarcas
d. A ninguna de ellas

68. La vigilancia de la salud de los trabajadores se llevará a cabo:

a. Cuando lo solicite el trabajador
b. Cuando lo solicite el empresario
c. En cualquier caso
d. Cuando el trabajador dé su consentimiento

69. Proyecto que desarrolla anualmente un estudio de prevalencia de las infecciones en los principales hospitales españoles:

a. EPIME
b. EPINE
c. EPIDE
d. IPINE

70. El celador responde del traslado de las historias clínicas y documentación complementaria desde la unidad hospitalaria correspondiente al:

a. Archivo Central
b. Fichero
c. Archivo de consulta
d. Libro de registro

71. La tarjeta sanitaria:

a. Es suficiente una por familia
b. Solo la deben tener los titulares del derecho
c. La deben tener solo los beneficiarios
d. La debe tener cada miembro de la familia sea titular o beneficiario

72. NO es función del celador en el almacén del hospital:

a. Planificación de adquisiciones
b. Cargar y descargas los productos del almacén
c. Vigilar las entradas y salidas del almacén
d. Dispensar el material que le sea solicitado mediante un vale debidamente firmado por un superior

73. Según la Orden San/957/2016 cuales de las siguientes unidades administrativas de la secretaría general tienen rango de servicio:

a. Servicio de Personal
b. Oficina de Gestión Económica y Control Presupuestario
c. Asesoría Jurídica
d. Todas son correctas

74. El Plan de autoprotección se mantendrá actualizado y se revisará al menos cada cuántos años:

a. 10
b. 5
c. 3
d. 2

75. Cuál de estas unidades de hospitalización tiene mayor prevalencia en infecciones nosocomiales:

a. Hematología
b. Rehabilitación
c. Unidad de Cuidados Intensivos
d. Oncología

76. Al salir de un ascensor con un paciente en camilla, primero salen:

a. La camilla y el paciente desde la cabeza
b. Las manos del celador
c. Los pies del paciente
d. El celador y la camilla

77. Cuál NO es un método de desinfección por procedimiento químico:

a. Antisépticos
b. Cloruros
c. Aldehídos
d. Pasteurización

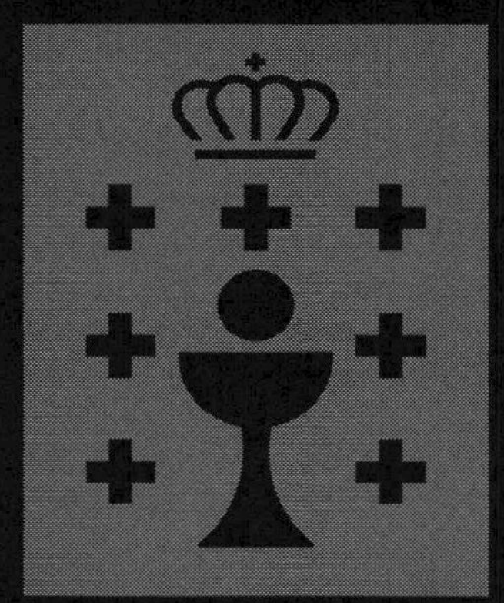

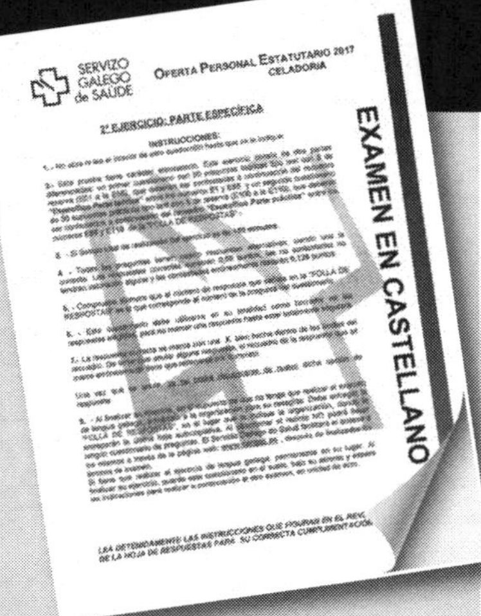

Examen:

10 de marzo de 2019

Clave de Respuestas

1 B	29 D	57 C	85 C
2 D	30 B	58 D	86 C
3 C	31 D	59 B	87 D
4 D	32 B	60 C	88 A
5 C	33 C	61 C	89 D
6 *	34 D	62 B	90 A
7 B	35 C	63 A	91 D
8 D	36 D	64 D	92 D
9 D	37 A	65 C	93 C
10 B	38 D	66 D	94 C
11 D	39 A	67 C	95 A
12 D	40 C	68 D	96 A
13 A	41 D	69 B	97 D
14 D	42 D	70 C	98 C
15 C	43 D	71 B	99 A
16 A	44 C	72 D	100 A
17 C	45 C	73 A	101 C
18 C	46 D	74 A	102 B
19 C	47 D	75 D	103 B
20 B	48 B	76 D	104 B
21 B	49 D	77 D	105 C
22 A	50 A	78 B	106 A
23 C	51 B	79 B	107 C
24 B	52 B	80 D	108 D
25 D	53 A	81 C	109 B
26 C	54 B	82 D	110 B
27 C	55 C	83 C	
28 B	56 B	84 B	

*Una pregunta anulada

1. El celador:

a. Comunicará a la dirección del Centro desperfectos o anomalías que encuentre en la limpieza y conservación del edificio y material

b. Vigilará las entradas de la Institución, no permitiendo el acceso a sus dependencias más que a las personas autorizadas

c. Cuidará de que los enfermos y resto de personal no deambulen por los pasillos y dependencias más de lo necesario para llegar al lugar donde concretamente se dirijan

d. Realizará habitualmente aquellas labores de limpieza que se le encomienden

2. Sobre la oxigenoterapia:

a. El ambú es un insuflador de aire

b. En una habitación con toma central de oxígeno no hay manorreductor

c. El celador lleva la bala de oxígeno a la cama del paciente

d. La tres son correctas

3. Los recipientes de recogida de los residuos procedentes de citostáticos deberán:

a. Ser permeables   b. Ser flexibles

c. Tener cierre hermético   d. Correctas B y C

4. NO forma parte de la unidad del paciente:

a. Cama hospitalaria   b. Colchón

c. Pijama   d. Las tres forman parte

5. Respecto a la expresión 'algor mortis' referente a pacientes fallecidos:

a. Es un fenómeno cadavérico tardío

b. Se conoce también como rigidez cadavérica

c. Se refiere al enfriamiento del cadáver hasta alcanzar la temperatura del medio ambiente

d. Son correctas A y C

6. [ANULADA por imprecisa] Cuando movilizamos al paciente será mejor:

a. Empezar siempre por la cabeza

b. Deslizar y empujar mejor que levantar

c. Levantar siempre al unísono

d. Empujar y levantar que deslizar

7. Los vehículos de transporte sanitario matriculados con posterioridad al Decreto 11/2011, tendrán la carrocería de color Euro Yellow RAL...

a. 1006   b. 1016   c. 1026   d. 1626

8. Es función del celador en la unidad de críticos:

a. Movilizar pacientes intubados

b. Movilizar pacientes no intubados

c. Transportar muestras y documentación

d. Las tres son correctas

9. 'Fuente' que podríamos encontrar en las aplicaciones de tratamiento de textos actuales:

a. Arial   b. Times New Roman

c. Courier   d. Las tres

10. Qué cirugía implica incisión externa pequeña para insertar instrumentos miniaturizados dentro de una cavidad o estructura corporal:

a. cirugía Mayor

b. cirugía mínimamente invasiva

c. cirugía electiva

d. cirugía paliativa

11. El celador en la unidad de críticos debe:

a. Administrar medicación oral si fuera necesario

b. Revisar y reponer el carro de paradas

c. Realizar el mantenimiento de camas y camillas del servicio

d. Colaborar en la realización de los cambios posturales

12. Indique la FALSA:

a. Los frascos con antisépticos locales se colocan en la bandeja superior del carro de curas

b. La cánula de Guedel es un tubo curvo y semirrígido que, introducido en la boca del paciente, mantiene abierta la vía aérea

c. El 'escabel' sirve para reposar los pies

d. La férula de descarga impide que la ropa de la cama entre en contacto con el paciente

13. El periodo intraoperatorio:

a. Se inicia con la llegada del paciente al quirófano y termina con la salida del mismo a la sala de recuperación postanestésica

b. Es el periodo que dura la intervención quirúrgica

c. Se inicia con la preparación del paciente para la operación y finaliza con el alta del mismo

d. Ninguna de las tres

14. Qué accesorio usará el paciente para realizar pequeños desplazamientos en la cama:

a. El soporte para pies
b. Los centinelas de noche
c. El arco de protección
d. El triángulo

15. El palet más recomendable para almacenes es el denominado 'europalet', cuyas dimensiones son:

a. 1.200 cm. x 800 cm.
b. 1.200 mm. x 1.000 mm.
c. 1,2 m x 0,8 m
d. Ninguna de las anteriores

16. Cirugía que se emplea para extraer un fragmento de tejido para biopsia:

a. Diagnóstica
b. Ablativa
c. Reparadora
d. Paliativa

17. En la posición de Fowler alta, la cama forma un ángulo cercano a:

a. 45º   b. 60º   c. 90º   d. 120º

18. Quirófano que combina una sala de operaciones convencional con sistemas de imagen como resonancia magnética, tomografía computerizada o angiografía:

a. Quirófano experimental   b. TAC
c. Quirófano híbrido   d. Quirofanillo

19. Según el Estatuto de personal no sanitario al servicio de las instituciones sanitarias, el celador:

a. Velará excepcionalmente por conseguir el mayor orden y silencio posible en todas las dependencias de la Institución
b. Dará cuenta al Servicio de Mantenimiento de los desperfectos o anomalías que encontrara en la limpieza y conservación del edificio y material
c. Vigilará el acceso y estancias de los familiares y visitantes en las habitaciones de los enfermos, no permitiendo la entrada más que a las personas autorizadas, cuidando no introduzcan en las instituciones más que aquellos paquetes expresamente autorizados por la Dirección
d. Mantendrá el régimen establecido por la Dirección para el acceso de enfermos, visitantes y personal a las distintas dependencias de la Institución

20. Siguiendo el sistema Manchester de triaje, los pacientes se clasifican por los siguientes colores:

a. Rojo, amarillo, verde y azul
b. Rojo, naranja, amarillo, verde y azul
c. Rojo, amarillo, verde, azul y blanco
d. Rojo, naranja, amarillo, azul y magenta

21. Dimensiones (ancho x alto) de un papel formato Din A6, en cm:

a. 14,8 x 21   b. 10,5 x 14,8
c. 21 x 29,7   d. 5,2 x 7,4

22. La sábana travesera:

a. Recibe también el nombre de sábana de arrastre y entremetida
b. Cubre la mitad inferior de la cama
c. Suele ser impermeable y ajustable
d. No forma parte de la lencería

23. Capacidad mínima de la bala portátil de oxígeno exigible a las ambulancias de los tipos A1, A2, B y C, según el Decreto 52/2015:

a. 200 l   b. 2.000 l   c. 400 l   d. 4.000 l

24. Indique la definición correcta:

a. Congelación: método de conservación del cadáver mediante la hipotermia en una instalación, manteniéndolo a una temperatura de al menos -10º C
b. Inhumación: acción y efecto de enterrar un cadáver
c. Columbario: zona destinada a la incineración de un cadáver, restos humanos o restos cadavéricos
d. Son correctas A y B

25. Respecto a la comunicación:

a. El celador está obligado a guardar silencio acerca de todo lo que conozca a causa del ejercicio de su profesión, incluso ante personas ajenas a su trabajo
b. El uso de escritura ilegible, las emociones y los hábitos de conducta, pueden constituir una barrera
c. Según las relaciones que se originen, las comunicaciones pueden ser informales o formales
d. Todas son correctas

26. El consentimiento informado es un documento muy habitual en la atención sanitaria y se incorpora a la historia clínica del paciente. Indique la FALSA:

a. Tiene que llevar las firmas del médico, paciente, familiar, representante legal o persona a él allegada
b. Puede ser revocado en cualquier momento y sin expresar la causa de la revocación
c. Sus hojas pasan a formar parte de la historia clínica y tienen que conservarse, como mínimo, hasta que pasen cinco años desde la última asistencia prestada al paciente o desde su fallecimiento
d. La información previa al consentimiento se facilitará con la antelación suficiente para que el paciente pueda reflexionar y decidir libremente

27. Respecto a la clasificación sanitaria de los cadáveres y a las prácticas sanitarias sobre ellos:

a. Los cadáveres de personas fallecidas por causa radiactiva corresponden al grupo 2º
b. No se podrán realizar técnicas tanatoestéticas sobre cadáveres correspondientes al grupo 2º
c. Los cadáveres del grupo 2º podrán destinarse a fines científicos y de enseñanza
d. Ninguna de las tres

28. Es dispositivo de salida de datos:

a. El teclado   b. La pantalla
c. El ratón   d. Los tres

29. Cuál de los siguientes NO existe:

a. El esfigmomanómetro
b. El laringoscopio
c. El amnioscopio
d. Existen los tres

30. Con cuántas ambulancias de soporte vital avanzado (AA-SVA) cuenta el 061:

a. 10   b. 11   c. 12   d. 13

31. Sobre el formato del papel:

a. A4 mide 210 x 297 mm
b. A4 es la mitad de un A3 y el doble de un A5
c. El folio es la unidad más utilizada en imprenta
d. Son correctas A y B

32. Sobre las características generales de internet, es FALSO:

a. es una red mundial
b. es una red de ámbito privado
c. utiliza líneas RTB o RTC
d. es una colección de servicios

33. Entre las funciones del celador de asistencia al personal sanitario facultativo y no facultativo, NO está:

a. Ayudar a las enfermeras y ayudantes de planta al movimiento y traslado de los enfermos encamados que requieran un trato especial en razón de sus dolencias para hacerles las camas
b. Ayudar en el aseo de pacientes encamados
c. Hacer las guardias que correspondan dentro de los turnos que se establezcan
d. En los quirófanos, auxiliar en todas las tareas propias del celador destinado a este servicio y a las que les sean ordenadas por médicos, supervisoras o enfermeras

34. En el ámbito de las urgencias sanitarias, 'DEA' es:

a. Datos externos automatizados
b. Desfibrilador esencial automático
c. Desfibrilador especial automatizado
d. Desfibrilador externo automático

35. Modificaciones realizadas en la postura corporal de un paciente encamado y que forma parte del plan de cuidados:

a. Fisioterapia pasiva
b. Arcos de movimiento
c. Cambios posturales
d. Mecánica corporal

36. Tras una intervención quirúrgica con anestesia general se traslada al paciente a:

a. Rehabilitación
b. A su habitación en la planta correspondiente
c. A la sala de Observación de Urgencias
d. A la sala de Recuperación o Despertar

37. Durante la práctica de una desfibrilación a un paciente:

a. Asegurarse de que nadie toque al paciente
b. Colocar un Guedel
c. Seguir manteniendo el ritmo de las compresiones torácicas
d. Sujetarle las extremidades

38. respecto a las partes de las que consta un código de barras EAN 13:

a. El código del producto evita el error en la lectura automática del código de barras
b. El código de empresa está compuesto por el prefijo, el código del producto y el dígito de control
c. El prefijo del país aparece en los primeros dígitos y las empresas adscritas a la Asociación Española de Codificación Comercial (AECOC) codifican sus artículos con el número 74
d. Ninguna de las anteriores

39. La normativa vigente, a efectos de un correcto funcionamiento de los rociadores automáticos de la instalación de protección contra incendios en un almacén, limita la altura de almacenamiento en apilado a:

a. 7,60 m
b. 6,40 m
c. 7,20 m
d. 7 m

40. En una persona que padece un trastorno obsesivo-compulsivo los 'ritos compulsivos' son:

a. Acciones contrarias a la moral social imperante
b. Actos ceremoniales establecidos de manera precisa por organizaciones secretas no legalizadas
c. Actos formales y precisos que el enfermo se siente impulsado a realizar. De esta manera, disminuye la angustia ligada a la obsesión
d. Todas son correctas

41. Respecto al celador de puerta de un hospital, es FALSO:

a. Controla la entrada y salida de personas
b. Permite la entrada de revistas, periódicos e libros
c. Dará información general a los usuarios
d. Impide la entrada de perros guía

42. Los celadores:

a. Harán los servicios de guardia que correspondan dentro de los turnos que se establezcan
b. Servirán de ascensoristas cuando se les asigne especialmente ese cometido o las necesidades del servicio lo requieran
c. Darán cuenta a sus inmediatos superiores de los desperfectos o anomalías que encontraren en la limpieza y conservación del edificio y material
d. Todas son correctas

43. Cuando se trabaja en zonas donde puede existir riesgo biológico debido a salpicaduras de sangre o fluidos corporales a la mucosa ocular o a la cara qué equipo de protección individual es adecuado usar para evitarlo:

a. Pantalla facial
b. Capuz
c. Guantes y bata
d. Son correctas A y B

44. El cuadro balcánico es:

a. Una prótesis
b. Un aparato utilizado para la recogida de orina
c. Un armazón metálico para las camas de traumatología
d. Un aparato ortopédico

45. Sobre las ventajas de las aplicaciones de tratamiento de textos:

a. Son de difícil manejo
b. No permiten el uso de tablas
c. Tienen corrector integrado
d. Ninguna de las tres

46. Sobre los modelos de sistemas de gestión de bases de datos:

a. Relacionales
b. Jerárquico
c. Red
d. Las tres

47. La sanidad mortuoria en Galicia está regulada por el Decreto:

a. 151/2012, de 20 de diciembre
b. 151/2015, de 20 de diciembre
c. 151/2015, de 20 de noviembre
d. 151/2014, de 20 de noviembre

48. En un almacén, en función del espacio existente entre la mercancía, hay diferentes formas de apilado. Cuál NO es una de ellas:

a. Adosado
b. Castillo
c. Bloque
d. Isla

49. Desde el punto de vista de la peligrosidad infectiva y a efectos de limpieza sería una zona de 'bajo riesgo' en un hospital:

a. Vestuarios
b. Laboratorios
c. Capilla
d. Son correctas A y C

50. Cuál de las siguientes posiciones anatómicas NO es quirúrgica:

a. Posición de Sims o Semiprona
b. Posición de Nefrectomía
c. Posición de Trendelenburg
d. Posición Genupectoral o Mahometana

51. Equipamiento exigible tanto a las ambulancias asistenciales como a las no asistenciales:

a. Camilla de palas
b. Balón resucitador manual con entrada de oxígeno y bolsa reservorio
c. Estetoscopio
d. Capnómetro

52. Cuál de las siguientes es una característica ideal de un desinfectante de alto nivel:

a. Que deje coloreada la piel y las superficies de equipos e instalaciones para que quede constancia de su buena eficacia
b. Que alcance un alto nivel de desinfección en menos de 20 minutos para minimizar el tiempo de rotación entre enfermos
c. Que tenga requerimientos especiales para su eliminación
d. Son correctas B y C

53. Las biopsias intraoperatorias que precisen estudio microscópico deben de ser trasladadas por el celador al:

a. Servicio de Anatomía Patológica
b. Banco de Sangre
c. Servicio de Radiodiagnóstico
d. Servicio de Anatomía Patológica, pero el traslado deberá hacerlo la enfermera circulante

54. Las funciones del celador:

a. Están recogidas en el Estatuto de personal no sanitario al Servicio de las Instituciones Sanitarias del SERGAS (DOG nº 174 de 22 de julio de 1971)
b. Están recogidas en el Estatuto de personal no sanitario al Servicio de las Instituciones Sanitarias de la Seguridad Social (BOE nº 174 de 22 de julio de 1971)
c. Serán aprobadas para cada centro de trabajo por la Junta de Personal, teniendo en cuenta las necesidades de cada centro sanitario
d. Las funciones recogidas en el Estatuto de personal no sanitario ya no están vigentes

55. En la movilización de pacientes, el arnés es un dispositivo:

a. de limpieza
b. de inmovilización del paciente
c. de elevación del paciente con poca movilidad
d. de recuperación funcional

56. La supervisora del servicio de urgencias le ordena que vaya a buscar los resultados de una citología de un paciente que permanece en observación de urgencias. Es decir:

a. Al Servicio de Hematología

b. Al Servicio de Anatomía Patológica

c. Al Laboratorio de Microbiología

d. Al Laboratorio de Urología

57. Por problemas de abastecimiento, en el servicio de reprografía solo queda papel formato Din A3 y se necesita realizar un trabajo en papel formato Din A7. Como la celadora aquí destinada sabe que los distintos papeles formato Din guardan una relación dimensional entre sí, consigue salir del paso. Cuántos papeles formato Din A7 consigue de cada papel formato Din a3:

a. 8   b. 12   c. 16   d. 24

58. Durante el traslado desde el quirófano a la sala de despertar, un paciente operado se pone malo y le piden que corra a buscar un balón de oxígeno. Usted:

a. Trae rápidamente un ambú

b. Trae rápidamente un resucitador manual

c. Trae rápidamente un desfibrilador

d. Son correctas A y B

59. Un amigo suyo le pregunta por el estado de salud de un familiar que está ingresado. Usted:

a. Sólo se lo podrá aclarar una vez fuera del hospital

b. Le sugerirá que hable con el médico del paciente

c. Le dirá los tratamientos para tranquilizarlo

d. Son correctas A y B

60. Se considera recomendable limitar el uso de la transpaleta mecánica manual para el transporte de cargas que NO superen cuántos kg:

a. 1.200

b. 1.000

c. 1.500

d. 1.800

61. La supervisora le pide llevar una petición para realizar un eco-Doppler a una paciente. La llevará:

a. Al Servicio de Ginecología

b. Al Servicio de Diálisis

c. Al Servicio de Rayos

d. Mandará la petición a través del servicio de correo interno

62. La supervisora le pide que extreme la 'profilaxis, es decir' una medida:

a. curativa

b. preventiva

c. de Farmacoterapia

d. Ninguna de las tres

63. Destinados en el almacén debemos extremar al máximo las normas de mecánica corporal para evitar lesiones, en especial dorsolumbares; por eso tenemos que saber, que en postura de sentado, NO de deberían manipular cargas de más de:

a. 5 kg   b. 3 kg   c. 6 kg   d. 4 kg

64. Durante su turno de noche como celador de puerta en el servicio de Urgencias observa que el rótulo luminoso que indica la entrada de las urgencias no funciona. Qué haría:

a. Avisar inmediatamente al Servicio de Mantenimiento

b. Nada, ya se encargará el Servicio de Seguridad

c. Tratará usted mismo de arreglarlo si puede

d. Lo pondrá en conocimiento de su inmediato superior

65. Una enfermera de quirófano le pide que asee a una paciente que va a ser operada de urgencia. Usted, celadora:

a. No lo hará porque es función exclusiva de la enfermera

b. No lo hará porque es función exclusiva del personal auxiliar

c. Colaborará con el personal de enfermería en dicha tarea

d. Lo hace solo si la paciente es mujer

66. Realizando su turno de noche como celadora del servicio de urgencias, un paciente que está en uno de los boxes de exploración le pide algo para calmar su fuerte dolor. Qué hará:

a. Decirle que usted es la celadora del Servicio y que por lo tanto no puede darle ninguna medicación

b. Indicarle que no puede beber nada hasta que lo vea el facultativo

c. Informar al personal sanitario de que el paciente se está quejando de mucho dolor

d. Son correctas A y C

67. La anestesista del quirófano en el que usted trabaja le pide que compruebe la carga de la bombona de oxígeno antes de trasladar al paciente a reanimación. Qué haría:

a. Llamar al mecánico para que compruebe la bala de oxígeno

b. Girar la rueda de apertura para comprobar si el oxígeno sale con la fuerza adecuada

c. Comprobar que el manómetro indique la presión adecuada

d. Comprobará el peso de la bombona de oxígeno

68. El enfermero le pide el instrumento que sirve para medir la presión arterial, es decir:

a. Un tensiómetro

b. Un baumanómetro

c. Un esfigmomanómetro

d. Los tres

69. Destinado en el servicio de anatomía patológica como celador, escucha a dos facultativos hablar de 'ortotanasia'. Qué es:

a. Conjunto de técnicas aplicadas al cadáver para retrasar o impedir los fenómenos putrefactivos

b. Muerte natural de un enfermo desahuciado sin someterlo a una prolongación médicamente inútil de su agonía

c. Conjunto de técnicas de cosmética y modelado que permiten mejorar la apariencia del cadáver

d. Ninguna de las tres

70. Como celador de quirófano, la cirujana le solicita algunas tareas, ¿cuál le corresponde?

a. Elegir los accesorios a utilizar de la mesa quirúrgica para la colocación del paciente

b. Revisar el funcionamiento del aparato de anestesia

c. Transportar al quirófano el aparato de ecografía

d. Ninguna de las tres

71. En cuanto a los medios de transporte para el traslado de cadáveres y restos cadavéricos:

a. No podrán trasladarse en avión

b. En los casos de extracción de órganos o tejidos, por tener la condición de donante la persona fallecida, el traslado se podrá efectuar en vehículos de transporte sanitario

c. No podrán trasladarse en furgones de ferrocarril

d. Ninguna de las tres

72. Trabajando como celadora de puerta del servicio de urgencias, los familiares que traen a un paciente le comentan que tiene dolor en el pecho y antecedentes de infarto:

a. Lo llevará en una silla de ruedas hasta Admisión de Urgencias para dar sus datos y posteriormente a la sala de espera

b. Dado sus antecedentes, y la alta posibilidad de que sea un infarto, lo lleva directamente al Servicio de Cardiología para ganar tiempo

c. Lo trasladará de inmediato a la sala de triaje para ser valorado por el personal sanitario, y a continuación informará a la familia de su estado

d. Lo trasladará de inmediato a la sala de triaje para ser valorado por el personal sanitario, y si la familia le pide información sobre su estado la remitirá al médico que lo atiende

73. Durante el traslado de un paciente en cama, de la planta de hospitalización al servicio de hemodiálisis, tenemos que descender por una rampa:

a. Descenderemos de espaldas

b. Descenderemos empujando la cama de frente

c. Descenderemos la rampa frenando a intervalos

d. Ninguna de las anteriores

74. Al entrar a movilizar a un paciente en quirófano, la última prenda de la vestimenta de protección que se pondrá será:

a. Guantes
b. Mascarilla
c. Calzas
d. Gorro

75. Un usuario le pregunta dónde puede solicitar información sobre su historia clínica. Usted:

a. Le dice que vaya al departamento de Informática del hospital
b. Le indica que puede consultarla a través de É-Saúde
c. Le indica que vaya a la Oficina de Atención al Usuario
d. Son correctas B y C

76. Un paciente que está siendo atendido en un box de Urgencias, sufre una parada cardiorrespiratoria. El facultativo al cargo le pide que lo coloque de forma adecuada para entubar al paciente:

a. Retirará el cabecero de la cama
b. Lo colocará en la posición de Roser
c. Lo colocará en la posición de Fowler
d. Son correctas A y B

77. Trabajando en el servicio de psiquiatría tiene que ayudar a inmovilizar a un paciente agitado en su propia cama. Para ello:

a. Se le atará con las dos manos juntas
b. Se le atarán los cuatro miembros, los superiores entrecruzados por el pecho
c. Se le atará una mano y un pie del mismo lado
d. Se le atarán las cuatro extremidades no entrecruzándolas sobre el pecho

78. Un compañero celador sube desde Urgencias a la planta de Medicina interna a un paciente para ingresarlo. Usted decide que van a usar el 'transfer', por eso:

a. Lleva el rolón o cinta sin fin para pasarlo de la camilla a la cama. Bastará un solo celador para hacerlo
b. Lleva la tabla rígida para pasarlo de la camilla a la cama usando una sábana entremetida. Son necesarias al menos dos personas
c. Coloca la camilla y la cama en posición horizontal y la camilla un palmo más alta que la cama
d. Todas son correctas

79. El supervisor de la planta en la que trabaja como celador le pide ayuda para hacer limpieza. Usted:

a. No limpiará por no ser función del celador
b. Moverá los muebles, bultos, aparatos y similares que sea necesario para una limpieza mejor
c. El supervisor puede pedirle que limpie en cualquier caso
d. Son correctas B y C

80. Qué tendrá en cuenta como celador en la movilización de los pacientes encamados en la planta de Medicina interna que le ha sido asignada hoy:

a. El estado del paciente
b. Si el paciente puede o no colaborar
c. El personal de enfermería de la unidad es el responsable de dicha movilización
d. Las tres son correctas

81. En el turno de mañana le ordenan trasladar a un paciente de la cama a la camilla. En ese caso:

a. Colocar la camilla en posición perpendicular a la cama y frenar ambas
b. Colocar al paciente en posición de decúbito prono
c. Colocar la camilla en paralelo junto a la cama y frenar ambas
d. Deslizar nuestras manos en sentido oblicuo bajo las articulaciones del paciente

82. Para un curso de formación que se está impartiendo en el hospital de su ciudad, nos piden hacer dibujos y edición de imágenes. Qué programa utilizaríamos para realizar estas tareas:

a. Paint
b. Fireworks
c. Photoshop
d. Cualquiera de los tres

83. Cuando va camino del laboratorio con una bandeja de muestras, un usuario le dice que se ha fundido una bombilla de los aseos públicos. Usted:

a. Deja lo que está haciendo, se dirige al almacén y pide la lámpara necesaria
b. Lo comunica al supervisor de Mantenimiento
c. De vuelta del laboratorio llama al Jefe de Personal Subalterno para comunicárselo
d. No hace nada porque hay otros baños y espera que sea otro trabajador el que dé aviso

84. Cuando estamos colocando un paquete en una estantería del almacén, el peso teórico recomendado, con la carga alejada del cuerpo y a la altura de la cabeza será:

a. 11 kg
b. 7 kg
c. 13 kg
d. 9 kg

85. Como celador destinado en anatomía patológica deberá conocer los requisitos de una sala de autopsias. Indique la FALSA:

a. tiene que haber agua corriente fría y caliente
b. tiene que haber sistema de aspiración
c. tiene que haber laboratorio histopatológico propio o concertado
d. tiene que haber extractores de aire directos al exterior

86. Está usted destinado en la unidad de críticos de su hospital. Cuál de los principios que rigen en esta unidad es ERRÓNEO:

a. Los pacientes de la Unidad de Críticos deben ser movilizados siempre de forma suave
b. Se requiere de la coordinación de todo el personal en la movilización
c. Los tubos de drenaje y sondas estarán en todo momento más altos que el paciente
d. Deberá movilizar siempre bajo las indicaciones del personal sanitario

87. En qué caso se podría enterrar más de un cadáver en un mismo féretro:

a. Madres y neonatos fallecidos en el momento del parto
b. Catástrofes
c. En ningún caso
d. Son correctas A y B

88. Trabajando como celadora en el almacén tiene que llevar un pedido en una transpaleta manual y en el recorrido hay que descender una pequeña pendiente:

a. Sólo descenderá por la pendiente si la transpaleta dispone de freno
b. La celadora se situará siempre delante de la carga
c. Sólo descenderá si la pendiente máxima a salvar aconsejable es del 7%
d. Son correctas A y C

89. Le comunican que le corresponde ayudar a trasladar a un paciente politraumatizado desde un box de urgencias a la UCI. Cuándo dará por finalizada esta tarea:

a. Cuando lleguen a la puerta de la UCI, donde ya se encargará el personal de la misma
b. Cuando el facultativo especialista de la UCI lo autorice
c. En el momento en que sea de nuevo reclamado por el Servicio de Urgencias
d. Cuando el paciente haya sido correctamente ubicado, y el personal de la UCI se haya hecho cargo del paciente

90. Tenemos que trasladar a un paciente de la cama a un sillón de descanso, teniendo en cuenta que tiene las piernas escayoladas:

a. Se sostienen los miembros escayolados respetando su posición
b. Utilizaremos una sábana fuerte para movilizar al paciente
c. Colocaremos al paciente sobre una superficie rígida
d. Deslizaremos al paciente sin levantarlo

91. Tiene que copiar un párrafo de un texto utilizando solamente el teclado. Una vez seleccionado el texto, qué tecla o teclas pulsaría:

a. Control+V
b. F11
c. Control+Q
d. Control+C

92. En su puesto de trabajo en una planta de hospitalización, usted, celador, se pondrá guantes:

a. Si hay posibilidad de entrar en contacto con sangre, fluidos corporales, secreciones o con piel no intacta
b. Si es un caso de un aislamiento de contacto
c. Si fuese a ayudar en la higiene de pacientes encamados
d. En los tres casos

93. Para la realización de nuestro trabajo es necesario consultar el correo electrónico. Podemos usar:

a. Un cliente web, si está disponible
b. Un programa de correo electrónico
c. Ambas son correctas
d. Ninguna lo es

94. Van a realizar una sujeción mecánica o inmovilización mecánica parcial. Para ello:

a. El celador colabora con el resto del equipo, que debe ser lo más numeroso posible, nunca menos de ocho personas, incluido siempre el médico
b. Se sujetarán las muñecas y los tobillos a las barandillas de la cama
c. Lo primero que se coloca es el cinturón ancho abdominal y a continuación la mano derecha y el pie izquierdo, o la mano izquierda y el pie derecho
d. Se inmovilizará el tronco y las cuatro extremidades

95. Necesitamos enviar un correo electrónico. Cuáles son los campos más importantes a tener en cuenta:

a. La dirección, el asunto y el cuerpo
b. La dirección y el asunto
c. El cuerpo y el asunto
d. Ninguna es correcta

96. El supervisor de planta le ordena levantar a un paciente, que colabora, desde cama a silla de ruedas:

a. Situar la silla en paralelo a la cama, con el respaldo a una altura cercana a los pies de la cama
b. Situar la silla en paralelo a la cama con el respaldo próximo a la cabecera
c. Situar la silla en perpendicular a la cama y con el respaldo próximo a los pies
d. Es indiferente la posición en la que se coloque la silla

97. Como trabajador del servicio de rayos sabe que son materiales que se usan como contraste en las pruebas radiológicas:

a. Los compuestos yodados
b. El sulfato de bario
c. El gadolinio se usa en los medios de contraste en la resonancia magnética nuclear
d. Todas son correctas

98. Cuando vaya a buscar a un paciente para su traslado al quirófano, lo primero que debe comprobar es:

a. Que la zona a operar esté debidamente rasurada
b. Que la familia esté informada de la intervención
c. Que la historia clínica se corresponda con el nombre del paciente
d. Que esté en ayunas

99. Durante el turno de noche es usted requerido en la unidad de críticos por parte del personal sanitario para reubicar a un paciente con sospecha de tuberculosis:

a. Debe mantenerse al paciente aislado en habitación individual con presión negativa
b. Debe mantenerse al paciente aislado en habitación individual con presión positiva
c. Debe mantenerse al paciente aislado en habitación individual con presión neutra
d. El paciente sólo precisa de mascarilla

100. En muchos laboratorios para la esterilización de material de vidrio se usa la estufa Poupinel. Si se trabaja con la estufa a 160° C, cuántos minutos durará el proceso:

a. 120   b. 150   c. 60   d. 180

101. Cuando se usa plasma de peróxido de hidrógeno como método de esterilización, es un proceso:

a. Tóxico
b. Lento
c. Idóneo para materiales sensibles al calor
d. Son correctas A y C

102. Cuando estuvo destinado como celador de Farmacia se fijó en que los residuos procedentes de la preparación de citostáticos se recogen en contenedores específicos. Los citostáticos son residuos de Clase:

a. III   b. IV   c. V   d. II

103. Para crear un documento que permita llevar el registro de las calificaciones del alumnado asistente a una formación:

a. Word
b. Excel
c. PowerPoint
d. Access

104. Trabajando en el quirófano, el celador de Farmacia le ha entregado una medicación etiquetada como 'termolábil', ante lo cual:

a. Como es un medicamento sensible a la luz, lo llevará resguardado de la misma
b. Entregárselo a la Supervisora para que lo guarde en la nevera y así mantener la cadena de frío
c. Ponerse unos guantes de nitrilo para su transporte
d. Todos los medicamentos de la Farmacia del hospital llevan esa etiqueta, no es necesaria ninguna medida adicional

105. El celador de farmacia, moviendo unas cajas de sueros en el almacén, choca con un extintor y se desengancha de la pared. Cuál es la altura máxima a la que puede estar colocado un extintor, desde el suelo hasta su parte superior (metros):

a. 1,70   b. 1,40   c. 1,20   d. 1,10

106. En cuanto a los cuidados que debe tomar el personal en una unidad de críticos para evitar la infección nosocomial:

a. Deben lavarse las manos tras el contacto con cada paciente
b. Es suficiente cambiarse de guantes tras el contacto con cada paciente
c. Deben cambiarse los guantes solamente si es un paciente infeccioso y en ese caso, se deberían lavar las manos
d. Deben usar guantes estériles

107. Trabajando en reprografía sabemos que para reducir el tamaño de copia hay que usar la memoria 'zoom' de la fotocopiadora. A qué reducción sería necesario llegar, aproximadamente, para pasar de un formato Din A3 a un formato Din A4:

a. 141%
b. 50%
c. 70%
d. 81%

108. El cursor es una marca que nos indica el lugar de la pantalla donde aparecerá el próximo carácter que pulsemos. Qué tecla o combinación de teclas podremos usar para posicionar el cursor en lugares determinados del documento:

a. Inicio
b. Control + Inicio
c. Control + Fin
d. Las tres son correctas

109. Qué nivel de asepsia requieren los termómetros rectales:

a. Esterilización por tratarse de material crítico
b. Desinfección por tratarse de material semi-crítico
c. Limpieza a fondo por tratarse de material no crítico
d. Ninguna de las anteriores

110. Por qué es necesaria la movilización o cambios posturales de los pacientes encamados:

a. Para que descansen más tiempo los pacientes
b. Para evitar la formación de escaras
c. Para facilitar el sondaje
d. Ninguna de las anteriores es correcta

Servicio **Madrileño** de Salud

CONVOCATORIA:

BOLETÍN OFICIAL DE LA COMUNIDAD DE MADRID DE 29 DE JUNIO DE 2018

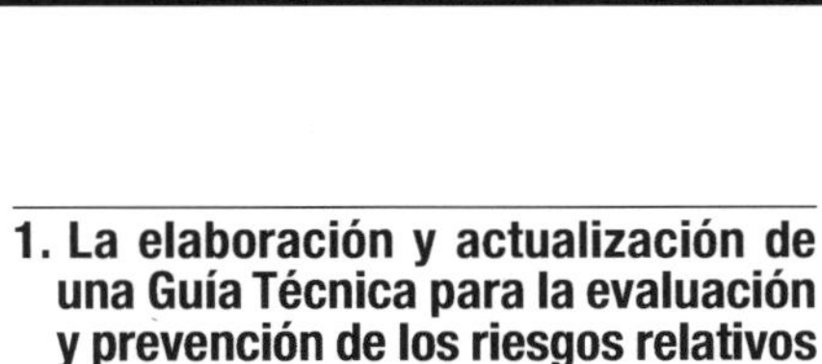

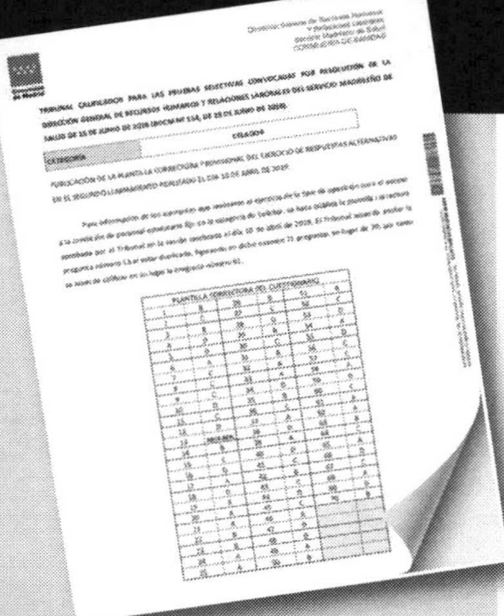

EXAMEN:

10 DE ABRIL DE 2019 (EXTRAORDINARIO*)

CLAVE DE RESPUESTAS

1 B	25 A	49 A
2 C	26 B	50 B
3 B	27 C	51 B
4 D	28 D	52 C
5 D	29 B	53 D
6 A	30 C	54 A
7 C	31 B	55 D
8 C	32 A	56 C
9 C	33 A	57 C
10 D	34 D	58 A
11 C	35 B	59 D
12 D	36 C	60 C
13 -	37 A	61 A
14 B	38 D	62 A
15 C	39 A	63 B
16 D	40 D	64 C
17 A	41 C	65 A
18 D	42 B	66 D
19 B	43 C	67 C
20 A	44 D	68 A
21 A	45 C	69 D
22 B	46 A	70 B
23 B	47 D	
24 A	48 D	

*CONVOCATORIA EXTRAORDINARIA SIN IMPUGNACIONES ACEPTADAS

1. La elaboración y actualización de una Guía Técnica para la evaluación y prevención de los riesgos relativos a la manipulación manual de cargas es competencia de:

a. El Servicio de Prevención de Riesgos Laborales

b. El Instituto Nacional de Seguridad e Higiene en el Trabajo

c. El encargado de Equipo del personal de Oficio

d. El Jefe de Personal Subalterno

2. El jefe de personal subalterno ejercerá el debido y discreto control de paquetes y bultos que porten:

a. Los celadores

b. Los enfermeros

c. Las personas ajenas a la Institución

d. El personal de oficio

3. El traslado y movilización de pacientes y usuarios es una competencia de:

a. Los enfermeros

b. Los celadores

c. Los auxiliares de enfermería

d. Los técnicos medios en cuidados auxiliares de enfermería

4. Quién supervisa las medidas y medios que se utilizan para la inmovilización y/o sujeción del paciente:

a. El propio celador

b. El Servicio de Seguridad

c. Los familiares del paciente

d. El personal sanitario responsable

5. La limpieza del instrumental y de la mesa de autopsias corresponde a:

a. La mesa al celador y el instrumental al personal de limpieza

b. El instrumental al celador y la mesa al personal de limpieza

c. El personal de limpieza

d. El celador

6. Son competencias de los celadores de almacén previstas en el Real Decreto 1790/2011, de 16 de diciembre:

a. Ordenar y trasladar los documentos, materiales y equipos de un centro sanitario y proporcionar la información demandada

b. Solo ordenar, pero no trasladar, los documentos, materiales y equipos de un centro sanitario, sin que sea necesario proporcionar la información adecuada

c. Solo trasladar, pero no ordenar, los documentos, materiales y equipos de un centro sanitario y proporcionar la información demandada,

d. Trasladar y colaborar en la movilización de los pacientes

7. Información utilizada o generada en el traslado de materiales y equipos de un centro sanitario:

a. Protocolo de conservación de cadáveres

b. Impresos y solicitudes de pruebas diagnósticas

c. Normativa de prevención de riesgos laborales

d. Historias clínicas

8. Los aparatos sanitarios, maquinaria y ayudas técnicas se trasladarán teniendo en cuenta:

a. Su ubicación

b. El centro sanitario

c. Sus características

d. Que sean eléctricos o mecánicos

9. Los poderes de la Comunidad de Madrid se ejercen a través de las siguientes instituciones de autogobierno:

a. El Presidente y los Consejeros

b. La Asamblea, las Cortes Generales y el Senado

c. La Asamblea, el Gobierno y el Presidente de la Comunidad

d. La Asamblea y la Diputación Permanente

10. El ingreso en centros hospitalarios, según lo establecido en la Ley General de Sanidad se efectuará a través de:

a. La Dirección Gerencia

b. El Servicio de Atención al Paciente

c. La Dirección Médica

d. La Unidad de Admisión del Hospital

11. La Agencia Sanitaria tendrá uno de las siguientes funciones:

a. Contribuir a apoyar la gestión de la Autoridad Sanitaria de las alertas alimentarias que se presenten

b. Coordinar y asesorar en materia de seguridad e higiene de los alimentos

c. La tutela del derecho de asistencia sanitaria

d. Desarrollar programas de prevención dirigidos a las mujeres trabajadoras víctimas de violencia de género

12. La Comisión contra la Violencia de Género se constituirá en el seno de:

a. Los Ayuntamientos

b. Los sindicatos con mayor representatividad en el ámbito sanitario

c. La Mesa Sectorial de Sanidad,

d. El Consejo Interterritorial del Sistema Nacional de Salud

13. [ANULADA DE OFICIO por duplicidad en la numeración] Marco territorial de la Atención Primaria de salud donde desarrollan las actividades sanitarias los centros de salud:

a. El área sanitaria

b. La zona básica de salud

c. La zona especializada de salud

d. El hospital de referencia del área de salud

13. [ANULADA de oficio por duplicidad en la numeración] El Plan Nacional de Sensibilización y Prevención de la Violencia de Género es responsabilidad de:

a. El Gobierno del Estado

b. Las Comunidades Autónomas

c. Los Ayuntamientos

d. El Ministerio de Sanidad

14. Es función de la Comisión de Dirección, según la Ley 11/2017:

a. Elegir los vocales de la Junta de Gobierno

b. Realizar el control del gasto ajustado a la actividad asistencial establecida en el contrato programa

c. Asesorar a los órganos de dirección en aquellas materias de incidencia directa en las actividades asistenciales del centro

d. Coordinar los diferentes niveles asistenciales y de los diversos dispositivos socio-sanitarios

15. Según la Ley 55/2003, el nombramiento de carácter eventual se expedirá:

a. Para el desempeño de una plaza vacante de los centros

b. Cuando sea necesario atender las funciones de personal fijo o temporal durante los períodos de vacaciones, permisos y demás ausencias de carácter temporal que comporten la reserva de la plaza

c. Cuando sea necesario para garantizar el funcionamiento permanente y continuado de los centros sanitarios

d. Cuando sea necesario sustituir al personal fijo en casos de ausencia

16. El traslado de los enfermos dentro de la institución es competencia de:

a. Los técnicos medios en cuidados auxiliares de enfermería

b. El jefe de personal subalterno

c. Las auxiliares de enfermería

d. Los celadores

17. Cuando el familiar de un enfermo demande información sobre el tratamiento que se le está realizando, el celador:

a. Orientará la consulta hacia el médico encargado de la asistencia al enfermo

b. Orientará la consulta hacia la enfermera encargada de la asistencia al enfermo

c. Orientará la consulta hacia su inmediato superior

d. Le dará, amablemente, la información sobre el tratamiento y pronóstico que él conozca

18. Información utilizada en la movilización de los pacientes:

a. Técnicas de eliminación de residuos

b. Material de farmacia y almacén

c. Técnicas de primeros auxilios básicos

d. Historias clínicas

19. Antes de la autopsia, el personal encargado de dar las instrucciones necesarias para que el celador tenga preparado el instrumental es:

a. El personal de enfermería

b. El facultativo

c. El personal técnico

d. El jefe de personal subalterno

20. Las anomalías o deficiencias observadas en la dotación del servicio encomendado respecto al traslado de material y equipos sanitarios y NO sanitarios:

a. Se ponen en conocimiento del responsable de la unidad para su reparación, mediante los protocolos establecidos

b. No se comunican

c. Se comunican pero no hay protocolos al efecto

d. Se comunican mensualmente

21. En las unidades de competencia previstas en el RD 1790/2011, se establece que:

a. Los datos de los impresos y documentos se comprueban, verificando la concordancia y cumplimentación de los mismos para trasladarlos a su destino

b. Los datos de los impresos y documentos no se comprueban, verificando la concordancia y cumplimentación de los mismos para trasladarlos a su destino

c. Los datos de los impresos y documentos se comprueban, verificando la discordancia y cumplimentación de los mismos para trasladarlos a su destino

d. Los datos de los impresos y documentos se comprueban, verificando la concordancia y cumplimentación de los mismos para remitirlos a su origen

22. La responsabilidad penal del Presidente del Gobierno de la Comunidad de Madrid será exigible ante:

a. El Tribunal Constitucional

b. La Sala de lo Penal del Tribunal Supremo

c. El Tribunal Superior de Justicia de Madrid

d. El Gobierno de la nación

23. Ley cuyo objeto es la regulación de todas las acciones que permitan hacer efectivo el derecho a la protección de la salud reconocido en la Constitución:

a. La Ley 55/2003, del Estatuto Marco

b. La Ley 14/1986, General de Sanidad

c. La Ley 12/2001, de Ordenación Sanitaria de la Comunidad de Madrid

d. La Ley 41/2002, básica reguladora de la autonomía del paciente

24. El Plan Nacional de Sensibilización y Prevención de la Violencia de Género es responsabilidad de:

a. El Gobierno del Estado

b. Las Comunidades Autónomas

c. Los Ayuntamientos,

d. El Ministerio de Sanidad

25. Es función del titular de la Gerencia de Atención Primaria:

a. La definición, desarrollo e implantación de los programas asistenciales en los centros de salud

b. La evaluación del desempeño del personal

c. La gestión del contrato programa del centro

d. La tramitación de las quejas y reclamaciones de los usuarios

26. La aprobación de las disposiciones necesarias para que los centros sanitarios puedan adoptar las medidas técnicas y organizativas adecuadas para archivar y proteger las historias clínicas y evitar su destrucción o su pérdida accidental, es competencia de:

a. La dirección del centro hospitalario

b. Las Comunidades Autónomas

c. Los ayuntamientos

d. El Ministerio de Sanidad, Consumo y Bienestar Social

27. El coste de las medidas relativas a la seguridad y la salud en el trabajo:

a. Deberá recaer sobre los trabajadores

b. Solo en determinadas ocasiones recaerá sobre los trabajadores,

c. No deberá recaer en modo alguno sobre los trabajadores

d. Solo recaerá sobre los trabajadores que hayan sufrido un accidente de trabajo

28. Es uno de los criterios de realización del traslado de pacientes para la realización de pruebas técnicas:

a. Preparar la mesa quirúrgica y sus accesorios conforme a los protocolos y normas de asepsia del centro sanitario

b. Los protocolos de aislamiento y asepsia de la UCI, UVI y de la unidad de grandes quemados se aplican para prevenir la aparición y transmisión de infecciones

c. Los datos de identificación de los 'exitus' se comprueban para evitar errores

d. El circuito del traslado del paciente se determina con anterioridad para realizarlo en el menor tiempo posible

29. El reglamento de policía sanitaria mortuoria es una información que debe ser utilizada por:

a. Los técnicos medios en cuidados auxiliares de enfermería

b. Los-celadores

c. Las limpiadoras

d. El personal de la institución sanitaria al servicio de las empresas funerarias

30. Es un criterio de realización del traslado del material y los equipos sanitarios y NO sanitarios:

a. El medio utilizado para el transporte no requiere identificación

b. La lencería se traslada en cajas destinadas a tal fin para depositarlas en el lugar correspondiente

c. El medio utilizado para el transporte se identifica, en función del material sanitario y no sanitario a trasladar, para asegurar su desplazamiento con seguridad, atendiendo a la normativa de riesgos laborales

d. La atención al público se proporciona demostrando habilidades de comunicación

31. La clasificación de los impresos, la documentación y la correspondencia se efectúa:

a. A criterio de quien realiza el reparto

b. De acuerdo a las normas internas establecidas,

c. Por orden alfabético

d. Dependiendo del turno de trabajo

32. El derecho a la protección de la salud en la Constitución se establece en su artículo:

a. 43

b. 89

c. 25

d. Ninguno de los tres

33. Las Comunidades Autónomas crearán sus Servicios de Salud:

a. Dentro del marco de la Ley 14/1986, General de Sanidad y de sus respectivos Estatutos de Autonomía

b. Al amparo de lo establecido en la Constitución

c. Según lo establecido en las diferentes órdenes del Ministerio de Sanidad

d. Mediante ley orgánica de las Cortes Generales

34. El Consejo de Seguridad e Higiene Alimentaria es un órgano de la Comunidad de Madrid de coordinación y asesoramiento en materia de seguridad e higiene de los alimentos creado por:

a. la Consejería de Asuntos Sociales

b. la Consejería de Agricultura

c. el Consejo de Ministros

d. Decreto 87/2000, del Consejo de Gobierno de la Comunidad de Madrid

35. La Ley 3/2007, para la igualdad efectiva de mujeres y hombres, es de aplicación a:

a. Toda persona, física o jurídica, de nacionalidad española

b. Toda persona, física o jurídica, que se encuentre o actúe en territorio español, cualquiera que fuese su nacionalidad, domicilio o residencia

c. Toda persona, física o jurídica, que se encuentre o actúe en la Comunidad de Madrid, cualquiera que fuese su nacionalidad, domicilio o residencia

d. Toda persona física que se encuentre o actúe en territorio español y que resida en el mismo

36. Según la Ley 11/2017, el presidente de la Junta de Gobierno será nombrado por:

a. El Director Gerente del Hospital

b. El equipo directivo del Hospital

c. El Presidente del consejo de administración del Servicio Madrileño de Salud

d. El consejero de Sanidad

37. Según la Ley 55/2003 uno de los derechos colectivos del personal estatutario es:

a. El derecho de reunión

b. El derecho al encuadramiento en el Régimen General de la Seguridad Social

c. El derecho a la acción social

d. El derecho a recibir asistencia y protección de las Administraciones Públicas y servicios de salud en el ejercicio de su profesión o en el desempeño de sus funciones

38. Ordenar los documentos recibidos en los servicios generales del centro sanitario, clasificándolos por servicios para identificarlos con agilidad y poder trasladarlos al lugar de destino es una realización profesional propia de:

a. Los auxiliares administrativos

b. Los auxiliares administrativos de servicios generales

c. Los auxiliares administrativos de información y admisión

d. Los celadores

39. La colaboración en la movilización de los pacientes y la preparación de la mesa quirúrgica y sus accesorios es competencia del celador, bajo la supervisión de:

a. El personal de enfermería

b. El personal de gestión y servicios generales

c. El personal facultativo

d. El cirujano y el anestesista

40. En el grupo de personal subalterno, pertenecen a la Escala General:

a. Los jardineros

b. Los conductores

c. Los peluqueros

d. Los celadores

41. Las unidades de reprografía cuentan con máquinas para fotocopiar y encuadernar. Estas unidades trabajan con el fin de:

a. Ahorrar el máximo papel

b. Rentabilizar las máquinas

c. Tener cubiertas las necesidades del centro sanitario

d. Que el celador realice el mantenimiento de las mismas

42. La documentación y correspondencia se distribuye:

a. Mediante carros destinados a tal fin

b. Teniendo en cuenta el circuito de tramitación establecido para que llegue a su destinatario

c. Teniendo en cuenta los protocolos establecidos en la movilización de los pacientes

d. Teniendo en cuenta la identificación del paciente

43. Es un criterio de realización del traslado del material y de los equipos sanitarios y no sanitarios:

a. Los pedidos se distribuyen según la solicitud y demanda realizadas por los supervisores de los servicios, sin necesidad de utilizar vales de pedido

b. Los impresos, la documentación y la correspondencia se clasifican de acuerdo a las normas internas establecidas

c. Los pedidos se distribuyen según la solicitud y demanda realizadas por los supervisores de los servicios, por medio de vales de pedido para entregarlos en su destino

d. Los pedidos se distribuyen de forma rotatoria por servicios, por medio de vales de pedido para entregarlos en su destino

44. Los preparados y sueros se trasladan en:

a. No existe ningún criterio de realización para este tipo de traslados

b. En cajas habilitadas al efecto

c. No es necesario tomar ninguna precaución al respecto

d. Los carros destinados a tal fin

45. Antes de trasladar un feto el celador debe:

a. Asearlo
b. Identificar a sus progenitoras
c. Comprobar los datos de identificación del feto para evitar errores
d. Comprobar que existe autorización de la policía judicial

46. Una vez trasladado el cadáver al mortuorio, el celador:

a. lo introduce en la cámara frigorífica para su conservación
b. lo deja en la camilla acompañado por el facultativo
c. lo deja solo hasta que llega el personal de limpieza para asearlo
d. lo deja en la camilla acompañado por sus familiares directos

47. El traslado de los 'exitus' para ser estudiados y/o recogidos por los servicios funerarios es una competencia propia de:

a. El personal propio de los servicios funerarios
b. El personal de la institución sanitaria al servicio de las empresas funerarias
c. Los técnicos medios en cuidados auxiliares de enfermería
d. Los celadores

48. El traslado y colaboración en la movilización e inmovilización de los pacientes en unidades especiales ¿es competencia de los celadores?

a. Son autónomos en la toma de decisiones respecto a esta unidad de competencia
b. Actuarán siempre bajo la supervisión del Director de Gestión de la institución sanitaria
c. No es competencia de los celadores
d. Bajo la supervisión del personal responsable

49. Es función de los celadores:

a. Trasladar cadáveres al mortuorio
b. Amortajar a los enfermos fallecidos sin la ayuda del personal de enfermería
c. Informar a los familiares de los fallecidos sobre los trámites precisos para llevar acabo los enterramientos
d. Informar a los familiares de las causas del fallecimiento

50. Cuidar de los animales utilizados en los quirófanos experimentales y laboratorios es competencia de:

a. Las auxiliares de enfermería
b. Los celadores
c. Los monitores
d. Los técnicos superiores especialistas en laboratorio de diagnóstico clínico

51. Según la Ley 55/2003, el apercibimiento, que será siempre por escrito, solo se impondrá por:

a. Faltas graves
b. Faltas leves
c. Faltas muy graves
d. No se impondrá en ningún caso

52. La historia clínica deberá contener en todo caso:

a. La autorización de ingreso
b. El informe de urgencia
c. Las órdenes médicas
d. El informe de anestesia

53. Según la Ley 41/2002, tiene derecho a la confidencialidad de los datos referentes a su salud:

a. El paciente, si bien puede acceder a los datos referentes a su salud, cualquier familiar hasta el primer grado sin previa autorización amparada por la Ley
b. El paciente, si bien puede acceder a los datos referentes a su salud, cualquier familiar hasta el segundo grado sin previa autorización amparada por la Ley
c. El derecho a la confidencialidad de los datos referentes a la salud del paciente no se contempla en la legislación vigente
d. Toda persona, tiene derecho a que se respete el carácter confidencial de los datos referentes a su salud, y a que nadie pueda acceder a ellos sin previa autorización amparada por la Ley

54. Según la Ley 11/2017, la selección de las personas para ocupar puestos directivos en los hospitales del SERMAS se realizará:

a. Mediante convocatoria pública del proceso selectivo en la que se deberán acreditar los requisitos necesarios de titulación universitaria, capacidad y mérito profesional para el desempeño del puesto
b. No es obligatorio publicar convocatoria al efecto
c. Mediante convocatoria, pero no es necesario que sea pública
d. Mediante designación directa del Director General del Instituto Madrileño de Salud

55. Es una estructura básica sanitaria de Atención Primaria son:

a. El hospital de referencia
b. El hospital general del Área
c. El centro de salud mental
d. La zona básica de salud y el centro de salud

56. Las funcionarias públicas víctimas de violencia de género tendrán derecho:

a. A la obtención de una plaza fija sin necesidad de superar un proceso selectivo
b. A la movilidad geográfica entre diferentes Servicios de Salud
c. A la excedencia en los términos que se determinen en su legislación específica
d. A la movilidad interna en un mismo centro de trabajo

57. Cumplir las prescripciones generales en materia de salud comunes a toda la población constituye:

a. Un derecho del paciente
b. Un principio general de la Administración Sanitaria
c. Un deber del ciudadano
d. Un deber y un derecho

58. Según la Ley 12/2001, los ciudadanos, respecto a la utilización del Sistema Sanitario de la Comunidad de Madrid tiene uno de los siguientes deberes individuales:

a. Responsabilizarse del uso adecuado de los recursos ofrecidos por los recursos ofrecidos por el Sistema Sanitario,
b. El derecho a la información sobre la propia salud
c. Mantener su privacidad
d. Que se le garantice la confidencialidad de sus datos sanitarios

59. Según la Ley General de Sanidad, las Áreas de Salud se dividirán en:

a. Centros de Salud
b. Direcciones Territoriales de Atención Hospitalaria
c. Centros de Salud Mental
d. Zonas básicas de salud

60. La Asamblea de la Comunidad de Madrid es elegida por un período de cuántos años:

a. 3   b. 5   c. 4   d. 2

61. El traslado de las comunicaciones verbales y la documentación, se realizará con la mayor brevedad posible:

a. Siempre
b. Dependiendo del destinatario
c. Las comunicaciones verbales se trasladarán a la mayor brevedad posible, la documentación puede esperar
d. Nunca

62. La Ley Orgánica 3/2007, modifica la Ley General de Sanidad, en uno de los siguientes aspectos:

a. La protección, promoción y mejora de la salud laboral, con especial atención al acoso sexual y al acoso por razón de sexo
b. La inclusión de la perspectiva de género en las actuaciones formativas solo del personal de gestión y servicios
c. Análisis específicos de la salud de las mujeres
d. Convenios colectivos de ámbito empresarial y la negociación de dichos convenios

63. El órgano colegiado de asesoramiento de la Comisión de Dirección del Hospital es:

a. Los jefes de servicio del área médica
b. La Junta Técnica- Asistencial
c. La Dirección Médica
d. La Dirección de Gestión y Serv. Generales

64. Según la Ley 11/2017, en las Direcciones Territoriales de Atención Primaria la Junta Técnica Asistencial estará presidida por:

a. Los directores de los centros de salud
b. La Comisión de Dirección
c. El Director Territorial
d. El Director de Gestión y Serv. Generales

65. En los procesos de hospitalización, la historia clínica contendrá:

a. la autorización de ingreso
b. La anamnesis y la exploración clínica
c. La evolución
d. La evolución y planificación de cuidados de enfermería

66. El personal estatutario de gestión y servicios en función del título exigido para el ingreso se clasifica en:

a. Personal licenciado, personal diplomado y personal técnico
b. Personal con licenciatura y personal sin licenciatura
c. Personal titulado y personal no titulado
d. Personal de formación universitaria, personal de formación profesional y otro personal

67. Quién dará las instrucciones a los celadores para bañar a los enfermos masculinos cuando NO puedan hacerlo por sí mismos:

a. El médico responsable del enfermo
b. El jefe de personal subalterno
c. Los supervisores de plantas o servicios o personas que las sustituyan
d. El Director de Gestión y Serv. Generales

68. El traslado del paciente para la realización de pruebas técnicas se debe realizar:

a. En el medio de transporte acorde a sus necesidades para evitar riesgos físicos durante el traslado previo aviso, respetando la integridad de los mismos
b. En el primer medio de transporte disponible, cuidando que no sufra lesiones
c. A la mayor velocidad posible, respetando su integridad pero sin necesidad de aviso previo
d. Siempre en ambulancia

69. Finalizada la autopsia del cadáver, las muestras:

a. Solo se pesan y etiquetan
b. A veces, solo se pesan y etiquetan
c. Nunca se pesan, embalan y etiquetan
d. Se pesan, embalan y etiquetan

70. Los aparatos sanitarios, maquinaria y ayudas técnicas deben ser trasladadas por:

a. Mozos de Almacén
b. Celadores
c. Personal del Servicio de mantenimiento
d. Personal Sanitario

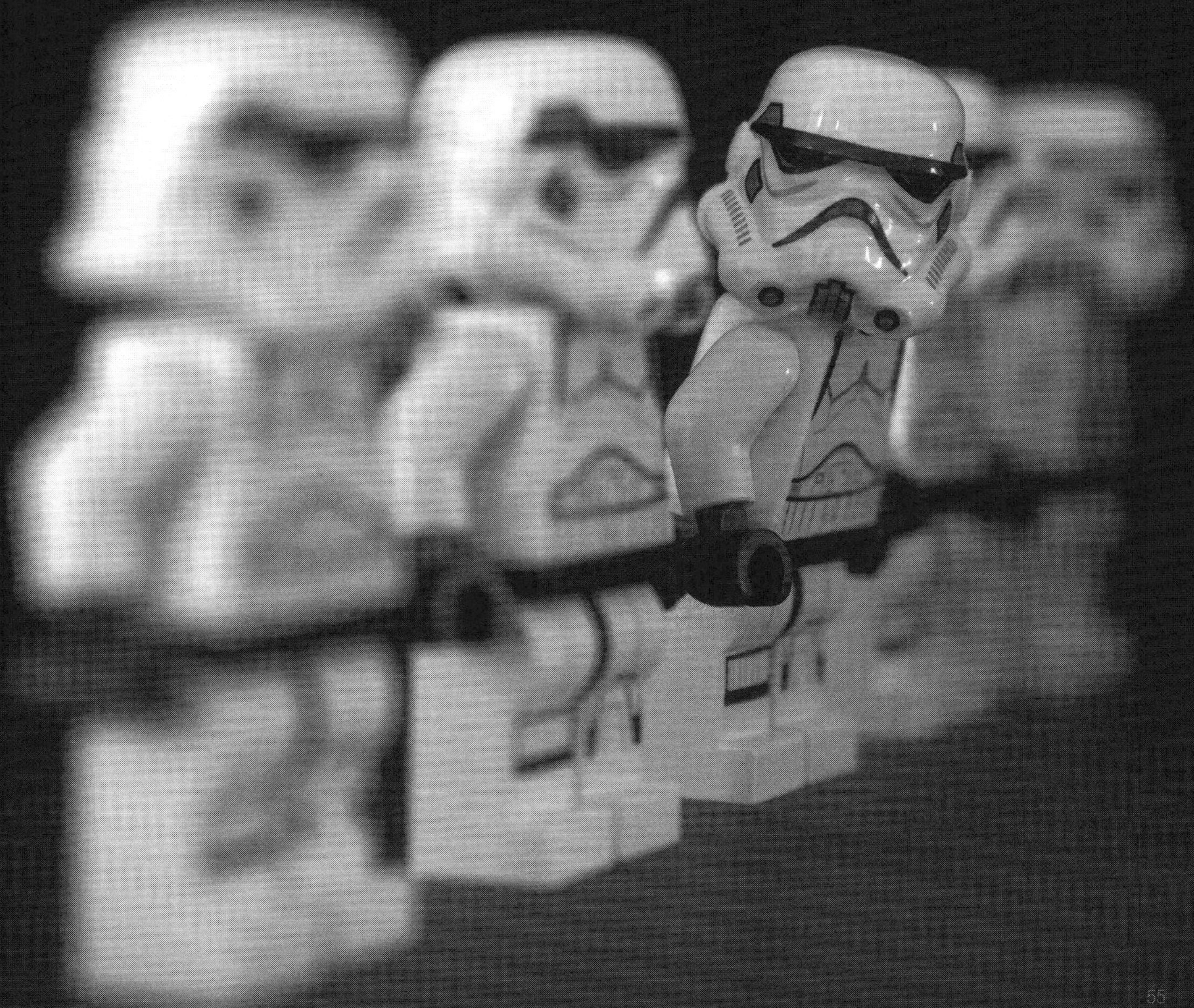

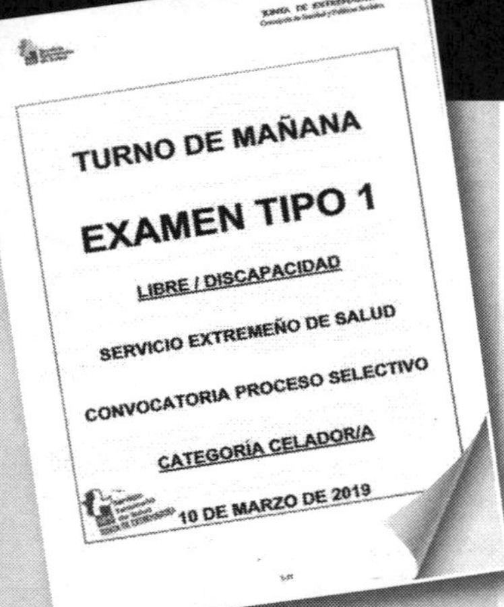

Examen:

10 de marzo de 2019 (Turno de Mañana)

Clave de Respuestas

1 B	27 B	53 A
2 B	28 B	54 B
3 D	29 B	55 C
4 A	30 D	56 A
5 C	31 B	57 C
6 C	32 D	58 B
7 B	33 B	59 A
8 C	34 C	60 A
9 A	35 B	61 B
10 C	36 B	62 B
11 B	37 A*	63 B
12 B	38 D	64 D
13 A	39 A	65 D
14 C	40 D	66 C
15 D	41 D	67 A
16 C	42 A	68 B
17 C	43 D	69 C
18 A	44 D	70 B*
19 D	45 D	71 B
20 A	46 D	72 D
21 D	47 B	73 D
22 B	48 D	74 D
23 A	49 D	75 C
24 B	50 D	76 A
25 B	51 B	
26 D	52 D	

*Dos preguntas anuladas

1. En el ejercicio de sus funciones los celadores ayudarán a:

a. a los familiares o personas encargadas de amortajar a los enfermos fallecidos, corriendo a su cargo el traslado de los cadáveres al mortuorio

b. al personal de Enfermería o personas encargadas de amortajar a los enfermos fallecidos, corriendo a su cargo el traslado de los cadáveres al mortuorio

c. al personal de Enfermería en el traslado de los cadáveres al mortuorio y posteriormente al velatorio

d. al personal de Enfermería o personas encargadas de amortajar a los enfermos fallecidos, corriendo a su cargo el traslado de los cadáveres al mortuorio y la asistencia a los familiares en el velatorio

2. Entre las labores de vigilancia, corresponde a los celadores:

a. Vigilar personalmente la limpieza de la institución

b. La vigilancia nocturna del interior y exterior del edificio

c. La vigilancia en la distribución de las comidas entre los pacientes

d. La vigilancia y limpieza de tejados y bajantes de aguas pluviales

3. En la transmisión de información a enfermos y familiares, el celador tendrá siempre en consideración:

a. El estado anímico de preocupación en la que suelen encontrarse los vigilantes

b. Ofrecer toda la información que precisen los familiares, sin perjuicio de derivarlos amablemente hacia el personal facultativo

c. La obligación de guardar silencio profesional respecto de la información de las horas de visita y consulta médica

d. El estado anímico de preocupación en que suelen encontrarse pacientes y familiares

4. Qué tipo de cama, manteniendo sujeto al paciente, lo hace girar constantemente distribuyendo sus puntos de presión:

a. Cama Roto-rest

b. Cama UCI 'Gatch'

c. Cama basculante y giratoria Egerton Stoke Mandeville

d. Cama de somier rígido

5. Artículo 3 de la Ley de igualdad entre mujeres y hombres en Extremadura, 'Principio general de actuación por el que los poderes públicos de Extremadura adoptarán medidas específicas a favor de las mujeres para corregir situaciones patentes de desigualdad de hecho respecto de los hombres':

a. Principio de reconocimiento de la maternidad como un valor social

b. Ruptura de la brecha de género en la Sociedad de la Información, el Conocimiento y la Imaginación

c. Principio de acción positiva

d. Respeto a la diversidad y a la diferencia

6. 'Unidad del paciente' es:

a. El conjunto formado por el área que ocupa el paciente dentro de la habitación y las zonas comunes de los visitantes

b. Cualquier zona dentro del hospital por donde pueda deambular el paciente

c. El conjunto formado por el área que ocupa el paciente dentro de la habitación, los muebles y el equipo que suministra el hospital a cada uno de los pacientes, durante el tiempo que están hospitalizados

d. El conjunto formado por el área que ocupa el paciente dentro de la habitación, los muebles y el equipo que suministra el hospital y todas las salas necesarias para la pronta recuperación del paciente

7. Una cama articulada con 2 articulaciones, cuántos segmentos tiene:

a. 2   b. 3   c. 4   d. 5

8. Es función de vigilancia del jefe de personal subalterno:

a. Ejercer la vigilancia y protección de bienes, establecimientos, lugares, eventos, tanto privados como públicos, así como la protección de las personas que puedan encontrarse en los mismos

b. Proteger el almacenamiento, recuento, clasificación, transporte y dispensa de dinero, obras de arte y antigüedades, valores y otros objetos valiosos

c. Ejercer el debido y discreto control de paquetes y bultos de que sean portadores las personas ajenas a la institución que tengan acceso a la misma

d. Efectuar controles de identidad, objetos personales, paquetería y mercancías

9. Según el artículo 28 del Estatuto Marco, el interesado podrá recuperar la condición de personal estatutario fijo en el caso de pérdida de dicha condición como consecuencia de:

a. Pérdida de la nacionalidad

b. Sanción disciplinaria firme de separación del servicio

c. Jubilación voluntaria

d. Pena de inhabilitación absoluta, cuando adquiera firmeza

10. En un lavado completo del paciente en la cama, el orden correcto sería:

a. Cara, cuello y orejas, brazos y manos, tórax, espalda y nalgas, extremidades inferiores, y genitales

b. Brazos y manos, cara, cuello y orejas, genitales externos, espalda y nalgas, pies y, por último, extremidades inferiores

c. Cara, cuello y orejas, brazos y manos, tórax, extremidades inferiores, espalda y nalgas y genitales

d. Brazos y manos, cara, cuello y orejas, espalda y nalgas, pies y, por último, genitales externos

11. Con carácter general, en el aseo e higiene del paciente, la temperatura del agua debe oscilar aproximadamente entre los:

a. 24 y 27º C

b. 37 y 40º C

c. 32 y 35º C

d. 20 y 24º C

12. En un paciente inconsciente, posición para evitar la broncoaspiración:

a. Fowler

b. Sims

c. Morestin

d. genupectoral

13. Las funciones de los celadores de las instituciones sanitarias vienen establecidas en el artículo:

a. 14.2 del Estatuto de Personal no Sanitaria al Servicio de las Instituciones Sanitarias de la Seguridad Social

b. 14.2 del Estatuto de Personal Sanitario no Facultativo al Servicio de las Instituciones Sanitarias de la Seguridad Social

c. 41.2 del Estatuto de personal no sanitario al Servicio de las Instituciones Sanitarias de la Seguridad Social aprobado por Orden de 5 de julio de 1971

d. 41.2 del Estatuto Jurídico del Personal Médico de la Seguridad Social

14. Cómo se puede llamar también a la unidad de cuidados intensivos:

a. Unidad de Medicina Especial

b. Unidad de Vigilancia Operativa

c. Unidad de Vigilancia Intensiva

d. Unidad de Medicina Interna

15. En el traslado del paciente desde la cama a la silla de ruedas:

a. Cuando el enfermo colabora es suficiente con la ayuda de un celador, colocándose la silla de ruedas frenada en perpendicular a la cama

b. Si el paciente no colabora por estar imposibilitado, serán necesarios dos celadores, que se situarán uno a cada lado de la cama

c. Cuando el enfermo colabora es suficiente con la ayuda de dos celadores, colocándose la silla de ruedas frenada en paralelo a la cama

d. Si el paciente no colabora por estar imposibilitado, serán necesarios dos celadores, que se situarán en el mismo lado de la cama, uno a cada lado del paciente, colocándose la silla de ruedas frenada en paralelo a la cama

16. Qué parte o partes de la bata de quirófano se considera estéril:

a. Toda la bata es estéril

b. La parte delantera y todas las mangas

c. La parte delantera desde los hombros hasta la cintura y las mangas hasta 5 centímetros del codo

d. Toda la parte delantera y trasera y las mangas hasta 10 centímetros del codo

17. Es un método físico de desinfección de material sanitario:

a. La inmersión

b. La fumigación

c. Los rayos ultravioletas

d. La pulverización

18. En las técnicas para la movilización de los pacientes, cuál de los siguientes principios de mecánica corporal resulta aplicable:

a. La estabilidad de un objeto es mayor cuando tiene una base de sustentación ancha y un centro de gravedad bajo

b. Hacer el mínimo uso de su centro de gravedad sosteniendo los objetos cerca del cuerpo

c. Iniciada la movilización del paciente, ajustar la altura de la cama o camilla para evitar flexiones innecesarias en la espalda

d. Aumentar al máximo la fricción o el roce entre el objeto en movimiento y la superficie en que está siendo movida

19. Paciente en decúbito y sus hombros coinciden con el borde superior de la cama, con los brazos extendidos a lo largo del cuerpo y la cabeza sobresaliendo de la cabecera:

a. Bipedestación

b. Genupectoral

c. Trendelenburg

d. Roser

20. Según el artículo 2, la Ley de igualdad entre mujeres y hombres y contra la violencia de género será de aplicación en Extremadura:

a. A la Universidad de Extremadura

b. A las entidades que integran la Administración Local, sus organismos autónomos, consorcios, fundaciones y demás entidades con o sin personalidad jurídica propia en los que sea mayoritaria la representación directa de dichas entidades

c. A todas las entidades que realicen actividades educativas, de formación, económicas o de proyección exterior cualquiera que sea su tipo, nivel y complemento

d. A la Administración de la Comunidad Autónoma de Extremadura y sus organismos autónomos, a las empresas de la Junta de Extremadura, a los consorcios, fundaciones y demás entidades con o sin personalidad jurídica propia en los que sea mayoritaria la representación directa de dichas entidades

21. En relación con los pacientes fallecidos, el 'rigor mortis' es:

a. El descenso gradual de la temperatura del cuerpo que se produce horas después de la muerte

b. La descomposición de la materia orgánica muerta por la acción de las bacterias

c. La práctica mortuoria con rigor que permite la conservación y exposición del cadáver con las debidas garantías sanitarias

d. El endurecimiento del cuerpo que se produce horas después de la muerte

22. Corresponde a los celadores en el desempeño de sus funciones:

a. Realizar la limpieza de los carros de curas y de su material

b. En determinadas circunstancias especiales cuando el enfermo no pueda ser movido solo por el personal de Enfermería o Ayudante de planta, ayudar en la colocación y retirada de las cuñas para la recogida de excretas de dichos enfermos

c. Dar la comida a los enfermos que no puedan hacerlo por sí mismos, salvo aquellos casos en que se requieran cuidados especiales

d. La recepción de los carros de comida y la distribución de la misma

23. Superficie mínima que con carácter general debe tener una sala de autopsias, en m2:

a. 20   b. 10   c. 60   d. 30

24. En la deambulación del paciente nos encontramos con tres tipos principales de muletas:

a. Muletas para antebrazo, muletas de Lofstrand y muletas para extremidades inferiores

b. Muletas de plataforma, muletas de Lofstrand y muletas de aluminio o madera

c. Muletas de plataforma, muletas de Gofstrand y muletas de aluminio

d. Muletas de plataforma, muletas de Gofstrand y muletas de antebrazo

25. El trabajo de celador en la sala de autopsias requiere una serie de actuaciones preventivas. Se recomienda, al menos el uso de bata, que suele ser desechable, y:

a. gorro de látex y desechables. Mascarillas y gafas, para prevenir salpicaduras de los fluidos corporales

b. guantes de látex y desechables. Mascarillas y gafas, para prevenir salpicaduras de los fluidos corporales. Lavado de manos ordinario

c. guantes de látex y desechables. Lavado de manos ordinario

d. guantes de látex y desechables. Mascarillas y gafas, para prevenir salpicaduras de los fluidos corporales

26. Material o instrumental quirúrgico que corta y cauteriza el tejido y es utilizado también para coagular pequeños vasos sanguíneos:

a. negatoscopio

b. carro de parada

c. escabel eléctrico

d. bisturí eléctrico

27. Informará del fallecimiento de un paciente a sus familiares:

a. El Jefe de Personal Subalterno

b. El personal facultativo

c. El celador de planta o el celador de urgencias en su caso

d. La dirección del hospital o del centro sanitario en el que se produzca el fallecimiento

28. Evitar que los visitantes introduzcan alimentos o se sienten en las camas es función específica:

a. Del Jefe de Personal Subalterno

b. Del celador

c. De los Auxiliares de Enfermería

d. De los Enfermeros

29. El amortajamiento de un cadáver debe realizarse:

a. En el plazo de 24 horas desde el fallecimiento, en la mayor intimidad

b. En el menor plazo y en la mayor intimidad posible

c. Transcurridas 24 horas desde el fallecimiento, en la mayor intimidad

d. En el menor plazo posible, en presencia de dos de sus familiares

30. Funciones del celador en las unidades de psiquiatría:

a. Vigila a los pacientes y al resto del personal sanitario cuando salen a pasear por las zonas ajardinadas contiguas del Centro sanitario

b. Cuida del entorno medioambiental de los pacientes. Vigila el orden y la armonía entre los pacientes y el personal sanitario

c. Receta medicación y otros productos de la Farmacia

d. Ayuda al personal sanitario en la administración de inyectables y tratamiento de pacientes incapaces que se niegan a colaborar

31. Contención o sujeción mecánica:

a. Se hará siempre en una habitación acompañado de otros enfermos, evitando incrementar la ansiedad de los otros pacientes

b. Para garantizar la correcta aplicación de la técnica, será necesario un número de cuatro o cinco personas

c. Se realizará bajo los principios de profesionalidad, respeto, publicidad e igualdad de oportunidades

d. En la medida de lo posible, el equipo de contención se dirigirá a un extremo de la cama, evitando que el paciente se autolesione o lesione al personal

32. La instauración o retirada de la medida de contención mecánica corresponde a:

a. Al juez de guardia

b. Al celador

c. Al auxiliar de enfermería

d. Al facultativo

33. Según el Estatuto de autonomía de Extremadura, en materia de políticas de igualdad de género la competencia de la comunidad es:

a. Competencia de desarrollo normativo y ejecución

b. Competencia exclusiva

c. Competencia de ejecución

d. No aparece regulada en el Estatuto de Autonomía de Extremadura

34. La salud mental se integró en el sistema de la Seguridad Social en:

a. 1978   b. 2000   c. 1986   d. 1992

35. Mediante resolución de 30 de enero de 2015, de la dirección gerencia, por la que se modifica puntualmente la estructura funcional de la plantilla del personal estatutario del organismo autónomo:

a. Se modifica la estructura orgánica de la plantilla de plazas básicas de personal estatutario del Organismos Autónomo 'Servicio Extremeño de Salud', creándose una nueva función denominada 'Celador de Atención Continuada'

b. Se crea una nueva función denominada 'Celador de Atención Continuada'

c. Se crea una nueva categoría denominada 'Celador de Atención Continuada y Atención Primaria'

d. Se crea una nueva especialidad denominada 'Celador de Atención Continuada'

36. En relación con el acompañamiento de enfermos en ambulancia, es función del celador:

a. Trasladar al paciente al mostrador de admisión de urgencias para la toma de datos personales y de derecho a la asistencia sanitaria. Si el estado de salud no le permite esperar este trámite, lo pasará directamente al área de SVB (Soporte Vital Básico)

b. Entregar el informe y documentación clínica necesaria al hospital receptor del enfermo

c. Trasladar al paciente al mostrador de admi-

sión de urgencias para la toma de datos personales y de derecho a la asistencia sanitaria. Si el estado de salud no le permite esperar este trámite, lo pasará directamente al área de boxes

d. Elaborar el informe y documentación clínica necesaria para entregársela al hospital receptor del enfermo

37. [ANULADA] la temperatura de la unidad del paciente oscilará entre:

a. 18 y 22ºC   b. 25 y 28ºC

c. 22 y 25ºC   d. 37 y 40ºC

38. Un paciente es trasladado en el medio más adecuado, con personal cualificado y manteniendo ininterrumpidamente los cuidados. La entrega del paciente y sus documentos al personal responsable del centro receptor se denomina:

a. Fase de transporte

b. Fase de reactivación del sistema

c. Fase de reactivación del paciente

d. Fase de transferencia

39. Un paciente en posición de Fowler:

a. está semisentado en la cama con la cabecera elevada 45º y las rodillas flexionadas

b. está acostado en la cama sobre el lado derecho del cuerpo y la rodilla derecha flexionada

c. está tumbado en la cama boca arriba con una elevación de las piernas de 30º

d. está sentado en la cama con una elevación de las piernas de 15º

40. Durante la práctica de una autopsia, el médico encargado de realizarla solicita al celador un instrumental adecuado para cortar las costillas del cadáver:

a. Un bisturí eléctrico

b. Un enterótomo

c. Un condrótomo

d. Un costótomo

41. Las ambulancias tipo A2 son los vehículos de transporte sanitario destinados a:

a. proporcionar soporte vital básico

b. transporte convencional de pacientes en camilla

c. proporcionar soporte vital avanzado

d. transporte colectivo de pacientes sin urgencia médica y que no estén aquejados de enfermedades infecto-contagiosas

42. En sus actuaciones con los familiares del enfermo, el celador debe:

a. Atenderlos con amabilidad, cortesía, discreción, consideración y profesionalidad

b. Informar de manera clara, amable, sencilla e indiscreta

c. Informar de manera completa y discreta a los familiares sin perjuicio de derivarlos amablemente hacia el personal facultativo no sanitario

d. Atenderlos con profesionalidad, amabilidad, eficacia, cortesía e indiscreción

43. Es un recipiente de cierre hermético con un lugar de entrada que consta de una cámara de esterilización, un termómetro, un manómetro para medir presiones, una entrada de agua y una válvula de seguridad:

a. estufa Poupinel
b. horno de Pasteur
c. Tyvek
d. autoclave

44. El artículo 16 de la Constitución garantiza:

a. El derecho a la vida y a la integridad física y moral
b. La igualdad de los españoles ante la ley
c. El derecho a participar en los asuntos públicos
d. La libertad ideológica, religiosa y de culto

45. Las ambulancias asistenciales de clase C contarán al menos con:

a. conductor y acompañante
b. conductor y enfermero cuando la asistencia a prestar lo requiera
c. conductor, celador y enfermero
d. conductor, enfermero siempre y un médico cuando la asistencia a prestar lo requiera

46. Si un celador que presta servicios en planta encontrara un enchufe en mal estado:

a. Procederá a reparar el desperfecto o anomalía con la mayor brevedad
b. Lo comunicará con la mayor brevedad al servicio de mantenimiento
c. Lo comunicará con la mayor brevedad al servicio de admisión
d. Dará cuenta a sus inmediatos superiores

47. Con carácter general, en la mayoría de los hospitales cuántos niveles de gravedad se establecen en la selección y clasificación de los pacientes en urgencias:

a. 4
b. 5
c. 6
d. 7

48. En relación con la historia clínica del paciente:

a. El derecho al acceso puede ejercitarse en perjuicio del derecho de terceras personas a la confidencialidad de los datos que constan en ella recogidos en interés terapéutico del paciente
b. El derecho al acceso puede ejercitarse en perjuicio del derecho de los profesionales participantes en su elaboración, los cuales no podrán oponer la reserva de sus anotaciones subjetivas
c. Los centros sanitarios no podrán facilitar el acceso a la historia clínica de los pacientes fallecidos salvo consentimiento expreso de sus familiares y quede acreditado en el expediente
d. La historia clínica debe ser única por paciente, integrada, acumulativa y ordenada

49. Entre las funciones del celador en atención primaria están:

a. Funciones de control de accesos de profesionales sanitarios, pacientes y usuarios así como de la circulación de vehículos
b. Funciones de organización en consenso con médicos, enfermeros y pacientes
c. Función asistencial: transportará los aparatos del área quirúrgica que le requiera el personal no sanitario
d. Funciones de vigilancia en relación con el buen uso del mobiliario del centro

50. La gestión de la historia clínica de los pacientes hospitalizados se realizará a través de:

a. la propia dirección del centro hospitalario, salvo los casos excepcionales previstos en la normativa vigente
b. la unidad especializada que presta la atención sanitaria, salvo los casos excepcionales previstos en la normativa vigente
c. la unidad de citaciones y servicios generales, salvo los casos excepcionales previstos en la normativa vigente
d. la unidad de admisión y documentación clínica

51. Según nuestra legislación autonómica, los centros sanitarios tienen la obligación de conservar indefinidamente aquella información de la historia clínica siempre que se considere relevante a efectos...:

a. ...terapéuticos, de evaluación y acreditación
b. ...preventivos, epidemiológicos de investigación o de organización
c. ...de evaluación, acreditación y docencia
d. ...de acreditación, docencia y estadística sanitaria

52. Conjunto de tareas que tienen como fin aprovisionar de materiales al almacén y servicios sanitarios:

a. Almacén
b. Stock
c. Mapa de almacén
d. Suministro

53. Artículo 9 del Estatuto Marco: para la prestación de servicios complementarios de una reducción de jornada ordinaria, se expedirá el nombramiento:

a. De carácter eventual
b. De carácter interino o estatutario
c. De sustitución o estatutario
d. De carácter corporativo ordinario

54. Corresponde a los celadores en el ejercicio de sus funciones:

a. Asumir por delegación del Administrador la jefatura del personal que preste servicio en los de costura, plancha y lavandería
b. Conseguir el mayor orden y silencio posible en todas las dependencias de la Institución
c. Realizar trabajos de taller relacionados con las instalaciones a su cargo
d. Colaborar en la obtención de las muestras, manipulación y control de calidad

55. Suministros que tienen como finalidad proveer desde el almacén a los diversos servicios o unidades del material necesario para poder llevar a cabo la actividad asistencial encomendada:

a. Suministros externos
b. Suministros continuos
c. Suministros internos
d. Stock

56. Funciones del celador en el almacén de farmacia:

a. Preparación del alcohol. La tarea de mezclar el alcohol con agua destilada, por ser más conveniente para uso terapéutico, se le suele encomendar al celador
b. Custodia y conservación de la historia clínica
c. Receta y medicación de productos
d. Integración del servicio de farmacia en la estructura del hospital y su personal

57. Un celador que presta sus servicios en la unidad de farmacia hospitalaria, en el acondicionamiento del material recepcionado:

a. Entregará los paquetes, bultos y envases de medicamentos a los celadores de almacén de tarde y noche, impidiendo que nadie ajeno al servicio se introduzca en el mismo
b. Comprobará mediante cotejo que el material servido coincide con el que figura en el albarán de entrega
c. Recepcionado el material, lo entregará al personal sanitario junto con la copia del albarán para que los servicios administrativos contabilicen la entrada del mismo
d. Realizará los recuentos periódicos del material del que sea responsable al objeto de comprobar las existencias reales de los productos almacenados en la farmacia

58. La distribución de medicación y demás productos galénicos a las unidades del hospital corresponde:

a. Al celador de farmacia exclusivamente
b. Al celador de farmacia o al celador de las distintas unidades del hospital
c. A los auxiliares de enfermería
d. Al personal de enfermería y a los ayudantes de planta

59. Los sistemas homologados de sujeción física de un paciente agresivo, estarán compuestos de:

a. Llaves y tapones o botones magnéticos
b. Cinturón estrecho abdominal
c. Arnés para cintura y pelvis
d. Sujeciones para codos y rodillas

60. Según el artículo 4 de la Ley de igualdad entre mujeres y hombres y contra la violencia de género en Extremadura, 'situación en la que se encuentra una persona que, en atención a su sexo, sea, haya sido o pudiera ser tratada de manera menos favorable que otra en situación homóloga':

a. Situación de discriminación directa
b. Violencia de género
c. Acoso sexual
d. Acoso por razón de sexo

61. Como criterio de ordenación y clasificación de los productos en un almacén, la organización de los mismos según la clasificación de Pareto, hace referencia a:

a. La ordenación de productos según el stock disponible en el almacén
b. La clasificación de los productos en categorías 'A', 'B' o 'C'
c. La ordenación de los inventarios de los productos en stock
d. La clasificación de los productos según el criterio de valoración de mercancías FIFO

62. Según el artículo 38 de la Ley de régimen jurídico del sector público, la determinación de las condiciones e instrumentos de creación de las sedes electrónicas corresponderá:

a. A la Administración General del Estado, en todo caso
b. A cada Administración Pública
c. A la normativa correspondiente
d. A la Agencia Estatal de Certificación Electrónica

63. Según el artículo 4 de la Ley de prevención de riesgos laborales, la posibilidad de que el trabajador sufra un determinado daño derivado del trabajo se entenderá como:

a. Acción preventiva
b. Riesgo laboral
c. Prevención de riesgos laborales
d. Actividad potencialmente peligrosa

64. En el ejercicio de sus funciones los celadores:

a. Tramitarán o conducirán sin tardanza las comunicaciones verbales, documentos, correspondencia y objetos que les sean confiados por sus superiores, así como habrán de trasladar, en su caso, de unos servicios a otros, los aparatos y el mobiliario que se requiera por parte del paciente
b. Resolverán sin tardanza las comunicaciones verbales, documentos y recursos que les sean confiados por sus superiores
c. Almacenarán, controlarán y archivarán las muestras y preparaciones
d. Harán los servios de guardia que corresponda dentro de los turnos que se establezcan

65. Sobre la vigilancia de la salud de los trabajadores, el artículo 22 de la Ley de prevención de riesgos laborales establece que:

a. Es obligatoria para el trabajador
b. Se llevará a cabo intentando respetar el derecho a la intimidad y a la dignidad de la persona del trabajador
c. El acceso a la información médica de carácter personal, en ningún caso, podrá facilitarse a otras personas
d. Los resultados de la vigilancia serán comunicados a los trabajadores afectados

66. El Tribunal Constitucional se regula en qué Título de la Constitución:

a. V
b. X
c. IX
d. VI

67. Artículo 24 del Estatuto de autonomía de Extremadura. Quién ejerce la representación ordinaria del Estado en la comunidad autónoma:

a. El Presidente de la Comunidad Autónoma
b. El Presidente de la Asamblea
c. El Delegado del Gobierno en la Comunidad
d. El Consejero competente por materia

68. Según el artículo 23 de la Ley de salud de Extremadura, la elaboración del Plan de salud de Extremadura corresponde a:

a. el Consejo de Gobierno de la Junta de Extremadura
b. la Consejería competente en materia de sanidad
c. el Servicio Extremeño de Salud
d. el Consejero Extremeño de Salud

69. Finalizado el amortajamiento, el traslado del cadáver al mortuorio se hará en camilla cubierta o la camilla debe protegerse con una sábana y el cuerpo debe cubrirse con otra, que lo cubrirá por completo. Este traslado:

a. Corre a cargo del técnico que ha auxiliado en el amortajamiento. Excepcionalmente, irá acompañado de celador. Los familiares nunca podrán acompañar a la camilla
b. Corre a cargo del celador que ha auxiliado en el amortajamiento, acompañado de otro celador. Los familiares podrán acompañar a la camilla
c. Corre a cargo del celador que ha auxiliado en el amortajamiento, acompañado de otro celador. Los familiares nunca podrán acompañar a la camilla
d. Corre a cargo del enfermero que ha practicado el amortajamiento acompañado de un celador. Los familiares podrán acompañar a la camilla

70. [ANULADA]

71. En un quirófano la temperatura y humedad adecuadas debe situarse, con carácter general, entre:

a. 15-18º C, y humedad: 35-45%
b. 17-23º C, y humedad: 40-60%
c. 14-17º C, y humedad: 20-35%
d. 20-21º C, y humedad: 65-85%

72. Para la posición de 'Fowler alta':

a. dejar la cama totalmente plana
b. subir los pies de la cama hasta formar un ángulo de 45º por encima de la cabeza
c. levantar el respaldo de la cama hasta formar un ángulo de 45º respecto de los pies
d. levantar el respaldo de la cama hasta formar un ángulo de 90º respecto de los pies

73. Corresponde a los celadores:

a. Tendrán a su cargo a los animales utilizados en los quirófanos y en las plantas de hospitalización
b. Realizar la limpieza de los locales de los servicios de lavaderos
c. La recepción de los carros de comida y la distribución de la misma
d. Limpiar la mesa de autopsias y la propia sala

74. Respecto a la organización del bloque quirúrgico, el almacén de material estéril está:

a. En el área sucia o séptica
b. En el antequirófano
c. En el área de intercambio
d. En el área limpia

75. Quién prepara el cadáver para la realización de la autopsia:

a. El médico forense
b. El auxiliar de enfermería
c. El celador
d. El anatomopatólogo

76. Según el artículo 4 de los Estatutos del organismo autónomo SES, la secretaría general del Servicio Extremeño de Salud:

a. Tiene rango de Dirección General
b. Es el órgano superior del Servicio Extremeño de Salud
c. Ostenta la representación legal del organismo autónomo
d. El nombramiento de su titular corresponde al Consejero competente en materia de sanidad

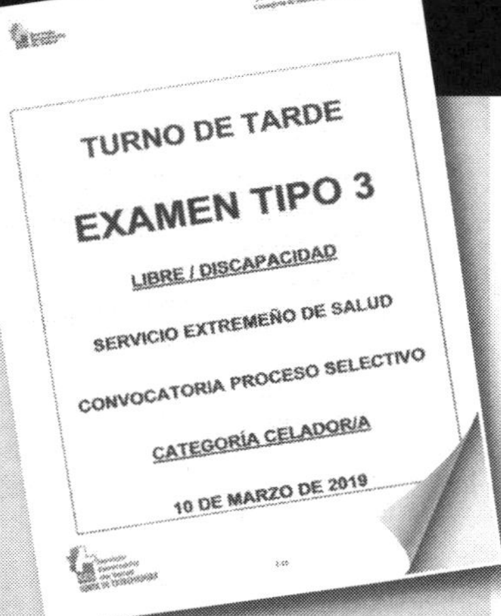

EXAMEN:

10 DE MARZO DE 2019
(TURNO DE TARDE)

CLAVE DE RESPUESTAS

1 B	27 C	53 C
2 D	28 B	54 A*
3 A	29 A	55 A
4 A	30 B	56 B
5 A	31 D	57 C
6 C	32 B	58 B
7 B	33 C*	59 A
8 A	34 B	60 B
9 B	35 A	61 C
10 A	36 A	62 B
11 D	37 B	63 C
12 B	38 B	64 D
13 B	39 C	65 B
14 C	40 A	66 B
15 A	41 B	67 C
16 B	42 B	68 A
17 D	43 A	69 D
18 D	44 A	70 B
19 B	45 B	71 B
20 A	46 A	72 D
21 D	47 A	73 B
22 D	48 D	74 D
23 C	49 C	75 D
24 B	50 D	76 B
25 B	51 B	
26 A	52 D	

*DOS PREGUNTAS ANULADAS

1. Los celadores en el ejercicio de sus funciones vigilarán las entradas de la Institución...

a. ...salvo que la Institución disponga del servicio de vigilancia de seguridad privada

b. ...no permitiendo el acceso a sus dependencias más que a las personas autorizadas para ello

c. ...permitiendo el acceso a sus dependencias a las personas autorizadas para ello, en colaboración con el personal del Servicio de Admisión de Pacientes y Familiares

d. ...permitiendo solamente el acceso de los pacientes

2. Según el artículo 3 de la Ley de igualdad entre mujeres y hombres y contra la violencia de género en Extremadura, el principio general de actuación por el que los poderes públicos de Extremadura tienen la obligación de adoptar medidas para garantizar el acceso y el ejercicio efectivo de los derechos políticos, civiles, económicos, sociales, laborales y culturales es:

a. El respeto a la diversidad y a la diferencia

b. La integración de la perspectiva de género

c. La interseccionalidad

d. La igualdad de oportunidades

3. Si un celador observa alguna anomalía o desperfecto en la limpieza del edificio o material:

a. Dará cuenta a sus inmediatos superiores

b. Procederá a reparar el desperfecto o anomalía con la mayor brevedad

c. Dará cuenta con la mayor brevedad al servicio de mantenimiento

d. Dará cuenta con la mayor brevedad al servicio de admisión

4. Es posible que los familiares y visitantes de los enfermos se dirijan al celador para consultarle sobre diagnósticos, exploraciones y tratamientos que se les estén realizando. En este caso, el celador:

a. Se abstendrá de hacer este tipo de comentarios y mucho menos informar sobre los pronósticos de su enfermedad, debiendo siempre orientar las consultas hacia el Médico encargado de la asistencia del enfermo

b. Se abstendrá de hacer este tipo de comentarios y mucho menos informar sobre los pronósticos de su enfermedad, debiendo siempre orientar las consultas hacia la Supervisora encargada de la asistencia del enfermo

c. Podrán hacer este tipo de comentarios, así como informar sobre los pronósticos de su enfermedad, siempre que previamente lo consulte con el enfermo

d. Podrán hacer este tipo de comentarios, debiendo siempre orientar las consultas hacia la Supervisora encargada de la asistencia del enfermos

5. Suministros que tienen como finalidad la de abastecer el almacén, desde los distintos proveedores, de la mercancía destinada al suministro interno y que previamente ha sido solicitada:

a. Suministros externos

b. Suministros continuos

c. Suministros internos

d. Suministros centralizados

6. El artículo 43 de la Constitución reconoce:

a. La igualdad de los españoles ante la ley

b. El derecho a la vida y a la integridad física y moral

c. El derecho a la protección de la salud

d. La institución del Defensor del Pueblo

7. Corresponde vigilar personalmente la limpieza de la institución sanitaria:

a. Al celador de guardia

b. Al Jefe de Personal Subalterno

c. Al celador de lavandería

d. Al celador de puerta

8. Un celador que presta sus servicios en la puerta de acceso de una institución observa que una persona pretende entrar con varios paquetes muy voluminosos:

a. Prohibirá la entrada de aquellos paquetes que no estén expresamente autorizados por la dirección

b. Permitirá la entrada de aquellos paquetes que no estén expresamente autorizados por la dirección

c. Permitirá la entrada de aquellos paquetes que contengan alimentos

d. Ejercerá el debido y discreto control de paquetes y bultos de que sean portadores las personas ajenas a la Institución que tengan acceso a la misma

9. Actuación en la sala de autopsias. La temperatura de las cámaras frigoríficas para el depósito de cadáveres es de aproximadamente:

a. 12º C

b. 4º C

c. 0 ºC

d. 14º C

10. De cuántos motores silenciosos (que dirigen un compresor-descompresor) constan los colchones 'alternating' o antiescaras:

a. Dos motores

b. Tres motores

c. Seis motores

d. Cuatro motores

11. En relación con la orientación e información a los pacientes y familiares es función del celador:

a. Informar a los familiares de los fallecidos en la Institución sobre los trámites precisos para llevar a cabo los enterramientos y, en caso necesario, les remitirá al servicio de Atención al Paciente

b. Llamar a los familiares de los enfermos intervenidos para informarles del desarrollo de la intervención

c. Avisar a los familiares del paciente que va a ingresar en planta y el tratamiento médico a recibir

d. Avisar a los familiares y acompañantes de los asistidos en urgencias que pasen a las dependencias que van a ser informados de la asistencia y evolución del paciente, por parte del personal sanitario

12. Un celador de planta traslada un paciente a otra unidad para realizarle una prueba radiológica. ¿Portará el celador algún tipo de documentación relacionada con el paciente?

a. No, no corresponde al celador portar documentación alguna relativa al paciente

b. Portará la documentación clínica precisa que le proporcionará la enfermera de la planta de procedencia

c. Portará la documentación clínica precisa que le proporcionará la enfermera de la unidad de destino

d. Sólo portará documentos con los datos personales del paciente; en ningún caso documentación clínica

13. Corresponde a los celadores en el desempeño de sus funciones:

a. Realizar la limpieza de los carros de curas y de su material

b. Ayudar al personal de enfermería y ayudantes de planta al movimiento y traslado de los enfermos encamados que requieran un trato especial en razón de sus dolencias para hacerles las camas

c. Dar la comida a los enfermos que no puedan hacerlo por sí mismos, salvo aquellos casos en que se requieran cuidados especiales

d. La recepción de los carros de comida y la distribución de la misma

14. Qué tipo de cama tiene un reporte de flujo de aire caliente presurizado que permite al paciente permanecer en suspensión, evitando el contacto con cualquier accesorio de la cama:

a. Cama Gatch

b. Cama roto-rest o de levitación

c. Cama clinitron o de levitación

d. Cama basculante y giratoria Egerton Stoke Mandeville

15. Grado de humedad óptimo para la mayoría de las personas en el ambiente hospitalario:

a. 40-60%   b. 15-60%

c. 40-80%   d. 15-30%

16. El celador que presta sus servicios en la unidad de Farmacia hospitalaria, en la recepción del material entregado por un proveedor:

a. Entregará los paquetes, bultos y envases de medicamentos a los celadores de almacén de tarde y noche, impidiendo que nadie ajeno al servicio se introduzca en el mismo

b. Comprobará mediante cotejo que el material servido coincide con el que figura en el albarán de entrega

c. Recepcionado el material lo entregará al personal sanitario junto con la copia del albarán para que los servicios administrativos contabilicen la entrada del mismo

d. Realizará los recuentos periódicos del material del que sea responsable al objeto de comprobar las existencias reales de los productos almacenados en la farmacia

17. Tratándose de un baño completo del paciente en la cama, orden de lavado correcto:

a. Brazos y manos, tórax, genitales externos, cara, cuello y orejas, espalda y nalgas

b. Brazos y manos, tórax, cara, cuello y orejas, espalda y nalgas y por último genitales externos

c. Cara, brazos y manos, cuello y orejas, genitales externos, espalda y nalgas y por último extremidades inferiores

d. Cara, cuello y orejas, brazos y manos, tórax, extremidades inferiores, espalda y nalgas y genitales

18. Posición 'ginecológica' o también:

a. Genupectoral

b. Ventral

c. Semiprona

d. Litotomía

19. En sus actuaciones con los familiares del enfermo, el celador debe:

a. Informar de manera clara, amable, sencilla e indiscreta

b. Atenderlos con amabilidad, cortesía y discreción

c. Informar de manera completa y discreta manteniendo a los familiares en suspense

d. Atenderlos con profesionalidad, amabilidad, eficacia, cortesía e indiscreción

20. Nos solicitan colaboración para poner a un paciente en posición de Trendelenburg, es decir:

a. Tumbado en decúbito supino en un plano oblicuo de 45º respecto al suelo, con la cabeza más baja que los pies

b. Tumbado en decúbito prono en un plano oblicuo de 45º respecto al suelo, con la cabeza más elevada que los pies

c. Tumbado en decúbito supino en un plano oblicuo de 45º respecto al suelo, con la cabeza más alta que los pies

d. Tumbado en decúbito prono en un plano oblicuo de 45º respecto al suelo, con la cabeza más elevado que los pies

21. Qué tipo de muleta se suele utilizar en pacientes parapléjicos:

a. de aluminio o madera

b. de plataforma

c. de Sims

d. de Lofstrand o de antebrazo

22. Según el Estatuto de personal no sanitario, velar continuamente por conseguir el mayor silencio posible en todas las dependencias de la institución es función de:

a. el vigilante de seguridad

b. el Jefe de Personal Subalterno

c. el Jefe de celadores

d. el celador

23. Se realizarán los cambios posturales a un paciente encamado en la unidad de cuidados intensivos con qué frecuencia:

a. Por la mañana y por la noche
b. Cada ocho horas
c. Cada dos o tres horas
d. Cada cinco o seis horas

24. Ausencia de todo agente infeccioso, tanto en superficie como en profundidad, en los seres vivos y en los materiales expuestos:

a. Formaldehido
b. Asepsia
c. Glutaraldehido
d. Flameado

25. Vestimenta de quirófano. La mascarilla colocada correctamente deberá cubrir:

a. Boca, mentón y orejas
b. Nariz, boca y mentón
c. Nariz, boca y pómulos
d. Nariz, boca, ojos, pómulos y mentón

26. Los celadores en el ejercicio de sus funciones:

a. Vigilarán, asimismo, el comportamiento de los enfermos y de los visitantes, evitando que estos últimos fumen en las habitaciones, traigan alimentos o se sienten en las camas y, en general, toda aquella acción que perjudique al propio enfermo o al orden de la Institución
b. Tendrán a su cargo a los enfermos y a los visitantes, evitando que estos últimos fumen en las habitaciones, se alimenten o se duerman en las camas y, en general, toda aquella acción que beneficie al propio enfermo o al orden de la Institución
c. Darán cuenta a sus inmediatos superiores de los desperfectos o anomalías que encontrasen en la limpieza y conservación del edificio y aledaños
d. Vigilarán, asimismo, el comportamiento de los enfermos y de los visitantes, permitiendo que estos últimos fumen en las habitaciones, traigan alimentos o se sienten en las camas y, en general, toda aquella acción que no perjudique al propio enfermo o al orden de la Institución

27. En un quirófano, una pantalla provista de un sistema de iluminación intensa, instalada normalmente en la pared, próxima a la mesa de operaciones para visualizar radiografías, topografías o resonancias magnéticas del paciente, es:

a. Una lámpara quirúrgica o cialítica
b. Un escabel
c. Un negatoscopio
d. Un autoclave

28. Paciente apoyado sobre sus rodillas, con el tronco inclinado hacia adelante, los brazos cruzados sobre la superficie de apoyo y la cabeza ladeada sobre ellos:

a. Bipedestación
b. Genupectoral
c. Trendelenburg inversa
d. Morestin

29. En relación con los pacientes fallecidos, el 'algor mortis' es:

a. El enfriamiento del cuerpo que se produce horas después de la muerte
b. La descomposición de la materia orgánica muerta por la acción de las bacterias
c. La práctica mortuoria con rigor que permite la conservación y exposición del cadáver con las debidas garantías sanitarias
d. El endurecimiento del cuerpo que se produce horas después de la muerte

30. En relación con la historia clínica del paciente:

a. El derecho de acceso puede ejercitarse en perjuicio del derecho de terceras personas a la confidencialidad de los datos que constan en ella recogidos en interés terapéutico del paciente
b. El derecho de acceso no puede ejercitarse en perjuicio del derecho de los profesionales participantes en su elaboración, los cuales podrán oponer la reserva de sus anotaciones subjetivas
c. Los centros sanitarios no podrán facilitar el acceso a la historia clínica de los pacientes fallecidos salvo consentimiento expreso de sus familiares y quede acreditado en el expediente
d. La historia clínica debe ser única por hospital, integrada, acumulativa con la de sus familiares de primer grado, relativa y ordenada

31. El trabajo de celador en la sala de autopsias requiere una serie de actuaciones preventivas. Se recomienda, al menos:

a. El uso de gorro de látex y desechables. Se colocará bata, que suele ser desechable. Mascarillas y gafas, para prevenir salpicaduras de los fluidos corporales
b. El uso de guantes de látex y desechables. Se colocará bata, que suele ser desechable, para prevenir salpicaduras de los fluidos corporales. Lavado de manos ordinario
c. El uso de guantes de látex y desechables. Se colocará bata, que suele ser desechable. Mascarillas y gafas, para prevenir salpicaduras de los fluidos corporales
d. El uso de guantes de látex y desechables. Se colocará bata, que suele ser desechable. Mascarillas y gafas, para prevenir salpicaduras de los fluidos corporales. Lavado de manos ordinario

32. El material de la mesa de autopsias debe ser de:

a. acero inoxidable y porcelana
b. acero inoxidable
c. acero fundido con cobre
d. una aleación metálica de cobre y estaño

33. [ANULADA] en el supuesto de traslado de un paciente desde la cama a la silla de ruedas:

a. Si el paciente no colabora por estar inhabilitado, será suficiente contar con un celador, que se situará en el mismo lado de la cama, junto al paciente
b. Si el paciente no colabora por estar inhabilitado, serán necesario dos celadores, que se situarán en el mismo lado de la cama, uno a cada lado del paciente, situando la silla de ruedas frenada de modo perpendicular a la cama
c. Cuando el enfermo colabora es suficiente con la ayuda de un celador, colocándose la silla de ruedas frenada en paralelo a la cama
d. Cuando el enfermo colabora es suficiente con la ayuda de un celador, colocándose la silla de ruedas frenada en paralelo a la cama

34. Según el artículo 23 del Estatuto de autonomía de Extremadura, la iniciativa legislativa corresponde:

a. Al Presidente de la Asamblea de Extremadura
b. A los Diputados de la Asamblea de Extremadura
c. Al Presidente de la Junta de Extremadura
d. Al Consejero competente por razón de la materia

35. La temperatura del agua en el aseo del paciente debe situarse, con carácter general, entre:

a. 37 y 40ºC
b. 32 y 35ºC
c. 40 y 44ºC
d. 24 y 27ºC

36. Cadáver es todo cuerpo humano durante los cinco primeros años siguientes a la muerte:

a. Computándose desde la fecha y hora que figure en la inscripción de defunción en el Registro Civil
b. Computándose desde la fecha y hora del momento del fallecimiento, según certificado expedido por el Jefe de Personal Subalterno
c. Computándose desde la fecha y hora del momento de celebración del enterramiento o incineración
d. Ninguna de las tres

37. La incineración es un método de esterilización por:

a. Calor húmedo
b. Calor seco
c. Agentes químicos
d. Folmaldehído

38. Según el artículo 4 de la Ley de Igualdad entre mujeres y hombres y contra la violencia de género en Extremadura, «situación en la que se produce un comportamiento relacionado con el sexo de una persona, con el propósito o el efecto de atentar contra la dignidad de la persona y crear un entorno intimidatorio, hostil, degradante, humillante u ofensivo»

a. Uso no sexista del lenguaje
b. Acoso por razón de sexo
c. Acoso sexual
d. Situación de discriminación indirecta

39. En las técnicas para la movilización de los pacientes, cuál de los siguientes principios de mecánica corporal resulta aplicable:

a. Hacer el mínimo uso de su centro de gravedad, sosteniendo los objetos cerca del cuerpo
b. Iniciada la movilización del paciente, ajustar la altura de la cama o camilla para evitar flexiones innecesarias en la espalda
c. Establecer una base amplia de apoyo, manteniendo separados los pies
d. Aumentar al máximo la fricción o el roce entre el objeto en movimiento y la superficie en que está siendo movido

40. Conjunto de prácticas que permiten la conservación y exposición de un cadáver con las debidas garantías sanitarias:

a. Tanatopraxia
b. Necropsia post-morten
c. Tanatopsia
d. Exitus

41. Es función del celador en las unidades de Psiquiatría:

a. Vigilar a los pacientes y al resto del personal sanitario cuando salen a pasear por las zonas ajardinadas contiguas del Centro sanitario
b. Vigilar a los pacientes que no quieren asearse para que lo hagan
c. Cuidar del entorno medioambiental de los pacientes. Vigila el orden y la armonía entre los pacientes y el personal sanitario
d. Recetar medicación y otros productos de la Farmacia

42. Funciones del celador en la puerta de entrada de las unidades hospitalarias de urgencias y emergencias:

a. Ocuparse de los pacientes críticos en la sala de Reanimación Cardiopulmonar (RCP)
b. Trasladar al paciente al mostrador de admisión de urgencias para la toma de datos personales y de derecho a la asistencia sanitaria. Si el estado de salud no le permite esperar a este trámite, lo pasará directamente a la zona de triaje
c. Trasladar al paciente al mostrador de admisión de urgencias para la toma de datos personales y de derecho a la asistencia sanitaria. Si el estado de salud no le permite esperar a este trámite, lo pasará directamente al área de boxes
d. Trasladar al paciente al mostrador de admisión de urgencias para la toma de datos personales y de derecho a la asistencia sanitaria. Si el estado de salud no le permite esperar a este trámite, lo pasará directamente al área de SVB (Soporte Vital Básico)

43. En el campo de la contención o sujeción mecánica rige el siguiente principio:

a. Se deben emplear exclusivamente sistemas e instrumentos homologados
b. Se procurará que sea siempre en una habitación acompañado de otros enfermos, evitando incrementar la ansiedad de los otros pacientes
c. Se realizará bajo los principios de profesionalidad, respeto, publicidad e igualdad de oportunidades
d. En la medida de lo posible, el equipo de contención se dirigirá a un extremo de la cama, evitando que el paciente se autolesione o lesione al personal

44. El internamiento involuntario por razón de trastorno psíquico viene regulado en la Ley:

a. 1/2000, de Enjuiciamiento Civil
b. 1/2010, de Salud Mental de Extremadura
c. 41/2002, de Enjuiciamiento Criminal
d. 41/2000, Reguladora de las Instituciones Sanitarias

45. Los sistemas para la sujeción física de un paciente agresivo estarán compuestos de:

a. Llaves y tapones o botones mecánicos transversales para las muñecas
b. Cinturón ancho abdominal
c. Sujeciones para codos y rodillas
d. Arnés para cintura y pelvis

46. Mediante resolución de 30 de enero de 2015, de la Dirección Gerencia, por la que se modifica puntualmente la estructura funcional de la plantilla del personal estatutario del organismos autónomo, se crea:

a. una nueva función denominada 'Celador de Atención Continuada'
b. una nueva función/especialidad denominada 'Celador de Atención Continuada'
c. una nueva función denominada 'Celador de Atención Continuada y de Atención Primaria'
d. una nueva categoría denominada 'Celador de Atención Continuada y Atención Primaria'

47. Finalizado el amortajamiento, el traslado del cadáver al mortuorio corre a cargo de:

a. El celador que ha auxiliado en el amortajamiento, acompañado de otro celador. Los familiares nunca podrán acompañar a la camilla
b. El técnico que ha auxiliado en el amortajamiento. Excepcionalmente, irá acompañado de un celador. Debe realizarse por lugares poco frecuentados y de una forma discreta. Los familiares nunca podrán acompañar a la camilla
c. El celador que ha auxiliado en el amortajamiento, acompañado de otro celador. Se hará en camilla cubierta o la camilla debe protegerse con una sábana y el cuerpo debe cubrirse con otra, que lo cubrirá por completo. Los familiares podrán acompañar a la camilla. Deberá realizarse por lugares poco frecuentados y de una forma discreta
d. El enfermero que ha practicado el amortajamiento acompañado de un celador. Se hará en camilla cubierta o la camilla debe protegerse con una sábana y el cuerpo debe cubrirse con otra, que lo cubrirá por completo. Los familiares podrán acompañar a la camilla

48. Conjunto de actuaciones protocolizadas de soporte vital básico que se consideran necesarias antes de iniciar el traslado de un enfermo críticamente lesionado:

a. Fase de traslado
b. Fase de activación
c. Fase de transferencia
d. Fase de estabilización

49. Según el artículo 14 de la Ley de prevención de riesgos laborales, en materia de seguridad y salud en el trabajo, los trabajadores tienen derecho a una protección:

a. Irreversible
b. Permanente e invariable
c. Eficaz
d. Adecuada a su titulación y capacidad profesional

50. Característica principal de las ambulancias de clase 'C':

a. Ambulancia asistencial destinada a proporcionar soporte vital básico

b. Ambulancia no asistencial destinada a proporcionar soporte vital básico

c. Ambulancia no asistencial destinada a transporte colectivo

d. Ambulancia asistencial destinada a proporcionar soporte vital avanzado

51. Con carácter general, en la mayoría de los hospitales se establecen cinco niveles de gravedad en la selección y clasificación de los pacientes. Qué color se corresponde con el nivel 4:

a. Azul

b. Verde

c. Naranja

d. Amarillo

52. Son funciones del celador en atención primaria:

a. Funciones de control de accesos de profesionales sanitarios, pacientes y usuarios así como de la circulación de vehículos

b. Funciones de organización en consenso con médicos, enfermeros y pacientes

c. Funciones de carácter asistencial: transportará los aparatos del área quirúrgica que le requiera el personal no sanitario

d. Funciones de vigilancia: apertura y cierre del Centro de Salud

53. Según el artículo 14 de la Ley de salud de Extremadura, los consejos de salud de área son órganos de:

a. Dirección

b. Gestión

c. Consulta y participación

d. Coordinación

55. Los servicios de urgencias sanitarias tienen como finalidad garantizar a los usuarios del sistema sanitario público la atención sanitaria:

a. Las 24 horas del día, todo el año

b. Durante 12 horas al día exclusivamente, todo el año

c. Desde las 15,00 horas hasta las 08,00 horas del día siguiente, exclusivamente

d. Desde las 08,00 horas hasta las 22,00 horas exclusivamente, todo el año

56. Según el artículo 22 del Estatuto Marco, la renuncia a la condición de personal estatutario:

a. Será aceptada expresamente por la Administración en todo caso

b. No será aceptada cuando el interesado esté sujeto a expediente disciplinario

c. Inhabilita para obtener nuevamente la condición de personal estatutario

d. No supone la extinción de la condición de personal estatutario fijo

57. Es un contenido mínimo en la historia clínica de un paciente:

a. La curva o gráfica de anatomía patológica y psicológica

b. El estado civil del paciente

c. El gráfico de constantes

d. El informe de precopsia, en caso de haberse firmado por personal facultativo competente

58. Según su artículo 2, la Ley de igualdad de mujeres y hombres y contra la violencia de género en Extremadura, será de aplicación en el ámbito territorial de Extremadura:

a. Al Consejo Consultivo de Extremadura

b. A las entidades que integran la Administración Local, sus organismos autónomos, consorcios, fundaciones y demás entidades con personalidad jurídica propia en los que sea mayoritaria la representación directa de dichas entidades

c. A todas las entidades que realicen actividades educativas, de formación, económicas o de proyección exterior cualquiera que sea su tipo, nivel y complemento

d. A la Administración de la Comunidad Autónoma de Extremadura y sus organismos autónomos, a las empresas de la Junta de Extremadura, a los consorcios, fundaciones y demás entidades con o sin personalidad jurídica propia en los que sea mayoritaria la representación directa de dichas entidades

59. Tipos de correspondencia que garantiza la recepción mediante la firma del destinatario o de una persona autorizada y que, en caso de no poderse entregar, se advertirá al receptor mediante un aviso en su buzón que dispone de 15 días para recoger el envío en una oficina de Correos:

a. Carta certificada

b. Notificación

c. Carta ordinaria

d. Correo digital

60. Principio por el que se clasifican los productos en A, B y C en función del valor del consumo total o del valor del uso, siendo los artículos 'A' los de mayor consumo o uso, 'B' los de consumo o uso intermedio y 'C' los de menor consumo o uso:

a. Clasificación de productos por su criticidad

b. Clasificación de Pareto

c. Clasificación de productos LIFO

d. Clasificación de productos FIFO

61. Según el artículo 38 de la Ley de régimen jurídico del sector público, aquella dirección electrónica disponible para los ciudadanos a través de redes de telecomunicaciones, cuya titularidad corresponde a una administración pública en el ejercicio de sus competencias es:

a. Una web institucional

b. Un portal electrónico

c. Una sede electrónica

d. Una actuación administrativa automatizada

62. Funciones del celador en el almacén de farmacia:

a. Preparación del alcohol. La tarea de mezclar el alcohol con suero destilado y formol, por ser más conveniente para el uso terapéutico, suministrándose a 40º aproximadamente, se le suele encomendar al celador

b. Custodia de la farmacia

c. Receta y medicación de productos

d. La integración del servicio de farmacia en la estructura del hospital y su personal

63. Las funciones de los celadores de las instituciones sanitarias vienen establecidas:

a. En el artículo 14.2 del Estatuto de Personal Sanitario no Facultativo al Servicio de las Instituciones Sanitarias de la Seguridad Social aprobado por Orden de 5 de julio de 1971

b. En el artículo 41.2 del Estatuto de personal no sanitario al Servicio de las Instituciones Sanitarias de la Seguridad Social

c. En el Estatuto de personal no sanitario al Servicio de las Instituciones Sanitarias de la Seguridad Social aprobado por Orden de 5 de julio de 1971

d. En el artículo 41.2 del Estatuto Jurídico del Personal Médico de la Seguridad Social

**64. Una función que se suele enco-
mendar al celador de farmacia será
mezclar el alcohol con agua destilada por ser más conveniente en el
uso terapéutico. La gradación de
este alcohol será de:**

a. 40°
b. 76°
c. 92°
d. 70°

**65. Establece el artículo 19 de la Ley
de prevención de riesgos laborales
respecto de la formación de los trabajadores que su coste:**

a. podrá recaer en el trabajador
b. no recaerá en ningún caso en el trabajador
c. recaerá en los empresarios y trabajadores
d. recaerá proporcionalmente sobre los empresarios, trabajadores y Mutuas de Accidentes de Trabajo y Enfermedades
Profesionales

66. El título V de la Constitución regula:

a. El Poder Judicial
b. Las relaciones entre el Gobierno y las Cortes Generales
c. La reforma constitucional
d. Los derechos y deberes fundamentales

**67. La duración de la medida de la
contención mecánica será:**

a. Como máximo, tendrá una duración de 24
horas
b. Como máximo, tendrá una duración de 48
horas
c. Del menor tiempo posible
d. Del menor tiempo posible, debiendo ser re-
visado, como mínimo cada 12 horas

**68. El derecho a la acción social viene
recogido en el artículo 17 del Estatuto Marco como:**

a. Un derecho individual del personal estatutario
b. Un derecho colectivo del personal estatutario
c. Un deber del personal estatutario
d. No aparece recogido en la referida norma

**69. Función de contar las existencias
de un almacén en un momento determinado:**

a. Cuadrante
b. Almacenaje
c. Stock
d. Inventario

**70. Según el Estatuto de autonomía de
Extremadura, en materia de sanidad
y salud pública, en lo relativo a la organización, funcionamiento interno,
coordinación y control de los centros sanitarios en la comunidad autónoma, corresponde a ésta:**

a. La competencia de desarrollo normativo y
ejecución
b. La competencia exclusiva
c. La competencia de ejecución
d. La Comunidad Autónoma no ostenta competencias en esta materia

**71. Según el RD 2230/1992, de 20 de
julio, sobre autopsias clínicas Los
locales para la realización de estudios autópsicos clínicos deberán
tener refrigeradores de cadáveres
con una capacidad mínima:**

a. de 2 cadáveres cada 400 camas o fracción
b. de 2 cadáveres cada 200 camas o fracción
c. de 1 cadáver cada 200 camas o fracción
d. de 1 cadáver cada 400 camas o fracción

**72. Temperatura y humedad adecua-
das para un quirófano:**

a. 15-18° C, y humedad: 35-45%
b. 14-17° C, y humedad: 20-35%
c. 20-21° C, y humedad: 65-85%
d. 17-23° C, y humedad: 40-60%

**73. Área quirúrgica por la que se va
eliminando todo el material conta-
minado procedente de la operación:**

a. Zona o área de intercambio
b. Zona o área sucia de trabajo
c. Zona o área limpia de trabajo
d. Zona o área blanca de trabajo

**74. Informar a familiares de pacientes
fallecidos en una institución sanitaria de los trámites para llevar a cabo
el enterramiento o inhumación del
cadáver es función del:**

a. Equipo médico correspondiente
b. Celador de planta o el celador de urgencias
c. Médico que atendió al paciente
d. Jefe de Personal Subalterno

**75. Cama más utilizada en fracturas o
parálisis de las extremidades:**

a. Balcánica
b. Marco de Stryker
c. Roto-rest
d. De Judet

**76. Según el artículo 16 de la Ley de
salud de Extremadura, el Defensor
de los usuarios estará adscrito:**

a. Al departamento de la Administración regional que ostente las competencias en materia de sanidad
b. Al departamento de la Administración regional que ostente la competencia de protección de los derechos de los consumidores
c. A la Comisión de Política Social de la Asamblea de Extremadura
d. Al SES

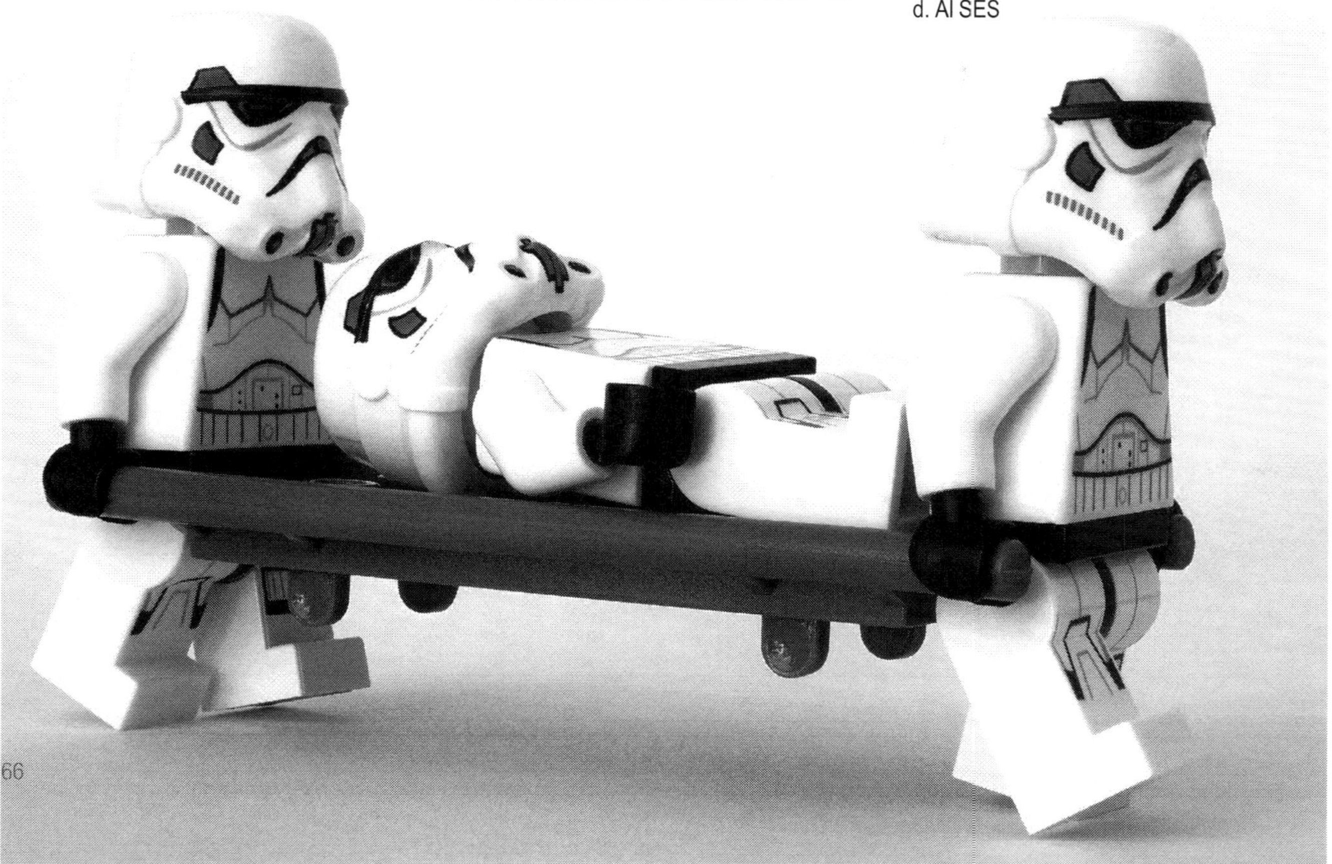

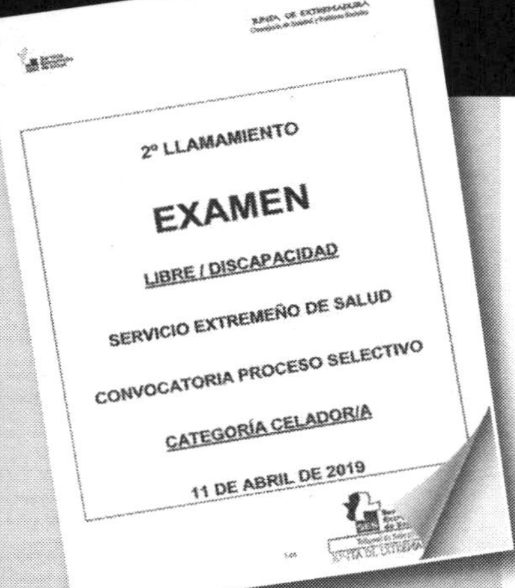

EXAMEN:
11 DE ABRIL DE 2019 (LLAMAMIENTO EXTRAORDINARIO*)

CLAVE DE RESPUESTAS

1 C	27 D	53 D
2 B	28 D	54 B
3 B	29 B	55 C
4 C	30 A	56 C
5 D	31 D	57 B
6 A	32 C	58 B
7 A	33 B	59 B
8 C	34 A	60 C
9 D	35 B	61 A
10 D	36 C	62 C
11 C	37 D	63 C
12 A	38 D	64 D
13 C	39 C	65 B
14 C	40 C	66 C
15 C	41 A	67 D
16 A	42 D	68 B
17 B	43 D	69 B
18 D	44 C	70 B
19 C	45 B	71 A
20 C	46 D	72 C
21 A	47 B	73 C
22 C	48 A	74 C
23 C	49 D	75 D
24 B	50 C	76 C
25 A	51 A	
26 C	52 B	

***CONVOCATORIA EXTRAORDINARIA SIN IMPUGNACIONES ACEPTADAS**

1. Vestimenta de quirófano. Sobre el uso de la bata:

a. Es estrecha, de manga larga y puños rígidos esenciales para la esterilidad de la misma

b. Es amplia, de manga larga y puños rígidos esenciales para la esterilidad de la misma

c. Es amplia, de manga larga y puños elásticos

d. Es amplia, de manga larga que lleva un accesorio a modo de pinza circular para cubrir parcialmente la espalda

2. El óxido de etileno es un medio de esterilización:

a. Por productos físicos

b. Por productos químicos

c. Por calor seco

d. Por flujo laminar

3. La gestión de la historia clínica por los centros con pacientes hospitalizados se realizará a través de:

a. La unidad de urgencias clínicas

b. La unidad de admisión y documentación clínica que las integrará en un solo archivo

c. La unidad de admisión y documentación clínica que las integrará en tantos archivos como especialidades médicas tenga el centro hospitalario

d. Los profesionales sanitarios que desarrollen su actividad en el centro hospitalario

4. El transporte de pacientes en ambulancia desde el lugar donde se produce la emergencia hasta el hospital o centro sanitario es:

a. Transporte asistencial terciario

b. Transporte no asistencial individual

c. Transporte asistencial primario

d. Transporte asistencial individual secundario

5. El internamiento NO voluntario por razón de trastorno psíquico requerirá:

a. Autorización judicial previa en todo caso

b. Autorización administrativa por el órgano competente en materia de atención a la discapacidad

c. Autorización registral sanitaria

d. Autorización judicial salvo que razones de urgencia hiciesen necesaria la inmediata adopción de la medida

6. La OMS define 'Salud' como:

a. El estado completo de bienestar físico, psíquico y mental y no solamente la ausencia de enfermedad

b. El mayor grado de bienestar físico, moral, así como la ausencia de enfermedades

c. El mayor grado posible de bienestar físico, psíquico y mental y no solamente la ausencia de enfermedades

d. El mayor estado posible de bienestar físico, así como la ausencia de enfermedades psíquicas

7. Autopsia o 'Necropsia post mortem' es la disección y examen del cuerpo de una persona fallecida para determinar la causa de la defunción o la presencia de un proceso patógeno. También se denomina:

a. Tanatopsia

b. Tanatopraxia

c. Tanatoestética

d. Tanatoplastia

8. Le solicitan colaboración para poner a un paciente en posición 'antitrendelenburg', es decir:

a. Tumbado en decúbito supino en un plano oblicuo de 45º respecto al suelo, con la cabeza más baja que los pies

b. Tumbado en decúbito prono en un plano oblicuo de 45º respecto al suelo, con la cabeza más elevada que los pies

c. En decúbito supino en un plano inclinado de 45º respecto al suelo, con la cabeza más elevada que los pies

d. En decúbito prono en un plano inclinado de 45º respecto al suelo, con la cabeza más elevada que los pies

9. En el traslado del cadáver al mortuorio, uno de los requisitos indispensables será:

a. Ir acompañado de la historia clínica

b. Ir siempre acompañado por un familiar

c. Proceder siempre con el máximo respeto e indiscreción posible

d. Realizarlo con el parte de traslado correspondiente

**10. Posición anatómica básica emple-
ada para una exploración rectal:**

a. De Morestin   b. De Litotomía

c. Raquídea   d. Genupectoral

**11. Conjunto de tareas para aprovisio-
nar de materiales el almacén y servicios sanitarios:**

a. Actividad de almacenaje

b. Inventario

c. Actividad de suministro

d. Gestión de stock

**12. Según el Estatuto de personal no
sanitario, es función del celador:**

a. Tener a su cargo el traslado de los enfermos,
tanto dentro de la institución como en el servicio de ambulancias

b. Con carácter general, lavar y asear a los enfermos masculinos encamados

c. Colocar y retirar las cuñas para la recogida
de excretas de los enfermos

d. Ayudar en la práctica de autopsias en aquellas funciones auxiliares que requieran el
uso de instrumental sobre el cadáver

**13. Espacio mínimo aconsejado entre
dos o más camas de una habitación
de un centro hospitalario:**

a. 70 cm   b. 60 cm   c. 120 cm   d. 90 cm

**14. Según el artículo 9 de su Estatuto
de autonomía, Extremadura tiene
competencia exclusiva sobre:**

a. Medioambiente

b. Sanidad alimentaria

c. Acción social

d. Defensa de la competencia en el ámbito del
mercado extremeño

**15. Según el artículo 3 de la Ley de
igualdad entre mujeres y hombres
en Extremadura, el principio de interseccionalidad comprende:**

a. La adopción de medidas que aseguren la
igualdad entre hombres y mujeres en lo re-
ferido al acceso a la promoción profesional

b. La representación equilibrada en los distintos órganos de representación y de toma de
decisiones

c. La técnica de análisis y planificación que
tiene en cuenta la interacción que se produce entre el género y otros factores de discriminación

d. La igualdad de trato entre hombres y mujeres en la esfera económica, social, laboral,
cultural y educativa

**16. Según el artículo 14.1 del Estatuto
de personal no sanitario, el jefe de
personal subalterno:**

a. Mantendrá el régimen establecido por la dirección para el acceso de enfermos, visitantes y personal a las dependencias

b. Tendrá a su cargo la vigilancia nocturna tanto
del interior como del exterior del edificio

c. Dará cuenta a sus inmediatos superiores de
los desperfectos o anomalías que encontraren en la limpieza y conservación del edificio y material

d. Se ocupará del repaso general de la ropa

**17. Son parte del contenido mínimo de
la historia clínica:**

a. El informe de urgencias, hojas de orden de
enfermería y gráfico de constantes

b. La anamnesis y la exploración física, hoja
de evolución y planificación de cuidados de
enfermería y la documentación relativa a la
hoja clínico-estadística

c. Hojas de exploraciones complementarias,
informe de anatomía patológica y hojas de
registro

d. Hojas de interconsulta, informe de baja voluntaria y consentimiento informado

**18. En relación con las funciones que
realiza el celador en la unidad de
Psiquiatría:**

a. Ayuda al aseo personal de los pacientes que
lo precisen, vigila a los pacientes que no
quieran asearse para que lo hagan y vigila el
orden y la armonía entre el personal

b. Controla el suministro de tabaco a todos los
pacientes y familiares, vigila la puerta de acceso a la unidad y recoge la medicación y
otros productos de farmacia en carros unidosis

c. Traslada pacientes a las unidades y consultas del centro que sea preciso con la colaboración del personal sanitario, administra
la medicación necesaria y recoge pedidos
de los almacenes

d. Vigila a los pacientes en sus paseos cuando
salen al exterior en recintos acotados, traslada a los enfermos en el servicio de ambulancias, realiza las funciones de traslado de
documentación sanitaria y no sanitaria así
como objetos o mobiliario de la unidad

**19. Decoloración de los tejidos en un
cadáver como consecuencia del
cese de la circulación sanguínea:**

a. Rigor mortis

b. Rigidez cadavérica

c. Livor mortis

d. Putrefacción

**20. La decisión sobre el traslado del
paciente y la forma de realizarse, en
silla o en cama, corresponde:**

a. Al paciente, si está consciente

b. A los familiares del paciente

c. Al médico y/o el personal de enfermería

d. Al personal auxiliar de enfermería

**21. Tipo de cama formada por 2 arma-
zones circulares, unidos entre sí por
un plano rígido que gira sobre ellos:**

a. Cama electrocircular

b. Cama ortopédica de Judet

c. Cama Clinitron

d. Cama basculante y giratoria Egerton Stoke
Mandeville

**22. Documentación sanitaria. En rela-
ción con la historia clínica:**

a. Los pacientes tienen derecho a que los centros sanitarios establezcan un mecanismo
de custodia pasiva y diligente de las mismas

b. El derecho de acceso del paciente a su historia clínica es un derecho personalísimo,
no pudiéndose ejercitar mediante representación legal

c. La cumplimentación de la historia clínica en
los aspectos relacionados con la asistencia
directa al paciente, será responsabilidad de
los profesionales que intervengan en ella

d. La historia clínica debe tener una letra de
identificación

23. Corresponde a los celadores:

a. Tener a su cargo el buscapersonas

b. Asumir por delegación del administrador, la
jefatura del personal que presta servicio en
los de costura, plancha, lavandería y limpieza en general

c. Vigilar las entradas de la institución, no permitiendo el acceso a sus dependencias más
que a las personas autorizadas para ello

d. Informar a los familiares de los fallecidos en
la Institución sobre los trámites precisos
para llevar a cabo los enterramientos y, en
caso necesario, les pondrá en contacto con
la oficina administrativa correspondiente
para completar dicha información

**24. Según el artículo 20 de la Ley
41/2002, en materia de información
y documentación clínica, tendrán
derecho a recibir del centro o servicio sanitario, una vez finalizado el
proceso asistencial, un informe de
alta con los contenidos mínimos establecidos en la ley:**

a. Exclusivamente el paciente afectado y los
profesionales sanitarios

b. Todo paciente, familiar o persona vinculada
a él en su caso

c. Exclusivamente el paciente afectado y los
profesionales sanitarios y no sanitarios

d. Exclusivamente el paciente

**25. Según el artículo 4 de la Ley de
prevención de riesgos laborales,
para calificar un riesgo desde el
punto de vista de su gravedad, se
valorarán conjuntamente:**

a. La probabilidad de que se produzca el daño
y la severidad del mismo

b. El tipo de riesgo y el número de posibles
afectados

c. Las características de los puestos de trabajo
y de los trabajadores que deban desempe-
ñarlos

d. La existencia de procesos, actividades, operaciones, equipos o productos potencialmente peligrosos

26. El objetivo de la higiene y aseo del paciente es:

a. Estimular la colaboración del paciente
b. Aislar al paciente para preservar su intimidad
c. Estimular la circulación sanguínea
d. Aumentar la temperatura corporal en caso de hipertermia

27. En relación con los diagnósticos, exploraciones y tratamientos de los enfermos, los celadores:

a. Se abstendrán de hacer comentarios a los familiares, aunque sí podrán informar del pronóstico de su enfermedad
b. No podrán informar del pronóstico de su enfermedad, aunque podrán comentar con los familiares los diagnósticos y exploraciones realizadas
c. Podrán explicar a los familiares y acompañantes, los tratamientos que se prescriban a los enfermos dentro de su función informadora
d. No podrán informar sobre los pronósticos médicos de su enfermedad

28. Paciente acostado sobre su abdomen y pecho, cabeza ladeada a la izquierda o derecha y los brazos también extendidos a lo largo del cuerpo:

a. Posición de Fowler
b. Posición de litotomía dorsal
c. Posición semiprona
d. Posición de decúbito ventral

29. Según el Estatuto de personal no sanitario, el celador estará integrado en el:

a. Grupo de Oficios, Escala de Servicios
b. Grupo Subalterno, Escala General
c. Grupo de Oficios, Escala General
d. Grupo de Servicios, Escala General

30. Movimientos a seguir para una deambulación correcta con bastón:

a. Situar el bastón aproximadamente a unos 10 cm. de la pierna no afectada. Distribuir el peso entre los pies y el bastón
b. Situar el bastón aproximadamente a unos 20 cm. de la pierna afectada. Distribuir el peso entre los pies y el bastón
c. Distribuir el peso entre los pies y el bastón, situando el bastón a unos 20 cm. de la pierna no afectada
d. Distribuir el peso entre los pies, situando el bastón a unos 10 cm. de la pierna afectada

31. Según establece el artículo 15 de la Ley de prevención de riesgos laborales, es un principio general de la acción preventiva:

a. Adaptar la persona al trabajo
b. Controlar las partidas presupuestarias
c. Evaluar los riesgos que se puedan evitar
d. Tener en cuenta la evolución de la técnica

32. Autopsia que busca el diagnóstico etiológico, patogénico, histológico y clínico con el objetivo final de confirmar la causa de la muerte:

a. Autopsia judicial
b. Autopsia médico-legal
c. Autopsia anatomopatológica
d. Autopsia médico-forense

33. Accesorio metálico que se fija a la mesa quirúrgica encima del paciente y permite separar la zona de anestesia del campo quirúrgico:

a. Carro de anestesia
b. Arco de anestesia
c. Rotador de anestesia
d. Guía de anestesia

34. Cómo subir la rampa con camilla:

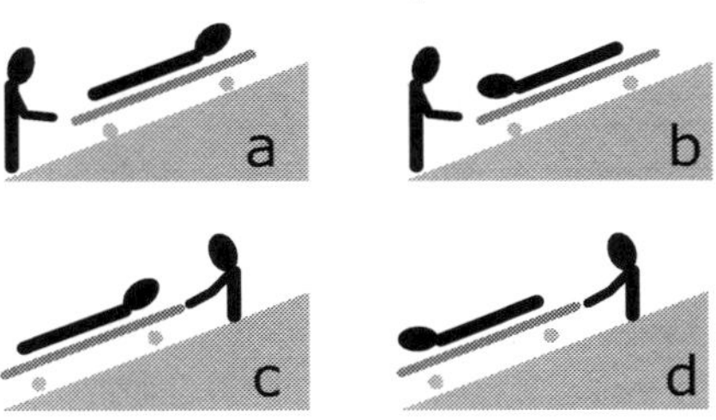

35. Los celadores, en el ejercicio de sus funciones:

a. Harán los servicios de guardia que correspondan fuera de los turnos que se establezcan
b. Cuidarán, al igual que el resto del personal, que los enfermos no hagan uso indebido de los enseres y ropas de la institución
c. Vigilarán las entradas de la Institución, permitiendo el acceso a sus dependencias a todas las personas no autorizadas para ello
d. Darán cuenta a sus compañeros de los desperfectos o anomalías que encontraren en la limpieza y conservación del edificio

36. Tanatopraxia es:

a. El endurecimiento del cuerpo que se produce de 2 a 4 horas después de la muerte
b. La descomposición de la materia orgánica muerta por la acción de las bacterias
c. Toda práctica mortuoria que permite la conservación y exposición del cadáver con las debidas garantías sanitarias
d. El examen realizado sobre el cadáver de una persona fallecida a causa de enfermedades y que tiene como objeto final la confirmación de las causas de la muerte

37. La Ley 55/2003, de 16 de diciembre, del Estatuto Marco, establece que las funciones recogidas en la orden de 5 de julio de 1971 para la categoría de celador se mantendrán vigentes «en tanto no se proceda a una nueva regulación por cada servicio de salud» en su:

a. disposición derogatoria cuarta
b. disposición transitoria cuarta
c. disposición transitoria octava
d. disposición transitoria sexta

38. Es función del celador:

a. Trasladar las comunicaciones verbales, documentos, correspondencia u objetos que les sean confiados por sus subordinados, así como el traslado de aparatos o mobiliario de unos Servicios a otros
b. Tramitar o trasladar los documentos, correspondencia u objetos que les sean confiados por los superiores, así como aquellos que les sean entregados por los pacientes que lo soliciten
c. Tramitar o trasladar las comunicaciones verbales, documentos, correspondencia u objetos que les sean confiados por sus compañeros, así como el traslado de aparatos o mobiliario de unos Servicios a otros
d. Tramitar o conducir sin tardanza las comunicaciones verbales, documentos, correspondencia u objetos que les sean confiados por sus superiores, así como el traslado de aparatos o mobiliario de unos Servicios a otros

39. El amortajamiento consiste básicamente en:

a. Liberar los orificios naturales, para provocar que el cadáver expulse sangre y secreciones naturales
b. Liberar los tobillos con una venda
c. Doblar la sábana de forma que cubra todo el cadáver e identificarlo con una etiqueta colocada en un lugar visible
d. Colocar el cadáver encina de una sábana grande y doblar sus brazos por encima de su cuerpo

40. Es función del celador en la unidad de Psiquiatría:

a. Comprobar las constantes vitales periódicamente
b. Informar al paciente y a la familia en el caso de que el paciente vaya a ser ingresado
c. Cuidar del entorno ambiental de los pacientes, levantando persianas por la mañana y bajándolas por la noche
d. Dirigir la contención y coordinar su ejecución

41. En el servicio de urgencias, el celador de puerta:

a. Recepcionará y ayudará a los pacientes que acudan en vehículos y ambulancias
b. Facilitará información general sanitaria y no administrativa
c. Facilitará información general sanitaria y administrativa
d. Permitirá y facilitará la entrada del personal del centro como lugar de paso para acceder al trabajo

42. Completada la intervención se deben reintegrar al sistema todos los medios empleados, revisar los equipos y reponer el material gastado. En qué fase del transporte asistencial nos encontramos:

a. Fase de transferencia
b. Fase de estabilización
c. Fase de aproximación y reinicio
d. Fase de reactivación

**43. Qué ambulancias asistenciales de-
berán contar al menos con un conductor que esté en posesión del
título de formación profesional de
técnico en emergencias sanitarias,
con un enfermero que ostente el título universitario de diplomado en
enfermería, o títulos homologados
habilitantes, así como con un médico cuando la asistencia a prestar
lo requiera:**

a. clase B
b. clase D
c. clase A1 y A2
d. clase C

**44. En la entrada de Urgencias, un pa-
ciente es clasificado según su estado de gravedad con el nivel 1,
color rojo. Según esa clasificación:**

a. La atención puede demorarse 10-15 minutos
b. La atención puede demorarse hasta 2 horas
c. Deberá ser atendido de forma inmediata
d. Deberá ser atendido con carácter urgente
en un máximo de 30 minutos

**45. Computándose desde la fecha y
hora que figure en la inscripción de
defunción en el registro civil, cadáver es todo cuerpo humano durante
¿cuántos años tras su muerte?**

a. 4   b. 5   c. 6   d. 7

**46. La esterilización a través de la es-
tufa Poupinel se considera:**

a. Esterilización por radiación gamma
b. Esterilización por radiaciones ionizantes o
esterilización en frío
c. Esterilización por calor húmedo o vapor
d. Esterilización por calor seco

**47. Según el artículo 26 de la Ley de
prevención de riesgos laborales, la
relación de puestos de trabajo exen-
tos de riesgos para la maternidad
deberá determinarse:**

a. Por los trabajadores previa consulta con el
empresario
b. Por el empresario previa consulta con los representantes de los trabajadores
c. De común acuerdo entre empresario y trabajadores
d. Por el empresario previa notificación por escrito a la autoridad laboral

**48. Información que permite conocer
en todo momento las entradas, salidas y existencias de un almacén:**

a. Stock
b. Almacenaje
c. Inventario
d. Registro de entrada/salida

**49. La movilización de un paciente es
'pasiva' cuando se realiza:**

a. desde una superficie a otra
b. por el propio paciente bajo la supervisión de
un profesional
c. por el propio paciente sobre los distintos
segmentos corporales que quiera ejercitar
por medio de los músculos y articulaciones
de esos segmentos
d. por profesionales sobre los distintos segmentos corporales del paciente. Se aplica
en pacientes que no pueden realizar esfuerzos físicos

**50. Paquete de menos de 2 kg y que no
requiere entrega urgente:**

a. Carta certificada   b. Tarjeta postal
c. Carta ordinaria   d. Postal Express

**51. Documento mediante el que un
responsable de servicio realiza un
pedido al almacén:**

a. Vale de almacén, hoja de pedido, vale de
pedido
b. Vale de almacén, hoja de entrega, vale de
pedido
c. Vale de pedido, hoja de entrega, documento
de entrega
d. Documento de entrega, vale de entrega,
vale de pedido

**52. Según el artículo 5 de los Estatutos
del Servicio extremeño de salud, la
separación del servicio del personal
del organismo autónomo corresponde:**

a. Al Consejero competente en materia de sanidad
b. Al Director Gerente
c. Al Secretario General
d. Al Gerente del Área de Salud correspondiente

**53. Los servicios de farmacia hospita-
laria estarán bajo la titularidad y
responsabilidad de:**

a. Un supervisor de farmacia
b. El director farmacéutico
c. El director médico
d. Un farmacéutico especialista en farmacia
hospitalaria

**54. Atendiendo a las características de
la atención primaria, es función del
celador:**

a. Mantenimiento general del edificio
b. Colaborar en las tareas organizativas e in-
formativas del equipo que se les indique y
que no requieran un nivel de cualificación
específico, en especial el traslado de historias clínicas a las consultas, así como otra
documentación
c. Funciones de apoyo a los puestos de trabajo
desempeñados por el personal técnico y de
ejecución de aquellas funciones que le sean
delegadas
d. Conocer diariamente las pequeñas obras a
realizar, señalando y dirigiendo el orden y
las formas en que deben ser resueltas

**55. Tijera de extremo redondeado que
se utiliza en el transcurso de la autopsia para la apertura del tubo digestivo en toda su longitud:**

a. Costótomo
b. Bisturótomo
c. Enterótomo
d. Sonda metálica

**56. Mantener el régimen establecido
por la dirección para el acceso de
personas a las distintas dependencias del hospital es responsabilidad
del:**

a. Celador de puerta
b. Vigilante de seguridad
c. Jefe de Personal Subalterno
d. Administrador de personal

**57. Relación temperatura/tiempo en
programas de esterilización por
calor seco:**

a. 160º C - 60 min   b. 150º C - 150 min
c. 220º C - 30 min   d. 100º C - 30 min

**58. Para realizar maniobras de con-
tención mecánica será necesaria la
intervención de:**

a. 2 personas como mínimo en todo caso
b. 4 ó 5 personas debiendo en la medida de lo
posible que cada miembro del equipo de
contención se dirija a una extremidad establecida del paciente
c. 4 ó 5 personas debiendo en la medida de lo
posible situarse en el mismo lado de la
cama del paciente
d. 2 ó 3 personas debiendo disponerse sedantes parenterales, si bien nunca debe ser utilizado como un castigo

**59. Prevención de lesiones durante la
manipulación manual de cargas. En
circunstancias especiales, trabajadores sanos y entrenados físicamente, siempre que la tarea se
realice de forma esporádica y en
condiciones seguras, podrán manipular cargas de hasta:**

a. 25 kg   b. 40 kg   c. 35 kg   d. 15 kg

**60. Pasos o fases en la secuencia de
levantamiento de una carga:**

a. Adoptar la postura del levantamiento, colocar los pies, planificar el levantamiento, agarre firme, evitar giros, levantamiento suave,
carga pegada al cuerpo y depositar la carga
b. Agarre firme, adoptar la postura del levantamiento, planificar el levantamiento, colocar los pies, agarre firme, evitar giros, carga
pegada al cuerpo, levantamiento suave, y
depositar la carga
c. Planificar el levantamiento, colocar los pies,
adoptar la postura del levantamiento, agarre firme, levantamiento suave, evitar giros,
carga pegada al cuerpo y depositar la carga
d. Colocar los pies, planificar el levantamiento,
adoptar la postura del levantamiento, evitar
giros, levantamiento suave, evitar giros,
carga pegada al cuerpo y depositar la carga

61. Un paciente ingresado en régimen de observación podrá permanecer en esta situación, antes de ser dado de alta o de tener que ser hospitalizado, un máximo de:

a. 24 h   b. 36 h   c. 12 h   d. 48 h

62. Si un celador observa unos desperfectos en la institución sanitaria donde trabaja, dar cuenta al administrador de esos desperfectos es competencia:

a. Del coordinador médico de la institución sanitaria
b. Del propio celador
c. Del Jefe de Personal Subalterno
d. Del supervisor

63. Quién o quiénes realizan el traslado en ambulancia y cómo se denomina el transporte en conjunto de enfermos sin enfermedades transmisibles y cuyo desplazamiento NO reviste carácter de urgencia:

a. Conductor y ayudante si se requiere; se denomina transporte individual
b. Siempre conductor y ayudante; se denomina transporte asistencial colectivo
c. Conductor y ayudante si se requiere; se denomina transporte no asistencial
d. Conductor y ayudante siempre; se denomina transporte secundario

64. El artículo 20 de la Constitución reconoce y protege:

a. El derecho a obtener la tutela efectiva de jueces y tribunales
b. El secreto de las comunicaciones
c. El derecho de reunión pacífica y sin armas
d. El derecho a la libertad de cátedra

65. Según el art. 40 del Estatuto de autonomía de Extremadura, las leyes de la Asamblea de Extremadura:

a. Se promulgarán en nombre del Rey por el Presidente de la Asamblea
b. Están excluidas del recurso contencioso-administrativo
c. Serán publicadas en el Diario Oficial de Extremadura pero no necesariamente en el Boletín Oficial del Estado
d. Como regla general, entrarán en vigor al día siguiente de su publicación íntegra en el Diario Oficial de Extremadura

66. Según el Estatuto Marco, es un derecho colectivo del personal estatutario:

a. La formación continuada adecuada a la función desempeñada
b. La no discriminación por razón de nacimiento, raza, sexo, religión, opinión o cualquier otra condición o circunstancia personal o social
c. Disponer de servicios de prevención y órganos representativos en materia de seguridad laboral
d. La estabilidad en el empleo

67. Según el artículo 26 del Estatuto Marco, en relación con la prolongación de la permanencia en servicio activo:

a. Procederá, de oficio o a instancia del interesado, hasta cumplir como máximo setenta años de edad
b. Podrá concederse por un período mínimo de dos años, pudiendo renovarse anualmente hasta que se cumpla la edad máxima establecida
c. Procederá cuando, en el momento de cumplir la edad de jubilación forzosa, le resten al interesado seis años o más de cotización para causar pensión de jubilación
d. Deberá ser autorizada por el servicio de salud correspondiente

68. El artículo 8 de la Ley de salud de Extremadura establece que con relación al sistema sanitario público es competencia de la consejería responsable en materia de sanidad de Extremadura:

a. La participación en la elaboración de los Programas de Salud de su ámbito
b. La ordenación y regulación de las funciones de policía sanitaria mortuoria
c. La colaboración, en los términos en que se acuerde en cada caso, en la construcción, reforma y/o equipamiento de centros y servicios sanitarios
d. La conservación y mantenimiento de los consultorios locales

69. Según el artículo 46 de la Ley de régimen jurídico del sector público, los documentos utilizados en las actuaciones administrativas se almacenarán por medios electrónicos:

a. En todo caso
b. Siempre que sea posible
c. Siempre que esté garantizada la identidad e integridad de la información
d. Sólo cuando así lo disponga expresamente una disposición legal o reglamentaria

70. Los locales para la realización de estudios autópsicos clínicos deberán reunir qué condiciones:

a. Sala de autopsias con una superficie mínima de 20 m2, refrigeradores de cadáveres con capacidad para 1 cadáver cada 200 camas de hospital o fracción, aseos con ducha de agua caliente y fría
b. Sala de autopsias con una superficie mínima de 20 m2, refrigeradores de cadáveres con capacidad para 2 cadáveres cada 200 camas de hospital o fracción, local de secretaría
c. Sala de autopsias con una superficie mínima de 15 m2, refrigeradores de cadáveres con capacidad para 2 cadáveres cada 200 camas de hospital o fracción, y archivo de piezas
d. Sala de autopsias con una superficie mínima de 10 m2, refrigeradores de cadáveres con capacidad para 1 cadáver cada 100 camas de hospital o fracción, local de secretaría

71. Según el artículo 4 de la Ley de igualdad entre mujeres y hombres y contra la violencia de género en Extremadura, el trato desfavorable relacionado con la paternidad constituye:

a. Discriminación directa por razón de sexo
b. Discriminación indirecta por razón de sexo
c. Acoso por razón de sexo
d. No aparece previsto como causa de discriminación

72. Quién se encarga del transporte de productos desde unidades de un hospital hasta la farmacia del mismo:

a. El auxiliar de farmacia
b. El farmacéutico
c. El celador
d. El transportista de la empresa que suministra el producto

73. Los suelos, paredes y techos en un quirófano deberán estar construidos con materiales:

a. Porosos y de fácil limpieza
b. No porosos y permeables
c. No porosos y de fácil limpieza
d. Poroso y permeables

74. Sobre la correspondencia, 'Envío que llega a su destino en un día hábil en territorio nacional':

a. Postal Express
b. Carta certificada ordinaria
c. Carta urgente
d. Carta certificada

75. Qué posición se utiliza para realizar una cirugía rectal y coccígea:

a. Genupectural
b. Laminectomía
c. Fowler
d. Kraske

76. Según el artículo 29 del Estatuto de autonomía de Extremadura, los signatarios de una moción de censura rechazada NO podrán impulsar otra hasta:

a. el siguiente periodo ordinario de sesiones
b. la siguiente legislatura
c. transcurrido un año desde la presentación, en una misma legislatura
d. cinco días después de la presentación de la anterior

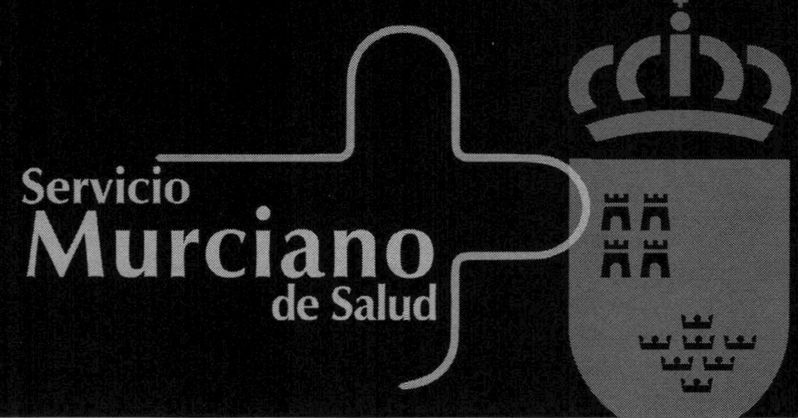

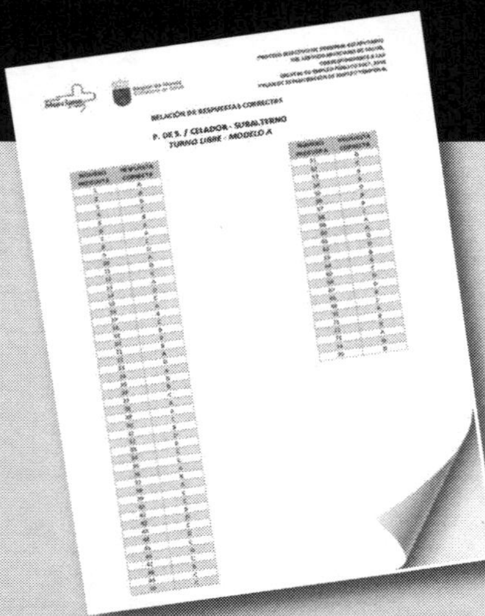

EXAMEN:

10 DE MARZO DE 2019

CLAVE DE RESPUESTAS

1 **A**	26 **B**	51 **D**
2 **A**	27 **C**	52 **C**
3 **D**	28 **A**	53 **B**
4 **C**	29 **A**	54 **B**
5 **B**	30 **C**	55 **D**
6 **A**	31 **B**	56 **B**
7 **A**	32 **D**	57 **B**
8 **C**	33 **B**	58 **C**
9 **D**	34 **C**	59 **A**
10 **A**	35 **C**	60 **A**
11 **D**	36 **A**	61 **D**
12 **C**	37 **B**	62 **D**
13 **A**	38 **A**	63 **B**
14 **D**	39 **C**	64 **B**
15 **C**	40 **C**	65 **C**
16 **A**	41 **B**	66 **D**
17 **A**	42 **D**	67 **D**
18 **C**	43 **C**	68 **A**
19 **B**	44 **D**	69 **D**
20 **B**	45 **C**	70 **B**
21 **B**	46 **D**	71 **B**
22 **A**	47 **C**	72 **B**
23 **D**	48 **B**	73 **A**
24 **A**	49 **C**	74 **D**
25 **D**	50 **C**	75 **D**

1. Es función del celador en el servicio de rehabilitación:

a. Trasladar a los enfermos que lo requieran a los servicios

b. Informar sobre los progresos realizados por el enfermos a los familiares

c. Vigilar la conservación y buen estado del material que se usa en fisioterapia

d. Controlar las posturas estáticas de los enfermos y poner en conocimiento del personal sanitario si ve alguna anomalía

2. La Constitución establece en cuanto al sostenimiento de los gastos públicos que:

a. Todos contribuirán de acuerdo con su capacidad económica

b. El sistema tributario no se inspirará en los principios de igualdad y progresividad

c. El sistema recaudatorio podrá tener alcance confiscatorio

d. El sistema tributario estará inspirado en el principio de recaudación intensiva

3. Respecto de las instrucciones previas, la Ley 41/2002 señala que:

a. El otorgante del documento puede designar, además, un representante para que, llegado el caso, sirva como interlocutor suyo con el médico para procurar el cumplimiento de las instrucciones previas

b. Por el documento de instrucciones previas, una persona mayor de edad, capaz y libre, manifiesta anticipadamente su voluntad, con objeto de que ésta se cumpla en el momento en que llegue a situaciones en cuyas circunstancias no sea capaz de expresarlos personalmente, sobre los cuidados y el tratamiento de su salud

c. No serán aplicadas las instrucciones previas contrarias al ordenamiento jurídico

d. Las tres son correctas

4. Según la Ley 5/2001, las convocatorias del concurso de traslados y de méritos, incluirán, en todo caso, los siguientes datos, EXCEPTO:

a. Denominación y localización de la plaza

b. Requisitos indispensables para desempeñarla

c. Puntuación máxima para la adjudicación de las plazas convocadas

d. Baremo para puntuar los méritos

5. Si un celador es requerido por un compañero para sentar a un paciente que NO colabora en una silla de ruedas, se colocarán:

a. Uno enfrente del paciente y el otro sujetando la silla

b. Uno a cada lado del paciente

c. Los dos al mismo lado del paciente

d. Está prohibido sentar en una silla de ruedas a un paciente que no colabora

6. Según la Ley 31/1995, NO es una competencia o facultad de los Delegados de Prevención:

a. Colaborar con la dirección de la empresa en la mejora de la formación

b. Promover y fomentar la cooperación de los trabajadores en la ejecución de la normativa sobre prevención de riesgos laborales

c. Ejercer una labor de vigilancia y control sobre el cumplimiento de la normativa de prevención de riesgos laborales

d. Todas las anteriores son competencias de los Delegados de Prevención

7. Es una regla básica para los celadores que realizan cambios posturales y traslado de pacientes:

a. Hacer el máximo uso de su centro de gravedad

b. Mantener el centro de gravedad alto

c. Hacer uso de los músculos de la espalda

d. Las tres son correctas

8. Ley 5/2001. Sobre la promoción interna temporal, señale la FALSA:

a. Por necesidades del servicio y con carácter voluntario, el personal estatutario fijo podrá desempeñar funciones correspondientes a categorías de un grupo igual o superior, con derecho a reserva de plaza

b. En el tiempo que permanezca en esta situación el interesado se mantendrá en activo

c. Percibirá las retribuciones correspondientes a las funciones desempeñadas, incluidos los trienios

d. No supondrá la obtención de un nuevo nombramiento

9. Según el Estatuto de Autonomía de Murcia, la organización de la Administración Pública de la Región responderá a los principios de:

a. Legalidad
b. Eficacia
c. Economía
d. Las tres

10. Según establece el Real Decreto 521/1987, la Comisión de Dirección de un hospital se reunirá:

a. Semanalmente
b. Quincenalmente
c. Mensualmente
d. A criterio del Director Gerente

11. ¿Cómo debe el celador abordar la movilización de un enfermo?

a. buscando exclusivamente la seguridad del enfermo
b. buscando exclusivamente la confortabilidad del enfermo
c. buscando exclusivamente su propia confortabilidad
d. buscando la confortabilidad y la seguridad, tanto de sí mismo como del enfermo

12. Usted es celador de farmacia en un centro hospitalario y mientras está trasladando un pedido al servicio de quirófano se encuentra con el supervisor de paritorio, quien le comenta que en el almacén de paritorio hay medicación caducada para retirar. Ante ello usted:

a. Pospone lo que está haciendo en ese momento y se dirige al paritorio para retirar la medicación caducada
b. Toma nota y espera a que, por otro motivo, tenga que desplazarse al paritorio para así aprovechar la ocasión y retirarla sin tener que acudir allí expresamente para ello
c. Lo pone en conocimiento del responsable de farmacia
d. Comunica al supervisor de paritorio que esa tarea le corresponde al personal auxiliar de enfermería de cada servicio

13. ¿Debe el celador reparar las averías que presenten las bombas de perfusión?

a. Nunca, porque esta no es una función propia del celador
b. Solo cuando se lo solicite el personal facultativo
c. Solo cuando no pueda hacerlo el personal de mantenimiento
d. Solo cuando se lo indique el Jefe de Personal Subalterno o el Encargado de Turno

14. El traslado de los enfermos dentro de la institución es función de:

a. la auxiliar de enfermería
b. la enfermera
c. la supervisora de la planta
d. el celador

15. Un celador con 30 o más años de servicio tendrá derecho a cuántos días de vacaciones hábiles al año:

a. 23   b. 25   c. 26   d. 24

16. Combinación de teclas para cerrar una ventana de Windows:

a. ALT + F4
b. Sólo la tecla ESC
c. CTRL + FIN
d. CTRL + ESC

17. Según la Ley 55/2003, NO es causa de extinción de la condición de personal estatutario fijo:

a. La sanción disciplinaria provisional de separación del servicio
b. La renuncia
c. La jubilación
d. La pena principal de inhabilitación absoluta

18. NO es función del celador, según el artículo 14 de la orden de 5 de julio de 1971:

a. Harán los servicios de guardia que correspondan dentro de los turnos que se establezcan
b. Servirán de ascensoristas cuando se les asigne especialmente ese cometido o las necesidades del servicio lo requieran
c. Recepción, puesta en batería y sustitución de las botellas de oxígeno en el lugar que sea preciso
d. Ayudarán a las enfermeras o personas encargadas a amortajar a los enfermos fallecidos, corriendo a su cargo el traslado de los cadáveres al mortuorio

19. El derecho de reunión reconocido en el artículo 21 de la Constitución:

a. No podrá ser prohibido, aunque implique alteración del orden público
b. El ejercicio del derecho de reunión pacífica y sin armas no necesitará autorización previa
c. Será necesaria autorización previa en cualquier caso
d. En ningún caso se dará comunicación previa a la autoridad

20. Le piden colocar un paciente en la posición de Morestin, es decir:

a. Decúbito prono inclinado 45° respecto al plano del suelo con las piernas extendidas y la cabeza más alta que los pies
b. Decúbito supino inclinado 45° respecto al plano del suelo, con la cabeza más alta que los pies
c. Con la cabecera de la cama elevada 45° y los miembros inferiores semiflexionados
d. Con la cabecera de la cama elevada 45° y los miembros inferiores en extensión

21. Según el Estatuto Básico del Empleado Público, por lactancia de un hijo menor de doce meses (Indique la FALSA):

a. La funcionaria podrá solicitar la sustitución del tiempo de lactancia por un permiso retribuido que acumule en jornadas completas el tiempo correspondiente
b. Se tendrá derecho a dos horas de ausencia del trabajo
c. Este permiso se incrementará proporcionalmente en los casos de parto múltiple
d. Este derecho podrá ser ejercido indistintamente por uno u otro de los progenitores, en el caso de que ambos trabajen

22. Paciente tumbado sobre su espalda, con los brazos y las piernas extendidos y cercanos al cuerpo, sobre un plano paralelo al suelo:

a. Decúbito supino o dorsal
b. Decúbito prono o ventral
c. Decúbito lateral
d. Sims, semiprona o seguridad

23. La víctima de un accidente es trasladado a la UCI. Según la imagen:

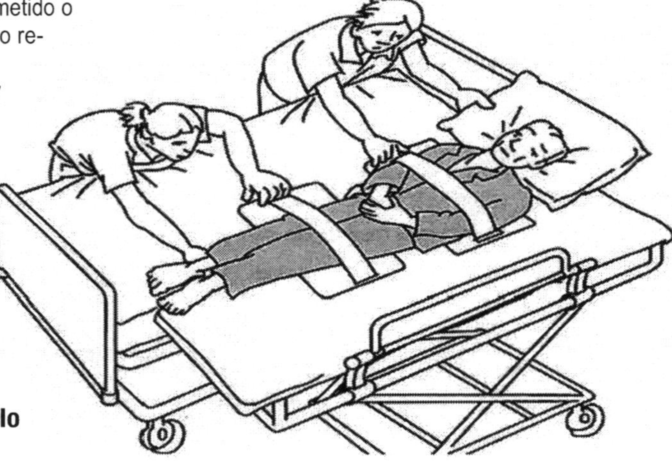

a. El celador de la izquierda está en una posición forzada y no realiza bien su función
b. Debería estar un celador a cada lado de la camilla
c. La movilización es incorrecta, ya que se realiza evitando lesiones
d. La actuación de los celadores es la correcta, y al ser un paciente que ingresa en la UCI debería estar supervisado por el personal facultativo

24. El personal estatutario fijo que sea nombrado para cualquier cargo de carácter político del que se derive incompatibilidad para ejercer sus funciones, quedará en la situación administrativa de:

a. Servicios especiales
b. Servicios en otra Administración Pública
c. Servicio activo
d. Excedencia por servicios en el sector público

25. Un celador de quirófano debe limpiar y devolver a su lugar los aparatos utilizados en una intervención quirúrgica:

a. Sí, siempre
b. Solo a veces
c. Sólo limpiarlos, no devolverlos a su lugar
d. No limpiarlos pero sí devolverlos a su lugar

26. Según el Decreto 228/2015, qué órgano directivo del SMS ejercerá las competencias en materia de asistencia sanitaria prestada a través de sus centros y servicios en los diferentes niveles de atención primaria, especializada, de salud mental y de urgencias emergencias sanitarias:

a. El Gerente del Servicio Murciano de Salud
b. La Dirección General de Asistencia Sanitaria
c. El Consejo de Administración
d. Las tres son correctas

27. Quién acudirá al laboratorio a por el resultado de unas analíticas:

a. Familiares del paciente
b. Un auxiliar de enfermería
c. El celador
d. Un auxiliar administrativo del servicio

28. Según la Ley General de Sanidad, los medios y actuaciones del sistema sanitario estarán orientados prioritariamente a:

a. La promoción de la salud y a la prevención de enfermedades
b. El acceso a las prestaciones sanitarias
c. Que el acceso a la sanidad se realice en condiciones de igualdad efectiva
d. La superación de los desequilibrios territoriales y sociales

29. Según el artículo 10 de la Ley 4/1994, de Salud de Murcia, «constituirá la expresión de la política de salud a desarrollar por las administraciones públicas en la Comunidad Autónoma»:

a. El Plan de Salud
b. Las Áreas de Salud
c. La Atención Primaria
d. El Consejo de Salud

30. Una posición anatómica puede ser:

a. Retrocervical
b. Espirometral
c. Genupectoral
d. Supraflexiva

31. Un celador está ayudando al enfermero a amortajar un cadáver para su traslado al mortuorio. Cuando se le indica que retire la sonda vesical del cadáver:

a. Se pondrá los guantes y la retirará, con cuidado de no romperla
b. Le indicará al enfermero que eso no es función suya
c. Le pedirá al enfermero que, antes, le vacíe el globo de sujeción
d. No la retirará, y llamará al jefe de personal subalterno para informar

32. Según la Ley 55/2003, el régimen disciplinario responde a una serie de principios en todo el SNS, como:

a. Inmediatez
b. Pleno respeto de los derechos y garantías correspondientes
c. Economía procesal
d. Eficacia

33. Cómo deberá colocarse la cama en una habitación hospitalaria:

a. Dependerá del tamaño de la habitación
b. De forma que el paciente pueda ser atendido por los tres lados de la cama
c. De forma que el paciente pueda solo ser atendido por ambos laterales de la cama
d. De forma que el paciente pueda solo ser entendido por ambos laterales de la cama y por el cabecero

34. Usted como celador de quirófano debe colocar al paciente en una posición adecuada cuando:

a. Llega a la sala de operaciones con la ayuda del resto de personal que hay en la sala
b. Cuando lo indique el cirujano y/o ayudante de cirujano
c. Cuando lo indique el anestesista
d. Cuando lo indique el enfermero circulante, el cirujano, o el enfermero instrumentista

35. Rigidez de músculos que aparece en las primeras 12 h. de la muerte:

a. Algor mortis
b. Livor mortis
c. Rigor mortis
d. Ninguno de los tres

36. Según la Ley de Salud de Murcia, la Zona básica de salud constituye el marco territorial de la atención primaria de salud, dentro del cual desarrollará su actividad:

a. El equipo de atención primaria
b. El Centro de Salud
c. Los Consultorios periféricos
d. Las tres son correctas

37. Es función del celador de urgencias:

a. Avisar al servicio de ambulancia para traslado de enfermos dados de alta
b. Contención de un paciente mientras se le practica un lavado gástrico
c. Obtener la información necesaria de los familiares del paciente para poder abrirle la historia clínica
d. Realizar la clasificación inicial de pacientes en la zona de triaje

38. Las multicopistas son:

a. Máquinas reproductoras de documentos que pueden ser manuales o eléctricas
b. Máquinas manuales reproductoras de documentos
c. Máquinas eléctricas reproductoras de documentos
d. Máquinas reproductoras de documentos que solo se utilizan para hacer una única copia de un documento

39. Un enfermo en decúbito está:

a. Sentado
b. Sentado e inclinado hacia delante
c. Descansando sobre un plano horizontal
d. Sentado e inclinado hacia atrás

40. Según la Ley General de Sanidad, como regla general y sin perjuicio de las excepciones a que hubiera lugar, el Área de Salud extenderá su acción a una población entre:

a. 100.000 y 200.000 hab.
b. 50.000 y 150.000 hab.
c. 200.000 y 250.000 hab.
d. 150.000 y 300.000 hab.

41. Respecto al derecho a la información epidemiológica, la Ley 41/2002 establece que los ciudadanos:

a. no tienen derecho a conocer los problemas sanitarios de la colectividad, salvo que impliquen un riesgo para su salud individual
b. tienen derecho a conocer los problemas sanitarios de la colectividad cuando impliquen un riesgo para la salud pública o para su salud individual
c. tienen el derecho a que la información se difunda en términos verdaderos, comprensibles y adecuados para su interés y de acuerdo con su estado de salud
d. no tienen derecho a conocer los problemas sanitarios de la colectividad

42. El movimiento y traslado de los enfermos encamados que requieran un trato especial en razón a sus dolencias para hacerles las camas es función de:

a. el celador
b. la enfermera
c. el TCAE
d. Los tres

43. Es una función del Coordinador de Enfermería de los Equipos de Atención Primaria:

a. Coordinar, supervisar y controlar las actividades de las distintas Áreas del Centro
b. Decidir la distribución de tareas no encomendadas específicamente a ninguna categoría profesional
c. Supervisar las actividades de mantenimiento del Centro y del suministro de material necesario para su normal desenvolvimiento
d. Ejercer la jefatura de personal de todo el Equipo de Enfermería, resolviendo los conflictos de atribuciones y competencias que entre sus miembros puedan plantearse

44. Si el paciente fallecido va a ser sometido a una autopsia, es habitual:

a. Que se le coloquen los brazos en la espalda para que no estorben
b. Que se coloquen los brazos cruzados sobre el pecho
c. Que se aten las manos con ligaduras
d. Que se coloquen los brazos extendidos a lo largo del cuerpo

45. Para el traslado de un paciente desde un determinado servicio del centro hospitalario a una planta de hospitalización el celador deberá:

a. Explicar al paciente los motivos de su traslado a la planta de destino

b. Explicar al paciente el recorrido que van a realizar, así como los medios que se van a utilizar

c. Preguntar al personal sanitario del servicio de origen las condiciones en las que debe ser trasladado el paciente

d. Son correctas A y C

46. El celador en la realización de autopsia debe:

a. Colaborar con el personal sanitario en todo lo que se le encomiende

b. Colaborar con el personal sanitario en todo lo que no requiera utilización de instrumental sobre el cadáver

c. Colaborar en el peso y anotación de las piezas anatómicas

d. Son correctas B y C

47. Es función del celador:

a. Administrar sedantes al paciente en caso de necesidad urgente y siguiendo las indicaciones del médico

b. Intubar al paciente terminal en caso de necesidad urgente y siguiendo las indicaciones del médico

c. Colaborar con otros profesionales en el traslado y movimiento de los pacientes

d. Ninguna de las anteriores

48. Según el Real Decreto 521/1987, corresponde la representación del hospital y la superior autoridad y responsabilidad dentro del mismo a:

a. el Delegado de Salud

b. el Director Gerente

c. el Director Médico

d. la Comisión de Dirección

49. En el franqueo mediante sellos los pegaremos:

a. En la contracubierta del envío de que se trate, adhiriéndose siempre que sea posible, en una única fila horizontal, en el ángulo superior derecho de la misma en que figura la dirección.

b. En la cubierta del envío de que se trate, adhiriéndose siempre que sea posible, en una única fila horizontal, en el ángulo superior izquierdo de la misma en que figura la dirección.

c. En la cubierta del envío de que se trate, adhiriéndose siempre que sea posible, en una única fila horizontal, en el ángulo superior derecho de la misma en que figura la dirección.

d. En la cubierta del envío de que se trate, adhiriéndose siempre que sea posible, en una doble fila horizontal, en el ángulo superior derecho de la misma en que figura la dirección.

50. Es función del celador de farmacia:

a. Rellenar el carro de unidosis con la medicación correspondiente

b. Coordinar las tareas de inventariado del almacén de farmacia

c. Trasladar a las plantas de hospitalización los carros de unidosis

d. Colocar por orden alfabético los productos almacenados en el servicio de farmacia

51. Para trasladar a un enfermo de una dependencia a otra de un hospital:

a. Utilizaremos siempre una camilla

b. Utilizaremos siempre una silla de ruedas

c. Utilizaremos siempre una cama

d. Lo acompañaremos siempre aunque él pueda desplazarse andando

52. El Tratado de la Unión Europea establece dentro de las Disposiciones Comunes (Indique cuál NO):

a. La Unión tiene como finalidad promover la paz, sus valores y el bienestar de sus pueblos

b. La Unión ofrecerá a sus ciudadanos un espacio de libertad, seguridad y justicia sin fronteras interiores

c. La Unión limitará en algunos casos la libre circulación de personas y no habrá control de las fronteras exteriores

d. La Unión combatirá la exclusión social y la discriminación

53. Dentro del material inicial de una autopsia común, si nos referimos al término 'escoplo' hablamos de:

a. Instrumento para seccionar partes blandas y cartílagos

b. Instrumento necesario para la sección de huesos

c. Una especie de tijera que corta los cartílagos costales

d. Instrumento para la apertura de cavidades

54. Cuando traslademos a un enfermo con sonda vesical, la bolsa recolectora debe ir:

a. Por encima de la cintura del paciente

b. Por debajo de la cintura del paciente

c. Lo más elevada posible

d. Vacía

55. Según la Ley 5/2001 NO es un deber del personal estatutario:

a. Cumplir el régimen de horarios y jornada en las distintas modalidades, en cada caso establecidas

b. Dispensar a los usuarios un trato digno y respetuoso, e informarles de los derechos reconocidos por las normas sanitarias aplicables

c. Utilizar los medios, instrumental e instalaciones con criterios de eficiencia

d. En lo relativo a la actividad asistencial, a la participación en la toma de decisiones que afecten a la organización y prestación de sus servicios, a través de los órganos constituidos al efecto

56. Según la Ley 55/2003, cuando en un procedimiento de movilidad se derive cambio en el servicio de salud de destino, el plazo del cese en el destino anterior, deberá de tener lugar en qué plazo tras la notificación o publicación del nuevo destino adjudicado:

a. El día siguiente

b. Los tres días siguientes

c. Los cinco días siguientes

d. Los seis días siguientes

57. En las habitaciones con varias camas, cada unidad, para asegurar y respetar la intimidad del paciente, podrá aislarse mediante:

a. Paredes de pladur

b. Biombos o cortinas

c. No es necesario aislar las unidades

d. Ninguna de las anteriores

58. Real Decreto 521/1987. El análisis y propuestas sobre el presupuesto anual del hospital y la política de personal es función de:

a. La División de Gestión y Servicios Generales

b. Gerencia

c. Comisión de Dirección

d. Control de Gestión

59. El celador trasladará las muestras al servicio de anatomía patológica:

a. Teniendo en cuenta sus características para evitar situaciones de riesgo

b. En nevera refrigerada y a una temperatura no superior a 15 grados centígrados

c. Siempre que no pueda realizarlo el personal auxiliar de enfermería

d. Solo cuando lo solicite el supervisor del servicio

60. Según el artículo 64 de la Ley General de Sanidad, el Centro de Salud tendrá la función de:

a. Albergar la estructura física de consultas y servicios asistenciales personales correspondientes a la población en que se ubica

b. Servir como centro de esparcimiento entre la comunidad y los profesionales sanitarios

c. Facilitar el trabajo de los profesionales sanitarios del Área

d. Mejorar la organización sanitaria de la atención en la zona de influencia

61. Según la Ley 41/2002 el consentimiento se otorgará por representación cuando el paciente:

a. no sea capaz de tomar decisiones, a criterio del médico responsable de la asistencia

b. tenga la capacidad modificada judicialmente y así conste en la sentencia

c. sea menor de edad y no sea capaz intelectual ni emocionalmente de comprender el alcance de la intervención

d. Las tres son correctas

62. El celador de almacén repartirá los pedidos por los distintos servicios de un centro hospitalario:

a. En el orden en el que han sido solicitados
b. En el orden en el que han sido recibidas las peticiones en el almacén
c. Según la distancia entre el almacén y el servicio al que van dirigidos
d. Según las indicaciones del responsable del almacén

63. Un lápiz de memoria (pendrive) es:

a. Memoria interna
b. Memoria externa
c. Interna cuando están conectados a un puerto USB
d. Externa cuando están en red

64. Usted es celador de farmacia en un centro hospitalario y la persona responsable de la misma le solicita que retire 30 cajas de sueros de donde están, que busque otro lugar dentro del almacén para las mismas y que las traslade allí:

a. No realizará la tarea encargada porque el celador de farmacia solo traslada productos desde la farmacia hasta las plantas de hospitalización
b. Realizará todas las tareas que se le han encargado con la supervisión de la persona responsable de la farmacia
c. No realizará la tarea que se le ha encargado porque esta función le corresponde al personal auxiliar de farmacia
d. Solicita al Jefe de Personal Subalterno la colaboración de otro celador ya que este tipo de tareas está estipulado que se hagan entre dos personas

65. Según el Decreto 54/2016, si se crease un Consejo de Salud de Zona, quién será el Presidente:

a. El Coordinador del Equipo de la Zona Básica de Salud
b. El representante que nombre el Servicio Murciano de Salud
c. El Gerente del Área de Salud correspondiente o persona en quien delegue
d. Será elegido por los miembros del Consejo de Salud de Zona y de entre ellos

66. Según la Ley General de Sanidad, NO es una característica fundamental del Sistema Nacional de Salud:

a. La extensión de sus servicios a toda la población
b. La coordinación y, en su caso, la integración de todos los recursos sanitarios públicos en un dispositivo único
c. La organización adecuada para prestar una atención integral a la salud, comprensiva tanto de la promoción de la salud y prevención de la enfermedad como de la curación y rehabilitación
d. La prestación de una atención de la salud que evite altos niveles de concentración y que sean debidamente evaluados y controlados

67. NO es un órgano institucional de los recogidos en el artículo 20 del Estatuto de Autonomía de Murcia:

a. El Presidente
b. El Consejo de Gobierno
c. La Asamblea Regional
d. La Delegación de Gobierno

68. Según el artículo 2.2 de la Ley 41/2002, de autonomía del paciente, toda actuación en el ámbito de la sanidad requiere, con carácter general, el previo consentimiento de los pacientes y usuarios. Este consentimiento se hará por escrito:

a. En los supuestos previstos en la Ley
b. Siempre será verbalmente
c. Por escrito o verbalmente en cualquier caso
d. De manera electrónica en los supuestos previstos en la Ley

69. El Tratado de la UE establece lo siguiente respecto al Parlamento Europeo (Indique cuál NO):

a. Ejercerá conjuntamente con el Consejo la función legislativa y la función presupuestaria
b. Elegirá al Presidente de la Comisión
c. Estará compuesto por representantes de los ciudadanos de la Unión
d. Su número no excederá de seiscientos, más el Presidente

70. Según el Decreto 53/1989, cuál de los siguientes tendrá la consideración de 'Unidad de Apoyo' a los Equipos de Atención Primaria:

a. El Personal de Mantenimiento
b. Las Matronas
c. El Personal de Administración
d. El Personal de Seguridad

71. A efectos de la Ley 31/1995, de Prevención de Riesgos Laborales, se entenderá como 'daños derivados del trabajo':

a. El conjunto de actividades o medidas adoptadas o previstas en todas las fases de actividad de la empresa con el fin de evitar o disminuir los riesgos derivados del trabajo
b. Las enfermedades, patologías o lesiones sufridas con motivo u ocasión del trabajo
c. Aquel que resulte probable racionalmente que se materialice en un futuro inmediato y pueda suponer un daño grave para la salud de los trabajadores
d. La posibilidad de que un trabajador sufra un determinado daño derivado del trabajo

72. Ley 55/2003. Un celador con plaza de personal estatutario fijo ha solicitado en un procedimiento de movilidad voluntaria el traslado a otro Servicio de Salud. Sin existir causas suficientemente justificadas, no se incorpora al destino obtenido en el citado procedimiento de movilidad voluntaria y dentro de los plazos establecidos o de las prórrogas de los mismos que legal o reglamentariamente procedan. En tal caso se entenderá que solicita:

a. La excedencia forzosa
b. La excedencia voluntaria por interés particular
c. La situación especial
d. La comisión de servicio

73. Según el RD 521/1987 cuál de las siguientes actividades NO queda adscrita a la División de Gestión y Servicios Generales:

a. Informática
b. Suministros
c. Hostelería
d. Gestión administrativa en general y de la política de personal

74. Está usted destinado como celador en una UCI y debe trasladar a un paciente en estado crítico a otra unidad para la realización de una prueba. Ante la orden de traslado, usted:

a. Le trasladaría lo más rápidamente posible con la compañía de un auxiliar y un enfermero
b. Le trasladaría siempre en compañía de un facultativo y un enfermero
c. Le trasladaría junto a un facultativo y otro celador después de comprobar que lleva todo el material necesario para el transporte
d. Le trasladaría con la mayor rapidez posible junto a un facultativo y un enfermero después de comprobar que lleva todo el material necesario para el transporte

75. Entre las funciones del celador destinado en farmacia NO está:

a. Dispensación de determinado material
b. Recepción de material
c. Acondicionamiento de material
d. Control y dispensación de estupefacientes

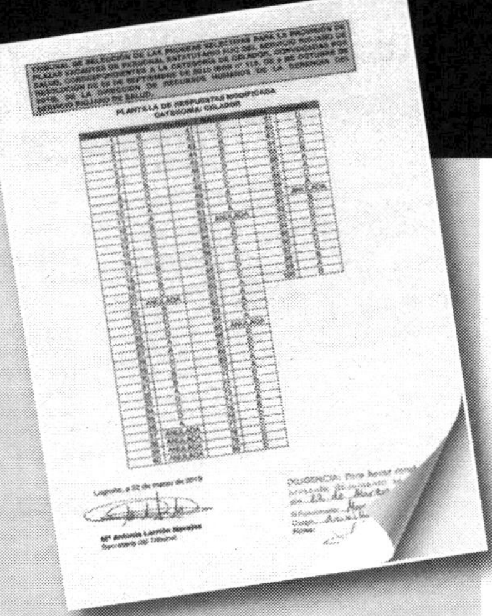

EXAMEN:

10 DE MARZO DE 2019

CLAVE DE RESPUESTAS

[...]	71 **D**	86 **A**
57 **C**	72 **B**	87 **A**
58 **D**	73 **C**	88 **D**
59 **C**	74 **A**	89 **A**
60 **A**	75 **B**	90 **D***
61 **A**	76 **D**	91 **B**
62 **A**	77 **D**	92 **D**
63 **C**	78 **D**	93 **D**
64 **A**	79 **D**	94 **C**
65 **D***	80 **D**	95 **A**
66 **D**	81 **D**	96 **D**
67 **D**	82 **D**	97 **D**
68 **D**	83 **D**	98 **B**
69 **A**	84 **C**	99 **A**
70 **A**	85 **B**	100 **B**

*DOS PREGUNTAS ANULADAS

[Preguntas 1 a 56 no específicas]

57. Según la Ley 31/1995, de 8 de noviembre, de Prevención de Riesgos Laborales, en una empresa o centro de trabajo con 3.200 trabajadores deberá haber ¿cuántos delegados de prevención?

a. 5   b. 6   c. 7   d. 8

58. Los Delegados de Prevención, como representantes legales de los funcionarios, disponen de un crédito de horas mensuales retribuidas dentro de la jornada de trabajo. ¿Cuántas les corresponde si en el centro hay 50 funcionarios?

a. 30   b. 25   c. 35   d. 15

59. Los celadores en los centros sanitarios, deberán:

a. Amortajar a los pacientes fallecidos
b. Realizar placas radiográficas
c. Sujetar a los pacientes a los que se va a realizar lavados gástricos o suturas
d. Reducir a los pacientes psiquiátricos agitados

60. Cuál es la obligación de un celador en relación con la colocación y la retirada de cuñas para la recogida de excretas de los enfermos:

a. Ayudará a colocarla y a retirarla cuando por circunstancias especiales concurrentes en el enfermo no pueda ser movido sólo por el personal de enfermería
b. Sólo ayudará en la retirada
c. No es su cometido
d. Ninguna es correcta

61. Será misión del celador:

a. Todas aquellas funciones que le sean encomendadas por su superior, similares a las recogidas en el Estatuto y que no hayan quedado específicamente reseñadas
b. Sólo aquellas funciones que le sean ordenadas por sus superiores por escrito y que sean similares y que sean similares a las recogidas específicamente en el Estatuto
c. Todas aquellas funciones que le ordene su superior
d. Sólo las establecidas en el Estatuto

62. La función del celador con el personal sanitario es de tipo:

a. Asistencial
b. Sanitario
c. Supervisor
d. Técnico

63. Quién delegará sus funciones en el jefe de personal subalterno:

a. El Director de la Institución
b. El Jefe de Subalternos
c. El Director de Gestión y Servicios Generales
d. El Jefe de Personal de Oficio

64. La temperatura de las balas de oxígeno debe ser:

a. 21°   b. 31°   c. 11°   d. 41°

65. [ANULADA] Instrumento que permite controlar la cantidad de oxígeno que sale de la toma por minuto:

a. Caudalímetro
b. Manorreductor
c. Flujómetro
d. Todas son correctas

66. La movilización de los pacientes, puede ser:

a. Activa
b. Motora
c. Pasiva
d. Son correctas A y C

67. Paciente en un plano inclinado de 45° respecto al plano del suelo, boca arriba, y con la cabeza más baja que los pies:

a. Antitrendelenburg
b. Morestin
c. Trendelenburg inverso
d. Trendelenburg

68. Entre las características que debe reunir el líder NO encontramos:

a. Equilibrio emotivo
b. Sentido práctico
c. Integridad moral
d. Control de conflictos internos

69. Grupo de personas que se organiza para realizar una actividad con un objetivo preciso y responden en conjunto del trabajo realizado por cada una de ellas:

a. Equipo
b. Grupo
c. Organigrama
d. Organización

70. NO es propio del líder de un equipo:

a. Tomar decisiones
b. Imbuir el espíritu del grupo
c. Ordenar y controlar los conflictos internos
d. Definir la misión y el papel del grupo

71. Señale la INCORRECTA. La capacidad para dirigir un grupo se pone de relieve en la consecución de los objetivos de:

a. Orientar a los subordinados
b. Guiar a los subordinados
c. Motivar a los subordinados
d. Evaluar a los subordinados

72. No es una zona de la Unidad de Medicina Intensiva (UMI):

a. Cardiología
b. Admisión
c. Politraumatizados
d. Almacén

73. Los Servicios de Urgencia de la Seguridad Social se crearon en:

a. 1980
b. 1988
c. 1964
d. 1995

74. Quirófano es...

a. ...el área de la institución sanitaria donde se realizan las operaciones quirúrgicas
b. ...el local convenientemente adecuado para hacer exclusivamente operaciones de cirugía mayor ambulatoria
c. ...el local que tiene esterilizadas todas sus dependencias
d. ...el lugar donde se efectúan sólo operaciones con anestesia general

75. El transporte sanitario en ambulancia es:

a. Una actividad especializada del Sistema Nacional de Salud
b. Una prestación complementaria del Sistema Nacional de Salud
c. Una prestación básica del Sistema Nacional de Salud
d. Una prestación excluida del Sistema Nacional de Salud, pues lo realizan empresas concertadas

76. La Ley General de Sanidad (Ley 14/1986, de 25 de abril, General de Sanidad) integra al enfermo mental en el sistema general de asistencia sanitaria. Por lo tanto, la Salud Mental se aborda desde:

a. Los Hospitales Psiquiátricos del Instituto Nacional de Previsión
b. Centros de higiene mental
c. Manicomios
d. Ninguna de las anteriores

77. Las funciones del celador que trabaje en una unidad de Psiquiatría vienen recogidas en el Estatuto de personal no sanitario al servicio de las Instituciones Sanitarias de la Seguridad Social (Orden de 5 de julio de 1971) en el artículo:

a. 14.2.24
b. 14.1.9
c. 15.3.2
d. Ninguna es correcta

78. En un hospital, en la Unidad de Psiquiatría, los celadores:

a. Bañarán a los enfermos masculinos cuando no puedan hacerlo por si mismos, siempre de acuerdo con las instrucciones que reciban de las Supervisoras de planta o servicios o personas que las sustituyan
b. Ayudarán en la colocación y retirada de las cuñas para la recogida de excretas del enfermo, cuando por circunstancias especiales concurrentes en el enfermo no pueda ser movido solo por la Enfermera o Ayudante de planta
c. Se abstendrán de hacer comentarios con los familiares y visitas de los enfermos sobre diagnósticos, exploraciones y tratamientos que se estén realizando a los mismos, y mucho menos informar sobre los pronósticos de su enfermedad, debiendo siempre orientar las consultas hacia el Médico encargado de la asistencia al enfermo
d. Todas las anteriores

79. La 'tanatopraxia' es:

a. un sinónimo del mortuorio
b. el endurecimiento del cuerpo que se produce de dos a cuatro horas después de la muerte
c. la vestimenta que envuelve al cadáver para enterrarlo
d. toda práctica mortuoria que permite la conservación y exposición del cadáver con las debidas garantías sanitarias

80. La limpieza de la mesa y la sala de autopsias corresponde a:

a. La mesa al personal de limpieza y la sala al celador
b. El personal de limpieza
c. La mesa al celador y la sala al personal de limpieza
d. El celador

81. Al finalizar una autopsia el médico anatomopatólogo le comunica al celador que cosa el cadáver:

a. El celador coserá el cadáver, ya que está recogida esta función en el Estatuto de personal no sanitario en el artículo 14.2.23 que dice 'también serán misiones del celador todas aquellas funciones similares a las anteriores que les sean encomendadas por sus superiores y que no hayan quedado específicamente reseñadas'
b. El celador coserá el cadáver solamente en presencia del médico anatomopatólogo
c. El celador coserá el cadáver solamente si se lo ordenan con una comunicación escrita
d. No, el celador no hará uso de instrumental alguno sobre el cadáver

82. Es necesario realizar una autopsia a un cadáver que está en la cámara frigorífica. Quién es el encargado de sacarlo y depositarlo en la mesa de la sala de autopsias:

a. El jeje de personal subalterno, tal y como viene recogido en el artículo 14.1.4 del Estatuto de personal no sanitario
b. El médico encargado de realizar la autopsia
c. El técnico auxiliar de anatomía patológica
d. Ninguna de las anteriores

83. Es función del celador de almacén:

a. Realizar informes mensuales con la valoración económica de los movimientos del almacén
b. Control del gasto del almacén de los diferentes servicios peticionarios
c. Contratar verbalmente la adquisición de un suministro hospitalario cuando al hacer el inventario detecte el stock agotado de un producto
d. Ninguna de las anteriores

84. 'LIFO' significa:

a. El primero en entrar es el primero en salir
b. El último en entrar es el último en salir
c. El último en entrar es el primero en salir
d. Ninguno de los anteriores

85. Dentro de las funciones del almacén al celador le corresponde:

a. La limpieza de las estanterías, una vez al mes
b. Cargar y descargar los productos del almacén
c. Ambas son correctas
d. Ninguna de las dos lo es

86. La figura diferenciada del celador de almacén se contempla en el Acuerdo del Consejo de Ministros de 29 de junio de 1990, aprobado por :

a. Resolución de 17 de julio de 1990
b. Resolución de 20 de julio de 1992
c. Real Decreto de 17 de julio de 1990
d. Real Decreto de 20 de julio de 1992

87. Una zona séptica es una zona:

a. Contaminada
b. Limpia
c. Estéril
d. Ninguna de las anteriores

88. Durante una intervención quirúrgica el celador de quirófano deberá:

a. Permanecer en el quirófano mientras dure la intervención
b. Limpiar el resto de quirófanos
c. Informar a los familiares
d. Ninguna de las anteriores

89. Material fungible es aquél que:

a. ...desaparece o deteriora con su uso
b. ...es estéril
c. Ambas son correctas
d. Ninguna lo es

90. [ANULADA] Según el Estatuto de personal no sanitario en su artículo 14.2.1, los celadores trasladarán de unos servicios a otros:

a. Las comunicaciones verbales
b. Aparatos o mobiliario
c. Documentos y objetos
d. Todas son correctas

91. ¿Tiene alguna función específica el celador de quirófano?

a. En el quirófano realizarán labores de limpieza
b. En los quirófanos auxiliarán en todas aquellas labores propias del Celador destinado en estos servicios
c. Ninguna de las dos
d. Ambas lo son

92. Durante el traslado de un paciente en silla de ruedas debemos:

a. Empujar por detrás
b. Entrar en el ascensor antes que la silla
c. Salir del ascensor después de la silla
d. Son correctas A y B

93. Las Juntas de Personal se constituirán en unidades electorales que cuenten con un censo mínimo de cuántos funcionarios:

a. 15   b. 25   c. 30   d. 50

94. Es tarea propia del celador:

a. Depositar las basuras en los contenedores del exterior del edificio
b. La limpieza de las salas de quirófano
c. Traslado de documentos
d. Todas son correctas

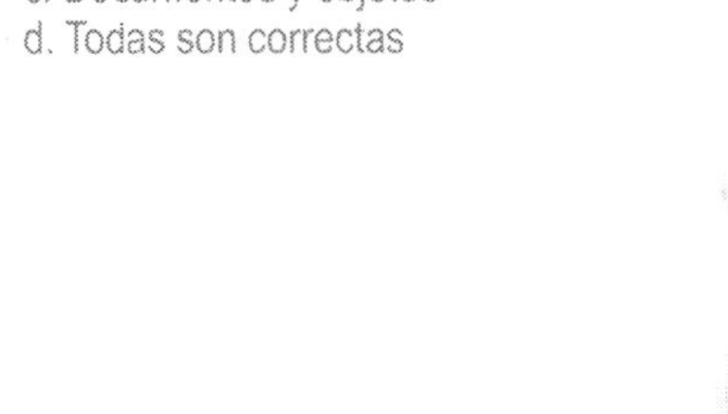

95. Según el artículo 48 del Estatuto de Autonomía, la regulación por parte de los órganos competentes de la Comunidad Autónoma de qué materia NO necesitará adoptar la forma de Ley:

a. La elaboración, examen, aprobación y control de sus presupuestos
b. El establecimiento, modificación y supresión de sus propios impuestos, tasas y contribuciones especiales
c. El establecimiento, modificación y supresión de los recargos sobre impuestos estatales
d. La emisión de deuda pública y las operaciones de crédito

96. Durante una autopsia el celador ayudará:

a. En aquellas funciones auxiliares que si requieren por su parte hacer uso de instrumental alguno sobre el cadáver
b. Siempre
c. Nunca
d. En aquellas funciones auxiliares que no requieren por su parte hacer uso de instrumental alguno sobre el cadáver

97. Durante la realización de una autopsia, el médico anatomopatólogo advierte al celador que debe cortar las costillas del cadáver para que pueda acceder a la cavidad torácica:

a. El celador utilizará el costótomo
b. El celador usará el escoplo
c. El celador utilizará la sierra de arco
d. Ninguna de las anteriores

98. El Título Preliminar de la Constitución establece que:

a. Ningún español de origen podrá ser privado de su nacionalidad
b. La soberanía nacional reside en el pueblo español, del que emanan los poderes del Estado
c. Los españoles son mayores de edad a los dieciocho años
d. Son correctas A y B

99. El principio de calidad de los datos tiene que ver con:

a. Proporcionalidad, exactitud, cancelación y actuación leal y lícita del responsable
b. Desproporcionalidad, exactitud, cancelación y actuación leal y lícita del responsable
c. Proporcionalidad, exactitud, cancelación y actuación leal e ilícita del responsable
d. Ninguna es correcta

100. Con la Ley 14/1986, de 25 de abril, General de Sanidad se produjo la plena equiparación del enfermo mental con los demás pacientes y usuarios que requieren servicios sanitarios y sociales. Se recoge en:

a. Título I. Capítulo I. Artículo 20
b. Título I. Capítulo III. Artículo 20
c. Título II. Capítulo III. Artículo 20
d. Ninguna de las anteriores

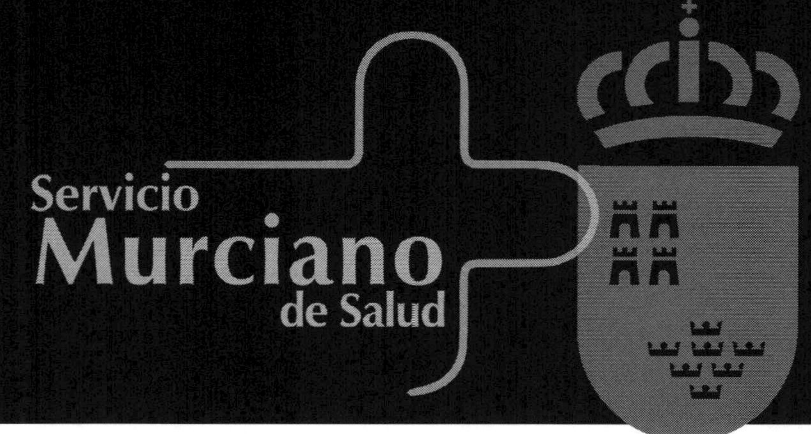

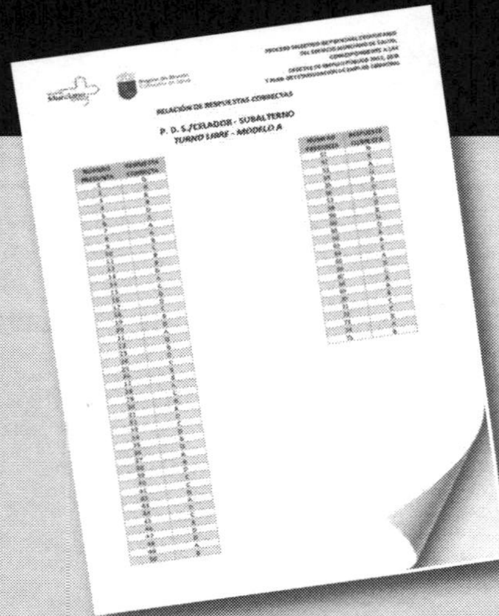

EXAMEN:

11 DE ABRIL DE 2019

(LLAMAMIENTO EXTRAORDINARIO*)

CLAVE DE RESPUESTAS

1 D	26 B	51 D
2 B	27 B	52 B
3 A	28 A	53 A
4 B	29 C	54 D
5 D	30 B	55 B
6 A	31 A	56 D
7 A	32 D	57 A
8 A	33 C	58 D
9 B	34 D	59 B
10 C	35 B	60 D
11 B	36 D	61 D
12 B	37 A	62 B
13 D	38 B	63 A
14 A	39 D	64 C
15 C	40 C	65 A
16 D	41 C	66 D
17 D	42 D	67 C
18 C	43 A	68 A
19 B	44 D	69 A
20 D	45 C	70 B
21 A	46 A	71 C
22 D	47 D	72 C
23 B	48 D	73 B
24 D	49 A	74 A
25 C	50 B	75 B

*CONVOCATORIA EXTRAORDINARIA
SIN IMPUGNACIONES ACEPTADAS

1. Qué posición anatómica es una modificación de la de 'decúbito prono' en la que el paciente se coloca con las caderas elevadas respecto al resto del cuerpo:

a. Roser
b. Laminectomía
c. Trendelenburg
d. Kraske

2. Elementos de una ventana de Windows:

a. Barra de tareas, botón de inicio, botón fecha y hora, acceso directo a mis documentos, acceso directo a Mi PC
b. Barra de títulos, botón de minimizar, maximizar/restaurar y cerrar, barra de menú, barra de herramientas, barra de desplazamiento horizontal y vertical, barra de estado
c. Disquetera, disco rígido, unidad de memoria flash y carpeta de impresoras
d. Barra de títulos, botones de minimizar, maximizar/restaurar y cerrar, barra de menú, barra de herramientas, borde y/o marco, indicador de posición del ratón, barra de estado

3. Si debo transportar a un paciente en silla de ruedas bajando por una rampa:

a. El celador camina hacia atrás
b. El celador camina hacia adelante
c. El celador sujeta al paciente
d. Ninguna de las tres

4. Según el Decreto 54/2016 por el que se regula la composición y funcionamiento de los órganos de participación ciudadana del sistema sanitario público de la Región de Murcia, cuál es el máximo órgano consultivo y de participación ciudadana de la sanidad pública en la Comunidad Autónoma:

a. La Consejería de Salud de la Comunidad Autónoma de la Región de Murcia
b. El Consejo de Salud de la Región de Murcia
c. El Consejo de Participación Ciudadana de la Región de Murcia
d. El Consejo de Gestión de Salud de la Región de Murcia

5. Según el Estatuto de Autonomía de Murcia, qué disposiciones se someterán al control del Tribunal Constitucional:

a. Las leyes, actos y disposiciones normativas con fuerza de Ley de la Comunidad Autónoma
b. El reglamento de la Asamblea Regional
c. Cualquier norma inferior al rango de ley
d. Son correctas A y B

6. Siempre que desarrolle de forma habitual su actividad en el centro y tenga la capacidad necesaria, el empresario podrá personalmente asumir las funciones de prevención de riesgos profesionales en empresas de hasta cuántos trabajadores:

a. 10   b. 15   c. 20   d. 30

7. En uno de estos supuestos está recomendada la maniobra de Heimlich:

a. Paciente consciente, con obstrucción completa (grave) de la vía aérea
b. Paciente inconsciente, con obstrucción completa (grave) de la vía aérea
c. Paciente consciente, con obstrucción parcial (leve) de la vía aérea
d. Paciente inconsciente, con obstrucción parcial (leve) de la vía aérea

8. En un hospital existen siempre dos almacenes básicos:

a. Almacén general y almacén de farmacia
b. Almacén de vestuario y almacén de lencería
c. Almacén de impresos y almacén de equipos de oficina
d. Almacén general y almacén de lencería

9. Para entrar en un ascensor con un paciente en silla de ruedas:

a. Entramos empujando de frente la silla de ruecas, para que entre primero el paciente
b. Entra primero el celador, caminando de espaldas y tirando de la silla para que entre en último lugar el paciente
c. No usará el ascensor puesto que únicamente debe usarse para el traslado de camas o camillas
d. Ninguna de las anteriores

10. Dentro del bloque quirúrgico, la sala de lavado de manos está en:

a. la Zona séptica
b. el Área de intercambio
c. el Área estéril o aséptica
d. el Área sucia

11. Según la Ley General de Sanidad, para conseguir la máxima operatividad y eficacia en el funcionamiento de los servicios a nivel primario:

a. Los Servicios de Salud se dividirán en Áreas de Salud
b. Las Áreas de Salud se dividirán en zonas básicas de salud
c. Las Áreas de Salud contarán con los Equipos de Atención Primaria
d. Cada zona básica de salud estará adscrita a un Hospital General

12. El fax es un sistema telefónico que permite:

a. Enviar gráficos por correo electrónico, pero no escritos e impresos
b. Reproducir a distancia escritos, gráficos o impresos
c. Transferir imágenes, siempre que los teléfonos que se utilicen sean inalámbricos
d. Reproducir a distancia escritos e impresos, pero no gráficos

13. Dentro de la estructura, organización y funcionamiento de los hospitales, quién tiene la función de realizar el seguimiento de las actividades de los servicios y unidades del hospital:

a. Gerencia
b. División Médica
c. División de Gestión y Servicios Generales
d. La Comisión de Dirección

14. Qué deberá hacer el celador si ve a personas fumando en una sala de espera en el servicio de urgencias de un hospital:

a. Indicarles que está prohibido fumar, por lo que deberán apagar el cigarro
b. Echarlos de la sala de espera
c. No les dirá nada
d. Comunicarlo a su inmediato superior

15. La Constitución establece que la detención preventiva podrá durar como máximo cuántas horas:

a. 24
b. 36
c. 72
d. 48

16. Se aconseja el uso de habitación individual cuando un paciente:

a. Está en estado terminal y así la pide él, la familia o persona vinculada de hecho
b. Es ingresado por un politraumatismo grave y se supone un ingreso largo en el tiempo
c. Presenta problemas psíquicos y es incompatible su convivencia con otros pacientes
d. Son correctas A y B

17. Todo el personal quedará incluido en el tramo inicial de la carrera profesional, pudiendo ascender de tramo de manera sucesiva en función de los méritos que acredite, debiendo permanecer en cada tramo al menos:

a. Durante dos años
b. Durante tres años
c. Durante cuatro años
d. Durante cinco años

18. El Decreto 54/2016 establece que el Consejo de Salud de Área deberá reunirse con carácter general como mínimo una vez cada:

a. 3 meses
b. 4 meses
c. 6 meses
d. cada año

19. NO es un principio general de la acción preventiva recogido en el artículo 15 de la Ley de Prevención de Riesgos Laborales:

a. Evitar los riesgos
b. Evaluar los riesgos que se puedan evitar
c. Combatir los riesgos en su origen
d. Tener en cuenta la evolución de la técnica

20. Tanto en consultas externas hospitalarias como extrahospitalarias, el celador deberá:

a. Trasladar las comunicaciones verbales, documentos y objetos que se les encomiende
b. Colaborar con el personal sanitario en la movilización de los pacientes que no puedan hacerlo por razones de sus limitaciones
c. Abstenerse de hacer comentarios sobre diagnósticos y/o exploraciones por razón de su labor
d. Las tres son correctas

21. En la posición anatómica decúbito supino es necesario:

a. Evitar la rotación externa de la cadera y la extensión de los pies, lo que podemos lograr con algún tipo de almohadillado
b. Provocar la rotación externa de la cadera y la extensión de los pies, lo que podemos lograr con algún tipo de almohadillado
c. Provocar la rotación externa de la cadera y evitar la extensión de los pies, lo que podemos lograr con algún tipo de almohadillado
d. Evitar la utilización de cualquier tipo de almohadillado

22. El Tratado de la UE establece en las disposiciones sobre los principios democráticos:

a. El funcionamiento de la Unión se basa en la democracia representativa
b. Los ciudadanos serán directamente representados en la Unión a través del Parlamento Europeo
c. Todo ciudadano tiene derecho a participar en la vida democrática de la Unión
d. Las tres son correctas

23. NO es un derecho colectivo del personal estatutario recogido en la Ley 5/2001:

a. A la libre sindicación
b. A la formación continuada
c. A la actividad sindical
d. A la huelga

24. El celador de farmacia:

a. Recuenta y almacena el material según su criterio personal
b. Reparte los pedidos acompañado del supervisor del servicio de farmacia, según la organización preestablecida
c. Recuenta el material en colaboración con el Jefe de Personal Subalterno y en el momento que éste último considere adecuado
d. Recuenta, almacena y distribuye el material en colaboración con el personal destinado en dicho servicio, según la organización preestablecida

25. Posición usada en exploraciones de cabeza, cuello y pecho:

a. Decúbito prono
b. Decúbito supino
c. Posición de Fowler
d. Posición Genupectoral

26. Según el artículo 46.5 de la Ley 5/2001, los nombramientos por concurso de méritos que correspondan a plazas que tengan atribuido nivel superior a base de cada grupo u opción se entenderán otorgados por un periodo de:

a. No tiene límite
b. 4 años
c. 2 años
d. 5 años

27. Sobre los permisos recogidos en el Estatuto Básico del Empleado Público, es FALSO:

a. Por fallecimiento de un familiar dentro del primer grado de afinidad se tendrá derecho a un permiso de 5 días hábiles cuando sea en distinta localidad
b. El permiso por matrimonio será de 15 días hábiles
c. Por traslado de domicilio sin cambio de residencia, 1 día
d. Para concurrir a exámenes finales durante los días de su celebración

28. ¿Es función del celador realizar traslado de mobiliario?

a. Sí, es función de los celadores
b. No, esto es función del personal de mantenimiento
c. No, los muebles los traslada una empresa privada
d. En colaboración con el personal de enfermería

29. El material requerido en una sala de autopsias es muy variado. Entre el material inicial de una autopsia común está el enterótomo. Para qué se utiliza:

a. Para hacer disecciones sin dañar ningún órgano

b. Para explorar el conducto de la uretra, el conducto cístico, las arterias coronarias y el útero

c. Para la apertura de intestinos, estómago o tráquea. Este instrumento se utiliza para no dañar las paredes de los órganos

d. Para cortar los cartílagos costales, sus dos puntas son agudas

---

30. En los Equipos de Atención Primaria las funciones y tareas de celador se centran en:

a. Área Docente

b. Área Administrativa y de Mantenimiento

c. Área de Investigación

d. Área de Atención directa

---

31. Ley 31/1995. Sobre la vigilancia de la salud:

a. El empresario garantizará a los trabajadores a su servicio la vigilancia periódica de su estado de salud en función de los riesgos inherentes al trabajo

b. La vigilancia de la salud podrá llevarse a cabo sin que el trabajador preste su consentimiento

c. Los resultados de la vigilancia de la salud no serán comunicados a los trabajadores afectados

d. Las medidas de vigilancia y control de la salud de los trabajadores se llevarán a cabo respetando el derecho a la intimidad y a la dignidad de la persona de toda la información relacionada con su vida privada

---

32. En el servicio de radiología, el celador permanecerá junto al paciente:

a. Sí, siempre

b. No, nunca

c. Solo cuando sea estrictamente necesario por las características del paciente

d. Solo cuando sea estrictamente necesario por las características del paciente y con las medidas de protección necesarias

---

33. El celador en el servicio de farmacia tiene como función:

a. Controlar y eliminar la medicación caducada

b. Ayudar a los técnicos de farmacia a preparar unidosis

c. Distribuir medicación y demás productos farmacéuticos a las unidades del hospital

d. Las tres son correctas

---

34. Es función del celador:

a. Controlar la temperatura de los enfermos cuando el personal de enfermería no pueda hacerlo y así se lo haya solicitado algún familiar

b. Trasladar las bandejas con la comida de los enfermos desde la cocina hasta las habitaciones de las distintas plantas de hospitalización

c. Decidir qué cama se asigna a los enfermos, teniendo en cuenta los huecos que encuentre disponibles en las distintas habitaciones, cuando los acompaña a las plantas de hospitalización desde el servicio de admisión

d. Trasladar mobiliario y enseres por indicación de un superior

---

35. Según la Ley 55/2003, la renuncia a la condición de personal estatutario tiene el carácter de acto voluntario y deberá ser solicitada por el interesado con una antelación mínima de ¿cuántos días?

a. 10   b. 15   c. 20   d. 30

---

36. Usted es celador y desempeña sus funciones en el servicio de almacén de un centro hospitalario. El responsable del almacén le pide que sirva un pedido con 100 unidades de un modelo de documento de uso habitual en las plantas de hospitalización. Cuando se dispone a retirar del almacén las 100 unidades comprueba que solo hay 80 disponibles. Dada esta circunstancia usted:

a. Sirve 50 unidades y deja en reserva otras 30 en previsión de que desde otra planta también se solicite que se les sirvan

b. Sirve las 80 unidades disponibles

c. Deja el pedido pendiente a la espera de servirlo cuando haya el número de unidades suficientes

d. Comunica al responsable del almacén que solo hay 80 unidades disponibles

---

37. Para facilitar la transferencia de los enfermos:

a. Debemos utilizar, siempre que sea posible, ayudas tales como tablas de deslizamiento y grúas

b. Los acompañantes están obligados siempre a colaborar con los celadores y el personal de enfermería

c. Las grúas son siempre la ayuda más recomendable

d. Es imprescindible que el paciente siempre esté previamente sedado

---

38. Según la Ley de Salud de la Región de Murcia, NO es un órgano de dirección y gestión de las Áreas de Salud:

a. El Consejo de Dirección

b. El Consejo de Salud de Área

c. El Delegado de Salud y Consumo

d. El Gerente del Área

---

39. Según la Ley 41/2002, el derecho a la información sanitaria de los pacientes puede limitarse por la existencia acreditada de un estado de necesidad terapéutica. Llegado este caso:

a. El médico dejará constancia en la historia clínica y comunicará su decisión a la dirección del Centro

b. El profesional sanitario dejará constancia en la historia clínica y se lo comunicará a la familia

c. El Centro Sanitario comunicará tal circunstancia a las personas vinculadas al paciente y estos pasaran a ser los interlocutores con el médico responsable

d. El médico dejará constancia razonada de las circunstancias en la historia clínica y comunicará su decisión a las personas vinculadas al paciente por razones familiares o de hecho

---

40. La Constitución establece dentro de los derechos fundamentales y de las libertades públicas:

a. La confesión estatal es la católica

b. En algunos casos se podrá obligar a los españoles a declarar sobre su ideología

c. Se garantiza el derecho al honor, a la intimidad personal y familiar y a la propia imagen

d. El derecho a entrar y salir de España podrá ser limitado por motivos ideológicos

---

41. El celador que presta sus servicios en quirófano debe conocer las posiciones en que debe ser colocado un paciente para una intervención quirúrgica:

a. Sí, siempre y colocar al paciente en la posición que se le indique en cuanto le sea posible

b. Sí, siempre y colocar al paciente en la posición que se le indique con la ayuda de enfermeros y auxiliares en cuanto le sea posible

c. Sí, siempre y colocar al paciente en la posición que se le indique con la ayuda de enfermeros, cirujanos y anestesista, cuando este lo indique

d. No, el celador no debe conocer las posiciones en que debe ser colocado un paciente, ayudará en lo que le indiquen los enfermeros y facultativos

---

42. Según el Decreto 53/1989, es función del Celador de los Equipos de Atención Primaria:

a. La recogida y limpieza del instrumental clínico

b. La preparación de las consultas programadas: historia clínica, material, etc

c. La reposición del material de lencería

d. Ninguna de las tres

43. Usted está adscrito como celador al servicio de farmacia de un hospital. Cuando se dispone a entregar en una de las plantas las cajas de sueros de un pedido, observa que en el almacén habilitado para ello ya existen 50 cajas del mismo tipo de suero que ocupan el espacio destinado a las que usted tiene que entregar. Ante esa situación usted debe:

a. Dirigirse al control de la planta y comunicarlo al personal de enfermería

b. Colocar el pedido en la puerta del almacén de la planta y regresar al servicio de farmacia

c. Depositar el nuevo pedido en cualquier otra dependencia de la planta donde haya espacio suficiente y regresar al servicio de farmacia

d. Regresar al servicio de farmacia con el pedido que pretendía entregar

44. El celador en el ejercicio de sus funciones trasladará:

a. Aparatos o mobiliario

b. Enfermos tantos dentro de la Institución como en el servicio de ambulancias

c. Cadáveres al mortuorio

d. Las tres son correctas

45. Según el Estatuto de personal no sanitario, excepcionalmente el celador aseará a enfermos encamados siguiendo indicaciones del:

a. Jefe de Personal Subalterno

b. Auxiliar de Enfermería

c. Supervisora de planta o servicio

d. Celador Jefe

46. Usted es celador de un hospital donde hay ingresado un paciente amigo suyo y se entera del pronóstico de su dolencia, posteriormente acude a visitarle y:

a. Los familiares le preguntan si sabe algo y usted le remite al facultativo correspondiente

b. Usted les comenta a los familiares lo que sabe pero les advierte que no comenten nada al respecto

c. Evita hacer comentario alguno al paciente pero informa a los familiares

d. Le comenta al enfermo lo que sabe si se trata de una patología leve

47. Según el Decreto 54/2016, NO es un requisito legalmente exigible para proceder, con carácter excepcional, a la constitución de consejos de salud en zonas básicas de salud:

a. Que se haya producido la previa constitución de los Consejos de Salud de Área

b. Que en la zona básica de salud concurran especiales circunstancias orográficas, económicas, sociales, demográficas o sanitarias que hagan aconsejable o necesario su constitución

c. Que la demarcación territorial de la zona básica de salud coincida con el término municipal

d. Que su población represente al menos el 30% de la población de toda el Área de Salud

48. Según las garantías que se otorgan al envío, los servicios postales se clasifican en:

a. Servicios de envíos telegráficos, servicios de envíos certificados y servicios de envíos con valor declarado

b. Servicios de envíos generales, servicios de mensajería instantánea y servicios de envíos con valor declarado

c. Servicios de envíos generales, servicios de envíos certificados y servicios de correo electrónico

d. Servicios de envíos generales, servicios de envíos certificados y servicios de envíos con valor declarado

49. En el SUAP el registro de datos de identificación de los pacientes le corresponde a:

a. el celador

b. el médico

c. la auxiliar

d. el médico y/o enfermero

50. El Tratado de la Unión Europea define como ciudadano de la Unión a:

a. Toda persona que resida en Europa, tenga o no la nacionalidad de un Estado miembro

b. Toda persona que tenga la nacionalidad de un Estado miembro

c. Toda persona que aún no teniendo la nacionalidad, tenga el permiso de residencia en un Estado miembro

d. Toda persona nacional o extranjera que resida en un Estado miembro

51. NO es función del celador:

a. Avisar a los acompañantes de los familiares para que pasen a ser informados

b. Llamar a los familiares de los pacientes para que el médico les informe del desarrollo de la intervención

c. Avisar a los familiares de los pacientes que van a ingresar en planta para que al menos uno pueda acompañarlos

d. Informará a los familiares de los pacientes del resultado del tratamiento, siempre y cuando cuente previamente con la autorización de la supervisora de planta

52. Accesorio que se ajusta alrededor de la cama para prevenir caídas:

a. Barra de tracción

b. Barandillas de seguridad

c. Férula de arco

d. Arco de cama

53. La Ley 5/2001 de personal estatutario del Servicio Murciano de Salud, establece que para obtener el pase a la excedencia voluntaria, el personal estatutario fijo deberá de haber prestado servicios efectivos en cualquiera de las administraciones públicas durante ¿cuántos años inmediatamente anteriores?

a. 5   b. 4   c. 3   d. 2

54. Respecto al procedimiento para hacer efectiva la exigencia de responsabilidad patrimonial previsto en el artículo 36 de la Ley 40/2015:

a. Hay un plazo de alegaciones de 15 días

b. Hay un plazo de audiencia de 10 días

c. Hay un plazo para dictar resolución por el órgano competente de 5 días

d. Las tres son correctas

55. Según el artículo 6 de la Ley General de Sanidad, las actuaciones de las Administraciones Públicas Sanitarias estarán orientadas (señale la INCORRECTA):

a. A la promoción de la salud

b. A promover el interés general, familiar y social por la salud mediante la adecuada educación sanitaria de la población

c. A garantizar la asistencia sanitaria en todos los casos de pérdida de la salud

d. A promover las acciones necesarias para la rehabilitación funcional y reinserción social del paciente

56. Cuál de los siguientes materiales NO forma parte del material habitual en una unidad tipo de una habitación de hospital:

a. Toma de oxígeno

b. Pie para suero

c. Timbre de alarma

d. Fonendoscopio

57. Según el RD 521/1987, a quién corresponde elaborar los informes periódicos sobre la actividad del hospital y presentar anualmente la memoria de gestión:

a. A Gerencia

b. A la División de Gestión y Servicios Generales

c. A la Comisión de Dirección

d. Al Servicio de Control de Gestión

58. El traslado del paciente de la cama a la camilla:

a. Lo hará siempre el celador, aunque el paciente pueda hacerlo por sí mismo

b. Requerirá siempre la utilización de un transfer para poder mantener la horizontalidad

c. Se realizará siempre, por seguridad del paciente, con la colaboración de dos personas

d. Lo hará el paciente, si tiene movilidad, con la ayuda necesaria del celador

59. Cuando el celador desempeña sus funciones en un Centro de Salud, colaborará en la colocación de los pedidos que se reciban en el mismo:

a. Solo cuando sea imprescindible

b. Siempre que se lo indique su superior inmediato

c. Solo cuando no pueda hacerlo el personal administrativo

d. El celador solo realiza esta tarea cuando desempeña sus funciones en un centro hospitalario

60. Según la orden de 24 de abril de 2009, de la Consejería de Sanidad y Consumo, por la que se establece el Mapa Sanitario de la Región de Murcia, el Hospital de Referencia del Área 7 será:

a. El Hospital José María Morales Meseguer

b. El Hospital Virgen del Castillo

c. El Hospital Rafael Méndez

d. El Hospital Reina Sofía

61. El equipo estéril de un quirófano se compone de:

a. Cirujano, ayudante de cirujano y anestesista

b. Cirujano, ayudante de cirujano, enfermero instrumentista, anestesista y enfermero de anestesia

c. Todo el personal sanitario que forma parte del quirófano

d. Cirujano, ayudante de cirujano y enfermero instrumentista

62. Al trasladar a un enfermo:

a. Las bolsas recolectoras irán siempre colocadas por encima de las cavidades que intentan vaciar

b. Las bolsas recolectoras irán siempre colocadas por debajo de las cavidades que intentan vaciar

c. Por nuestra seguridad, nunca lo trasladaremos con bolsas recolectoras

d. Le recordaremos la obligatoriedad de protegerse con una bata antes de salir de la habitación

63. Según el RD 521/1987, queda adscrita a la Gerencia del hospital la siguiente actividad:

a. Política de personal

b. Documentación y archivo clínico

c. Orden interno y seguridad

d. Las tres son correctas

64. El Consejo de Salud de la Región de Murcia se reunirá con carácter ordinario una vez:

a. Al año

b. Cada seis meses

c. Cada cuatro meses

d. Cada tres meses

65. Según la Ley 41/2002, cuándo podrá revocar el paciente su consentimiento informado:

a. En cualquier momento y por escrito

b. En cualquier momento y verbalmente

c. Una vez autorizado un consentimiento informado, este solo se puede revocar con el consentimiento del médico responsable

d. Una vez autorizado un consentimiento informado, este no se puede revocar

66. Según su artículo 1, la Ley General de Sanidad tiene por objeto la regulación general de todas las acciones que permitan hacer efectivo el derecho a la protección de la salud reconocido en qué artículo de la Constitución:

a. 40   b. 41   c. 42   d. 43

67. Según la Ley 41/2002, de autonomía del paciente, se entiende por libre elección:

a. La facultad del paciente de optar, libre y voluntariamente, entre dos o más alternativas asistenciales, entre varios facultativos o entre centros asistenciales, en los términos y condiciones que establezcan los servicios de salud competentes, en cada caso

b. La facultad del usuario de optar, libre y voluntariamente, entre dos o más alternativas asistenciales, entre varios facultativos o entre centros asistenciales, en los términos y condiciones que establezcan los servicios de salud competentes, en cada caso

c. Ambas son correctas

d. Ninguna lo es

68. Según el artículo 13 del Decreto 53/1989, el área Administrativa y de Mantenimiento estará integrada por:

a. Personal administrativo, auxiliares de enfermería y celadores del Equipo

b. Personal administrativo, de mantenimiento y celadores del Equipo

c. Personal administrativo y celadores del Equipo

d. Personal administrativo y personal de mantenimiento del Equipo

69. Según la Ley 5/2001, para que el personal estatutario fijo pueda participar en los procesos selectivos para la promoción interna será necesario ostentar la titulación requerida y haber prestado servicios como personal estatutario fijo durante al menos cuántos años en el grupo de procedencia:

a. 2   b. 1   c. 4   d. 3

70. Las impresoras (no multifunción) son dispositivos:

a. De entrada

b. De salida

c. De entrada y salida

d. Solo de salida cuando tiene tóner

71. Durante un traslado hospitalario, el paciente pide al celador que le deje consultar su historia clínica. El celador:

a. Le facilita el acceso a su historia clínica ya que es un derecho

b. No le facilita el acceso a su historia clínica porque el paciente ya ha accedido a ella anteriormente

c. No está autorizado para facilitarle el acceso a la historia clínica

d. Le comunica que debe solicitarlo por escrito

72. Según la Ley 55/2003, cuando se imponga la sanción de 'suspensión de funciones' y ésta se imponga por faltas muy graves no podrá superar los:

a. 4 años, ni será inferior a 2

b. 5 años, ni será inferior a 3

c. 6 años, ni será inferior a 2

d. 3 años, ni será inferior a 1

73. El celador tiene alguna función específica en los quirófanos:

a. El celador tiene prohibida la entrada en los quirófanos

b. En los quirófanos auxiliarán en todas aquellas labores propias del celador destinado en estos servicios

c. Ninguna

d. En los quirófanos realizarán las labores de limpieza que sean precisas

74. Según la Ley 5/2001 y salvo que sea exigible una titulación, acreditación o habilitación profesional específica para el desempeño de las nuevas funciones, al personal no sanitario, NO se exigirá el requisito de titulación para el acceso por el sistema de promoción interna a los grupos C y D a quienes hayan prestado servicios como personal estatutario fijo en el grupo inmediatamente inferior ¿durante más de ¿cuántos años?

a. 5   b. 4   c. 6   d. 3

75. Según el RD 521/1987, cuál es el órgano colegiado de dirección del hospital:

a. El Director Gerente

b. La Comisión de Dirección

c. La Junta Técnico-Asistencial

d. La Comisión de Calidad

Servicio
Cántabro
de Salud

Convocatoria:
Boletín Oficial de Cantabria
de 4 de junio de 2018

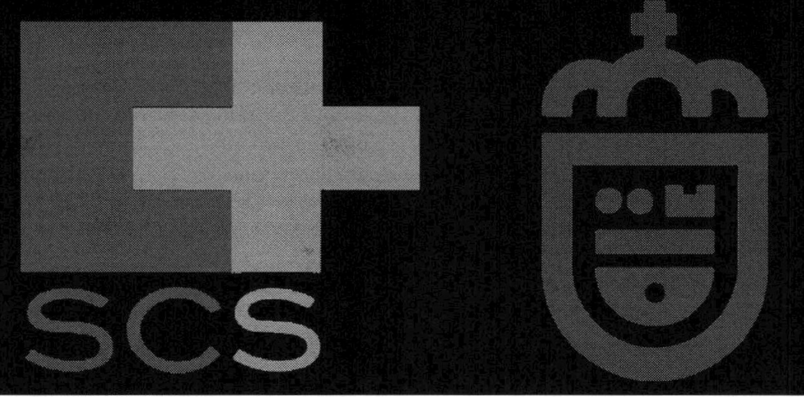

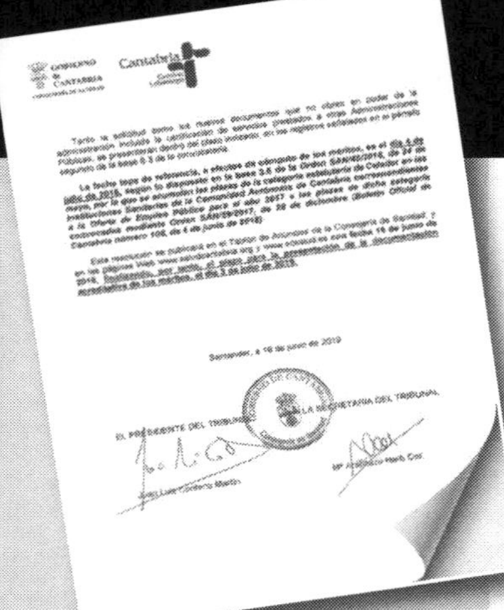

Examen:
10 de marzo de 2019

Clave de Respuestas

[...]	53 C	90 A	127 C
17 D	54 A	91 B	128 D
18 A	55 C	92 A	129 B
19 C	56 A	93 C	130 C
20 B	57 D	94 A	131 D
21 C	58 D	95 B	132 B
22 A	59 B	96 D	133 D
23 D	60 B	97 B	134 C
24 B	61 B	98 A	135 A
25 C	62 C	99 D	136 A
26 C	63 C	100 D	137 C
27 A	64 B	101 B	138 B
28 A	65 D	102 C	139 D
29 B	66 A	103 C	140 B
30 C	67 B	104 C	141 B
31 D	68 A	105 C	142 D
32 C	69 C	106 C	143 A
33 D	70 D	107 B	144 B
34 B	71 C	108 D	145 B
35 C	72 D	109 B	146 C
36 B	73 C	110 D	147 B
37 D	74 B	111 C	148 D
38 B	75 C	112 C	149 C
39 C	76 A	113 D	150 C
40 B	77 C	114 A	151 A
41 B	78 D	115 D	152 B
42 C	79 D	116 C	153 A
43 C	80 A	117 D	154 C
44 C	81 C	118 B	155 D
45 C	82 D	119 C	156 D
46 D	83 C	120 D	157 A
47 A	84 A	121 B	158 D
48 D	85 C	122 B	159 C*
49 A	86 C	123 C	160 A
50 D	87 A	124 C	
51 A	88 B	125 B	
52 B	89 B	126 A	

*Una pregunta anulada

[Preguntas 1 a 16 no específicas]

17. Sobre las reclamaciones o quejas de los usuarios por el funcionamiento de los servicios sanitarios, es FALSO:

a. Una comunicación escrita por parte del usuario y el derecho a recibir contestación escrita a su reclamación

b. La respuesta al usuario se realiza siempre mediante correo postal certificado

c. Toda reclamación debe llegar con la correcta identificación del usuario, para poder tramitarla

d. Las reclamaciones o quejas, se recogen y tramitan pero no generan respuesta al usuario

18. Todo usuario tiene derecho a solicitar información asistencial sobre sus procesos. El Hospital dará dicha información a:

a. Sólo al propio usuario o a la persona que él autorice

b. La información clínica es confidencial y no se le puede facilitar al usuario

c. A cualquier familiar o de su entorno cercano que se interese por su estado

d. Ninguna de las anteriores

19. Incumplirla debida reserva respecto a la intimidad personal de los usuarios y a la información relacionada con su proceso y estancia en las instituciones o centros sanitarios es una falta disciplinaria:

a. Leve
b. Grave
c. Muy grave
d. Personal

20. Las funciones de Celador vienen recogidas en el Estatuto de personal no sanitario, en el artículo:

a. 43.1   b. 14.2   c. 16.2   d. 41.3

21. La alimentación de los animales después de haber sido utilizados en los quirófanos experimentales es función de:

a. Veterinario
b. Auxiliar Enfermería
c. Celador
d. Unidad de nutrición

22. NO corresponde al Celador:

a. Mantener el régimen establecido por la Dirección para el acceso de enfermos, visitantes y personal a las distintas dependencias de la Institución

b. Tener a su cargo la vigilancia nocturna, tanto del interior como del exterior del edificio, del que cuidará estén cerradas las puertas de servicios complementarios

c. Velar continuamente por conseguir el mayor orden y silencio posible en todas las dependencias de la Institución

d. Dar cuenta a sus inmediatos superiores de los desperfectos o anomalías que encuentre en la limpieza y conservación del edificio y material

23. Quién dirige, coordina y evalúa las actividades de los Celadores:

a. La Gerencia
b. La Dirección Médica
c. La Dirección de Enfermería
d. La Dirección de Gestión y Servicios Generales

24. NO es función de los Celadores:

a. Vigilar el acceso y estancias de los familiares y visitantes en las habitaciones de los enfermos, no permitiendo la entrada más que a las personas autorizadas, cuidando no introduzcan en las Instituciones más que aquellos paquetes expresamente autorizados por la Dirección

b. Excepcionalmente, ayudar a las Enfermeras y Ayudantes de planta al movimiento y traslado de los enfermos encamados que requieran un trato especial en razón a sus dolencias para hacerles las camas

c. Bañar a los enfermos masculinos cuando no puedan hacerlo por sí mismos, siempre de acuerdo con las instrucciones que reciban de las Supervisoras de plantas o servicios o personas que las sustituyan

d. En caso de ausencia del peluquero o por urgencia del tratamiento, rasurar a los enfermos masculinos que vayan a ser sometidos a intervenciones quirúrgicas en aquellas zonas de su cuerpo que lo requieran

25. El celador de la puerta principal de un Centro Sanitario, ¿permitirá el acceso a un usuario acompañado de perro de asistencia?

a. Sólo al usuario, el perro tiene prohibida la entrada
b. No, sólo podrá estar en la recepción de entrada y recinto exterior
c. Sí, en igualdad de condiciones que el resto de usuarios
d. No, al tratarse de un Centro Sanitario público

26. Si detecta suciedad en su centro de trabajo el celador avisará:

a. Al encargado de limpieza
b. Al personal de servicios
c. A su inmediato superior
d. A todos los anteriores

27. NO es tarea propia del celador:

a. Vigilar la distribución de las comidas
b. Vigilar el comportamiento de las visitas
c. Limpiar la sala de autopsias
d. Limpiar las jaulas de los animales en los laboratorios experimentales

28. Es función de los celadores:

a. Hacer guardias
b. Lavar y asear frecuentemente a los enfermos
c. Realizar excepcionalmente la limpieza del centro
d. Todas las anteriores

29. Es una función del Jefe de personal subalterno:

a. Vigilar el acceso y estancias de los familiares y visitantes en las habitaciones de los enfermos, no permitiendo la entrada más que a las personas autorizadas, cuidando no introduzcan en las instituciones más que aquellos paquetes expresamente autorizados por la dirección
b. Vigilar personalmente la limpieza de la institución
c. Vigilar el comportamiento de los enfermos y de los visitantes, evitando que estos últimos fumen en las habitaciones, traigan alimentos o se sienten en las camas
d. Las tres son correctas

30. Es función del Jefe de personal subalterno:

a. Mantiene el orden y funcionamiento del parking
b. Se encarga de que los vigilantes estén en su puesto de trabajo
c. Cuida del orden del edificio
d. Vigila el mantenimiento de los ascensores

31. Quién puede ordenar funciones al jefe de personal subalterno:

a. El Director Gerente
b. El Director de la Seguridad Social
c. El Director de Gestión y Servicios Generales
d. Son correctas A y C

32. A quién informa el Jefe de Personal Subalterno en el caso de que existan desperfectos o alteraciones del edificio:

a. Al Jefe de Personal de Oficio
b. Al Director Gerente
c. Al Administrador o Director de Gestión y Servicios Generales
d. A la Unidad de mantenimiento

33. Los Estatutos de personal estatutario se actualizaron mediante la Ley:

a. 16/1972, de 30 de diciembre
b. 2/1986, de 25 de abril
c. 27/1996, de 27 de noviembre
d. 55/2003, de 16 de diciembre

34. Quién comprueba que el personal de oficio y subalterno cumple el horario establecido por la institución:

a. El Encargado de Turno
b. El Jefe de Personal Subalterno
c. El Director de Gestión y Servicios Generales
d. El Director Gerente

35. Las funciones del Jefe de Personal Subalterno, están recogidas dentro del Estatuto del Personal no Sanitario en el artículo:

a. 141   b. 114   c. 14.1   d. 11.4

36. Señala la acción INCORRECTA en la comunicación del Celador con los familiares del enfermo:

a. Se dirigirá siempre hacia ellos con respeto
b. Se informará del estado del enfermo y se lo comunicará a sus familiares
c. Les hará llegar el mensaje que se quiera enviar con la máxima claridad posible
d. Mostrará empatía y evitar discusiones

37. En las horas del descanso, un familiar del enfermo le pide al celador que baje las persianas de la habitación. Qué haremos:

a. Debe consultarlo primero con mantenimiento
b. No lo hará a no ser que se lo mande la Supervisora de planta o persona que la sustituya
c. No es su función, las persianas las puede bajar el propio familiar
d. Bajará las persianas y le enseñará el modo correcto de hacerlo

38. Al salir de una habitación, un familiar pregunta al celador sobre el estado del enfermo. Qué haremos:

a. Orientar la consulta hacia el personal de Enfermería de la planta donde está ingresado
b. Orientar la consulta hacia el Médico encargado de la asistencia del enfermo
c. Informarle sobre su estado de una manera clara y precisa
d. Orientar su consulta amablemente al Servicio de Atención al Usuario

39. En una planta de hospitalización el enfermo está en un sillón. Su acompañante pide al celador que acueste al enfermo en la cama porque lo nota muy cansado. Qué hará:

a. Acostarlo porque está dentro de sus funciones
b. Amablemente le dirá que debe permanecer sentado hasta la hora programada de acostar
c. No acostarlo, pero lo notificará a la Supervisora para su valoración
d. Sólo lo movilizará del sillón a la cama si no lleva sonda vesical

40. Sobre la atención personalizada a familiares por parte del celador, es INCORRECTO:

a. Disminuir la preocupación de los familiares
b. Dar información a los familiares referida al estado del enfermo
c. Dar información a los familiares sobre ubicación de los Servicios y Unidades del Centro
d. Dar información sobre el horario de servicios ajenos al Centro, como medios de transporte

41. Un usuario que ha tenido algún problema o contrariedad, se dirige enfadado al celador para que se lo resuelva. Qué haremos:

a. No escucharle
b. No ofenderse
c. Defenderse
d. Todas son correctas

42. NO es función del celador ayudar al personal de enfermería en:

a. la movilización de pacientes para el baño
b. la realización de cambios posturales
c. la recogida de datos termométricos de los pacientes
d. la movilización de los pacientes a silla de ruedas, sillón, etc.

43. Indica la actuación INCORRECTA del celador en la ayuda al técnico de Rayos X en la Unidad de Cuidados Intensivos:

a. Trasladar el aparato portátil a los diversos boxes
b. Ayudar al técnico en la movilización de los pacientes que lo requieran
c. Colocar el chasis bajo el paciente
d. Tomar las medidas de protección correspondientes

44. Una de las funciones recogidas en el Estatuto de personal no sanitario es la de ayudar al personal de enfermería en la colocación y retirada de cuñas:

a. Siempre
b. Nunca
c. En circunstancias especiales
d. Sólo en el turno de noches

45. Una enfermera le pide ayuda para poder realizar una cura a un paciente:

a. Puede negarse, pues su Estatuto no establece nada al respecto

b. Si ayuda es por hacer un favor

c. Debe ayudar a la enfermera dentro de sus funciones

d. Esa función corresponde a las Auxiliares de Enfermería

46. Corresponde al Celador en Consultas Externas:

a. Control de los Archivos de historias clínicas, ficheros y demás antecedentes necesarios para el buen orden de la consulta

b. Auxiliar directamente al médico en la consulta

c. Recepción de volantes y documentos para la asistencia a los enfermos

d. Traslado del resultado de una prueba diagnóstica y reparto de las mismas entre diversas consultas

47. En la planta de traumatología, el personal de enfermería pide ayuda al celador para hacer la cama a un paciente con fractura en una pierna y traccionada con pesas:

a. Se eleva al paciente y se mantiene el peso de la tracción

b. Se rota cuidadosamente al paciente y se mantiene el peso de la tracción

c. Se eleva al paciente y se anula el peso de la tracción

d. Se rota cuidadosamente al paciente y se anula el peso de la tracción

48. Forma INCORRECTA de traslado del paciente en una silla de ruedas:

a. Para subir una rampa, el celador empujará la silla desde atrás, el paciente irá de cara a la marcha

b. Para salir de un ascensor, el celador saldrá primero, caminando hacia atrás, tirando de la silla

c. Para bajar una rampa, caminará el celador de espaldas a la rampa

d. Para entrar en un ascensor, el celador empujará la silla desde atrás, entrando primero el paciente

49. En qué postura hay que colocar a un paciente con lipotimia:

a. Se coloca en decúbito supino inclinando 45° el plano del cuerpo respecto al plano del suelo, quedando la cabeza mucho más baja que los pies

b. Posición de litotomía

c. Se coloca boca abajo apoyado sobre su pecho y rodillas

d. Posición de Morestin o antitrendelenburg

50. Qué principio es FALSO en la mecánica corporal para la manipulación de personas inmovilizadas:

a. Proteger la espalda haciendo uso de los músculos de las piernas para moverse y levantarse

b. Se debe emplear el contrapeso del propio cuerpo para aumentar la fuerza aplicada al movimiento

c. Colocar correctamente el pie en dirección hacia donde debe hacerse el giro para no hacerlo con la columna

d. Siempre es mejor tirar de un objeto que empujar o deslizar

51. Dispositivo auxiliar para realizar la transferencia de pacientes de plano a plano:

a. Transfer

b. Trendelenburg

c. Mesa inglesa

d. Navaja sevillana

52. Al trasladar a un paciente desde un servicio a otro, qué NO hará:

a. Llevar la historia del paciente

b. Colocar los drenajes sobre la cama

c. Informarle de qué va a hacer con él

d. Informar al personal sanitario del servicio de origen de que se lleva al paciente

53. Indica el paso ERRÓNEO en la movilización del paciente cuando está sentado en un sillón y hay que ponerlo en bipedestación:

a. Introducir nuestros brazos por debajo de los del paciente

b. Pedir que sitúe uno de sus brazos alrededor de nuestra cintura

c. Mantener las piernas lo más rectas posibles, inclinar la espalda y levantar al paciente de forma suave y firme

d. Se debe proteger el cuerpo del paciente con el nuestro mientras dura el procedimiento

54. Cuando un celador traslada a un enfermo a otras dependencias del hospital:

a. Se responsabiliza también de la documentación que se le entregue en relación con el enfermo

b. La responsabilidad del celador es únicamente trasladar al enfermo de la forma más rápida y correcta posible

c. Sólo se responsabiliza de la documentación si lo lleva a Quirófanos

d. El personal de enfermería es el único responsable de la documentación clínica

55. En una cama de somier rígido y sin poder utilizar ningún otro material, cuál de las siguientes posiciones del paciente NO se puede realizar:

a. Decúbito prono o ventral

b. Sims

c. Fowler

d. Antitrendelenburg

56. El traslado de un paciente desde la habitación de un hospital hasta el servicio de ambulancias, es función propia de:

a. El celador

b. El técnico de transporte sanitario

c. El auxiliar de ambulancia

d. El auxiliar de ambulancia en colaboración con el celador

57. Mientras trasladan a un paciente en ambulancia, el celador irá:

a. Conduciendo

b. Sentado en la camilla del enfermo

c. No irá en ningún caso en la ambulancia

d. Sentado en el asiento junto al enfermo

58. En qué casos NO está indicado el uso de bastón en un paciente:

a. En problemas inflamatorios de una articulación que cause dolor al apoyarse

b. En lesiones de tipo unilateral

c. En pérdida de equilibrio

d. En los casos que haya afectación bilateral

59. Orden de lavado correcto para bañar a un paciente encamado:

a. 1 Cara, cuello y orejas. 2 Brazos y manos. 3 Abdomen. 4 Tórax. 5 Espalda y Nalgas. 6 Genitales externos. 7 Extremidades inferiores

b. 1 Cara, cuello y orejas. 2 Hombro, brazos y manos. 3 Tórax y mamas. 4 Abdomen. 5 Extremidades inferiores. 6 Espalda y nalgas. 7 Genitales externos

c. 1 Cara y orejas. 2 Tórax y cuello. 3 Abdomen. 4 Espalda y nalgas. 5 Región perineal. 6 Hombro, brazos y manos. 7 Extremidades inferiores

d. 1 Cara, cuello y orejas. 2 Brazos y manos. 3 Tórax. 4 Abdomen. 5 Espalda y nalgas. 6 Región perineal. 7 Extremidades inferiores

60. Cada cuánto cambiaremos de postura al paciente encamado:

a. 30 min

b. 2 ó 3 h

c. 6 ó 7 h   d. Cuando lo pida

61. Cama hospitalaria indicada para grandes quemados y pacientes con úlceras por presión muy extensas:

a. articulada   b. de levitación

c. ortopédica   d. de somier rígido

62. En la Unidad de Cuidados Intensivos, el Celador debe:

a. Mantenerse siempre en silencio

b. Tener siempre puesto gorro, bata y mascarilla

c. Ayudar a enfermeras y auxiliares en la movilización de los pacientes siguiendo sus indicaciones

d. Las tres cosas

63. NO es función del Celador en la Unidad de Cuidados Intensivos:

a. Al movilizar a un paciente asistido por ventilación artificial, siempre debe estar presente una enfermera que vigile los sistemas y conexiones del respirador

b. Trasladar a los pacientes, acompañado de médico y personal de enfermería para la realización de pruebas diagnósticas que no puedan llevarse a efecto en la Unidad de Cuidados Intensivos

c. Ayudar al Técnico de Rayos X en la movilización de los pacientes que lo requieran. Trasladar y manejar el aparato portátil de Rayos X en los diversos boxes

d. Controlar la entrada de visitas de familiares así como su salida, cuidando que estos vistan correctamente las batas, gorros y calzas para acceder a la Unidad

64. Posición para un paciente que va a ser intubado:

a. Morestin
b. Roser
c. Sims
d. Fowler

65. La cama electrocircular gira:

a. 30°   b. 45°   c. 90°   d. 180°

66. Según la técnica a seguir en levantamiento y transporte de cargas, aplicando principios de ergonomía:

a. Levantaremos el peso con la fuerza con los músculos, los glúteos y de las piernas
b. Transportaremos la carga a la altura de los hombros y lo más cerca posible de nuestro cuerpo
c. Para levantar un objeto del suelo, doblaremos las rodillas y mantendremos la espalda flexionada
d. Pondremos los pies juntos hasta que consigamos una postura estable

67. Cuando el celador es requerido por el fisioterapeuta para ayudarle a sujetar a un paciente en el servicio de Rehabilitación, deberá:

a. Educadamente hará saber al fisioterapeuta que es función del Auxiliar de Enfermería
b. Realizar esa función. Para ello tendrá conocimientos de movilización
c. Solo ayudará si hay que usar un medio mecánico para la movilización
d. Ninguna es correcta

68. Cómo deben ser los movimientos durante la carga y descarga del paciente en una camilla:

a. Movimientos en el traslado deben ser rápidos y coordinados
b. Movimientos en el traslado suaves y descoordinados
c. Cada uno mueve al paciente cuando quiera
d. Movimientos en el traslado deben ser lentos y descoordinados

69. Sobre la camilla de tijera:

a. Camilla de ruedas cruzadas en forma de tijera
b. Camilla rígida formada por 3 partes simétricas longitudinalmente
c. Se utiliza para la movilización de pacientes con traumatismos hasta la camilla de transporte
d. Ninguna es correcta

70. En el transporte de un paciente en camilla:

a. El celador va siempre detrás de la cabecera del paciente, colocando al paciente de cara al sentido de la marcha, los pies del paciente van por delante
b. Como excepción, en el caso de traslado en camilla de pacientes asistidos, el celador empujará por el piecero
c. Al entrar en el ascensor, primero pasa la cabecera de la camilla y al salir del mismo, primero salen los pies del paciente
d. Todas son correctas

71. Cuando hablamos de 'sedestación' de un paciente, queremos decir:

a. Paciente medio sedado
b. Paciente sufre hemiplejia
c. Paciente en posición sentado
d. Ninguna afirmación es correcta

72. Para qué se puede utilizar un saquito de arena en relación con las dolencias del paciente:

a. Pesas en Rehabilitación
b. Apoyo para mantener las puertas abiertas de las habitaciones
c. Apoyo de uno de los miembros inferiores del paciente para favorecer su estabilidad cuando esté acostado
d. Son correctas A y C

73. 'Cirugía curativa' es la que busca:

a. Aliviar los síntomas sin curar la enfermedad
b. Mejorar el aspecto estético
c. Resección de la parte enferma
d. Volver a unir zonas que están separadas y corregir deformidades

74. Conjunto de instalaciones acondicionadas y equipadas para poder realizar intervenciones quirúrgicas, con un personal con formación específica:

a. Zona quirúrgica
b. Bloque quirúrgico
c. Área quirúrgica
d. Ninguna es correcta

75. Dentro del área quirúrgica, el 'antequirófano' es una zona:

a. Semilimitada
b. Sin limitaciones de acceso
c. Limitada
d. Ninguna es correcta

76. Temperatura recomendada generalmente en quirófano:

a. 17-23° C
b. 17-27° C
c. 14-23° C
d. 19-27° C

77. Posición Roser o Proetz del paciente en una mesa quirúrgica:

a. Tumbado sobre el abdomen con la cara girada hacia un lado
b. Decúbito Lateral, espalda, pierna y cadera flexionada
c. Tumbado sobre su espalda con el cuello en hiperextensión
d. Se eleva la cabeza y se bajan los pies

78. Para efectuar el rasurado se necesita el siguiente material:

a. Esparadrapo ancho
b. Guantes desechables
c. Tijeras o rasuradora eléctrica, en caso necesario
d. Las tres son correctas

79. NO es habitual encontrar en la sala de operaciones:

a. Arco de Anestesia
b. Escabel
c. Aparato de Rx Portátil
d. Evac-Chair (silla de evacuación)

80. Cuando el celador se dispone a trasladar a un paciente desde la planta de hospitalización al quirófano para una intervención de cirugía general, debe:

a. Comprobar la identidad del paciente y asegurarse de que le acompaña su historia clínica
b. Comprobar que el paciente ha sido preparado para la intervención quirúrgica a realizar
c. Comprobar que coincidan el número de habitación y de la cama con lo requerido en el parte de quirófano
d. Las tres son correctas

81. Posición indicada para la cirugía de hemorroides:

a. Morestin
b. Roser o Proetz
c. De Kraske o Jakknife
d. Raquídea

82. Una de las siguientes actuaciones del celador de quirófano es FALSA:

a. En caso de tener que acceder al interior del quirófano, usará bata, gorro, mascarilla y calzas
b. En caso de intervención quirúrgica urgente y en ausencia del peluquero, ayudará al personal auxiliar a su adecentamiento, rasurando a enfermos masculinos
c. Después de la intervención quirúrgica, el celador trasladará al paciente a la sala de reanimación o donde proceda extremando las medidas de seguridad
d. No es necesario a la hora de trabajar en un quirófano conocer la delimitación de zona quirúrgica

83. Área del quirófano en la que debe permanecer el celador durante la intervención quirúrgica:

a. Sala de Reanimación
b. Área de Intercambio
c. Antequirófano
d. Zona descanso personal

84. Productos químicos usados para la desinfección de objetos y materiales clínicos:

a. Desinfectantes
b. Cloruros
c. Desinsectantes
d. Ninguna de las anteriores

85. La Estufa Poupinel es un método de esterilización por:

a. Calor húmedo
b. Radiación Ionizante
c. Calor seco
d. Óxido de Etileno

86. Plazo de tiempo máximo para que el celador acuda al Servicio de Medicina Preventiva en caso de una exposición accidental, por ejemplo, un pinchazo, con sustancia biológica potencialmente contaminada:

a. 6 h   b. 12 h   c. 24 h   d. 4 h

87. El lavado de manos en clínica se puede clasificar, según la tarea a desarrollar, en (Indicar la FALSA):

a. Aséptico
b. Preventivo
c. Especial
d. Quirúrgico

88. La esterilización del material puede conseguirse por varios métodos. El autoclave es un recipiente que utiliza:

a. Calor seco
b. Calor húmedo
c. Procedimientos químicos
d. Radiación en caliente

89. Sobre el procedimiento de lavado de manos rutinario de tipo preventivo es FALSO:

a. Secado con toalla desechable de papel desde la punta de los dedos hacia el codo
b. Se aplica sobre las manos agua y jabón, frotándolas entre 5 y 8 segundos, prestando especial atención a los espacios interdigitales y uñas
c. Cerrar el grifo con el codo, si tiene el dispositivo adecuado o bien con una toalla seca de papel
d. Aclarado con agua templada

90. Entre los recursos asistenciales en Salud Mental están los dispositivos 'Intermedios'. Cuál NO es uno de ellos:

a. Hospital de Día
b. Taller Ocupacional
c. Centro de Día
d. Piso Protegido

91. Con respecto al paciente agresivo o agitado en una unidad de Salud Mental, realizaremos la técnica de la sujeción terapéutica. Cuántas personas sujetarán al paciente, como mínimo:

a. 2   b. 4   c. 6   d. Otra cantidad

92. De las siguientes actuaciones del celador ante un paciente con riesgo suicida, cuál es FALSA:

a. No es necesario que haya orden médica escrita y motivada en hoja de curso clínico
b. Controles frecuentes durante la noche
c. Si precisa el paciente utilizar material de riesgo (máquinas de afeitar), permanecerá a su lado mientras lo use
d. Conocer la deambulación del paciente en cada momento

93. NO es función del celador en la unidad de psiquiatría:

a. Ayudar al aseo personal de los pacientes que lo precisen
b. Ayudar al personal sanitario en la administración de inyectables y tratamiento de pacientes que se niegan a colaborar
c. Alimentar a los pacientes que se nieguen a comer
d. Vigilar a los pacientes que no quieren asearse para que lo hagan

94. Tipo de pacientes que ingresan en un centro de día psiquiátrico:

a. Pacientes crónicos en situación de dependencia o con medio social laboral desestructurado
b. Pacientes cuya patología podría ser una amenaza para él mismo o para los demás
c. Pacientes que tras un ingreso de 6 a 12 meses se encuentran en proceso de rehabilitación
d. Pacientes derivados de otros recursos asistenciales, una formación, orientación y adiestramiento en el trabajo de manera protegida

95. El psiquiatra de guardia nos solicita que le acerquemos el equipo de sujeción de pacientes. Uno de estos utensilios forma parte de ese equipo:

a. Cuerda de Poe
b. Botones Magnéticos
c. Clamp
d. Perneras

96. ¿Es una función del celador acompañar a un enfermo psiquiátrico a otro centro en una ambulancia?

a. No. Fuera del centro en el que trabaja no es su función
b. No, debido a la patología que sufre el paciente
c. Sí, siempre que vayan como mínimo 3 celadores
d. Sí, le corresponde esa función

97. 'Tanatopsia' o también:

a. Amortajamiento
b. Autopsia
c. Incineración
d. Cuidados Post Mortem

98. Sobre el amortajamiento, es FALSO:

a. Los celadores de manera exclusiva amortajarán a los enfermos fallecidos
b. Se debe hacer antes de que aparezca el rigor mortis
c. Hay que asear al cadáver
d. El amortajamiento deberá realizarse en la mayor intimidad posible

99. En el servicio de anatomía patológica, el celador debe:

a. Limpiar la mesa, sala y material de autopsias
b. Ayudar a la redacción de informes
c. Ayudar en la práctica de autopsias en aquellas funciones auxiliares que no requieran por su parte hacer uso de instrumental alguno sobre el cadáver
d. Son correctas A y C

100. El celador va a la sala de autopsias para movilizar a un cadáver. Realizando el trabajo, el celador se corta en un dedo con un objeto punzante:

a. Limpiar la herida con abundante agua y dejar que la sangre fluya durante 2 o 3 minutos
b. Utilizar algún antiséptico y cubrir con un apósito
c. Comunicar el incidente
d. Las tres son correctas

101. La sala de autopsias tendrá una superficie mínima de:

a. 25 m2   b. 20 m2   c. 30 m2   d. 35 m2

102. Una vez que el paciente ha fallecido en el hospital, tiempo mínimo antes de introducirlo en la cámara frigorífica:

a. 24 h
b. 8 h
c. 4 h
d. Ninguna de las tres

103. La 'tanatopraxia' es:

a. Limpieza y desinfección de tanatorios y salas mortuorias
b. Autopsia
c. Práctica mortuoria que permite la conservación y exposición del cadáver con las debidas garantías
d. Cremación de un cadáver

104. Sobre el uso de guantes por parte del celador en la sala de autopsias, es FALSO:

a. Los guantes se recomiendan que sean de látex
b. Los guantes son la barrera de protección más importante en este servicio
c. En el manejo o manipulación de objetos que se retiren del cuerpo, catéteres, sondas, no es necesario usar guantes
d. Si durante el trabajo los guantes se deterioran o rompen, el celador se lavará inmediatamente las manos y se colocará un par nuevo

105. La Unidad de Urgencias de un Hospital pertenece orgánicamente al:

a. Servicio de Medicina Preventiva
b. Servicio de Admisión
c. Servicio de Cuidados Críticos y Medicina Intensiva
d. Servicio de Medicina General

106. En la clasificación de paciente o triaje de Urgencias color 'Naranja':

a. Nivel 1 emergencia, tiempo de atención inmediata

b. Nivel 3 urgente, tiempo de atención 30 minutos

c. Nivel 2 muy urgente, tiempo de atención 15 minutos

d. Nivel 4 menor urgente, tiempo de atención 60 minutos

107. NO es función del celador:

a. Sujetar a los pacientes a los que se les realice lavado gástrico o cosido suturas

b. Colocar férulas de yeso a los pacientes cuando por alguna circunstancia especial se les requiera

c. Avisar a los allegados de los pacientes que ingresen en planta para que los acompañen

d. Trasladar a urgencias determinado material desde el servicio de Lencería

108. Los servicios de urgencias SUAP son:

a. Unidad Urgencias Hospitalaria

b. Unidad Urgencias de Atención Preferente

c. Servicio Urgencias y Emergencias Sanitarias (061)

d. Ninguna de las anteriores

109. Las ambulancias asistenciales se utilizan para el transporte de:

a. Enfermos cuyo traslado no reviste carácter de urgencia

b. Enfermos en situación soporte vital básico y avanzado

c. Accidentados que se trasladan a centros de rehabilitación

d. En general, cualquier tipo de urgencias

110. Una persona acude al servicio de urgencias diciendo que en el exterior del centro hay una persona en el suelo que necesita ayuda urgente. En este caso el celador:

a. Le da una silla de ruedas para que traslade al enfermo

b. Le indica que llame al 112

c. Le dice que lo acerque para que le vea el médico

d. Comprueba los hechos e informa de inmediato al personal sanitario siguiendo sus instrucciones para movilizar al paciente

111. Una emergencia médica o real, es:

a. Protocolo actuación ante una catástrofe

b. Urgencia sin prioridad absoluta

c. Un tipo agravado de urgencia que necesita atención cualificada sin demora, por existir peligro inmediato real o potencial para la vida del paciente, o riesgo de secuelas graves permanentes

d. Urgencia vital con posibles riesgos pero cuya existencia puede demorarse unas horas

112. Los Centros Sanitarios conservarán la documentación clínica desde la fecha de alta de cada proceso asistencial como mínimo durante:

a. 1 año

b. 2 años

c. 5 años

d. No se conserva, ya que tiene el alta

113. La Comunidad Autónoma delega en los centros sanitarios la seguridad de la historia clínica. El responsable de su custodia es:

a. El celador

b. El Jefe de Admisión

c. El Director Gerente

d. La Dirección del centro sanitario

114. El celador es el responsable del traslado de las Historias Clínicas y documentación complementaria, desde:

a. La unidad hospitalaria correspondiente al Archivo Central

b. El Archivo Central de historias clínicas hasta la unidad hospitalaria de un Hospital privado

c. La unidad hospitalaria de un Hospital a otro

d. El Archivo Central a un Centro de Salud de Área

115. Los tiempos de recogida de Historias Clínicas por el celador son ordenados por:

a. El Jefe de Personal Subalterno

b. El Encargado de Turno

c. La Supervisora de planta

d. El Jefe de Archivo Central

116. En relación con el derecho de acceso a la Historia Clínica:

a. El paciente tiene derecho de acceso a la Historia Clínica pero no a obtener copia de los datos que constan en ella

b. El paciente tiene derecho de acceso a la Historia Clínica completa y a obtener copia de los datos que constan en ella

c. El paciente tiene derecho de acceso a la Historia Clínica con la reserva de las anotaciones subjetivas de los facultativos, y a obtener copia de los datos que constan en ella

d. Los pacientes no tienen acceso a la Historia Clínica sino que únicamente son los facultativos quienes acceden, anotan y modifican dichas historias

117. Es un documento de traslado ordinario por los celadores:

a. Parte de quirófano

b. Parte de mantenimiento

c. Historia Clínica

d. Las tres son correctas

118. En los Hospitales existe un Servicio de Farmacia que depende de qué departamento:

a. Del Gerente del Hospital

b. De la Dirección Médica

c. De Suministros

d. De personal subalterno

119. Los servicios de farmacia hospitalaria están bajo la titularidad y responsabilidad de:

a. Un celador de farmacia

b. Un enfermero especialista en farmacia hospitalaria

c. Un farmacéutico especialista en farmacia hospitalaria

d. Ninguna de las tres

120. El celador de farmacia se ocupa directamente de colocar determinado material recibido por él, como:

a. Garrafas de alcohol

b. Botes de suero fisiológico

c. El celador no tiene que colocar ningún material

d. Son correctas A y B

121. Es una de las características mínimas que ha de tener la zona estéril del Área de citostáticos:

a. Ha de tener recirculación de aire ambiental y aire acondicionado

b. El suelo del recinto donde está ubicada la cabina no se barrerá y se limpiará con una fregona de uso exclusivo y lejía

c. Debe disponer de una habitación separada con presión positiva

d. Ha de contar con una campana de flujo laminar horizontal

122. A quién corresponde realizar los pedidos de medicamentos al Servicio de farmacia:

a. Al auxiliar de enfermería

b. Al supervisor de planta

c. Al Farmacéutico Interno Residente

d. Al celador

123. El alcohol que se utiliza en las unidades del Hospital está rebajado a qué graduación:

a. 30°   b. 50°   c. 70°   d. 75°

124. Si un agente citostático contacta directamente con la piel de la persona que lo manipula, se lavará inmediatamente la zona afectada con agua y jabón durante:

a. Unos 2 minutos

b. Unos 5 minutos

c. Unos 10 minutos

d. No hace falta lavarse

125. La actividad de suministros se refiere:

a. A las tareas realizadas por los celadores en los almacenes

b. Al conjunto de tareas que tienen como finalidad aprovisionar de material al almacén y servicios sanitarios

c. Al conjunto de tareas que tienen como finalidad el aprovisionamiento del economato

d. Al conjunto de tareas que tienen como finalidad el suministro de los servicios de un hospital

126. El 'Suministro externo' es aquel:

a. Que abastece al almacén desde los distintos proveedores
b. Que abastece a los distintos proveedores
c. Que abastece desde el almacén a los diversos servicios
d. Las tres son correctas

127. Según la clasificación de Pareto, artículos de la clase A son aquéllos:

a. ...que se consumen menos, tienen una rotación más lenta y se almacenan en los lugares menos accesibles del almacén
b. ...que tienen un consumo intermedio
c. ...que más se utilizan, y por tanto se guardarán en los lugares más próximos y de fácil acceso
d. ...de elevado coste, por lo que no pueden almacenarse en grandes cantidades

128. Criterio de renovación de artículos según el cual el primero en entrar es el primero en salir:

a. Pareto
b. FIFA
c. LIFO
d. FIFO

129. El inventario tradicional que consiste en el recuento de los artículos del almacén se realizará:

a. 1 vez al año, generalmente al principio del año natural
b. 1 vez al año, generalmente al final del año natural
c. 2 veces al año, generalmente al principio y a mediados del año natural
d. 1 vez cada 3 meses

130. Cuál es el primer paso en el proceso de adquisición de suministros:

a. Planificación de adquisiciones
b. Petición de material
c. La previsión de aprovisionamiento
d. El procedimiento administrativo de contratación

131. La primera tarea de la unidad de suministros tras recibir un pedido:

a. Emitir un dictamen de lo recepcionado
b. Colocar la mercancía en las estanterías
c. Notificar la recepción a la unidad administrativa correspondiente
d. Registrarlo

132. El control económico del almacén corresponde:

a. Al personal administrativo de contratación de servicios
b. A la Unidad de Intervención
c. A la Sección administrativa de suministros
d. A ninguno de los anteriores

133. En qué fase de la tarea de suministros un producto pasa a 'Entrada' a 'Rotos':

a. Revisión de mercancía
b. Recepción de mercancía
c. Revisión simple de la mercancía
d. Control de calidad

134. La Ley de Prevención de Riesgos Laborales es la:

a. 30/2005, de 8 de noviembre
b. 31/2015, de 6 de noviembre
c. 31/1995, de 8 de noviembre
d. 31/1996, de 6 de noviembre

135. Los trabajadores tienen derecho a una protección en materia de seguridad y salud en el trabajo:

a. Eficaz
b. Completa
c. Permanente
d. Duradera

136. Qué es Riesgo Laboral, según la Ley 31/1995 de Prevención de Riesgos Laborales:

a. La posibilidad de que un trabajador sufra un determinado daño derivado del trabajo
b. Las enfermedades, patologías o lesiones sufridas con motivo u ocasión del trabajo
c. Los procesos, actividades u operaciones que, en ausencia de medidas preventivas específicas, originen riesgos para la seguridad y salud de los trabajadores
d. Cualquier característica del trabajo que pueda tener influencia significativa en la generación de riesgos para la seguridad y la salud del trabajador

137. La función de vigilancia y control de la normativa sobre prevención de Riesgos Laborales corresponde a:

a. Instituto Nacional de Seguridad e Higiene en el Trabajo
b. Inspección de Salud Laboral
c. Inspección de Trabajo y Seguridad Social
d. Servicio de Prevención

138. La Comisión Nacional de Seguridad y Salud en el Trabajo está formada por un representante de cada comunidad Autónoma y...:

a. ...por igual número de miembros de la Administración General del Estado y, paritariamente con todos los anteriores, por representantes de las organizaciones empresariales y sindicales minoritarias
b. ...por igual número de miembros de la Administración General del Estado y, paritariamente con todos los anteriores, por representantes de las organizaciones empresariales y sindicales más representativas
c. ...un miembro de la Administración General del Estado y, paritariamente con todos los anteriores, por representantes de las organizaciones empresariales y sindicales más representativas
d. ...un miembro de la Administración General del Estado y, paritariamente con todos los anteriores, por representantes de las organizaciones empresariales y sindicales minoritarias

139. Es un principio de la acción preventiva, según la Ley 31/1995 de Prevención de Riesgos Laborales:

a. Evaluar los riesgos que se pueden evitar
b. Adoptar medidas que antepongan la protección individual a la colectiva
c. Combatir los riesgos en su final
d. Sustituir lo peligroso por lo que entrañe poco o ningún peligro

140. Los Delegados de Prevención son:

a. Los representantes de los trabajadores sin funciones específicas en materia de prevención de riesgos laborales en el trabajo, designados por y entre los representantes del personal
b. Los representantes de los trabajadores con funciones específicas en materia de prevención de riesgos laborales en el trabajo, designados por y entre los representantes del personal
c. Los representantes de la empresa con funciones específicas en materia de prevención de riesgos laborales en el trabajo, designados por el empresario
d. Los representantes del servicio de prevención con funciones específicas en materia de prevención de riesgos laborales en el trabajo, designados por y entre los representantes del personal

141. Cuántos trabajadores debe tener un centro de trabajo para crear un Comité de Seguridad y Salud:

a. 25 o más
b. 50 o más
c. Más de 75
d. 80 o más

142. Las señales relacionadas con los equipos de lucha contra incendios, como por ejemplo, manguera para incendios, extintores, etc. tienen forma:

a. triangular, con pictograma negro sobre fondo amarillo, bordes negros
b. redonda, con pictograma negro sobre fondo blanco, bordes y banda rojos
c. redonda, con pictograma blanco sobre fondo azul
d. rectangular o cuadrada, con pictograma blanco sobre fondo rojo

143. Sobre los Equipos de Primera Intervención en un plan de emergencias:

a. La actuación de los miembros de este equipo será siempre por parejas
b. Representan la máxima capacidad extintora del establecimiento
c. Su ámbito de actuación será cualquier punto del establecimiento donde se pueda producir una emergencia de incendio
d. Deben conocer exhaustivamente el plan de emergencia

144. Los extintores móviles están diseñados para ser transportados y accionados a mano. Están montados sobre ruedas y tienen una masa total de:

a. 20 Kg
b. Más de 20 Kg
c. Igual o inferior a 20 Kg
d. Ninguna de las tres

145. Clase de extintor que debemos utilizar en los fuegos producidos por el uso de ingredientes para cocinar, como aceites y grasas vegetales o animales, en los aparatos de cocina:

a. B   b. F   c. A   d. C

146. Accidente que precisa de la actuación de todos los equipos y medios de protección del establecimiento y ayuda de medios de socorro y salvamento exteriores:

a. Conato de emergencia
b. Emergencia parcial
c. Emergencia general
d. Emergencia real

147. Método de traslado de enfermos indicado cuando hay mucho humo, pero es imposible utilizar la evacuación vertical:

a. levantamiento
b. arrastre directo
c. arrastre con silla
d. arrastre por colchón

148. En un plan de emergencias, cuántos celadores en urgencias son necesarios para ayudar el movimiento de pacientes que acudan por las escaleras próximas y sacar los que acudan por el montacamas:

a. 5   b. 4   c. 3   d. 2

149. Peso máximo recomendado en condiciones ideales de manipulación manual de cargas:

a. 15 kg   b. 20 kg   c. 25 kg   d. 30 kg

150. Primera medida que debemos llevar a cabo ante un accidente laboral con exposición a sangre y fluidos corporales contaminantes:

a. Tratar la herida con antisépticos como los iodóforos que son activos frente a bacterias, micobacterias, virus lipídicos, así como frente a esporas
b. Comunicarlo inmediatamente como incidencia al responsable de la planta de hospitalización
c. Quitarse los guantes y lavarse cuidadosamente la herida con abundante agua y jabón y favorecer la hemorragia
d. Comunicarlo al Servicio de Prevención e inmediatamente realizar una ficha epidemiológica para conocer los datos relacionados con el accidente

151. En el servicio de farmacia hospitalaria, un 'Principio activo' es:

a. Toda materia, cualquiera que sea su origen, a la que se atribuye una actividad apropiada para constituir un medicamento
b. Toda sustancia o combinación de sustancias que se presente como poseedora de propiedades para el tratamiento o prevención de enfermedades en seres humanos
c. Toda sustancia empleada en la fabricación de un medicamento
d. El medicamento destinado a un paciente individualizado, preparado por un farmacéutico, o bajo su dirección

152. Las funciones por las que se rigen los celadores son las que están recogidas en el derogado Estatuto de personal no sanitario de las instituciones sanitarias de la seguridad social siguen vigentes por lo establecido en el Estatuto Marco, en su Disposición...

a. Adicional 6
b. Transitoria 6
c. Transitoria 7
d. Adicional 7

153. Los tipos de vehículos que pueden realizar transporte sanitario por carretera están definidos en el Real Decreto:

a. 836/2012, de 25 de mayo
b. 63/1995, de 20 de enero
c. 62/1997, de 12 marzo
d. 72/1996, de 14 abril

154. La Historia Clínica es:

a. La declaración escrita de un médico que de fe del estado de salud de una persona en un determinado momento
b. El soporte de cualquier tipo o clase que contiene un conjunto de datos e informaciones de carácter asistencial
c. El conjunto de documentos que contienen los datos, valoraciones e informaciones de cualquier índole sobre la situación y la evolución clínica de un paciente a lo largo del proceso asistencial
d. Todo dato, cualquiera que sea su forma, clase o tipo, que permite adquirir o ampliar conocimientos sobre el estado físico y la salud de una persona, o la forma de preservarla, cuidarla, mejorarla o recuperarla

155. La Ley 31/95 de Prevención de Riesgos Laborales se aplica a:

a. Policía, seguridad y resguardo aduanero
b. Servicios operativos de protección civil y peritaje forense en los casos de grave riesgo, catástrofe y calamidad pública
c. Fuerzas Armadas y actividades militares de la Guerra Civil
d. Sociedades cooperativas en las que existan socios cuya actividad consista en la prestación de un trabajo personal

156. En la movilización de pacientes con afecciones graves en la movilidad, es FALSO:

a. En caso de pacientes tetrapléjicos, para realizar su higiene no se les debe girar hacia la posición de decúbito lateral, sino levantarlos en bloque para llevar a cabo la higiene posterior
b. Al movilizar pacientes con fracturas en las extremidades inferiores y que como medida terapéutica las tienen enyesadas, se sostiene la extremidad respetando su posición
c. Cuando se cambia de posición a un paciente con hemiplejía, el celador debe colocarse al lado del que conserva su movilidad, de esta manera el paciente puede colaborar para realizar los cambios
d. Para proceder a la movilización de un paciente asistido por ventilación artificial, el celador será el encargado de vigilar los sistemas y conexiones del respirador, así como los tubos y cánulas, de manera que en ningún momento se altere o interrumpa la ventilación

157. Es función del jefe de personal subalterno:

a. Instruir convenientemente al personal a sus órdenes para que la realización de su trabajo sea eficaz y de calidad
b. Vigilar a través de sus delegados la limpieza de la institución
c. Ejercer, junto con el Director Gerente, la jefatura del personal de celadores
d. Vigilar las entradas de la institución, no permitiendo el acceso a sus dependencias, excepto a las personas autorizadas para ello

158. Un paciente sale de una consulta. Duda sobre la dosis de la medicación que le acaba de recetar el médico. Pregunta al celador de información que le aclare la duda:

a. Remitirle al Servicio de cita previa
b. Enviar al paciente a la Supervisora
c. Informar al paciente del tratamiento a seguir
d. Enviar al paciente nuevamente a la consulta para que le aclare la duda

159. [ANULADA por contener más de una respuesta] Durante un traslado en ambulancia, el celador acompaña al paciente si se lo ordena:

a. El encargado de Turno
b. El psiquiatra de Guardia
c. El supervisor de Urgencias
d. El enfermero responsable del paciente

160. La petición del material del almacén debe hacerse en impreso normalizado que va firmado por:

a. el responsable del servicio
b. el auxiliar de enfermería
c. el auxiliar administrativo
d. el celador

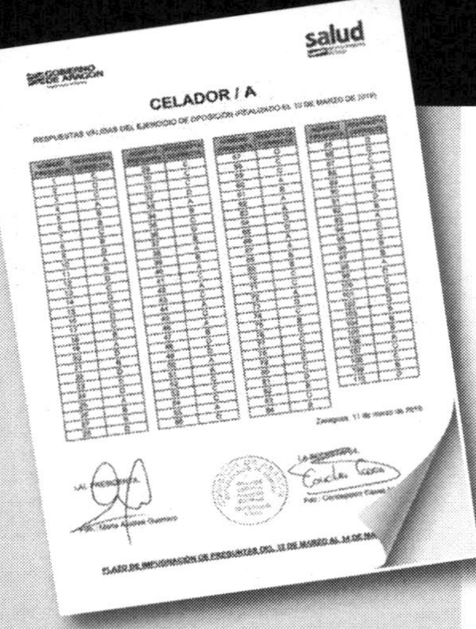

EXAMEN:

10 DE MARZO DE 2019

CLAVE DE RESPUESTAS

[...]	67 **A**	89 **B**
46 **A**	68 **B**	90 **B**
47 **B**	69 **B**	91 **D**
48 **D**	70 **C**	92 **B**
49 **D**	71 **C**	93 **A**
50 **A**	72 **A**	94 **C**
51 **A**	73 **D**	95 **C**
52 **C**	74 **A**	96 **B**
53 **C**	75 **B**	97 **B**
54 **C**	76 **C**	98 **A**
55 **A**	77 **C**	99 **D**
56 **D**	78 **C**	100 **C**
57 **D**	79 **C**	101 **B**
58 **C**	80 **C**	102 **D**
59 **C**	81 **D**	103 **B**
60 **A**	82 **B** *	104 **B**
61 **B**	83 **D**	105 **B**
62 **A**	84 **B**	106 **A**
63 **A**	85 **D**	107 **D**
64 **D**	86 **C**	108 **C**
65 **D**	87 **C**	109 **B**
66 **A**	88 **A**	110 **D**

*UNA PREGUNTA ANULADA

[Preguntas 1 a 45 no específicas]

46. Qué artículo del Estatuto de personal no sanitario dice que los celadores ayudarán a las enfermeras o personas encargadas a amortajar a los enfermos fallecidos, corriendo a su cargo el traslado de los cadáveres al mortuorio:

a. 14.2.19
b. 14.2.5
c. 14.2.17
d. 14.2.12

47. Qué tipo de rayos ultravioleta se usan habitualmente para eliminar gérmenes en los procesos de esterilización:

a. UVA
b. UVC
c. UVD
d. Ninguna de las tres

48. Qué es una 'baldera':

a. Arco de protección
b. Tabla de cama
c. Centinela de cama
d. Barandilla de cama

49. Aislamiento previsto para prevenir infecciones que son transmitidas por contacto directo o indirecto con las heces:

a. Aislamiento de contacto
b. Aislamiento estricto
c. Aislamiento respiratorio
d. Aislamiento entérico

50. Las características técnicas, el equipamiento sanitario y la dotación de personal de los vehículos de transporte sanitario por carretera se regula en el Real Decreto:

a. 836/2012, de 25 de mayo, modificado por RD 22/2014 de 17 de enero
b. 1211/1990 de 20 de septiembre, modificado por RD 710/2011 de 20 de mayo
c. 1211/1990 de 20 de septiembre
d. 710/2011 de 20 de mayo

51. Estructura de los servicios de información y atención al usuario en los sectores:

a. 1 Coordinador, 1 Responsable en Atención Primaria y 1 Responsable en Atención Especializada
b. 1 Coordinador de Sector
c. 1 Responsable en Atención Primaria y 1 Responsable en Atención Especializada
d. 1 Responsable de Sector

52. El reservorio en el que el agente etiológico de una enfermedad infecciosa vive y se reproduce...

a. Sólo puede ser animado
b. Sólo puede ser inanimado
c. Puede ser animado o inanimado
d. No puede ser ni animado ni inanimado

53. Qué tipo de aislamiento requiere un paciente que padece neumonía estafilocócica:

a. Respiratorio
b. Entérico
c. Estricto
d. Ninguno

54. Clasificamos los tipos de transporte, según la urgencia vital, en:

a. Primario, secundario o terciario
b. Terrestre, aéreo o marítimo
c. Emergente, urgente o demorable
d. Programado o sin programar

55. Espacio que ocupará el paciente durante su estancia en el hospital:

a. Unidad del paciente
b. Cama del paciente
c. Cama ocupada
d. Habitación

56. Tendrán a su cargo la vigilancia nocturna del exterior del edificio, del que cuidarán que estén cerradas las puertas de los servicios complementarios:

a. Los vigilantes de seguridad
b. El Jefe de Seguridad del centro
c. La Policía Local
d. Ninguna de las anteriores

57. La figura del celador de almacén o celador almacenero viene contemplada en el Acuerdo del Consejo de Ministros de:

a. 29 de junio de 1991
b. 29 de julio de 1991
c. 29 de julio de 1990
d. 29 de junio de 1990

58. La estructura física imprescindible de cualquier zona básica de salud es:

a. El Departamento responsable de Salud
b. El Consultorio Local
c. El Centro de Salud
d. El Punto de Atención Continuada

59. NO es función de la comisión de dirección de atención especializada:

a. Proponer los contratos de gestión clínica y realizar su seguimiento
b. Realizar el seguimiento de las actividades de las unidades del centro
c. Asesorar a la Comisión Mixta Hospitalaria sobre la evaluación de los Contratos de Gestión Clínica
d. Analizar y formular propuestas sobre el presupuesto anual del Centro y la política de recursos humanos

60. La zona básica de salud:

a. Es la zona donde desarrollan su actividad los profesionales de los Equipos de Atención Primaria
b. Es la zona asignada a un Centro Médico de Especialidades
c. Es la zona en la que reside la población asignada a un Sector Sanitario
d. Es la zona donde desarrollan su actividad los profesionales de dos Centros de Atención Primaria ubicados en el mismo edificio

61. NO forma parte de la comisión mixta hospitalaria:

a. El Director del Centro
b. El Gerente del Sector
c. Los facultativos del hospital que pertenecen a la Comisión Técnico Asistencial
d. Los Subdirectores Médicos

62. La posición de Proetz está indicada para:

a. Intubación endotraqueal
b. Punción lumbar
c. Problemas respiratorios
d. Administración de enemas

63. NO es función del celador:

a. Realizar la petición de ambulancia
b. Tramitar comunicaciones verbales
c. Trasladar aparatos y mobiliario
d. Trasladar objetos

64. En la gestión del almacén, el índice de rotación de un producto nos indica...

a. El tiempo que tarda desde que se efectúa su pedido hasta que se recepciona en el almacén
b. La cantidad del mismo que varía de un pedido a otro
c. Los servicios y unidades que lo solicitan
d. El tiempo que transcurre desde que entra en el almacén hasta su salida

65. NO es función de la comisión técnico asistencial:

a. Estudiar y proponer a los órganos de dirección las actividades en materia de investigación
b. Proponer a los órganos de dirección el plan anual de necesidades
c. Asesorar a los órganos de dirección en todo lo relativo a la prestación de la atención de los pacientes y usuarios
d. Proponer a los órganos de dirección los jefes de servicio de las unidades

66. Según la Ley 41/2002, de 14 de noviembre, básica reguladora de la autonomía del paciente, entendemos por 'historia clínica':

a. El conjunto de documentos que contiene los datos, valoraciones e informaciones de cualquier índole sobre la situación y la evolución clínica de un paciente a lo largo del proceso asistencial
b. El soporte de cualquier tipo o clase que contiene un conjunto de datos e informaciones de carácter asistencial
c. Todo dato, cualquiera que sea su forma, clase o tipo, que permite adquirir o ampliar conocimientos sobre el estado físico y la salud de una persona, o la forma de preservarla, cuidarla, mejorarla o recuperarla
d. La declaración escrita de un médico que da fe del estado de salud de una persona en un determinado momento

67. Un celador recibe orden de trasladar el cuerpo de un paciente fallecido al mortuorio:

a. Realiza su función con la mayor discreción
b. Se preocupará de que el resto de profesionales no estén por el pasillo para poder hacerlo con celeridad y comodidad
c. Respetuosamente comunicará a los familiares la retirada del fallecido y les rogará que abandonen la habitación y le acompañen
d. Ninguna de las tres

68. Cuál estas áreas de actividad está adscrita a la dirección de hospital:

a. Servicio de Farmacia
b. Unidades de Salud Mental
c. Servicios de Radiodiagnóstico
d. Unidades de Rehabilitación

69. La gestión de los restos humanos y residuos anatómicos, procedentes de abortos, mutilaciones y operaciones quirúrgicas, queda regulada por:

a. El Reglamento Sanitario Mortuorio
b. El Reglamento de Policía Sanitaria Mortuoria
c. El Reglamento de Policía Mortuoria
d. El Reglamento de Policía Sanitaria

70. Periodo que transcurre desde que un paciente va a ser intervenido, se prepara la operación, se realiza la misma y hasta que es dado de alta en el hospital:

a. Interoperatorio
b. Intraoperatorio
c. Perioperatorio
d. Transoperatorio

71. Qué palabra falta en la siguiente frase: «...tramitarán o _____________ sin tardanza las comunicaciones verbales, documentos o correspondencia»:

a. Trasladarán
b. Moverán
c. Conducirán
d. Llevarán

72. Entre los desinfectantes y productos de limpieza más comunes utilizados para la limpieza de material instrumental y sala de autopsias están:

a. Hexaclorofeno, compuestos clorados, biguanidas
b. Alcoholes, fonadores e ionizados
c. Detergentes y compuestos hiólicos
d. Clorhexidina, formol y acetato

73. NO forma parte de las actividades y procedimientos de atención primaria garantizados en el sistema nacional de salud:

a. Indicación o prescripción y realización, en su caso, de procedimientos diagnósticos y terapéuticos
b. Rehabilitación básica
c. Atención paliativa a enfermos terminales
d. La monitorización, observación y la reevaluación de los pacientes, cuando su situación así lo requiera

74. En una autopsia de riesgo infeccioso NO será necesario:

a. Sistema de respiración autónomo
b. Batas especiales de protección
c. Sierra especial con sistema de absorción de partículas
d. Guantes especiales de protección de cortes

75. En la movilización de un paciente imposibilitado hacia la cabecera de la cama es INCORRECTO:

a. Se realizará por dos personas cuando el paciente no colabore
b. Colocaremos las rodillas flexionadas y los pies juntos en dirección al movimiento
c. Cuando el paciente colabore, nos colocaremos en uno de los lados de la cama, a la altura de sus caderas
d. Si los dos cuidadores se colocan en el mismo lado de la cama, el primero se colocará a la altura de hombro-tórax y el segundo a la altura de cintura-glúteos

76. Los servicios de urgencias hospitalarias prestan asistencia:

a. Entre las 17 y las 9 h. del día siguiente
b. De 9 a 17 h.
c. Las 24 horas
d. Desde las 17 a las 8 h. o las 9 en día laboral y las 24 horas domingos y festivos

77. Para evitar la asfixia, la cánula orofaríngea más conocida y usada es:

a. Cánula de Wallace
b. Cánula de Heimlich
c. Cánula de Guedel
d. Cánula de Holger-Nielsen

78. Quién emite la tarjeta sanitaria en Aragón:

a. Las Unidades de Tramitación
b. Las Unidades Administrativas de los Centros de Salud
c. La Dirección General de Derechos y Garantías de los Usuarios
d. La Fábrica Nacional de Moneda y Timbre

79. NO es una posición quirúrgica:

a. Litotomía
b. Ginecológica
c. Fowler
d. Morestin

80. Las diferencias de inventario son las que se producen entre...

a. El stock teórico y el stock mínimo
b. El stock mínimo y el stock de seguridad
c. El stock teórico y el stock real
d. El stock real y el stock mínimo

81. Recoger vía telefónica los avisos para la atención médica domiciliaria en los SUAP/PAC corresponde a:

a. Médico
b. Enfermera
c. Administrativo
d. Celador

83. En los primeros auxilios frente a congelaciones, cuál de las siguientes actuaciones es INCORRECTA:

a. Intentar un calentamiento progresivo
b. No reventar las ampollas
c. Elevar la zona afectada
d. Frotar la zona afectada

84. Nos solicitan trasladar en una silla de ruedas al paciente de la habitación 501 a la consulta de hematología para la realización de unas pruebas determinadas. El paciente precisa ayuda en su movilización ya que lleva colocados goteros y una sonda vesical. Cuál de los siguientes pasos es INCORRECTO:

a. Solicitaremos al personal de enfermería su colaboración, asegurando así la protección de sonda y goteros
b. Colocaremos la silla a los pies de la cama y trasladaremos a este hacia ella, sujetándolo por la cintura, a distancia de un metro para facilitarle la movilidad
c. Recogeremos la documentación clínica necesaria, que nos suministrará el personal de enfermería, que portaremos con el paciente
d. Sentaremos al paciente al borde de la cama con movimiento suave y rápido y antes de pasar a la silla haremos una parada para evitar la hipotensión postural

85. La mesa de quirófano en la posición quirúrgica de Morestin...

a. Se inclinará de modo que los pies del paciente queden más elevados que la cabeza
b. Se regulará para que el paciente quede en sedestación
c. Quedará paralela al suelo
d. Se inclinará de manera que la cabeza del paciente quede más elevada que los pies

86. Según el criterio LIFO de valoración de entradas y salidas de mercancías en un almacén, la primera unidad que sale es:

a. la que entró la primera
b. la que salió la última
c. la que entró la última
d. Ninguna de las tres

87. En la delimitación de las zonas básicas de salud, NO deberán tenerse en cuenta:

a. El grado de concentración o dispersión de la población
b. Las características epidemiológicas de la zona
c. Las instalaciones y recursos veterinarios de la zona
d. Las distancias máximas de las agrupaciones de población más alejadas de los servicios y el tiempo normal a invertir en su recorrido

88. De las siguientes camas, cuál está indicada para pacientes inmovilizados durante largos periodos de tiempo:

a. Cama de libro
b. Cama articulada
c. Cama somier rígido
d. Cama de Foster

89. Con respecto al lavado de manos rutinario:

a. Precisa gran dedicación
b. Debe realizarse como medida de higiene personal después de las tareas habituales y cotidianas
c. Se hace con jabón antiséptico
d. Debe realizarse durante dos minutos

90. NO es un documento de traslado ordinario por parte del celador:

a. Las etiquetas identificativas
b. La tarjeta sanitaria
c. El correo interno
d. Las historias clínicas

91. Para trasladar de la cama a una silla de ruedas a un paciente que sufre una hemiplejia en su lado derecho sentaremos al paciente en el borde de la cama y colocaremos la silla frenada, junto a la cama...

a. paralela al paciente en su lado derecho
b. perpendicular al paciente en su lado derecho
c. paralela al paciente en su lado izquierdo
d. perpendicular al paciente en su lado izquierdo

92. Cuando el celador colabore en el aseo de un paciente encamado:

a. Se coloca el enfermo en decúbito lateral y se lavan los genitales y zona perianal
b. Con el enfermo en decúbito supino se descubre y lava cada una de las partes del cuerpo
c. Con el enfermo en decúbito prono se descubre y lava cada una de las partes del cuerpo
d. Con el enfermo en decúbito lateral y se lava cuello, hombros y pecho

93. La persona encargada de la recepción de los pacientes en urgencias hospitalarias es el:

a. Celador
b. Administrativo
c. Enfermera de triaje
d. Médico de guardia

94. Informar a los familiares sobre el contenido de la historia clínica es para el celador:

a. Una obligación b. Un derecho
c. Una prohibición d. Opcional

95. El aislamiento entérico es necesario realizarlo en caso de:

a. Parotiditis
b. Sepsis Puerperal
c. Fiebre tifoidea
d. Tos ferina

96. Riesgo que soporta el stock en función de la evolución del mercado, que puede dejar sin demanda unos artículos que han sido sustituidos por los usuarios a consecuencia de cambios en sus gustos, su uso o por otras causas:

a. Obsolescencia técnica
b. Obsolescencia física
c. Caducidad
d. Expurgo

97. Para retirar un colchón en mal estado se deberá:

a. trasladar sin ningún tipo de aislante
b. introducir en fundas de plástico apropiadas
c. introducir en una caja de cartón
d. Dejar en el pasillo hasta que lo recojan los equipos encargados

98. Es un derecho de las personas en situación terminal:

a. A recibir atención idónea que prevenga y alivie el dolor
b. A tener alguna esperanza
c. A rechazar su tratamiento, perdiendo el derecho al alivio y atenuación del sufrimiento
d. A cerrar un ciclo vital de forma armoniosa y serena

99. Para la organización y estructura de las unidades clínicas hospitalarias participarán en el proceso los siguientes agentes, EXCEPTO:

a. Dirección Gerencia del Servicio Aragonés de Salud
b. La Comisión de Dirección del Centro
c. La Junta de Personal
d. El Consejo de Salud

100. Las funciones de los celadores están descritas en:

a. Decreto Legislativo 2/2004, de 30 de diciembre, del Gobierno de Aragón, por el que se aprueba el Texto Refundido de la Ley del Servicio Aragonés de Salud
b. La Ley 6/2002, de 15 de abril, de Salud de Aragón
c. El Estatuto de personal no sanitario al servicio de las Instituciones Sanitarias de la Seguridad Social que recoge la Orden del Ministerio de Trabajo de 5 de julio de 1971
d. La Ley 14/1986, de 25 de abril, General de Sanidad

101. Cuál de las siguientes camas permite poner al paciente sentado:

a. Cama Clinitron
b. Cama de Gatch
c. Cama de Judet
d. Cama Electrocircular

102. Los locales destinados a la realización de estudios autópsicos deberán reunir las siguientes condiciones, EXCEPTO:

a. Aseos con duchas de agua caliente y fría
b. Archivos de piezas, informes y fotografías
c. Sala de autopsias superficie mínima 20 metros cuadrados, con extractores directos al exterior
d. Refrigeradores de cadáveres con capacidad para 1 cadáver cada 300 camas

103. El Consejo de salud de zona será convocado por:

a. el Coordinador del Equipo de Atención Primaria
b. el Presidente a iniciativa propia o cuando así lo soliciten la cuarta parte de sus miembros
c. el Director de Atención Primaria
d. Ninguno de los anteriores

104. Según el Decreto Legislativo 2/2004 del gobierno de Aragón, por el que se aprueba el texto refundido de la Ley del servicio aragonés de salud, es INCORRECTO:

a. Cada área de salud contará, al menos, con un hospital general, dotado de los servicios que aconseje la población a asistir, la estructura de la misma y los problemas de salud
b. Los centros hospitalarios públicos desarrollarán, además de las áreas estrictamente asistenciales, funciones de promoción de la salud, prevención de las enfermedades, investigación y docencia, de acuerdo con los programas de cada área de salud, con objeto de competir en sus actividades con las desarrolladas por la red de atención primaria
c. Todas las instituciones sanitarias de la red pública existentes en el área de salud se adscribirán, a efectos de asistencia sanitaria especializada, al hospital correspondiente
d. Existirán órganos de participación comunitaria en la planificación, control y evaluación de la gestión y de la calidad de la asistencia en cada hospital, y órganos de asesoramiento a los órganos de dirección, que se establecerán reglamentariamente, así como su composición y funciones

105. Según el art. 3 de la Ley 41/2002 el consentimiento informado es:

a. La conformidad libre, voluntaria y consciente de un paciente o familiar, manifestada por escrito en el pleno uso de sus facultades después de recibir la información adecuada, para que tenga lugar una actuación que afecta a su salud
b. La conformidad libre, voluntaria y consciente de un paciente manifestada en el pleno uso de sus facultades después de recibir la información adecuada, para que tenga lugar una actuación que afecta a su salud
c. La conformidad libre, voluntaria de un paciente, manifestada en el pleno uso de sus facultades o no, después de recibir información adecuada, para que tenga lugar una actuación que afecta a su salud
d. La conformidad libre, voluntaria y consciente del personal sanitario, manifestada en el pleno uso de sus facultades después de recibir la información adecuada, para que pueda tratar a un paciente

106. Espacio que ocupará el paciente durante su estancia en el hospital:

a. Unidad del paciente
b. Cama del paciente
c. Cama ocupada
d. Habitación

107. La figura de celador de almacén o celador almacenero viene contemplada en el Acuerdo del Consejo de Ministros de:

a. 29 de junio de 1991
b. 29 de julio de 1991
c. 29 de julio de 1990
d. 29 de junio de 1990

108. Productos químicos utilizados para la desinfección de piel, heridas y cavidades del organismo:

a. Desinfestantes
b. Desinfectantes
c. Antisépticos
d. Ninguna es correcta

109. Con relación a la recepción y transmisión de mensajes y documentos, es función de los celadores:

a. Elaborar los documentos que se requieran para su comunicación con sus compañeros
b. Tramitarán y conducirán sin tardanza las comunicaciones verbales que les sean confiadas por sus superiores
c. Sugerir al público en general la tramitación de los documentos pertinentes
d. Todas son correctas

110. La regla de Wallace o 'de los 9' se aplica en:

a. Fracturas
b. Hemorragias
c. Asfixia
d. Quemaduras

Agencia **Valenciana** de Salud

Convocatoria:

Diario Oficial de la Generalitat Valenciana de 18 de mayo de 2018

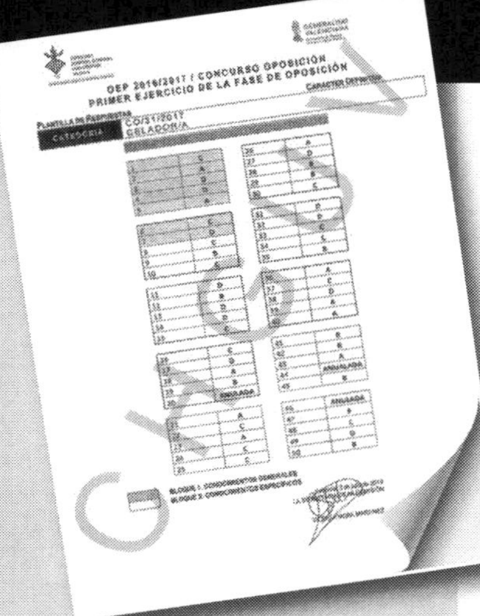

Fecha de celebración del examen

11 DE MAYO DE 2019

Clave de Respuestas

1 C	18 A	35 B
2 A	19 B	36 A
3 D	20 B*	37 C
4 D	21 A	38 D
5 A	22 C	39 A
6 C	23 A	40 A
7 D	24 C	41 B
8 C	25 C	42 B
9 B	26 A	43 A
10 C	27 D	44 C*
11 D	28 B	45 B
12 B	29 B	46 D*
13 D	30 C	47 B
14 D	31 D	48 C
15 C	32 D	49 D
16 C	33 C	50 B
17 D	34 C	

*Tres preguntas anuladas

---

1. El sistema sanitario valenciano se ordena en:

a. Circunscripciones sanitarias
b. Zonas de salud
c. Departamentos de salud
d. Demarcaciones de salud

---

2. Entre los derechos de los pacientes y personas usuarias que establece la Ley 10/2014, de 29 de diciembre, de salud de la Comunidad Valenciana, NO está:

a. Derecho a otra opinión
b. Derecho a la intimidad
c. Derecho al consentimiento informado
d. Derecho a la libre elección de médico y centro

---

3. Según el Estatuto de autonomía de la Comunidad Valenciana, cómo responde políticamente el Consell:

a. De forma individual
b. De forma conjunta con los altos cargos de su departamento
c. De forma mancomunada ante Les Corts
d. De forma solidaria ante Les Corts

---

4. Entre los vocales natos de la comisión de dirección del Consorcio HGUV NO figura:

a. Director de recursos humanos
b. Director económico-financiero
c. Subdirector gerente
d. Subdirector de enfermería

---

5. Según el RDL 2/2015, de 24 de marzo, por el que se aprueba el texto refundido de la Ley del Estatuto de los trabajadores, los trabajadores tienen como derechos básicos, con el contenido y alcance que para cada uno de los mismos disponga su específica normativa, los de:

a. Información, consulta y participación en la empresa
b. Ascenso sectorial
c. Negociación pactada
d. Sindicación exclusiva

---

6. En manipulación de cargas, entre las medidas preventivas NO está:

a. Adaptar las cargas a las condiciones de los trabajadores y trabajadoras que realizan el trabajo y dar formación adecuada teórica y práctica en técnicas de manejo
b. Manejar la carga pegada al cuerpo y con la espalda recta
c. Manipular cargas que superen los 3 kg con desplazamiento vertical de la carga superior a 25 cm
d. Levantamiento de la carga en equipo

---

7. El derecho a las voluntades anticipadas o instrucciones previas supone que:

a. La persona interesada podrá hacer constar la decisión respecto a la donación de sus órganos con finalidad terapéutica, docente o de investigación
b. La declaración de voluntades anticipadas deberá formalizarse mediante los procedimientos que se establezcan reglamentariamente
c. Las voluntades anticipadas pueden modificarse o dejarse sin efecto en cualquier momento por la sola voluntad de la persona interesada, dejando constancia siempre por escrito
d. Todas son correctas

---

8. Los datos básicos incluidos en el anverso de la tarjeta sanitaria son:

a. Domicilio del titular
b. Fecha de nacimiento del titular
c. Código de la administración sanitaria emisora de la tarjeta
d. Número de atención sanitaria de urgencias

---

9. Ante un enfermo deprimido y con importante riesgo de suicidio:

a. Debemos hablar siempre con el paciente deprimido, ayudándole a expresar sus sentimientos de agresividad y hostilidad
b. Debemos vigilar de forma constante al paciente deprimido y comprobar que no tenga a su alcance objetos o medios con los que pueda autolesionarse
c. No es función del celador vigilar a los pacientes
d. Debemos proceder a la contención mecánica del paciente deprimido ante cualquier indicio de autolesión

10. Según la OMS, cuando se utilizan soluciones alcohólicas en la desinfección de manos ésta debe durar:

a. Entre 10-15 segundos
b. Como mínimo, 40 segundos
c. Entre 20-30 segundos
d. Nada más entrar en contacto con la solución alcohólica, ya se considera que las manos están desinfectadas

11. El animalario es:

a. la instalación donde se crían animales para su utilización en quirófanos experimentales
b. la instalación del hospital donde se crían animales para diferentes usos de la institución o centros externos bajo demanda, siempre con la autorización del centro
c. el conjunto de instalaciones (jaulas, salas y quirófanos) donde se utilizan animales para experimentación
d. Aquella instalación donde se crían y utilizan animales destinados a servir de reactivos biológicos para el control de enfermedades

12. Sobre las posiciones anatómicas:

a. En la ginecológica: el paciente se halla acostado boca arriba, las piernas separadas y colocadas sobre los estribos. Rodillas y caderas flexionadas 90 grados. Muslos en aducción
b. La genupectoral o mahometana: se utiliza para la extracción de fecalomas y cirugía rectal
c. En la de Trendelenburg: el paciente está colocado en decúbito prono, de modo que el plano del cuerpo está inclinado 30° respecto al plano del suelo. La cabeza del paciente está más alta que los pies
d. En la de decúbito prono, el paciente está tumbado boca abajo, acostado sobre abdomen y pecho con la cabeza girada lateralmente, piernas flexionadas y brazos extendidos a lo largo del cuerpo. El plano del cuerpo es paralelo al suelo

13. En un equipo de trabajo jerarquizado la comunicación se puede dar a varios niveles:

a. horizontal
b. ascendente y descendente
c. Ninguna de las dos
d. Ambas

14. Es función del celador, en relación al paciente fallecido:

a. Amortajarlo antes de la aparición de la rigidez cadavérica
b. Colocarlo en la posición de descanso, colocando los brazos sobre el abdomen o tórax en forma de aspa y la colocación de etiquetas de identificación en los tobillos
c. Entregar los objetos del fallecido a la familia, la retirada de toda la ropa y los productos desechables utilizados en esta operación
d. Colaborar en la práctica del amortajamiento, simplemente movilizando el cadáver para, de esta manera, facilitar a los enfermeros la realización de su cometido

15. NO es trastorno de la conciencia:

a. Somnolencia
b. Delirio
c. Alucinación
d. Coma

16. Entre los signos clínicos de muerte inminente, NO está:

a. Disminución de la presión arterial
b. Respiración acelerada y dificultosa
c. Algor mortis o disminución gradual de la temperatura del cuerpo
d. Ausencia de reflejo corneal

17. Antes de recabar su consentimiento escrito el facultativo debe proporcionar al paciente la siguiente información básica, EXCEPTO:

a. Las contraindicaciones
b. Los riesgos relacionados con las circunstancias personales o profesionales del paciente
c. Las consecuencias relevantes o de importancia que la intervención origina con seguridad
d. Los riesgos probables, conforme a la apariencia y al estado de la ciencia o directamente relacionados con el tipo de intervención

18. Es propio del celador de quirófano:

a. Llevar al quirófano los aparatos de radioscopia
b. Abrir las cajas del instrumental estéril
c. Limpiar el material quirúrgico
d. Ninguna de las tres

19. Sistema de estabilización y fijación craneal esquelética utilizado en intervenciones quirúrgicas de neurocirugía y ORL donde se requiere la estabilización y fijación del cráneo:

a. Cabezal de Goldfield
b. Cabezal de Myfield
c. Cabezal de Mike Oldfield
d. Cabezal de Kleder

21. El derecho al acceso a la documentación de la historia clínica:

a. Puede ejercitarse por representación debidamente acreditada
b. Sólo puede ejercitarse por el interesado, previa petición justificada a la unidad de documentación clínica y admisión
c. Puede ejercitarse en perjuicio del derecho de terceras personas a la confidencialidad de los datos que constan en ella
d. Los profesionales sanitarios no pueden oponerse al derecho de acceso a sus anotaciones subjetivas

22. Indique la correcta:

a. Un grupo de trabajo es un conjunto de personas interrelacionadas que se organiza para realizar una determinada actividad con un objetivo preciso
b. Un equipo de trabajo es un conjunto de personas que desarrolla su actividad en un espacio o institución
c. Ninguna de las dos
d. Ambas son correctas

23. Cuando el médico certifica el fallecimiento comienzan los cuidados post mortem, distinguiéndose entre:

a. Autopsia, embalsamamiento, amortajamiento, incineración y enterramiento
b. Incineración y enterramiento
c. La autopsia no se considera un cuidado post mortem
d. Autopsia, embalsamamiento y amortajamiento

24. Proceso que destruye toda forma de vida microbiana, virus, hongos y bacterias, incluidas sus formas esporuladas, habitualmente mediante la utilización de calor seco o húmedo:

a. Antisepsia
b. Desinfección
c. Esterilización
d. Limpieza con vapor

25. NO es una función de apoyo interno del personal celador en la UCI:

a. Traslado de aparatos que se requieran
b. Ayuda en la colocación y retirada de cuñas
c. Limpieza y mantenimiento del respirador portátil
d. Tramitar o conducir las comunicaciones que le sean confiadas

26. Un enfermo acaba de ser intervenido quirúrgicamente. El celador:

a. Ayudará al personal médico y de enfermería en todo lo necesario para trasladar al enfermo al lugar donde le sea indicado
b. No participará en el traslado del enfermo por tratarse de un postoperatorio, pero sí realizará el traslado de todos los aparatos utilizados en la operación
c. Antes de efectuar el traslado del enfermo, deberá informar a los familiares sobre el resultado de la intervención ante la lógica preocupación de éstos
d. Son correctas A y C

27. Definidos los roles como aquellas funciones que desempeñan las personas dentro de un grupo, son roles funcionales de producción:

a. El organizados
b. El positivo
c. Son correctas A y B
d. El intelectual

28. Método de gestión de stock más utilizado basado en 'lo primero que entra en el almacén es lo primero que sale':

a. DAFO
b. FIFO
c. PARETO
d. FEFO

29. La 'historia clínica' es:

a. El soporte de cualquier tipo o clase que contiene un conjunto de datos o informaciones de carácter asistencial
b. El conjunto de documentos que contiene los datos, valoraciones e informaciones de cualquier índole sobre la situación y la evolución clínica de un paciente a lo largo del proceso asistencial
c. Todo dato, cualquiera que sea su forma, clase o tipo, que permite adquirir o ampliar conocimientos sobre el estado físico y la salud de una persona, la forma de preservarla, cuidarla, mejorarla o recuperarla
d. El soporte informático con toda la información clínica del paciente, procesos efectuados y datos significativos de su estado

30. Según la OMS, la descontaminación de las manos con solución alcohólica como método de higiene de manos se realiza en los siguientes casos EXCEPTO:

a. Después de quitarse los guantes
b. Después del contacto con el paciente
c. Cuando las manos estén visiblemente sucias
d. Después del contacto con objetos del paciente

31. El código de identificación personal del sistema nacional de salud:

a. Tiene carácter irrepetible y será único para toda la vida
b. Es un código de 12 cifras
c. Facilitará la búsqueda de la información sanitaria de un paciente que pueda encontrarse dispersa en el Sistema Nacional de Salud
d. Son correctas A y C

32. Sobre las posiciones anatómicas básicas y según la patología o técnicas a las que vaya a ser sometido un paciente, se considera posición quirúrgica:

a. Laminectomía
b. Kraske o Jackknife
c. Trendelenburg invertida
d. Las tres

33. Entre las funciones del celador en el servicio de farmacia NO está:

a. Cuando las soluciones desinfectantes estén preparadas, las llevará al almacén
b. Trasladar desde la farmacia hasta las distintas unidades hospitalarias los carros con la medicación
c. Preparar soluciones desinfectantes para las consultas, siempre bajo la supervisión del personal de enfermería
d. Colaborar en los inventarios

34. El 'stock de ciclo' es:

a. el que sirve para hacer frente a la demanda imprevista
b. el que sirve para abastecer las unidades en un ciclo determinado
c. el idóneo para abastecer la demanda de los diferentes servicios en circunstancias normales, no imprevistas o extraordinarias
d. la cantidad justa de productos que se tienen en el almacén para un periodo de tiempo establecido

35. Es parte de la cama hospitalaria:

a. Trapecio o potencia
b. Cabezal escamoteable
c. Son correctas A y B
d. Piecero fijo

36. Ante un enfermo agitado, como medida general, el celador:

a. Separará al enfermo agitado de otros enfermos, manteniéndolo, siempre que sea posible, en una habitación individual
b. Deberá observar gestos, expresiones y propósitos del enfermo para estar preparado a ofrecer respuesta a cualquier actitud hostil
c. Promoverá el agotamiento del agitado, para así proceder a su contención
d. Distraerá al enfermo con estímulos de diversa índole para atraer su atención

37. Según la OMS, los momentos para la higiene de manos son:

a. Después del riesgo a exposiciones a líquidos corporales
b. Antes y después de tocar al paciente sin guantes
c. Antes de tocar al paciente, antes de realizar una técnica limpia/aséptica, después del riesgo de exposiciones a líquidos corporales, después de tocar al paciente, después del contacto con el entorno del paciente
d. Antes de tocar al paciente, antes de realizar una técnica limpia/aséptica, después del riesgo de exposiciones a líquidos corporales y después de tocar al paciente

38. Qué es el 'picking':

a. Zona de almacenamiento
b. Zona de oficinas en un almacén
c. Zona de recepción y control de las mercancías
d. Zona de preparación de pedidos

39. Fases que caracterizan a una relación de ayuda interpersonal entre el celador y el paciente y/o sus familiares:

a. Fase receptiva o de contacto, fase de ejecución, fase de conclusión
b. Fase de precontacto, fase de contacto, fase de ejecución, fase de conclusión
c. Fase primaria o pasiva, fase secundaria o activa, fase de cierre
d. No existen tales fases

40. Qué debe hacer un celador si encuentra a personas fumando dentro de cualquier espacio de una institución sanitaria:

a. Indicará que está prohibido fumar, por lo que el fumador deberá apagar el cigarrillo
b. Los echará de la institución sanitaria
c. No les dirá nada
d. Comunicará la infracción a su inmediato superior

41. Según la norma aplicable para la protección de los animales utilizados en experimentación y otros fines científicos, se establece que:

a. El número de animales excederá de los necesarios para cada procedimiento
b. Se evitará la duplicidad inútil de procedimientos
c. Se descartarán posibles métodos alternativos
d. A los animales utilizados, criados o suministrados se les otorgarán ciertas garantías

42. Estar en silencio mientras se escucha, mantener un contacto visual adecuado y mantener una actitud y postura de disponibilidad es:

a. La fase de conclusión
b. La escucha activa
c. La empatía
d. Ninguna de las anteriores

43. En relación con el uso indebido de la tarjeta SIP:

a. La retención cautelar y retirada, en su caso, de la tarjeta
b. Pago de una multa de 500 euros
c. Una sanción por determinar
d. La retención cautelar, pero en ningún caso la retirada de la tarjeta

CASO 1. El paciente Antonio García acude al servicio de urgencias de nuestra institución sanitaria por un cuadro de dolor torácico, acompañado de náuseas y sudoración

44. [ANULADA] Según el sistema de triaje Manchester, se clasificará al paciente en función de un criterio diagnóstico y un riesgo terapéutico, basados en un sistema de nivel y color que codifica prioridad y tiempos de actuación; cómo se codificaría este paciente:

a. Nivel 1. Resucitación: nivel naranja. Atención inmediata

b. Nivel 4. Urgencia menor: nivel azul. Tiempo de espera: 2 horas

c. Nivel 2. Emergencia: nivel naranja. Tiempo de espera: de 10 a 15 minutos

d. Nivel 4. Urgencia menor: nivel amarillo. Tiempo de espera: de 30 a 40 minutos

45. Una vez determinada la causa de su patología y por criterio médico, se procede a ingresar a Antonio en una sala de hospitalización (cardiología). Al trasladarlo en cama, silla de ruedas o camilla (para realizar pruebas complementarias) y nos encontramos con una rampa:

a. Como norma general la cabeza del paciente irá por delante

b. Al trasladar al paciente en silla de ruedas, bajaremos la rampa mirando al paciente y de espaldas a la pendiente

c. Al bajar la rampa con una cama, el celador se coloca en el piecero de la cama y de cara a la pendiente

d. Ninguna de las anteriores

46. [ANULADA] El médico responsable de Antonio pauta su movilización, a fin de mejorar el tono muscular, eliminar secreciones y evitar la aparición de úlceras por presión. Son medidas previas a tener en cuenta antes de proceder a su movilización de la cama al sillón:

a. El Lavado Higiénico de manos y la colocación de guantes desechables

b. Verificar que la cama esté frenada, y que además se encuentre a la altura de los trocánteres femorales

c. Colocar la cama en posición de Fowler

d. Son correctas A y C

47. Antonio debe desplazarse al Hospital general universitario La Fe para la realización de una prueba diagnóstica que NO está disponible en nuestra institución. Este tipo de transporte se denomina:

a. programado

b. secundario

c. demorable

d. asistencial

CASO 2. La anestesista de guardia nos requiere como celador para trasladar a un paciente desde la UCI hasta la unidad de TAC para que le sea realizada la pertinente tomografía. Se nos plantean las siguientes situaciones:

48. En la preparación del paciente para su posterior traslado y según las funciones de los celadores:

a. Lavaremos y asearemos al paciente si este no está en condiciones para su traslado

b. Seremos los encargados de colocar el equipo de respiración portátil en la cama y de regular sus parámetros

c. Ayudaremos en lo que nos pida el personal de la UCI, siempre dentro de nuestras funciones, y nos fijaremos especialmente de que no haya ningún elemento como sondas, cables, vías de perfusión, etc., que puedan engancharse o en los que podamos tropezar durante el traslado

d. Son correctas B y C

49. A la llegada al servicio de TAC, nos encontramos con un familiar que, con preocupación, nos pregunta sobre el estado de salud del paciente:

a. Le informaremos del estado de salud, ya que es un derecho, el de información, reconocido por ley

b. Orientaremos ese tipo de consultas y cuestiones hacia el médico responsable

c. Le diremos con amabilidad que el personal médico le dará la información en cuanto pueda

d. Son correctas B y C

50. Ya de regreso en la UCI se procede a colocar al paciente en su respectivo box. En cuanto a la recolocación, orden del material y elementos empleados en el traslado:

a. Limpiaremos el respirador portátil, así como el resto de elementos utilizados

b. Ayudaremos especialmente en la retirada sobre la cama del respirador portátil, bala de oxígeno, maletines de transporte, etc., y, en general, aparataje pesado que se ha empleado, para ser guardados en su lugar correspondiente

c. Volveremos a conectar, si procede, las vías parenterales en sus respectivas bombas de perfusión junto con el resto de elementos como sondas, drenajes, etc

d. Tras realizar todo lo anteriormente descrito, avisaremos a la familia del paciente para que el personal de la UCI la informe del resultado de la prueba realizada

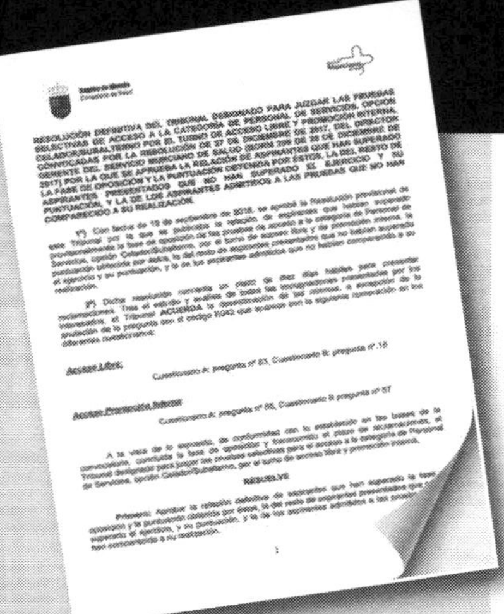

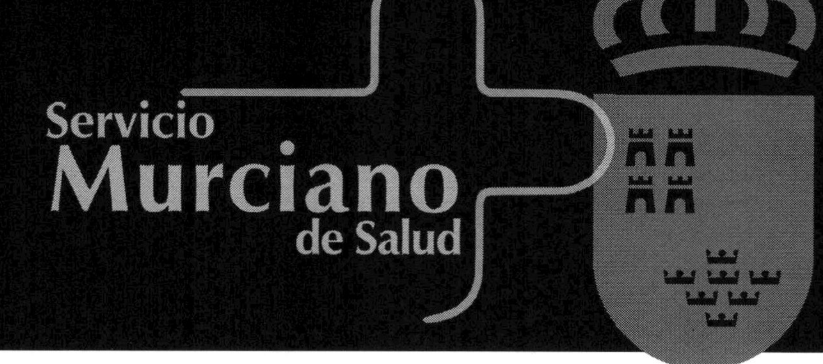

EXAMEN:

9 DE SEPTIEMBRE DE 2018

CLAVE DE RESPUESTAS

1 A	26 D	51 C
2 C	27 B	52 B
3 D	28 A	53 B*
4 C	29 A	54 A
5 C	30 A	55 D
6 D	31 B	56 A
7 C	32 B	57 B
8 A	33 D	58 C
9 C	34 D	59 A
10 D	35 A	60 B
11 C	36 B	61 A
12 A	37 B	62 D
13 A	38 B	63 D
14 D	39 C	64 B
15 C	40 B	65 C
16 A	41 D	66 D
17 A	42 C	67 C
18 A	43 A	68 D
19 B	44 A	69 C
20 C	45 B	70 A
21 C	46 A	71 B
22 A	47 B	72 B
23 D	48 B	73 D
24 D	49 B	74 B
25 D	50 C	75 A

*UNA PREGUNTA ANULADA

1. El celador debe transportar el mobiliario entre distintas unidades de un Centro Sanitario:

a. Utilizando las técnicas, equipos y materiales accesorios, bajo la supervisión del personal correspondiente, cumpliendo con los protocolos y/o normativa aplicable en los Centros Sanitarios

b. Utilizando las técnicas, equipos y materiales accesorios que, bajo su responsabilidad personal, considere más oportunas en cada momento

c. Utilizando las técnicas, equipos y materiales accesorios cuando por su escasa fuerza física no sea capaz de hacerlo sin recurrir a ellos

d. El celador no debe transportar nunca mobiliario

2. El Servicio Murciano de Salud tendrá como fines:

a. La ejecución de las competencias en la gestión de los servicios sanitarios que le atribuya la Administración de la Comunidad Autónoma

b. La ejecución de las competencias de administración de los servicios sanitarios de la Comunidad Autónoma

c. La ejecución de las competencias de administración, gestión de los servicios, prestaciones y programas sanitarios que le atribuya la Administración de la Comunidad Autónoma

d. La atención sanitaria a los usuarios y la coordinación de todos sus recursos

3. Respecto al derecho al trabajo regulado en la Constitución:

a. Todos los españoles tienen la obligación de trabajar

b. Es uno de los derechos y deberes de los ciudadanos

c. La Ley regulará un Estatuto de los trabajadores

d. Son correctas B y C

4. La Ley 40/2015 de 1 de octubre de Régimen Jurídico del Sector Público, establece que en el procedimiento para la exigencia de responsabilidad de las autoridades y personal al servicio de las Administraciones Públicas, una vez notificado al interesado, este dispondrá de un período para formular Alegaciones de:

a. 10 días

b. 1 mes

c. 15 días

d. El tiempo que el instructor del procedimiento considere necesario

5. En las reuniones del Comité de Seguridad y Salud pueden participar con voz pero sin voto:

a. El empresario y sus representantes

b. Los Delegados de Prevención, si no son Delegados Sindicales

c. Los Delegados Sindicales, si no son Delegados de Prevención

d. Todos tienen voz y voto

6. Los equipos de atención primaria podrán prestar atención directa a las personas mediante consulta:

a. A demanda cuando el paciente acude al Centro para ser atendido sin citación previa

b. Domiciliaria, cuando alguno de los miembros del equipo se desplaza hasta el domicilio de la persona que demande asistencia ante la imposibilidad de que ésta acuda al Centro

c. De urgencia, realizada ante una situación crítica para la salud de la persona, bien en el propio centro o bien con carácter domiciliario

d. Las tres son correctas

7. Paciente tumbado sobre su espalda en un plano paralelo al suelo, con los brazos extendidos junto al cuerpo, las piernas flexionadas y separadas con las plantas de los pies apoyadas sobre la cama:

a. Perniflexípoda

b. Inyectiva

c. Ginecológica

d. Decúbito sobreflexivo

8. Según la Ley 55/2003 de 16 de diciembre, del Estatuto Marco, cuál de estos derechos del personal estatutario es un derecho colectivo:

a. Disponer de servicios de prevención y de órganos representativos en materia de seguridad laboral

b. Formación continuada

c. A la movilidad voluntaria, promoción interna y desarrollo profesional

d. Recibir asistencia y protección de las Administraciones públicas en el ejercicio de su profesión o en el desempeño de sus funciones

9. Según el RD 521/1987, de 15 de abril, por el que se aprueba el Reglamento sobre Estructura, Organización y Funcionamiento de los Hospitales, quién forma parte de la Junta Técnico-Asistencial:

a. el Director Gerente, que será su presidente

b. el Director de Gestión y Servicios Generales

c. el Director Médico

d. Las tres son correctas

10. Según el art. 57.3 de La Ley 5/2001 de 5 de diciembre, de Personal Estatutario del Servicio Murciano de Salud, las madres tendrán derecho a una hora de ausencia de trabajo:

a. por un hijo menor de 12 meses. La podrán dividir en varias fracciones

b. por un hijo menor de 12 meses. La deberán disfrutar de manera ininterrumpida

c. por un hijo menor de 12 meses. La podrán dividir en 3 fracciones

d. por un hijo menor de 9 meses. La podrán dividir en 2 fracciones

11. Prestando sus servicios como Celador de Unidad de Hospitalización, y tras ayudar en la incorporación diaria a un paciente encamado durante su periodo de ingreso, éste, al alta, quiere recompensarle económicamente. Usted:

a. Le dirá que no es necesario

b. Aceptará, porque considera que no debe ser desconsiderado con el usuario

c. No aceptará en ningún caso

d. Aceptará, pero procederá a entregar el importe en la unidad de facturación del Hospital

12. En la posición anatómica genupectoral el paciente está:

a. Con el tronco hacia delante, descansando sobre las rodillas, con los brazos cruzados y la cabeza apoyada sobre ellos

b. Con el tronco hacia atrás, descansando sobre las rodillas, con los brazos pegados al cuerpo y la cabeza inclinada hacia un lado

c. Con el tronco hacia delante, descansando sobre las rodillas, con las palmas de las manos sobre la cama, y el cuello extendido

d. Boca abajo, con las piernas flexionadas hacia arriba

13. El equipo de atención primaria:

a. ...tiene como ámbito territorial de actuación la Zona de Salud y como localización física principal el Centro de Salud

b. ...tiene como ámbito territorial de actuación el Centro de Salud y como localización física principal el Área de Salud

c. ...presta sus servicios indistintamente tanto en la Zona de Salud como en el Centro de Salud

d. Ninguna de las tres

14. En el manejo de bocas de incendios ante un conato de incendio se conseguirá una mayor rapidez y eficacia en la extinción del fuego:

a. Rompiendo el cristal y abriendo la válvula que da paso al agua para facilitar la extensión de la manguera

b. Rompiendo el cristal y abriendo la válvula que da paso al agua para facilitar la extensión de la manguera y dirigir la lanza hacia la base de las llamas

c. Rompiendo el cristal, desenrollando la manguera, abrir la válvula a su máximo caudal y dirigir la lanza hacia las llamas

d. Rompiendo o abriendo el cristal, desenrollando la manguera, abriendo la válvula que da paso al agua, regular la salida de agua, girar la boquilla de la lanza y dirigirla sobre el foco del fuego

15. El Sistema Nacional de Salud:

a. Lo integran todas las estructuras y servicios públicos del Estado

b. Lo integran también todos los servicios públicos de las comunidades Autónomas

c. Es el conjunto de los Servicios de Salud de la Administración del Estado y de los Servicios de Salud de las Comunidades Autónomas

d. Lo integran los Servicios públicos el Estado, de las Comunidades Autónomas y de la Administración Local

16. Quiénes pueden recuperar su condición de personal estatutario tras perderla:

a. El personal estatutario fijo

b. El personal estatutario fijo y el personal estatutario interino, pero no el personal eventual

c. El personal estatutario y el personal laboral

d. Todo el personal estatutario

17. La Ley Orgánica 15/99 de 13 de diciembre, de Protección de datos de carácter personal (LOPDCP), establece respecto al derecho de información en la recogida de datos:

a. Los interesados a los que se soliciten datos personales, deberán ser previamente informados de modo expreso, preciso e inequívoco del tratamiento de sus datos

b. El derecho a la información del interesado no es uno de los principios fundamentales sobre los que se asienta la LOPDCP

c. La información al interesado se dará solo cuando él mismo la solicite

d. Los interesados no sabrán quién es el responsable del tratamiento de sus datos

18. El artículo 23 de la Ley 31/95, de 8 de noviembre, sobre prevención de riesgos laborales establece de manera taxativa la documentación que el empresario debe elaborar y conservar a disposición de la autoridad laboral. Cuál éstas NO está entre esa documentación:

a. Plan de ordenación de recursos humanos

b. Evaluación de los riesgos para la seguridad y salud

c. Planificación de la actividad preventiva

d. Todas están incluidas en dicho artículo

19. La convocatoria de un concurso de traslados del personal estatutario tiene una de estas características:

a. No es necesaria su publicación en el BORM, siendo suficiente su difusión a través de los tablones de anuncios de los distintos centros

b. Debe incluir la puntuación mínima para la adjudicación de las plazas convocadas

c. Debe incluir las retribuciones de las plazas convocadas

d. Ninguna de las anteriores

20. Un celador de Atención Primaria coloca, siguiendo las instrucciones del Médico, un listado en la puerta de la consulta. En dicho listado aparece el nombre de los pacientes y la hora de la consulta. Un paciente, al verse en dicho listado, le pide al celador que retire dicho listado. Qué actuación debe realizar el celador:

a. No quitarlo, pues se lo ha mandado el Médico

b. Dejarlo puesto si la mayoría de pacientes lo acepta

c. Debe quitarlo, ya que puede afectar a la intimidad del paciente e informar al Médico

d. Dejarlo puesto en todo caso, ya que sirve de orientación a los pacientes

21. Según la Ley 5/2001, de 5 de diciembre, de Personal Estatutario del Servicio Murciano de Salud, los derechos individuales contemplados en su artículo 39 serán de aplicación:

a. a todo el personal estatutario íntegramente

b. sólo al personal fijo

c. al personal fijo, y en la medida en que la naturaleza del derecho lo permita, también al personal temporal

d. Ninguna de las anteriores

22. Según la Ley Orgánica 15/99 de 13 de diciembre de Protección de datos de carácter personal, se entiende por 'afectado o interesado':

a. Persona física titular de los datos que sea objeto del tratamiento de datos

b. Persona física o jurídica titular de los datos que sea objeto del tratamiento de datos

c. Persona física titular de los datos personales

d. Persona física o jurídica titular de los datos personales

23. Cuál de estas funciones NO corresponde al Gerente, según Real Decreto 521/1987, de 15 de abril, por el que se aprueba el Reglamento sobre Estructura, Organización y Funcionamiento de los Hospitales:

a. La representación del hospital

b. Presentar la memoria del hospital

c. La adopción de medidas en casos de crisis y emergencias

d. La dirección, coordinación y supervisión de los servicios médicos

24. Sobre la información en el Sistema Nacional de Salud regulada por la Ley 41/2002 reguladora de la autonomía del paciente:

a. Los servicios públicos dispondrán de una guía o carta de los servicios en la que se especifiquen sus derechos y obligaciones

b. Los servicios públicos dispondrán en los centros de atención primaria una guía sobre los servicios en la que se especifiquen los derechos y obligaciones de los usuarios

c. Los servicios de salud dispondrán en los centros y servicios sanitarios de una guía o carta de los servicios en la que se especifiquen los derechos de los usuarios

d. Los servicios de salud dispondrán en los centros y servicios sanitarios de una guía o carta de los servicios en la que se especifiquen los derechos y obligaciones de los usuarios

25. No forma parte de los órganos directivos del Servicio Murciano de Salud:

a. El Director Gerente y La Dirección general de Asistencia Sanitaria

b. La Dirección General de Recursos Humanos

c. La Secretaría General Técnica

d. La Consejería de Salud

26. Según la Ley 14/1986 General de Sanidad, en relación con las competencias de las Corporaciones Locales, los Ayuntamientos tendrán al menos las siguientes responsabilidades mínimas en relación al obligado cumplimiento de las normas y planes sanitarios:

a. Control sanitario de los cementerios y policía sanitaria mortuoria

b. Control sanitario de la distribución y suministro de alimentos, bebidas y demás productos, directa o indirectamente relacionados con el uso o consumo humanos, así como los medios de su transporte

c. Control sanitario de industrias, actividades y servicios, transportes, ruidos y vibraciones

d. Tendrán todas las responsabilidades anteriores

27. Según la Ley 14/86 General de Sanidad:

a. La zona básica de salud es el núcleo territorial de la atención primaria donde desarrollan las actividades sanitarias todos los Centros de Salud de una Comunidad Autónoma

b. La zona básica de salud es el marco territorial de la atención primaria de salud donde desarrollan las actividades sanitarias los Centros de Salud, centros integrales de atención primaria

c. La zona básica de salud y el Centro de Salud son las unidades básicas que prestan la atención sanitaria a la población de una forma integral

d. La zona básica de salud es el núcleo territorial de la atención primaria y especializada donde desarrollan las actividades sanitarias los Centros de salud

28. El confort térmico es un riesgo que se incluye dentro de la:

a. Higiene industrial

b. Seguridad

c. Ergonomía

d. Psicosociología

29. Cuando de un procedimiento de movilidad se derive cambio en el servicio de salud de destino, el plazo de toma de posesión del personal estatutario será de:

a. Un mes a contar desde el día del cese en el destino anterior

b. Un mes a contar desde la fecha de publicación

c. Tres días a contar desde la fecha de publicación

d. Tres días a contar desde la fecha del cese en el destino anterior

30. Serán tareas del Coordinador del Equipo de Atención Primaria:

a. Ejercer la jefatura de personal de todo el Equipo, resolviendo los conflictos de atribuciones y competencias entre sus miembros que puedan plantearse

b. La jefatura de personal del equipo depende de la Dirección Médica y de la Dirección de enfermería del Área sanitaria

c. Deberá asegurar la participación del personal de enfermería en los programas de salud

d. Supervisar la evolución terapéutica de pacientes con tratamiento prolongado

31. En una asistencia domiciliaria hay que trasladar al paciente en camilla desde su domicilio hasta la ambulancia, el Celador:

a. Le solicitará a un familiar que le ayude a trasladar al paciente en la camilla

b. Preparará todo el equipamiento necesario para proceder al traslado con el personal del equipo

c. Consultará a su superior cómo debe proceder para trasladar al paciente

d. No es función suya trasladar al paciente

32. La integración de la actividad preventiva, está expresamente contemplada en el artículo 1 de:

a. Ley 31/95 de 8 de noviembre, sobre prevención de riesgos laborales

b. Real Decreto 39/1997, de 17 de enero por el que se aprueba el Reglamento de los Servicios de Prevención

c. Real Decreto Legislativo 2/2015, de 23 de octubre, por el que se aprueba el Texto refundido del Estatuto de los trabajadores

d. Real Decreto Legislativo 5/2015, de 30 de octubre, por el que se aprueba el Estatuto Básico del empleado público

33. El Servicio Murciano de Salud se estructura en los siguientes órganos centrales:

a. El Consejo de Administración

b. El director gerente

c. El Consejo de Administración, el director gerente y el Consejo de participación ciudadana

d. Son correctas A y B

34. Están adscritas a la Dirección de Gestión y Servicios Generales las siguientes áreas de actividad:

a. Suministros

b. Hostelería

c. Aquellas no asistenciales que le delegue el Gerente

d. Todas son funciones de la Dirección de Gestión

35. Usted es celador en el servicio de farmacia de un Hospital. Al acceder al almacén de sueros de una de las plantas para depositar en él un pedido, encuentra líquido derramado que procede de una de las cajas que allí están almacenadas:

a. Se dirigirá al control de la planta y comunicar al personal de enfermería la incidencia detectada

b. Recogerá el líquido del suelo, sacar al pasillo todas las cajas que están mojadas, depositar en el almacén de sueros de la planta el nuevo pedido y regresar al servicio de farmacia

c. Se limitará a depositar en el almacén de sueros de la planta el nuevo pedido y regresar al servicio de farmacia

d. Depositará en el almacén de sueros de la planta el nuevo pedido y regresar al servicio de farmacia con todas las cajas que ha encontrado mojadas

36. Cuál de estos permisos NO está contemplado para el personal estatutario:

a. Para realizar funciones sindicales o de representación del personal

b. Por fallecimiento, accidente o enfermedad grave de un familiar dentro del tercer grado de consanguinidad o afinidad

c. Por deber inexcusable de carácter público y personal

d. Los tres están contemplados

37. El Estatuto de Autonomía de Murcia establece respecto al número de diputados regionales que constituyen la Asamblea Regional:

a. El Estatuto es claro en este aspecto y establece que son cincuenta

b. Su número de miembros será fijado por ley, no será inferior a cuarenta y cinco ni superior a cincuenta y cinco

c. Su número dependerá de los que cada grupo político elija como sus representantes

d. El Estatuto no establece un número exacto de diputados regionales, varía cada cuatro años

38. En aplicación de la normativa sobre protección anti-incendios en los establecimientos sanitarios:

a. En atención a la gravedad de la emergencia podrán utilizarse todas las vías de entrada y salida del establecimiento

b. Todas las vías de evacuación disponibles y las puertas de acceso a ellas deberán señalizarse adecuadamente y permanecerán siempre despejadas de cualquier obstáculo

c. Todas las vías de evacuación disponibles y las puertas de acceso a ellas deberán señalizarse con la indicación 'vía de evacuación'

d. Se atenderá con la mayor rapidez posible al desalojo de cualquier obstáculo que impida la salida por las vías de evacuación

39. Al abordar la movilización o transferencia de un enfermo, debemos poner atención a hacerlo adoptando los siguientes principios de mecánica corporal:

a. Espalda recta, piernas flexionadas y la carga lo más alejada posible de nuestro cuerpo

b. Espalda recta, piernas flexionadas y los pies lo más juntos posible

c. Espalda recta, piernas flexionadas y la carga lo más cerca posible de nuestro cuerpo

d. Espalda recta, piernas rectas y la carga lo más cerca posible de nuestro cuerpo

40. Según el RD 521/1987, de 15 de abril, 'Reglamento sobre Estructura, Organización y Funcionamiento de los Hospitales', la Comisión de Dirección', con carácter ordinario, se reunirá:

a. Quincenalmente

b. Semanalmente

c. Mensualmente

d. No hay plazo legal establecido

41. Según el Estatuto de Autonomía de Murcia la Administración Pública de la Región responderá a los principios de:

a. Descentralización y desconcentración

b. Legalidad, eficacia y economía

c. Jerarquía y coordinación

d. Las tres son correctas

42. Según la Ley 4/94 de Salud de la Región de Murcia, en relación con la ordenación sanitaria, el Gerente de Área se encargará de ejecutar las acciones:

a. ...en los dispositivos de Asistencia Sanitaria del Servicio Murciano de Salud, según las directrices del Consejo de Salud de Área

b. ...que le sean encomendadas por el Gerente del Servicio Murciano de Salud

c. ...en los dispositivos de asistencia sanitaria del Servicio Murciano de Salud, emanadas de las directrices establecidas por el Consejo de Dirección de Área y de las propias del Plan de Salud del Área

d. ... en los dispositivos de asistencia sanitaria del Servicio Murciano de Salud, emanadas de las directrices del Plan de Salud del Área

43. Según la Ley 14/1986 General de Sanidad, en relación con las competencias de las Comunidades Autónomas:

a. Ejercerán las competencias asumidas en sus Estatutos y las que el Estado les transfiera o, en su caso, les delegue

b. Ejercerán las competencias que el Estado les transfiera exclusivamente

c. En ningún caso podrán ejercer competencias por delegación

d. Solo podrán ejercer las competencias asumidas en sus Estatutos de Autonomía

44. La Ley Orgánica 15/99 de 13 de diciembre, de Protección de datos de carácter personal, manifiesta sobre los datos personales especialmente protegidos (señale la INCORRECTA):

a. En ningún caso podrán ser objeto de tratamiento los datos de carácter personal que revelen la ideología, afiliación sindical, religión y creencias

b. Los datos que hagan referencia al origen racial sólo podrán ser tratados cuando, por razones de interés general, así lo disponga una ley o el afectado consienta expresamente

c. Los datos que hagan referencia a la salud sólo podrán ser tratados cuando, por razones de interés general, así lo disponga una ley o el afectado consienta expresamente

d. Los datos que hagan referencia a la vida sexual sólo podrán ser tratados cuando por razones de interés general así lo disponga una ley o el afectado consienta expresamente

45. Inicialmente, las precauciones que deben aplicarse a todos los pacientes atendidos en los hospitales, independientemente su diagnóstico o presunto grado de infección se denominan:

a. Precauciones básicas

b. Precauciones estándar

c. Precauciones preventivas

d. Precauciones basadas en la transmisión

46. El Tratado sobre el funcionamiento de la UE establece sobre el empleo que los Estados miembros y la Unión (señale la INCORRECTA):

a. Se esforzarán por desarrollar una política económica y de empleo que no necesariamente seguirá las directrices de la Unión

b. Potenciarán una mano de obra cualificada, formada y adaptable

c. Desarrollarán mercados laborales con capacidad de respuesta al cambio económico

d. Todo ello con vistas a lograr los objetivos definidos en el art. 3 del Tratado de la Unión Europea, sobre una economía tendente al pleno empleo

47. Al trasladar a un enfermo en silla:

a. El celador lo hará en todo momento empujando a la silla por detrás

b. El celador andará de espaldas cuando sea necesario para garantizar la seguridad del enfermo

c. Por nuestra seguridad, nunca utilizaremos el palo de gotero

d. Le exigiremos que se proteja con una bata antes de salir de la habitación

48. Respecto a la libertad de sindicación, la Constitución contempla que:

a. Todos tienen derecho a sindicarse libremente

b. El ejercicio de este derecho podrá ser limitado a las Fuerzas armadas

c. La ley podrá regular las peculiaridades de su ejercicio para los funcionarios públicos

d. Las tres son correctas

49. Según la Ley 14/1986 General de Sanidad, la aplicación de la facultad por parte de los usuarios para la elección de médico en la atención primaria será en el ámbito de:

a. La Zona Básica de Salud

b. El Área de Salud

c. El Sistema Nacional de Salud

d. El Centro de Salud

50. Estando usted prestando sus servicios como celador en un Quirófano, el Cirujano le encomienda varias tareas, ¿cuál de las siguientes debe realizar?

a. Revisar las instalaciones eléctricas por si hubiera algún defecto

b. Elegir los accesorios que deberá llevar la mesa quirúrgica según el tipo de intervención

c. Trasportar hasta el quirófano el arco quirúrgico o amplificador de imagen

d. Ninguna de las anteriores son funciones del Celador

51. Según el Tratado de la Unión Europea, la forma de elegir a los diputados del Parlamento Europeo es:

a. Por sufragio activo, libre y secreto, para un mandato de 4 años

b. Por sufragio pasivo, libre y secreto, para un mandato de 5 años

c. Por sufragio universal directo, libre y secreto, para un mandato de 5 años

d. Los diputados del Parlamento Europeo se eligen entre los diputados de las Cortes Generales

52. El Servicio de Atención al Usuario, dependerá de:

a. La Supervisora de dicho Servicio

b. El Director Gerente

c. El Director Médico

d. El Director de Enfermería

54. Forman parte del Equipo de Atención Primaria que realizan su labor en una Zona de Salud:

a. El personal de administración, información, mantenimiento y aquellos otros que se estimen precisos para el óptimo funcionamiento del centro

b. El personal Sanitario y Facultativo que sea estatutario fijo

c. El personal Farmacéutico del área Sanitaria

d. Los veterinarios adscritos al área sanitaria

55. El art. 22 del RD 521/1987, de 15 de abril, por el que se aprueba el Reglamento sobre Estructura, Organización y Funcionamiento de los Hospitales, establece que deberán constituirse, como mínimo, las siguientes Comisiones Clínicas:

a. Infección Hospitalaria

b. Historias Clínicas

c. Farmacia

d. Las tres son correctas

56. Los Servicios de Urgencias de Atención Primaria (SUAP) de la Región de Murcia prestarán sus servicios 24 horas:

a. Sí, de forma ininterrumpida

b. Solo las urgencias hospitalarias funcionan 24 horas

c. Los servicios especiales sí, los normales no

d. No, su horario es de 15 a 8 horas

57. Las empresas que contraten o subcontraten con otras la realización de obras o servicios correspondientes a la propia actividad de aquellas y que se desarrollen en sus propios centros de trabajo:

a. Deberán advertir a contratistas y subcontratistas del cumplimiento de la normativa de prevención de riesgos laborales, siendo estos últimos los responsables exclusivos de los posibles incumplimientos

b. Deberán vigilar por el cumplimiento por los contratistas y subcontratistas de la normativa de prevención de riesgos laborales

c. Asumirán los costes derivados del cumplimiento por los contratistas y subcontratistas de la normativa de prevención de riesgos laborales, y los repercutirán a los mismos al finalizar el contrato

d. No asumen responsabilidad alguna y tan solo informarán a la autoridad laboral de dicha circunstancia a los efectos, por parte de esta, de la vigilancia del cumplimiento de la normativa de prevención de riesgos laborales por parte de contratistas y subcontratistas

58. Cuando existan varios hospitales en un Área de Salud:

a. Se establecerá de una jerarquía entre centros, con el objeto de complementar los servicios

b. Se asignarán las distintas especialidades por centro, a fin de evitar duplicidades

c. Se establecerán fórmulas de coordinación entre ellos

d. Se gestionarán de forma totalmente independiente

59. El celador debe transmitir las comunicaciones verbales se le encarguen cuando procedan:

a. de un superior y tengan que ver con el desempeño de sus funciones

b. sólo cuando procedan del personal facultativo

c. sólo cuando procedan del personal de enfermería

d. sólo cuando procedan del Jefe de Personal Subalterno o del Encargado de Turno

60. En atención a las peculiaridades de la Zona de Salud, además del Centro de Salud como eje sanitario de la misma:

a. Esta posibilidad no está prevista ni regulada en el marco de la Asistencia Sanitaria del Servicio Murciano de Salud

b. Podrán existir otros puntos asistenciales para completar el servicio de Atención Primaria en la zona

c. En caso de se creen otros puntos asistenciales, estos dependerán exclusivamente del Ayuntamiento de la zona correspondiente

d. Dependerá que así lo solicite el Consejo de Participación ciudadana del Área y lo autorice la Gerencia del Servicio Murciano de Salud

61. Según la Ley 14/1986 General de Sanidad, cuál de las siguientes afirmaciones NO corresponde a los distintos derechos de los usuarios respecto a las distintas administraciones públicas sanitarias:

a. Cuidar las instalaciones y colaborar en el mantenimiento de la habitabilidad de las Instituciones Sanitarias

b. A que se le asigne un médico, cuyo nombre se le dará a conocer, que será su interlocutor principal con el equipo asistencial

c. Al respeto a su personalidad, dignidad humana e intimidad, sin que pueda ser discriminado por su origen racial, o étnico, por razón de género y orientación sexual, de discapacidad o de cualquier otra circunstancia personal o social

d. A obtener los medicamentos y productos sanitarios que se consideren necesarios para promover, conservar o restablecer su salud

62. NO es una orientación de las actuaciones de las Administraciones Públicas Sanitarias según la Ley 14/1986 General de Sanidad:

a. garantizar la asistencia sanitaria en todos los casos de pérdida de salud

b. promover el interés individual, familiar y social por la salud mediante la adecuada educación sanitaria a la población

c. garantizar que cuantas acciones sanitarias se desarrollen estén dirigidas a la prevención de las enfermedades y no solo a la curación de las mismas

d. garantizar la promoción de la salud mediante la realización de estudios epidemiológicos para la curación de las enfermedades

63. En el Plan de Emergencias, la figura del Jefe de Emergencia:

a. Es la máxima autoridad en el establecimiento durante las emergencias

b. Actuará desde el centro de control a la vista de las informaciones que reciba

c. Poseerá sólidos conocimientos de seguridad contra incendios y del Plan de Autoprotección

d. Las tres son correctas

64. La jubilación del personal estatutario, tal y como establece el artículo 26 del Estatuto Marco, será:

a. Forzosa en todo caso

b. Forzosa o voluntaria

c. Voluntaria sólo para determinadas categorías

d. Voluntaria en todo caso

65. En relación con los residuos asimilables a urbanos, cuál es el color identificativo de su respectivo contenedor:

a. Azul

b. Verde

c. Negro

d. Amarillo

66. Una de las formas de franqueo de los servicios postales es:

a. La póliza
b. El decomiso
c. La factura
d. El sello de correos

67. Los pequeños restos biológicos procedentes de intervenciones quirúrgicas pertenecen al Grupo:

a. I   b. II   c. III   d. IV

68. Según el Real Decreto 487/1997, 14 de abril, sobre disposiciones mínimas de seguridad relativas a la manipulación de cargas, ¿cuál de estas medidas NO es obligatoria para el empresario?

a. Formación e información
b. Vigilancia de la salud
c. Evitar la manipulación de cargas en la medida de lo posible
d. Las tres son obligatorias

69. Respecto a las obligaciones de los poderes públicos con los ciudadanos de la tercera edad que la Constitución establece, es FALSO:

a. Garantizarán la suficiencia económica, mediante pensiones adecuadas y periódicamente actualizadas
b. Un sistema de servicios sociales atenderá sus necesidades de salud y vivienda
c. Sustituyen a los obligados familiarmente, atendiendo sus necesidades
d. Un sistema de servicios sociales atenderá sus necesidades de cultura y ocio

70. Entre los tipos de emergencia que prevé un Plan de Emergencia, una 'Emergencia Parcial' es la que:

a. ...requiere la actuación de los equipos de emergencia, pero limitado solo a un sector del edificio o centro
b. ...requiere la actuación de los equipos de emergencia en una de las zonas declaradas de menor riesgo en el Plan de Emergencias
c. ...puede ser controlada y dominada por el personal de la zona donde se ha declarado la emergencia
d. ...afecta a una zona limitada y puede ser controlada por el personal del área

71. NO es un deber del personal estatutario recogido en el Estatuto:

a. Mantener la debida reserva y confidencialidad
b. El encuadramiento en el Régimen General de la Seguridad Social
c. Participar en la fijación y consecución de los objetivos
d. Informar debidamente, de acuerdo con las normas y procedimientos aplicables en cada caso, y dentro del ámbito de sus competencias, a los usuarios y pacientes sobre su proceso asistencial y sobre los servicios disponibles

72. El riesgo de lesión por objeto cortopunzante se clasifica como:

a. Mecánico
b. Biológico
c. Físico
d. Químico

73. Según la LO 15/99 de Protección de datos de carácter personal, quién adoptará las medidas necesarias que garanticen la seguridad de los datos de carácter personal:

a. La persona autorizada en cada organización para el desempeño de esta tarea
b. El superior jerárquico de la persona que trate los datos
c. El órgano superior de la organización que se trate
d. El responsable del fichero, y en su caso, el encargado del tratamiento de los datos

74. La igualdad de los españoles ante la Ley, según, la Constitución:

a. Puede prevalecer discriminación en base a ciertas circunstancias sociales
b. Se regula entre los derechos y libertades
c. Puede prevalecer discriminación en base a determinadas circunstancias personales
d. No se trata de un derecho fundamental

75. Sobre la responsabilidad de las autoridades y personal al servicio de las Administraciones, la Ley de Régimen Jurídico del Sector Público establece lo siguiente, EXCEPTO:

a. La resolución declaratoria de responsabilidad no pondrá fin a la vía administrativa
b. La resolución declaratoria de responsabilidad pondrá fin a la vía administrativa
c. La resolución será dictada por el órgano competente en el plazo de 5 días
d. El órgano competente formulará la propuesta de resolución en el plazo de 5 días a contar desde la finalización del trámite de audiencia

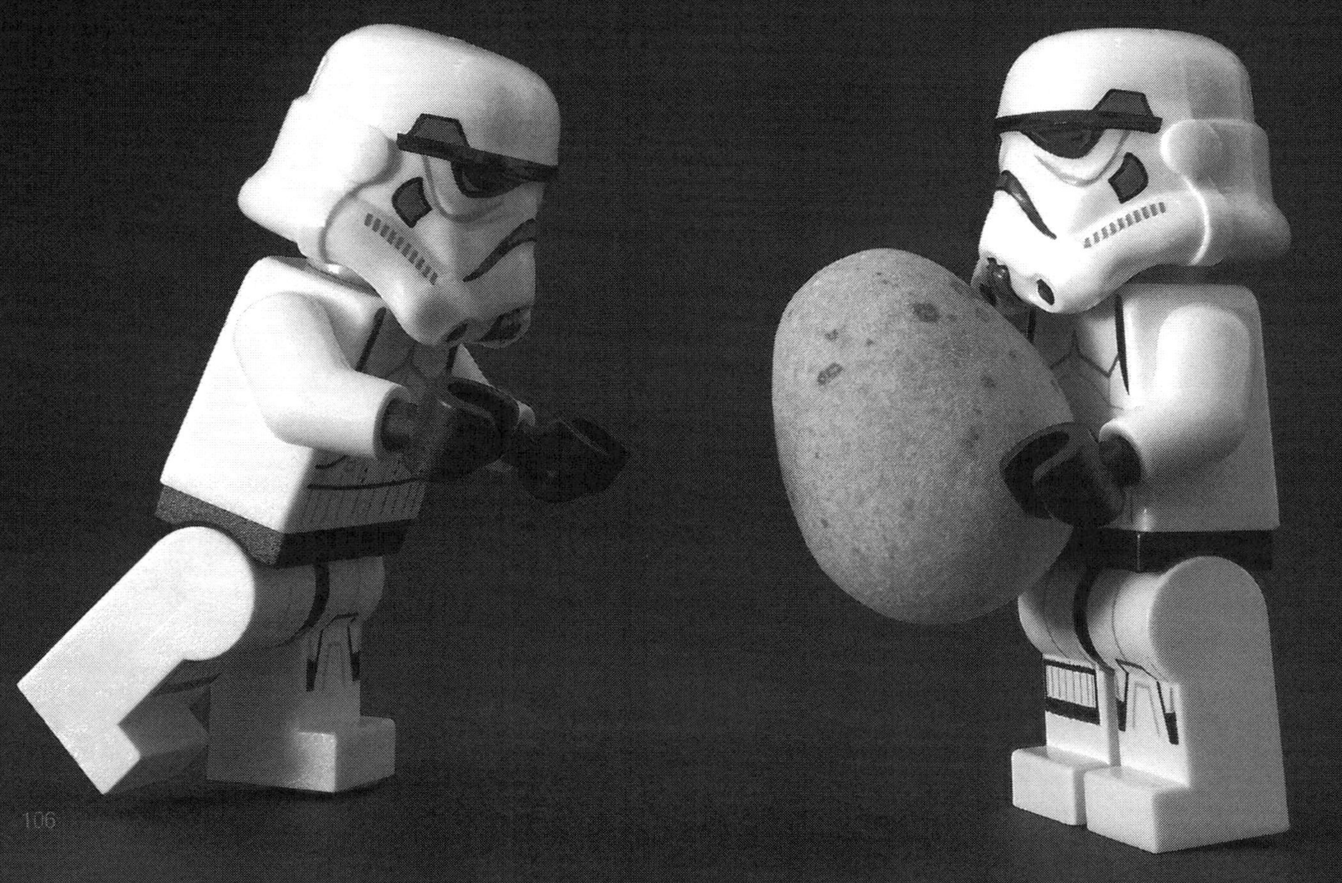

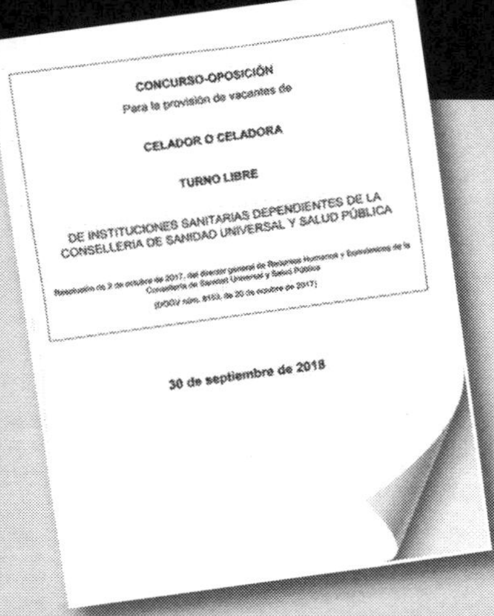

EXAMEN

30 DE SEPTIEMBRE DE 2018

CLAVE DE RESPUESTAS

1 A	18 D*	35 A
2 B	19 A	36 C
3 C	20 D	37 A
4 B	21 A	38 D
5 A*	22 D	39 A
6 D	23 C	40 A
7 A	24 B	41 A
8 C	25 D	42 C
9 B	26 A	43 C
10 A	27 B	44 D
11 C	28 B	45 B
12 A	29 C	46 C*
13 D	30 C	47 B
14 D	31 A	48 B
15 D	32 D	49 D*
16 C	33 B	50 C
17 B	34 B	

*CUATRO PREGUNTAS ANULADAS

1. Los proyectos de Reforma Constitucional deberán ser aprobados por:

a. Mayoría de 3/5 de cada Cámara
b. Mayoría absoluta de cada Cámara
c. Mayoría de 2/3 de cada Cámara
d. Mayoría simple de cada Cámara

2. Según la Ley 5/1983, de 30 de diciembre del Consell, la responsabilidad penal y civil del President de la Generalitat y de los miembros del Consell se exigirá ante:

a. Audiencia Territorial de Valencia o, en su caso, ante el Tribunal Supremo
b. El Tribunal Superior de Justicia de la Comunitat Valenciana o, en su caso, ante el Tribunal Supremo
c. Tribunal Supremo o, en su caso, ante la Audiencia Nacional
d. Tribunal Superior de Justicia de la Comunitat Valenciana exclusivamente

3. Según el Plan de Igualdad (2016-2019) de la Consellería de Sanidad Universal y Salud Pública, la Comisión de Igualdad NO estará formada por:

a. Una persona responsable de la dirección general con competencias en materia de Recursos Humanos
b. Una persona representante de la Unidad de Igualdad
c. Dos representantes por cada una de las organizaciones sindicales con representación en la Mesa Sectorial de Sanidad
d. Tres representantes más de la administración

4. La cartera de servicios comunes del Sistema Nacional de Salud se actualizará mediante:

a. Real Decreto del Consejo de Ministros
b. Orden del Ministerio de Sanidad y Consumo, previo acuerdo del Consejo Interterritorial del Sistema Nacional de Salud
c. Acuerdo del Consejo Interterritorial del Sistema Nacional de Salud
d. Evaluación de tecnologías sanitarias previo acuerdo del Instituto de Salud Carlos III

5. [ANULADA] Según el Decreto 137/2003, de 18 de julio, del Consell de la Generalitat, por el que se regula la jornada y horario de trabajo, permisos, licencias y vacaciones del personal al servicio de las instituciones sanitarias de la Generalitat dependientes de la Consellería de Sanidad, el tiempo de trabajo del Personal dependiente de Instituciones de Atención Primaria, Especializada y Centro de Transfusiones se cumplirá en jornada ordinaria de.

a. ...treinta y siete horas y veinte minutos semanales si se realiza en horario diurno (entre las 8 y 22 horas)
b. ...treinta y cinco horas y veinte minutos semanales si se realiza en horario diurno (entre las 8 y 22 horas)
c. ...treinta horas y veinte minutos semanales si se realiza en horario diurno (entre las 8 y 22 horas)
d. ...treinta y siete horas semanales si se realiza en horario diurno (entre las 8 y 22 horas)

6. Según el artículo 39 de la Ley 31/1995, de 8 de noviembre, de Prevención de Riesgos Laborales, en el ejercicio de sus competencias, el Comité de Seguridad y Salud NO estará facultado para:

a. Conocer directamente la situación relativa a la prevención de riesgos en el centro de trabajo, realizando a tal efecto las visitas que estime oportunas
b. Conocer cuántos documentos e informes relativos a las condiciones de trabajo sean necesarios para el cumplimiento de sus funciones, así como los procedentes de la actividad del servicio de prevención, en su caso
c. Conocer y analizar los daños producidos en la salud o en la integridad física de los trabajadores, al objeto de valorar las causas y proponer las medidas preventivas oportunas
d. Conocer y redactar la memoria y programación anual de servicios de prevención

7. En el procesador de textos Microsoft Word, para pegar un texto combinaremos las teclas 'Control' y:

a. V   b. C   c. P   d. X

8. NO es función del celador, según el artículo 14 de la Orden de 1971:

a. Hacer los servicios de guardia que correspondan en los turnos que se establezcan

b. Servir de ascensoristas cuando se les asigne especialmente ese cometido o las necesidades del servicio lo requieran

c. Recepción, puesta en batería y sustitución de las botellas de oxígeno donde sea preciso

d. Ayudar a las enfermeras o personas encargadas a amortajar a los enfermos fallecidos, corriendo a su cargo el traslado de los cadáveres al mortuorio

9. Un paciente encamado con hemiplejía le pide que le dé de comer, porque él no puede y no tiene ningún acompañante que pueda hacerlo:

a. Dejará lo que está realizando en ese momento y procederá a darle la comida

b. Se acercará al control de enfermería y se lo comunicará a la supervisora de la planta

c. Le comunicará al técnico en cuidados auxiliares de enfermería que le dé la comida

d. Le propone que espere a que venga algún acompañante para darle la comida

10. Según la Guía 2015 del Consejo Europeo de Resucitación, secuencia universal de soporte vital básico:

a. 1. No responde y no respira con normalidad; 2. Llame al servicio de emergencias; 3. Dé 30 compresiones torácicas; 4. Dé 2 respiraciones de rescate; 5. Continúe RCP 30:2; 6. En cuanto llegue el DEA enciéndalo y siga las instrucciones

b. 1. No responde? 2. Grite pidiendo ayuda; 3. Abra la vía aérea; 4. No respira normalmente? 5. Llame al 112; 6. 30 compresiones torácicas; 7. 2 ventilaciones de rescate + 30 compresiones

c. 1. No responde y no respira con normalidad; 2. Dé 30 compresiones torácicas; 3. Llame al servicio de emergencias; 4. Dé 2 respiraciones de rescate; 5. Continúe RCP 30:2; 6. En cuanto llegue el DEA enciéndalo y siga las instrucciones

d. 1. No responde? 2. Grite pidiendo ayuda; 3. Abra la vía aérea; 4. Llame al 112; 5. No respira normalmente? 6. 30 compresiones torácicas; 7. 2 ventilaciones de rescate + 30 compresiones

11. En el procedimiento de ayudar a un enfermo a ponerse de pie desde la cama, colocando previamente al mismo en posición de decúbito lateral, es INCORRECTO:

a. Colocar al paciente en decúbito lateral, que debe coincidir con el lado hacia el cual se va a levantar al paciente

b. Elevar el segmento superior de la cama hasta un ángulo de entre 45° y 60°

c. Nos colocamos en la posición opuesta a las caderas del paciente, pasamos nuestro brazo más cercano a los hombros del enfermo por encima de ellos, mientras que el otro brazo lo colocamos sobre el muslo más lejano

d. Girar hacia la pierna de detrás de forma que las piernas del paciente se columpien hacia delante y nuestro peso cambie a la pierna de atrás

12. Movimiento de alejamiento del plano medio:

a. Abducción

b. Circunducción

c. Adducción

d. Eversión

13. Dimensiones en centímetros de una cama hospitalaria estándar, sin colchón (ancho/largo/alto):

a. 80-85, 180-200, unos 65

b. 70-85, 170-190, unos 70

c. 80-90, 180-200, unos 65

d. 80-90, 190-200, unos 70

14. Cama que consta de un doble dispositivo para el volteo, indicada para inmovilización absoluta:

a. Roto-rest	b. de Levitación

c. de Judet	d. de Stryker

15. Dio la primera definición consensuada de 'Comunicación':

a. FAO en Guatemala, en 1975

b. ONU en Nairobi, en 1975

c. UNICEF en Guatemala, en 1976

d. UNESCO en Nairobi, en 976

16. Las relaciones interpersonales han de ser saludables y eficientes. Cuál de estas premisas NO tienen que cumplir los celadores:

a. Honestidad y sinceridad

b. Confianza

c. Amistad

d. Respeto y afirmación

17. Sobre el personal celador y su relación con los familiares y pacientes del hospital, es FALSO:

a. Procurará hablar siempre mirando a la cara y atendiendo a las expresiones del paciente, ya que los enfermos transmiten mensajes a través de la comunicación no verbal

b. Evitando terminología científica, para mejorar la comprensión de la misma y facilitando así una buena relación de empatía paciente-celador-familiar, transmitirá a los acompañantes información médica

c. Vigilará el acceso y estancias de los familiares y visitantes en las habitaciones, permitiendo la entrada a personas autorizadas, cuidando que introduzcan solamente paquetes autorizados por la dirección

d. Vigilará el comportamiento de enfermos y visitantes, evitando que traigan alimentos o se sienten en las camas, velando continuamente por conseguir el mayor orden y silencio posible en el hospital

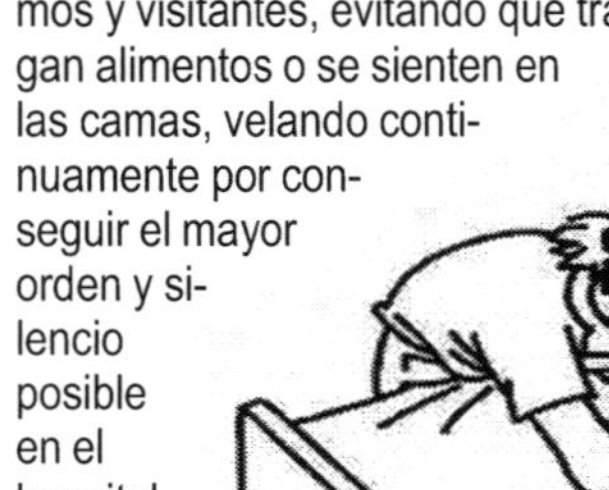

19. Desde que el paciente es colocado en la mesa de operaciones hasta que abandona la misma:

a. Transoperatoria

b. Perioperatoria

c. Postoperatoria

d. Preoperatoria

20. Es una modificación del 'decúbito prono', en la que el paciente se coloca con las caderas elevadas:

a. De Roser

b. De Laminectomía

c. De Tredelenburg

d. De Kraske

21. Sobre las normas de higiene, la 'desinfección' consiste en:

a. Suprimir los microorganismos patógenos. No elimina todos los microorganismos ni sus formas de resistencia

b. Una técnica que se aplica en la exterminación de múridos

c. Destruir todos los microorganismos y formas de resistencia de los mismos

d. Un conjunto de técnicas que eliminan gérmenes o microorganismos, tanto en superficie como en profundidad, de los materiales expuestos

22. Tras un accidente un paciente es trasladado a la UVI:

a. El celador de la izquierda está en una posición forzada y no realiza bien su función

b. Debería estar un celador a cada lado de la camilla

c. La movilización es incorrecta, ya que se realiza evitando lesiones

d. La actuación de los celadores es la correcta. Y al ser un paciente que ingresa en la UVI debería estar supervisado por el personal facultativo

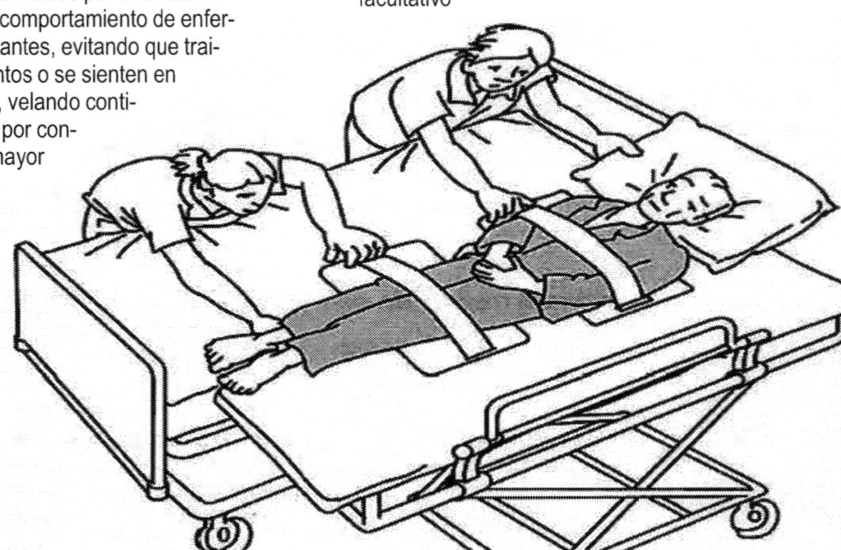

**23. En una autopsia común el enteró-
tomo se usa para:**

a. hacer disecciones sin dañar ningún órgano

b. explorar el conducto de la uretra, el conducto
   cístico, las arterias coronarias y el útero

c. la apertura de intestinos, estómago o tráquea. Este instrumento se utiliza para no
   dañar las paredes de los órganos

d. cortar los cartílagos costales

24. 'Tanatología' es:

a. La disección y examen del cuerpo de una
   persona fallecida, para determinar la causa
   un proceso patológico

b. La suma de conocimientos sobre la muerte
   desde un punto de vista médico-legal

c. Conjunto de atenciones que se presta a la
   persona fallecida, para su posterior traslado
   al mortuorio

d. Toda práctica mortuoria que permite la conservación y exposición del cadáver con las
   debidas garantías sanitarias

25. Qué técnica NO es de autopsia:

a. Ghon   b. Virchow
c. Letulle   d. Volkov

**26. Desinfectante NO apropiado para
limpiar superficies o instrumental:**

a. Peróxido de hidrógeno

b. Formol

c. Hipoclorito sódico

d. Detergente

**27. Equiparó plenamente el enfermo
mental con los demás pacientes y
usuarios del Sistema Sanitario:**

a. La Ley de Atención a las Personas Dependientes (39/2006)

b. Ley General de Sanidad (14/1986)

c. Ley de Autonomía del Paciente (41/2002)

d. Ley General de Salud Pública (33/2011)

**28. Entre los dispositivos intermedios
o rehabilitadores en la Salud Mental
están los Centros de Media Estancia.
Pertenecen al nivel terciario y su objetivo es:**

a. Paciente crónico en situación de dependencia

b. Rehabilitación del paciente después de un
   ingreso de 6 a 12 meses

c. Son para pacientes carentes de autonomía
   y recursos socio-familiares

d. Son centros de rehabilitación psicosocial

**29. Según el RDL 1/2015, de 24 de
julio, 'materia prima' es:**

a. Toda materia apropiada para constituir un
   medicamento

b. La destinada a una posterior transformación
   industrial por un fabricante autorizado

c. Toda sustancia (activa o inactiva) empleada
   en la fabricación de un medicamento, ya
   permanezca inalterada, se modifique o des-
   aparezca en el transcurso del proceso

d. Aquella que, incluida en las formas galéni-
   cas, se añade a los principios activos o a sus
   asociaciones para servirles de vehículo, posibilitar su preparación y estabilidad, modificar sus propiedades organolépticas o
   determinar las propiedades físico-químicas
   del medicamento y su biodisponibilidad

**30. NO se hace en un servicio de far-
macia:**

a. Control y disposición de medicamentos ex-
   tranjeros

b. Control y disposición de estupefacientes y
   psicótropos

c. Control mediante la Farmacovigilancia (estudio de los efectos beneficiosos y nocivos
   por el uso de medicamentos)

d. Control de los botiquines existentes en las
   unidades de hospitalización y demás servicios del hospital

**31. Según la Ley 41/2002, el paciente
tiene derecho de acceso a la historia
clínica. Señale la FALSA:**

a. Con la reserva de las anotaciones subjetivas
   de los facultativos, y a no obtener copia de
   los datos que constan en ella. Los centros
   sanitarios regularán el procedimiento que garantice la observancia de estos derechos

b. Puede ejercerse también por representación
   debidamente acreditada

c. No puede ejercitarse en perjuicio del derecho
   de terceras personas a la confidencialidad de
   los datos que constan en ella recogidos en
   interés del paciente, ni en perjuicio del derecho de los profesionales participantes en su
   elaboración, los cuales pueden oponer al derecho de acceso del paciente la reserva de
   sus anotaciones subjetivas

d. Los centros sanitarios y los facultativos de
   ejercicio individual tan solo facilitarán el acceso a la historia clínica de los pacientes fallecidos a las personas vinculadas a ellos
   por razones familiares o de hecho, salvo que
   el fallecido lo hubiera prohibido expresamente y así se acredite

**32. A partir de la fecha del último epi-
sodio asistencial en que el paciente
haya sido atendido en el hospital, la
hoja de informe de alta, de la historia clínica de Atención Especializada
se conservará:**

a. 4 años como mínimo

b. 6 años como mínimo

c. 5 años como mínimo

d. Indefinidamente utilizando el soporte más
   adecuado que garantice su conservación

**33. En la recepción de la mercancía, en
la unidad de suministros, en el control de pedidos, tendremos en
cuenta:**

a. Datos relativos al número de bultos

b. Precio unitario de la mercancía

c. Indicación del nombre del transportista

d. Número de unidades por bulto

**34. Dependiendo de las dimensiones
del almacén y del volumen y peso de
las mercancías, el guardado de las
mismas, qué características propias
debe reunir:**

a. Búsqueda de huecos sólo por referencia

b. Debe permitir la posibilidad de mezclar la
   mercancía procedente de distintos albara-
   nes en un mismo palé

c. Imposibilidad de formar palés de manera
   manual o automática

d. Control de palés en el almacén exclusivamente

**35. El celador de almacén manejará
cargas. Según el Instituto Nacional
de Seguridad, Salud y Bienestar en
el Trabajo se considerarán 'cargas'
en sentido estricto aquellas de más
de:**

a. 3 kg   b. 10 kg   c. 5 kg   d. 8 kg

**36. Si el celador observa a alguna per-
sona fumando, le recordará la prohibición de fumar en toda el área
hospitalaria, basándose ¿en qué
ley?**

a. Ley 20/1985, de 25 de julio

b. Ley 22/1999, de 7 de junio

c. Ley 28/2005, de 26 de diciembre

d. Ley 14/1986, de 25 de abril

**37. Sobre las funciones de vigilancia
según lo dispuesto en el artículo
14.2 de la Orden de 5 de julio de
1971, del Ministerio de Trabajo, por
la que se aprueba el Estatuto de personal no sanitario, es FALSO:**

a. Mantendrán el régimen establecido por la
   dirección para el acceso de enfermos, visitantes y personal a las distintas dependencias de la institución

b. Vigilarán el comportamiento de los enfermos
   y de los visitantes, evitando que estos últimos fumen en las habitaciones, traigan alimentos o se sienten en las camas, en
   general, toda aquella acción que perjudique
   al propio enfermo o al orden de la institución

c. Vigilarán el acceso y estancias de los familiares y visitantes en las habitaciones de los
   enfermos

d. Cuidarán que los visitantes no deambulen
   por los pasillos y dependencias más que lo
   necesario para llegar al lugar donde concretamente se dirijan

**38. El Real Decreto 664/1997, de 12 de
mayo, sobre la protección de los trabajadores contra los riesgos relacionados con la exposición a
agentes biológicos durante el trabajo, en su artículo 3, clasifica a un
agente biológico del Grupo 3 como:**

a. Aquel que, causando una enfermedad grave
   en el hombre, supone un serio peligro para
   los trabajadores, con muchas posibilidades
   de que propague a la colectividad y sin que
   exista generalmente una profilaxis o tratamiento eficaz

b. Aquel que resulta poco probable que cause
   una enfermedad en el hombre

c. Aquel que puede causar una enfermedad en
   el hombre y puede suponer un peligro para
   los trabajadores, siendo poco probable que
   se propague a la colectividad y existiendo
   generalmente profilaxis o tratamiento eficaz

d. Aquel que puede causar una enfermedad
   grave en el hombre y presenta un serio peligro para los trabajadores, con riesgo de
   que propague a la colectividad y existiendo
   generalmente una profilaxis o tratamiento
   eficaz

39. En la higiene del personal celador uno de los protocolos más importantes es el lavado de manos. Cuál es el paso 4 de este esquema proporcionado por la OMS:

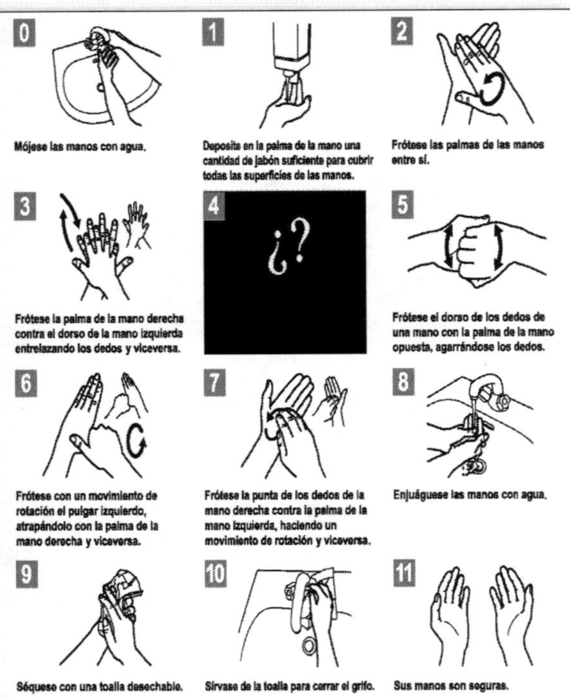

a. Frótese las palmas de las manos entre sí, con los dedos entrelazados

b. Frótese las palmas de las manos entre sí, con los dedos sin entrelazar

c. Este paso fue suprimido a posteriori por la propia OMS, y se considera no necesario

d. Frótese las palmas de las manos entre sí, con los dedos entrelazados, y viceversa

40. En las técnicas de higiene, el lavado de manos quirúrgico:

a. Hay que enjabonarse las manos y antebrazos con jabón antiséptico durante dos minutos

b. Se realiza durante un minuto y se hace con jabón antiséptico

c. Es el que utilizamos al llegar al trabajo y al terminar la jornada

d. Se hace con jabón antiséptico durante tres minutos

41. Según la OMS, una vez que hemos terminado nuestro trabajo en una habitación con un paciente aislado, orden para quitarse los EPP:

a. Primero nos quitaremos los guantes, seguidamente la bata y por último la mascarilla

b. Primero nos quitaremos la bata, seguidamente la mascarilla y por último los guantes

c. Primero nos quitaremos la mascarilla, seguidamente la bata y por último los guantes

d. Primero nos quitaremos los guantes, seguidamente la mascarilla y último la bata

42. Según la Ley 14/1986, de 25 de abril, General de Sanidad, NO es obligación del ciudadano con las instituciones y organismos del sistema sanitario:

a. Cuidar las instalaciones y colaborar en el mantenimiento de la habitabilidad de las instituciones sanitarias

b. Responsabilizarse del uso adecuado de las prestaciones ofrecidas por el Sistema Sanitario

c. Utilizar las vías de reclamación y de propuesta de sugerencias en los plazos previstos

d. Cumplir las prescripciones de naturaleza sanitaria determinadas por los servicios sanitarios

43. La Ley General de Sanidad se compone de:

a. Ocho títulos

b. Dos títulos preliminares y siete títulos más

c. Un título preliminar y siete títulos más

d. Ninguna de las anteriores

44. Según la Ley 14/1986, de 25 de abril, General de Sanidad, los Servicios Sanitarios adecuarán su organización y funcionamiento a los principios de:

a. Eficiencia, economía y flexibilidad

b. Eficacia, eficiencia, efectividad y flexibilidad

c. Eficacia, celeridad, economía y transparencia

d. Eficacia, celeridad, economía y flexibilidad

45. Según el artículo 49 de la Ley General de Sanidad, quien deberá organizar los servicios de salud de acuerdo con los principios básicos de la misma ley:

a. El Estado

b. Las comunidades autónomas

c. Las diputaciones provinciales

d. El Consejo Interterritorial del Sistema Nacional de Salud

46. [ANULADA] Conforme al Real Decreto 1192/2012, de 3 de agosto, por el que se regula la condición de asegurado y de beneficiario a efectos de la asistencia sanitaria en España, con cargo a fondos públicos, a través del Sistema Nacional de Salud, qué condición hay que reunir para ser beneficiario:

a. Ser trabajador por cuenta ajena o cuenta propia, afiliado a la Seguridad Social y en situación de alta o asimilada a la de alta

b. Ostentar la condición de pensionista del sistema de la Seguridad Social

c. Ser cónyuge de la persona asegurada o convivir con ella con una relación de afectividad análoga a la conyugal, constituyendo una pareja de hecho

d. Ser perceptor de cualquier otra prestación periódica de la Seguridad Social, como la prestación y el subsidio por desempleo u otras de similar naturaleza

47. En la tarjeta sanitaria individual se incluyen una serie de campos con la información de cada individuo. ¿Qué información nos dan los dos campos vacíos de la imagen?

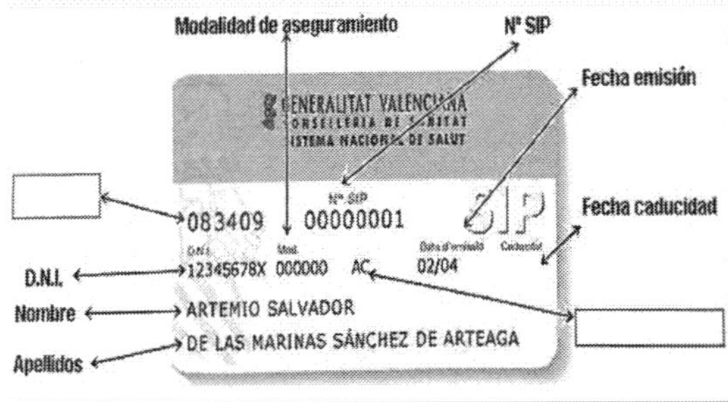

a. Número SIP y código de información regional

b. Código identificación territorial y tipo de prestación farmacéutica

c. Código identificación territorial y tipo de prestación farmacéutica, en este caso gratuita

d. Ninguna de las anteriores

48. Según el Real Decreto 702/2013, de 20 de septiembre, por el que se modifica el Real Decreto 183/2004, de 30 de enero, por el que se regula la tarjeta sanitaria individual, y siguiendo la norma UNE-EN 1332.1:2010, en qué lugar de la tarjeta se grabarán en Braille los caracteres de las iniciales de tarjeta sanitaria individual:

a. Ángulo superior derecho

b. Ángulo inferior derecho

c. Ángulo superior izquierdo

d. Ángulo superior derecho, del reverso

49. [ANULADA] Según el artículo 7 de la Ley 6/2008 de 2 de junio, de la Generalitat, de Aseguramiento Sanitario del Sistema Sanitario Público de la Comunitat Valenciana, en el que se establecen los grupos de aseguramiento, el grupo 2, a qué modalidad de aseguramiento pertenece:

a. Privados

b. Protección estatal

c. Desplazados de otra comunidad autónoma o país

d. Protección autonómica

50. Según el RD 702/2013 de 20 de septiembre, por el que se modifica el RD 183/2004, de 30 de enero, por el que se regula la tarjeta sanitaria individual, entre los datos básicos a incluir en el anverso de la tarjeta sanitaria NO está:

a. Código de identificación personal único del Sistema Nacional de Salud (CIP-SNS)

b. Nombre y apellidos del titular de la tarjeta

c. El Documento Nacional de Identidad de su titular

d. Identidad institucional de la comunidad autónoma o entidad que la emite

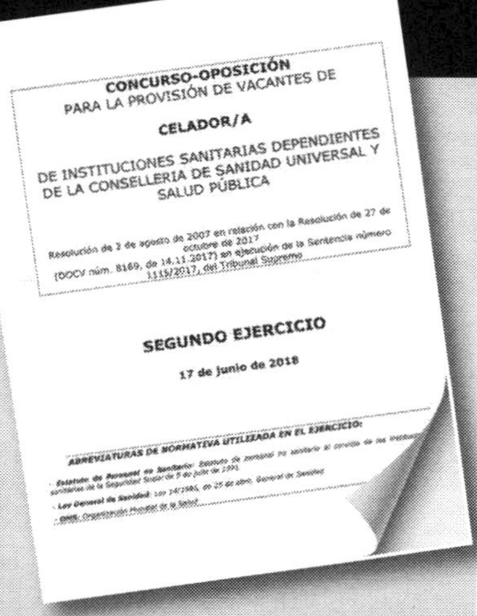

EXAMEN

17 DE JUNIO DE 2018

CLAVE DE RESPUESTAS

1 C	18 B	35 D
2 B	19 B	36 B
3 D	20 B	37 A
4 A	21 C	38 C
5 C	22 B	39 B
6 B	23 A	40 B
7 B	24 C	41 C
8 A	25 A	42 A
9 B	26 B	43 C
10 D	27 D	44 C
11 D	28 D	45 D
12 D	29 B	46 B
13 C	30 C	47 D
14 D	31 D	48 A
15 B	32 C	49 A
16 C	33 A	50 B
17 D	34 D	

Tras superar un concurso-oposición, se incorporan como personal fijo de plantilla 25 nuevos celadores al Hospital Virgen del Rocío de Valencia, Al objeto de poder evaluar sus aptitudes, destrezas y capacidad profesional, el jefe de personal subalterno inicia un rotatorio práctico en diferentes servicios y dependencias para que se familiaricen con aquellas técnicas y habilidades necesarias para el desempeño de sus funciones.

En primer lugar, y tras una charla formativa impartida por el Servicio de Medicina Preventiva, el responsable de celadores les somete a las siguientes cuestiones prácticas relacionadas con la higiene y aseo del personal y de los pacientes, así como de las medidas de precaución para el control de la infección nosocomial:

1. La OMS recomienda que en la higiene de manos por lavado, el proceso completo dure:

a. 10 segundos

b. 15 segundos

c. 40-60 segundos

d. 1-2 minutos

2. La recomendación de la OMS sobre la duración del proceso de higiene de manos por fricción con un preparado de base alcohólica (PBA) es de:

a. 10 segundos

b. 20-30 segundos

c. 50-60 segundos

d. 1-2 minutos

3. La higiene de manos por fricción con un preparado de base alcohólica se caracteriza por:

a. Precisar mayor tiempo que la higiene de manos por lavado

b. Precisar de mayor infraestructura que la higiene de manos por lavado

c. La mala tolerancia de la piel

d. Eliminar la mayoría de los gérmenes, incluyendo los virus

4. Sobre el proceso de la higiene de manos por fricción con un preparado de base alcohólica:

a. Es la forma más efectiva de asegurar una higiene de manos óptima

b. El jabón y el preparado de base alcohólica pueden utilizarse conjuntamente

c. Los profesionales lo llevan a cabo en el momento de cambiarse de ropa en el vestuario

d. Precisa de una toalla para el secado posterior

5. Paciente con quien basta con respetar las precauciones estándar a seguir por todo el personal para prevenir la infección nosocomial:

a. Necesariamente uso de guantes estériles

b. Necesariamente uso de la bata estéril

c. Cambiarse de guantes en caso de rotura

d. No es necesario lavarse las manos tras quitarse los guantes

6. Paciente con un protocolo de aislamiento estándar:

a. Bastará con lavarse las manos antes de empezar a trabajar

b. Usar guantes limpios, no estériles, cuando se toque sangre, fluidos corporales, secreciones, excreciones y artículos contaminados

c. Usar bata estéril

d. Usar gorro y calzas estériles que se desecharán tras su uso

7. Paciente con un aislamiento aéreo:

a. La protección respiratoria del profesional no es necesaria si se va a entrar en la habitación del paciente

b. La protección respiratoria del profesional es necesaria siempre que se va a entrar en la habitación del paciente

c. La habitación individual no es recomendable

d. Si es necesario el movimiento del paciente fuera de la habitación, el profesional deberá llevar una mascarilla, pero no el paciente

8. Ante un paciente con un aislamiento de contacto:

a. El profesional deberá llevar puestos los guantes cuando entre en la habitación del paciente
b. La protección respiratoria del profesional es necesaria siempre que se entre en la habitación del paciente
c. No es preciso lavarse las manos después de quitarse los guantes usados
d. La habitación individual no es recomendable

9. Ante un paciente con aislamiento por gotas:

a. El uso de la mascarilla no es necesaria
b. El uso de la mascarilla cuando se esté trabajando a menos de 1 metro del paciente
c. En los traslados el paciente no llevará la mascarilla
d. La eliminación de los residuos en bolsas o contenedores no identificados

10. Paciente ingresado en planta con tuberculosis. De las siguientes medidas higiénicas, sólo una es imprescindible:

a. Utilizar ropa aséptica
b. Uso de gorro, mascarillas y guantes
c. Uso de calzas, mascarilla, guantes y extremar higiene
d. Uso de mascarilla de alta resolución

11. Qué pauta debe seguir el personal si, llevando guantes, entra en contacto con sangre, fluidos corporales, secreciones u objetos contaminados:

a. Lavarse inmediatamente los guantes con jabón, para evitar transferencias de microorganismos entre un paciente y otro
b. Lavarse inmediatamente los guantes con lejía o productos descontaminantes
c. Si los guantes utilizados son estériles, pueden ser reutilizados previo lavado, aplicando después una solución desinfectante
d. Lavarse las manos inmediatamente después de quitarse los guantes

12. Forma parte de las medidas de prevención para el personal destinado en quirófanos:

a. Lavado de manos rutinario
b. El gorro no debe cubrir el pelo
c. La mascarilla debe tapar la nariz pero no la boca
d. Uso de guantes estériles si están en contacto con el campo quirúrgico

13. Orden de barreras higiénicas a seguir antes de entrar en un quirófano:

a. Primero guantes, después calzas, gorro, mascarilla, bata. Por último lavado de manos
b. Primero bata, después gafas protectoras, mascarilla, gorro, calzas. Por último lavado de manos
c. Primero lavado de manos, después calzas, gorro, mascarilla, gafas protectoras, bata y por último guantes
d. El orden es indiferente siempre que se realiza con las debidas precauciones estable-

Con posterioridad, acuden a la Sala de Neurología para ayudar en la movilización de un paciente encamado, al que se le va a realizar la higiene diaria por parte del personal de enfermería.

El personal celador deberá colaborar ayudando al movimiento y traslado de los enfermos encamados que requieren un trato especial por razón de sus dolencias.

14. NO forma parte del material usado en esta labor de higiene diaria:

a. Guantes no estériles
b. Jabón neutro
c. Crema hidratante
d. Crema de base alcohólica

15. El procedimiento para la higiene del paciente anterior comprende:

a. Colocar al paciente en decúbito prono
b. Mantener la temperatura del agua 35-36 °C
c. Mantener la temperatura del agua 25-26 °C
d. Mantener la temperatura ambiente 35-36 °C

16. Al mismo paciente se le debe realizar el lavado de la cabeza en cama. Para ello se colocará al paciente en el borde de la cama en posición de Roser, es decir:

a. decúbito prono
b. decúbito lateral
c. decúbito supino y cabeza colgando por la parte superior de la cama
d. posición de Fowler

17. Posición adecuada para la higiene de la boca de este paciente, si está consciente pero precisa ayuda:

a. decúbito prono
b. decúbito lateral
c. posición de Fowler
d. sentado o semiincorporado

18. Una vez finalizada la higiene del paciente, el personal de enfermería procede al cambio de la ropa de la cama, para lo cual solicita la ayuda del personal celador. Para ello, en primer lugar, la posición adecuada del paciente será:

a. decúbito prono
b. decúbito lateral
c. posición de Fowler
d. sentado o semiincorporado

Durante el rotatorio que están realizando por las diferentes salas de hospitalización, a los nuevos celadores incorporados se les adiestra sobre los componentes y elementos que hay en las habitaciones de los pacientes.

También realizan un recorrido por las distintas estancias hospitalarias y zonas comunes en las que surgen las siguientes preguntas:

19. Se le solicita que traslade a una planta de hospitalización una cama equipada con un marco de Balkan. Qué es:

a. Marco ubicado en el cabezal de la cama para colocar equipos de medición y control en las unidades de cuidados especiales
b. Cama dotada de un marco para sujetar poleas y equipos de tracción
c. Camas dotadas de un flujo continuo e intenso de aire que hace que el paciente esté en suspensión como en un marco
d. Cama con un doble dispositivo o marco que mediante un motor permite giros de 180°

20. El colchón antiescaras o 'alternating' de uso hospitalario:

a. Necesita unos 100 litros para llenarse
b. Funciona mediante un sistema de compresor-descompresor de aire que permite el llenado y vaciado del colchón
c. Es de agua (de 10 a 12 litros) y bolas de poliuretano
d. Está equipado con unos resortes que cambian de posición mediante un mecanismo sincronizado

21. Dispositivo metálico que, por medio de una bomba hidráulica y de determinados complementos, permite la elevación, transporte y acomodamiento de personas en diferentes lugares (cama, baño, etc.):

a. A barras paralelas regulables de base móvil
b. A una camilla con la cabeza articulada
c. A una grúa
d. A una plataforma hospitalaria

22. Para qué se utiliza el potro ginecológico:

a. Únicamente para el momento del parto
b. Para la exploración ginecológica así como para el momento del parto
c. Únicamente para la exploración ginecológica
d. Dispositivo hidráulico utilizado en fisioterapia para adaptar las ortesis posturales

23. Al entrar o salir de un ascensor cómo deben movilizar a un paciente en silla de ruedas:

a. El personal celador entra o sale primero que la silla, caminando hacia atrás

b. Siempre se empuja a la persona en silla de ruedas por detrás

c. La persona en la silla de ruedas entra primero y el personal celador sale primero

d. El personal celador entra primero que la persona en silla de ruedas y sale empujando la silla por detrás

24. Y si es transportado en camilla, ¿cómo lo introducirá en un ascensor?

a. Al entrar, primero pasan los pies de la persona que va en la camilla

b. El personal celador camina hacia delante al entrar

c. El personal celador siempre va detrás de la cabecera del paciente

d. El personal celador siempre va delante de la cabecera del paciente

25. Y al mismo paciente, para el traslado de la silla de ruedas a la cama cuando no puede colaborar porque está imposibilitado:

a. Los celadores se colocan al mismo lado de la cama, uno a cada lado paciente

b. Los celadores se ubican en ambos lados de la cama

c. Un celador realiza la maniobra y el otro sostiene la silla

d. Son correctas B y C

26. Al pasar por delante de una habitación, informan que un paciente sufrido un desmayo y que van a proceder a colocar al enfermo encamado en posición que facilita y salvaguarda el riego sanguíneo cerebral en estos casos, es decir:

a. Sims

b. Trendelenburg

c. hipovolémica

d. Morestin

27. El paciente anterior se encuentra acostado boca arriba, con las piernas separadas y colocadas sobre los estribos con las rodillas y cadera flexional 90°, es decir, posición:

a. Trendelenburg

b. hipovolémica

c. de Fowler

d. ginecológica

28. Si este paciente no colabora, cuál es una de las reglas básicas para la correcta manipulación de personas inmovilizadas:

a. Aumentar la fricción o el roce entre la persona a mover y la superficie en que está siendo movida. Eso mejora la seguridad del paciente

b. Relajar los músculos abdominales y glúteos para estabilizar la pelvis antes de movilizar una persona

c. Intentar trabajar en contra de la gravedad y aprovechar la fuerza centrífuga

d. Proporcionar una base amplia de apoyo, manteniendo separados los pies, uno ligeramente delante del otro

29. Hay que movilizar a una paciente encamada. Si se realiza la movilización con la ayuda de una sábana, en qué posición debe estar la misma para mover a la paciente hacia cualquier lado de la cama:

a. Debe estar colocada en la cama longitudinalmente para abarcar la mayor superficie corporal

b. Colocarla de forma que llegue desde el hombro hasta el muslo

c. Debe estar colocada en una posición equivalente a 45° de la columna de la persona a movilizar

d. Colocarla a nivel de la cintura para equilibrar el peso corporal

30. Mujer embarazada de 40 semanas que presenta contracciones cada 2 minutos. En qué posición deberá colocarse en la cama:

a. En decúbito supino

b. Decúbito lateral derecho

c. Decúbito lateral izquierdo

d. Posición lateral de seguridad (SIM)

31. Paciente psiquiátrico que presenta dificultades en el manejo previo y durante el traslado. En los casos de agitación psicomotriz será preciso:

a. Vigilar electrónicamente el mayor número posible de parámetros fisiológicos

b. No debería, en ningún caso, iniciarse el traslado de un paciente agitado hasta que se ofrezcan las garantías de seguridad imprescindibles para su realización

c. Asegurar la comodidad del paciente y asegurarlo según las recomendaciones establecidas

d. Inmovilizarlo y colocarlo en posición anti-trendelenburg

32. En un Servicio de Rehabilitación qué funciones son propias del personal celador:

a. Colaborar en las actividades deportivas de los pacientes en el plano de asesoramiento a los encargados de dichas funciones

b. Desvestir y vestir a los pacientes cuando lo requiera su tratamiento

c. Ayudar al traslado de pacientes dentro de la zona y al traslado de documentos

d. Recoger y reponer las ropas de uso en la Unidad

33. NO es un material empleado en el Servicio de Rehabilitación:

a. Barras 'silent blocks' regulables

b. Rueda de hombro

c. Jaula de Rocher

d. Bicicleta cinética

34. Entre las actuaciones del personal celador en un hospital, cuál de estas funciones le corresponde realizar:

a. Colocar la ropa que se va a utilizar para hacer la cama sobre el sillón del enfermo

b. Cotejar la documentación que se les entregue con sus originales

c. El aseo y limpieza de los equipos que custodien en su labor de vigilancia

d. Tendrán a su cargo el traslado del personal ingresado

35. Respecto a las instalaciones es función del personal celador:

a. Cuidar del orden del edificio, dando cuenta al director de los desperfectos o alteraciones que se encuentren

b. Mantenimiento general del edificio en lo que a su oficio se refiere

c. Limpieza de la urbanización y vigilancia de exteriores durante el día

d. Servirán de ascensoristas cuando se les asigne especialmente este cometido o las necesidades del servicio lo requieran

36. Es función del personal celador respecto a la vigilancia del centro:

a. Vigilar personalmente de la limpieza de la institución

b. La vigilancia nocturna, tanto del interior como del exterior del edificio, del que cuidarán que estén cerradas las puertas de servicios complementarios

c. Vigilancia interrumpida de la central térmica y frigorífica, así como su mantenimiento, manejo y limpieza

d. Vigilancia en el suministro de agua, depósitos, autoclaves de presión y análogos

37. Respecto a los desperfectos o anomalías que encuentren en la limpieza y conservación del edificio y material es función del celador:

a. Dar cuenta a sus inmediatos superiores
b. Realizará el arreglo y mantenimiento de los mismos
c. Confeccionará el parte de averías de cada unos de ellos
d. Llamar a la empresa de mantenimiento para que se haga cargo de los mismos

38. Es función del celador respecto a los visitantes de la institución:

a. Informarles del proceso asistencial de sus familiares cercanos
b. Pedirles la identificación
c. Cuidar que no deambulen por los pasillos y dependencias más que lo necesario
d. Impedir su entrada,

39. Si el personal celador es requerido con urgencia por el jefe de Servicio de Anestesiología para llevar un sobre al Servicio de Urgencias:

a. Comunicará que solamente será el jefe del personal subalterno el encargado de realizar el traslado de la correspondencia
b. Tramitará sin tardanza documentos o correspondencia confiados por sus superiores
c. Indicará que la documentación exclusivamente debe enviarse vía fax
d. Se lo comunicará a la TCAE

40. Qué personal es el responsable del traslado de una historia clínica desde la sala de Medicina Interna al Archivo Central:

a. Únicamente el personal administrativo
b. El personal celador
c. El personal de enfermería
d. El médico del paciente

41. En el Servicio de Pediatría un acompañante de un menor ingresado está intentando subir la persiana en la sala de estar, pero desconoce el funcionamiento. El personal celador que está presente:

a. Le informará que hay establecido un horario especial para el uso de persianas
b. Avisará a la empresa de mantenimiento
c. Le instruirá en el manejo de la persiana
d. Le explicará que las persianas sólo pueden ser utilizadas por el personal de limpieza

42. En el Servicio de Almacén se comenta que se va a llevar a cabo la tarea de inventario del material de papelería. 'Inventario' es:

a. Conjunto de operaciones llevadas a cabo para conocer las cantidades existentes de cada producto en un momento determinado
b. Prever las necesidades materiales de todo tipo en las instituciones sanitarias
c. Los estudios y planificación del procedimiento administrativo de compras
d. La organización del servicio de trabajo y una adecuada estructura que garantice el control de calidad

Finalizan el rotatorio en el Servicio de Atención e Información al Paciente (SAIP) del hospital, en el que han presenciado vivencias relacionadas con aspectos teóricos incluidos en el temario del proceso selectivo que han superado.

Reunidos el último día de su estancia en el Aula de Docencia, se proyectan diversas imágenes para completar su formación y verificar su nivel de conocimiento de estos temas.

Para ello se les entrega un cuestionario con preguntas tipo test que deben responder respecto a:

-La Ley General de Sanidad
-Los derechos y obligaciones de los usuarios
-El derecho a la información y a la confidencialidad
-El Servicio de Atención e Información al Paciente
-La tarjeta individual sanitaria

43. Paciente que acude a consulta de Traumatología solicitando determinada información sobre su proceso asistencial. El derecho a la información sanitaria de los pacientes:

a. No podrá limitarse
b. Puede limitarse si así lo estima el personal sanitario
c. Puede limitarse por la existencia acreditada de un estado de necesidad terapéutica
d. Solo puede limitarse si lo decide así el paciente o sus familiares de primer grado

44. Una vez fallecido el paciente , el acceso a su historia clínica:

a. No podrá facilitarse nunca
b. Solamente puede facilitarse al resto del personal sanitario
c. Solamente podrá facilitarse a las personas vinculadas a él, por razones familiares o de hecho, salvo que el fallecido lo hubiese prohibido expresamente y así se acredite
d. Solamente podrá facilitarse con permiso del médico responsable del paciente

45. El personal de los SAIP dependen orgánicamente de:

a. La dirección económica del departamento de salud
b. La dirección médica del departamento de salud
c. La dirección de enfermería del departamento de salud
d. La gerencia del departamento de salud

46. Según la normativa que lo regula, el SAIP se constituye como:

a. Un servicio independiente del departamento de salud
b. Un servicio integrado en el departamento de salud
c. Un servicio integrado en el centro de salud pública
d. Un servicio integrado en cada centro de salud o ambulatorio

47. Documento acreditativo del derecho a la protección de la salud de los ciudadanos residentes en la Comunitat Valenciana:

a. SIC
b. DNI o NIF
c. Cartilla de la seguridad social
d. Tarjeta sanitaria

48. Quiénes pueden emitir una tarjeta sanitaria individual:

a. Las Administraciones sanitarias autonómicas y el Instituto Nacional de Gestión Sanitaria
b. El Servicio de Gestión Sanitaria de la Conselleria de Sanidad Universal y Salud Pública
c. Los Servicios de Información y Atención al Paciente (SAIP)
d. Los Servicios de la Unidad de Documentación Clínica y Admisión (UDCA)

49. Según la Ley General de Sanidad, en cada comunidad autónoma se constituirá:

a. Un servicio de salud integrado por todos los centros, servicios y establecimientos de la propia comunidad autónoma
b. Un servicio de salud por cada departamento o área de salud
c. Un servicio de salud por cada provincia o dirección territorial
d. Un comité de dirección de salud

50. Según la Ley General de Sanidad, el marco territorial de la atención primaria es:

a. el Área de salud
b. la Zona básica de salud
c. el Departamento de salud
d. el Centro de salud.

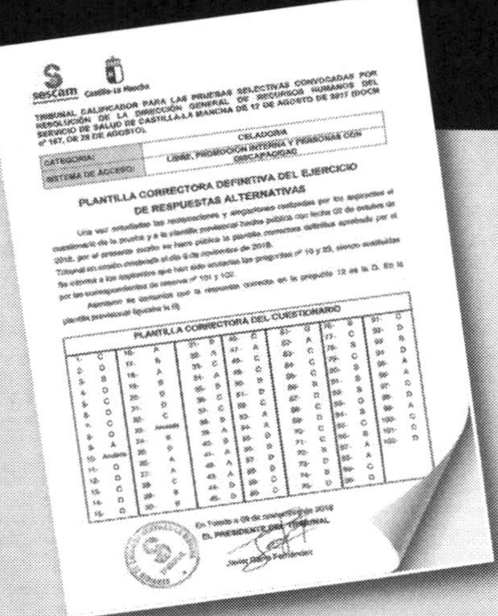

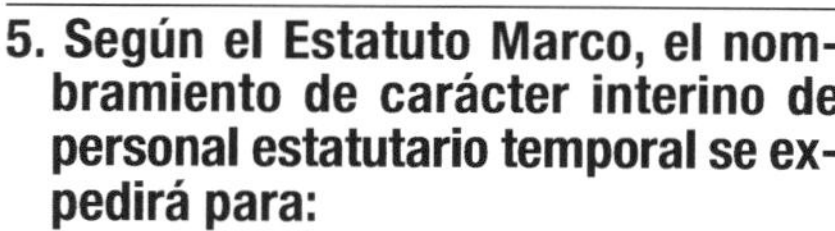

EXAMEN:

29 DE SEPTIEMBRE DE 2018

CLAVE DE RESPUESTAS

1 C	28 C	55 D	82 B
2 D	29 B	56 B	83 D
3 B	30 B	57 D	84 B
4 D	31 B	58 B	85 C
5 C	32 A	59 C	86 B
6 D	33 C	60 C	87 A
7 C	34 A	61 D	88 A
8 D	35 B	62 A	89 C
9 A	36 C	63 C	90 D
10 D*	37 C	64 C	91 D
11 D	38 B	65 C	92 D
12 D	39 A	66 B	93 B
13 C	40 B	67 D	94 D
14 D	41 A	68 C	95 A
15 D	42 A	69 D	96 A
16 A	43 A	70 C	97 C
17 B	44 D	71 C	98 D
18 A	45 D	72 B	99 A
19 B	46 C	73 D	100 C
20 D	47 A	74 B	101 C
21 D	48 C	75 D	102 D
22 C	49 C	76 B	103 D
23 D*	50 B	77 C	104 C
24 B	51 D	78 B	105 B
25 D	52 C	79 C	
26 A	53 A	80 B	
27 A	54 A	81 B	

*DOS PREGUNTAS ANULADAS

1. Según la Constitución la forma política del Estado español es:

a. La Monarquía social y de derecho
b. La Monarquía democrática
c. La Monarquía parlamentaria
d. La Monarquía constitucional

2. Según el Estatuto de Autonomía de Castilla-La Mancha, son órganos de la Junta de Comunidades:

a. Las Cortes de Castilla-La Mancha, el Consejo de Gobierno y el Consejo Consultivo
b. Las Consejerías y el Presidente de la Junta
c. El Presidente de la Junta, las Cortes Regionales, el Consejo de Gobierno y el Defensor del Pueblo
d. El Presidente de la Junta, las Cortes de Castilla-La Mancha y el Consejo de Gobierno

3. Según la Ley 14/1986, General de Sanidad, como regla general, y sin perjuicio de las excepciones a que hubiera lugar, el Área de Salud extenderá su acción a una población:

a. No inferior a 250.000 habitantes
b. No inferior a 200.000 ni superior a 250.000 habitantes
c. No inferior a 150.000 ni superior a 200.000 habitantes
d. Ninguna de las anteriores

4. Según la Ley de Ordenación Sanitaria de Castilla-La Mancha, la inclusión de nuevas prestaciones en el Sistema Sanitario de Castilla-La Mancha, además de las establecidas como mínimo en cada caso para el Sistema Nacional de Salud, requerirá:

a. La aprobación de una nueva ley por las Cortes de Castilla-La Mancha
b. La aprobación de una resolución por parte de la Dirección Gerencia del Sescam, previo informe de la Consejería competente en materia de sanidad
c. La aprobación de una ley básica por parte de las Cortes Generales
d. La aprobación del Consejo de Gobierno, previo informe de la Consejería competente en materia de sanidad

5. Según el Estatuto Marco, el nombramiento de carácter interino de personal estatutario temporal se expedirá para:

a. La prestación de servicios determinados de naturaleza temporal, coyuntural o extraordinaria
b. Atender las funciones de personal fijo o temporal, durante los periodos de vacaciones
c. El desempeño de una plaza vacante de los centros o servicios de salud
d. La prestación de servicios complementarios de una reducción de jornada ordinaria

6. Respecto al desempeño de funciones en promoción interna:

a. Podrán desempeñar funciones en promoción interna temporal el personal estatutario fijo y el personal estatutario temporal
b. Para desempeñar funciones en promoción interna temporal será requisito necesario tener una antigüedad mínima de cincos años en el puesto de origen
c. Durante el tiempo en que se realice funciones en promoción interna temporal el interesado será declarado en situación de servicios especiales con reserva de la plaza de origen
d. El ejercicio de funciones en promoción interna temporal podrá ser considerado como mérito en los procesos de selección de personal estatutario fijo mediante sistemas de promoción interna

7. Según el Estatuto Marco, las retribuciones básicas del personal estatutario son:

a. Sueldo, trienios y complemento de productividad
b. Sueldo, trienios y carrera profesional
c. Sueldo, trienios y pagas extraordinarias
d. Sueldo, trienios, pagas extraordinarias y carrera profesional

8. La Resolución de 26/10/2016, para la aplicación del artículo 13.5 de la Ley Orgánica de Protección Jurídica del Menor a los profesionales pertenecientes al Sescam, tiene como objeto:

a. Dotar los centros sanitarios de la región de áreas exclusivas para la asistencia sanitaria de menores

b. Fijar el protocolo para la detección de menores que puedan haber sufrido situaciones de violencia en el entorno familiar

c. Canalizar el ejercicio de acciones para poder identificar menores en situaciones de abandono

d. Establecer los criterios de gestión para la acreditación de la certificación negativa de los datos inscritos en el Registro de Delincuentes Sexuales relativo al personal del Sescam

9. Según el RD 137/1984 de 11 de enero, de Estructuras Básicas de Salud, la delimitación del marco territorial que abarcará cada Zona de Salud se hará por:

a. La Comunidad Autónoma teniendo en cuenta criterios demográficos, geográficos y sociales

b. La Comunidad Autónoma teniendo en cuenta criterios democráticos, históricos y geográficos

c. El Ministerio de Sanidad teniendo en cuenta criterios demográficos y sociales

d. El Instituto Nacional de gestión Sanitaria a propuesta de cada Comunidad autónoma teniendo en cuenta criterios democráticos y geográficos

10. [ANULADA] La Ley sobre derechos y deberes en materia de salud de Castilla-La Mancha es de aplicación a los profesionales de los centros, servicios y establecimientos sanitarios:

a. Públicos exclusivamente

b. Públicos y privados, si están concertados con el Servicio de Salud de Castilla-La Mancha

c. Públicos y privados que cuenten con el certificado de calidad asistencial de la Junta

d. Púbicos [SIC] y privados

11. Según el Estatuto de personal no sanitario, cuál de las siguientes funciones de vigilancias NO corresponde al celador:

a. La vigilancia de las entradas de la Institución

b. La vigilancia nocturna del interior del edificio

c. La vigilancia nocturna del exterior del edificio

d. La vigilancia de la limpieza de la Institución

12. Para evitar ulceras por presión en aquellos pacientes que permanecen sentados o encamados y mantienen la misma postura o reducida movilidad se utilizan:

a. Camas articuladas que facilitan movimientos de cabeza, espalda, pelvis y extremidades inferiores y permiten al enfermo adoptar diferentes posturas, así como mantener la aireación de la piel

b. Colchones antiescaras que previenen la formación de ulceras por presión al disminuir la presión que se genera en las zonas de apoyo

c. Camas electrocirculares que constan de un armazón circular que rodea a la cama, dirigida por un motor que permite adoptar diversas posiciones

d. Todas son correctas

13. Es función del celador asignado a quirófano:

a. Vestir la mesa de mayo

b. Comprobar que el mobiliario y el aparataje se corresponden con el tipo de intervención

c. Traslado de muestras al servicio de anatomía patológica

d. Controlar el material utilizado

14. En qué posición se debe colocar el cadáver si, por motivos familiares, el Facultativo se propone realizar una autopsia raquídea limitada al estudio del sistema nervioso central:

a. En posición de cubito lateral

b. En posición de cubito supino

c. En posición de cubito supino para realizar la primera incisión y posteriormente de cubito lateral

d. En posición de cubito prono

15. La Constitución NO atribuye a las Fuerzas Armadas:

a. Garantizar la soberanía e independencia de España

b. Defender el ordenamiento constitucional

c. Defender la integridad territorial

d. Garantizar la seguridad jurídica.

16. El Instituto de Ciencias de la Salud de Castilla-La Mancha es un organismo adscrito a:

a. la Consejería de Sanidad

b. la Consejería de Salud y Bienestar Social

c. el Servicio de Salud de Castilla La Mancha

d. la Consejería de Sanidad y Bienestar Social

17. Según la Ley General de Sanidad, entre los criterios para delimitar las zonas básicas de Salud NO está:

a. El grado de concentración de la población

b. El porcentaje de residentes con avanzada edad

c. Las características epidemiológicas de la zona

d. El grado de dispersión de la población

18. Ostenta la Presidencia del Consejo de Salud de Castilla-La Mancha:

a. El/la Consejero de Sanidad

b. El/la Consejero de Bienestar Social

c. El/la Director Gerente del Sescam

d. El/la Presidente de Castilla-La Mancha

19. Según el Estatuto Marco, cuál es el tiempo máximo ininterrumpido de trabajo de la jornada ordinaria:

a. 7 horas y media

b. 12 horas

c. 8 horas

d. 10 horas

20. El personal estatutario que se encuentre en comisión de servicio:

a. Percibirá siempre las retribuciones correspondientes a la plaza de origen

b. Percibirá las retribuciones básicas correspondientes a la plaza de origen y las retribuciones complementarias del puesto de destino

c. Será declarado en excedencia voluntaria con reserva del puesto de trabajo de origen

d. Tendrá derecho a la reserva de su plaza o puesto de trabajo de origen

21. Según el Estatuto Marco se podrá sustituir el período de vacación anual por una compensación económica:

a. En ningún caso

b. Sólo por necesidad del servicio, previa autorización de la Dirección General de Recursos Humanos

c. Cuando así lo autorice el Gerente a petición del trabajador, previo informe favorable del jefe de servicio de personal

d. Sólo en el caso de finalización de la prestación de servicio

22. Según la Ley de prevención de riesgos laborales, cuando se haya producido un daño para la salud de los trabajadores, a quién le corresponde llevar una investigación al respecto, a fin de detectar las causas de estos hechos:

a. Al Comité de Seguridad y Salud

b. A la Mutua de Seguro empresarial

c. Al empresario

d. A los Delegados de personal

23. [ANULADA] Conforme al Real Decreto 137/1984, sobre Estructuras básicas de salud, la población a atender en cada Zona de Salud podrá oscilar entre:

a. 5.000 y 10.000 en el medio rural

b. 5.000 y 20.000 en el medio urbano

c. 5.000 y 20.0000 habitantes, tanto en el medio rural como en el medio urbano

d. 5.000 y 25.0000 habitantes, tanto en el medio rural como en el medio urbano

24. Según la Ley 8/2000, de 30 de noviembre, de Ordenación Sanitaria de Castilla-La Mancha, la delimitación de las Áreas de Salud es competencia de:

a. La Consejería de Sanidad a propuesta del SESCAM

b. El Consejo de Gobierno a propuesta de la Consejería de Sanidad

c. El SESCAM a propuesta de los Ayuntamientos

d. La Consejería de Sanidad a propuesta del SESCAM y de los Ayuntamientos

25. Según la Ley sobre derechos y deberes en materia de salud de Castilla-La Mancha, son situaciones de excepción a la exigencia del consentimiento informado:

a. Que el paciente no sea capaz de tomar decisiones, a criterio del médico responsable de la asistencia

b. Que el paciente esté incapacitado judicialmente para adoptar la decisión

c. Que el paciente haya renunciado al derecho a ser informado conforme a lo establecido en la ley

d. La existencia de riesgo grave para la salud pública

26. El celador realizará de forma excepcional:

a. La limpieza que por dificultad, situación o decoro no pueda ser realizada por el personal de limpieza

b. La dispensa de medicamentos bajo la supervisión del farmacéutico

c. El control de ambulancias

d. Aquellas funciones no especificadas de manera expresa en el Estatuto de personal no sanitario que le sean encomendadas por sus superiores

27. Si prestásemos primeros auxilios a una persona con hemorragias exteriorizadas por el aparato genital femenino, cuál es la posición corporal más indicada en la que la deberíamos mantenerla, en espera de su traslado en ambulancia al Hospital:

a. Fritz

b. Decúbito lateral

c. Decúbito lateral flexionado

d. Defensa abdominal

28. Respecto al aislamiento inverso, es FALSO:

a. Se utiliza para proteger al paciente inmunodeprimido

b. El lavado de manos es obligatorio

c. Las personas que entren deberán retirarse toda la ropa antes de salir de la habitación y depositarla en los contenedores

d. La puerta de la habitación deberá permanecer cerrada

29. Según el Estatuto de personal no sanitario, el celador en la práctica de la autopsia:

a. Utilizará sobre el cadáver únicamente instrumental no punzante

b. Limpiará la sala de autopsia

c. Coserá el cadáver tras la autopsia

d. Ninguna de las tres

30. La Constitución de 1978 fue sancionada por el Rey ante las Cortes:

a. El 6 de diciembre de 1978

b. El 27 de diciembre de 1978

c. El 29 de diciembre de 1978

d. El 30 de diciembre de 1978

31. Forma parte de la estructura de la Administración Regional de Castilla-La Mancha:

a. La Consejería de Economía y Hacienda

b. La Consejería de Economía, Empresas y Empleo

c. La Consejería de Obras Públicas

d. La Consejería de Administraciones Públicas y Desarrollo Local

32. La Ley General de Sanidad establece que cada Área de Salud estará vinculada o dispondrá, al menos, de:

a. Un hospital general

b. Un hospital general, así como un centro de especialidades en cada núcleo urbano con una población superior a los 15.000 habitantes

c. Un hospital general y un hospital comarcal por cada 100.000 habitantes

d. Un hospital general y una residencia geriátrica asistida

33. El Sistema Sanitario de Castilla-La Mancha queda configurado territorialmente por las demarcaciones geográficas denominadas:

a. Gerencias de Áreas

b. Gerencias de Atención Integrada

c. Áreas de Salud

d. Centros de Salud

34. Según el Estatuto Marco, la suspensión firme determinará la pérdida del puesto de trabajo cuando exceda de cuántos meses:

a. 6

b. 12

c. 4

d. 5

35. Según el Estatuto Marco, los procedimientos de movilidad voluntaria se efectuarán en cada Servicio de Salud:

a. Cada cinco años preferentemente

b. Cada dos años preferentemente

c. Cada tres años preferentemente

d. Con carácter previo a la convocatoria de un proceso selectivo en la categoría profesional de referencia

36. Según el Estatuto Marco, el importe de cada una de las pagas extraordinarias será como mínimo de:

a. Una mensualidad de sueldo y trienio, al que se añadirá la doceava parte del importe anual del complemento de destino

b. Una mensualidad de sueldo y trienio, al que se añadirá la doceava parte del importe anual de los complemento de destino y atención continuada

c. Una mensualidad de sueldo y trienio, al que se añadirá la catorceava parte del importe anual del complemento de destino

d. Una mensualidad de sueldo y trienio, al que se añadirá la catorceava parte del importe anual de los complemento de destino y atención continuada

37. El empresario deberá elaborar y conservar a disposición de la autoridad laboral la relación de accidentes de trabajo y enfermedades profesionales que hayan causado al trabajador una incapacidad laboral superior a:

a. Cinco días de trabajo

b. Dos días de trabajo

c. Un día de trabajo

d. Una semana de trabajo

38. Según el Real Decreto 137/1984, sobre Estructuras básicas de salud:

a. En el medio rural deberá existir un Consultorio Local en cada una de las localidades que no sean cabecera

b. En el medio rural podrá existir un Consultorio Local en cada una de las localidades que no sean cabecera

c. En el medio rural deberá existir una farmacia en cada una de las localidades donde se ubique un Consultorio Local

d. En el medio rural deberá existir un Consultorio Local en cada una de las localidades con población superior a los 500 habitantes

39. Los Consejos de Salud de Área son órganos de:

a. Participación

b. Dirección

c. Gestión

d. Dirección colegiada

40. La historia clínica, según la Ley 5/2010, de 24 junio, sobre derechos y deberes en materia de salud de Castilla-La Mancha, se conservará durante el tiempo que resulte preciso para garantizar la asistencia sanitaria al paciente, y como mínimo durante ¿cuántos años desde el último alta?

a. 10

b. 5

c. 15

d. 20

41. Según lo establecido en el Estatuto de personal no sanitario de 1971, una de las funciones del celador es asumir los turnos de guardia que se les asigne. Si esta guardia fuese en periodo nocturno, de acuerdo con lo establecido en el Estatuto Marco qué tramo horario deberá quedar obligatoriamente incluido en ella:

a. 0 a 5 horas de cada día natural
b. 0 a 8 horas de cada día natural
c. 22 horas a 7 h del día siguiente
d. 22 horas a 8 h. del día siguiente

42. Posición adecuada para pacientes inconscientes y con respiración espontánea que facilita el drenaje de secreciones:

a. Sims
b. De cubito supino
c. Fowler
d. Semi-Fowler

43. En el área quirúrgica el orden a seguir por el personal estéril a la hora de colocarse las prendas será:

a. Calzas, gorro, mascarilla, bata y guantes estériles
b. Calzas, gorro, bata, guantes estériles y mascarilla
c. Calzas, bata, mascarilla, gorro y guantes estériles
d. Calzas, gorro, mascarilla, guantes estériles y bata

44. El celador ayudará a amortajar a las enfermeras o personas encargadas de hacerlo:

a. Excepcionalmente, si no hubiera disponible personal sanitario suficiente y así lo ordena la supervisora
b. Únicamente si el jefe de personal subalterno lo ordena de forma expresa
c. En ningún caso por tratarse de una función de competencia exclusiva del personal sanitario
d. Sí, puesto que así lo especifica el Estatuto de personal no sanitario

45. Según la Constitución, el secuestro de grabaciones, publicaciones y otros medios de información:

a. Podrá acordarse en virtud de resolución administrativa
b. No podrá acordarse nunca
c. Podrá acordarse en virtud de resolución administrativa para salvaguardar el honor o la imagen del Jefe del Estado
d. Sólo podrá acordarse en virtud de resolución judicial

46. Compete a las Cortes de Castilla-La Mancha:

a. Interponer recursos de casación ante el Tribunal Constitucional
b. Plantear cuestión de inconstitucionalidad
c. Interponer recursos de inconstitucionalidad
d. Interponer recursos de amparo ante el Tribunal Constitucional

47. Sobre los hospitales generales del sector privado vinculados con el Sistema Nacional de Salud, según la Ley General de Sanidad:

a. El sector privado vinculado mantendrá la titularidad de las relaciones laborales del personal que en ellos preste sus servicios
b. Su gestión será sometida a controles anuales de auditoría por dos empresas de reconocido prestigio en el sector
c. No podrá establecerse el cobro de cantidad alguna a los usuarios del sistema Sanitario tanto en concepto de atenciones sanitarias como no sanitarias, cualquiera que sea la naturaleza de éstas
d. Su vinculación a la red pública se realizará mediante la firma de convenios tipo generales elaborados por el Ministerio de Sanidad, en base a su cartera de servicios

48. Según la Ley de Ordenación Sanitaria de Castilla-La Mancha:

a. La atención primaria constituye el nivel de acceso ordinario de la población al sistema sanitario a través de los Equipos de Atención Primaria y los Centros Especializados de Diagnóstico y Tratamiento
b. Las Zonas Básicas de Salud se constituyen como organizaciones funcionales para la protección integral de la salud
c. Podrán constituirse Zonas Especiales de Salud cuando las especiales condiciones socio-económicas demográficas dificulten la creación de Zonas Básicas de Salud
d. Las funciones de promoción de la salud y prevención de la enfermedad corresponderán en exclusiva al Equipo de Atención Primaria

49. Con carácter general, el reingreso al servicio activo del personal estatutario será posible en cualquier servicio de salud:

a. Solicitando una comisión de servicio
b. Renunciando a la situación de excedencia voluntaria
c. A través de los procedimientos de movilidad voluntaria
d. Realizando un programa específico de formación complementaria

50. Según el Estatuto Marco, forma parte del régimen de situaciones administrativas del personal estatutario fijo:

a. La Promoción Interna temporal
b. La Situación de servicios de gestión clínica
c. La Comisión de servicio
d. La Excedencia forzosa especial

51. Un trabajador de un hospital del Sescam tiene una reducción voluntaria de jornada, de manera que trabaja 5 horas al día, en lugar de 7,5 horas. Según lo establecido en el artículo 50 de la Ley 55/2003, del Estatuto marco de los servicios de salud, ¿de qué pausa en el trabajo puede disfrutar:

a. No inferior a 15 minutos al día
b. No inferior a 20 minutos al día
c. No inferior a 30 minutos al día
d. No tiene derecho a pausa en el trabajo

52. En las relaciones de trabajo a través de empresas de trabajo temporal, será responsable del cumplimiento de las obligaciones en materia de información acerca de los riesgos a los que vayan a estar expuestos los trabajadores:

a. La empresa de trabajo temporal
b. La Mutua de accidentes profesionales
c. La empresa usuaria
d. El instituto de Trabajo y Seguridad Social

53. Si la Zona de Salud está constituida por varios municipios, el de cabecera no será distante del resto de municipios, con los medios habituales de locomoción, más de:

a. Media hora
b. 30 kilómetros
c. 25 minutos
d. 20 minutos

54. La Comisión de Dirección, como órgano colegiado de dirección del hospital, se reunirá:

a. Semanalmente
b. Mensualmente
c. Trimestralmente
d. Semestralmente

55. La autonomía de la voluntad del paciente que reconoce la Ley sobre derechos y deberes en materia de salud de Castilla-La Mancha comprende:

a. La facultad de opción entre medicamentos con el mismo principio activo
b. La atención en un medio que garantice su intimidad
c. La confidencialidad de los datos genéticos
d. La libertad para negarse a recibir un procedimiento diagnóstico, pronóstico o terapéutico

56. Es función del celador en su asistencia al personal sanitario:

a. Revisar el carro de parada conforme al protocolo establecido
b. Ayudar al fisioterapeuta a iniciar la deambulación de los pacientes
c. Asegurar sondas y catéteres en el servicio de urgencia
d. Administrar oxígeno al paciente

57. Si para trasladar a un paciente en camilla se hace preciso bajar una rampa, el celador:

a. Empujará la camilla desde el cabecero si se trata de un paciente asistido
b. Tirará desde el cabecero mirando al frente para visualizar cualquier obstáculo
c. Solicitará en todo caso la colaboración de otra persona para garantizar la seguridad del paciente
d. Caminará hacia atrás desde el piecero de la camilla de forma que el paciente mire hacia nosotros

58. Según el Estatuto de personal no sanitario, es función del Celador:

a. Recepción, puesta en batería y sustitución de las botellas de oxígeno en el lugar que sea preciso
b. Cuidar de que los enfermos no hagan uso indebido de los enseres y ropas de la Institución
c. Recepción de los carros de comida
d. Limpiar los colchones de presión

59. Según la Constitución, la prisión provisional:

a. No podrá durar más del tiempo estrictamente necesario para la realización de las averiguaciones necesarias tendentes al esclarecimiento de los hechos
b. No podrá durar más de setenta y dos horas
c. Tendrá el plazo máximo de duración que se determine por ley
d. No podrá durar más de 48 horas

60. Según La Ley 14/1986 de 25 de abril, General de Sanidad, a qué órgano corresponde aprobar la memoria anual del Área de Salud:

a. Al Consejo de Salud del Área
b. Al Consejo de Salud de la Comunidad Autónoma
c. Al Consejo de Dirección del Área
d. Al Gerente de Área

61. Según la Ley de Ordenación Sanitaria de Castilla-La Mancha, cuál de las siguientes funciones NO corresponde a la Corporaciones Locales:

a. Control sanitario de los cementerios y de la sanidad mortuoria
b. Control sanitario del medio ambiente: contaminación atmosférica, abastecimiento de agua
c. Control sanitario de industrias, actividades y servicios, transportes, ruidos y vibraciones
d. Regular y controlar la publicidad sanitaria

62. Según el artículo 5 de la Ley 55/2003 del Estatuto Marco, el personal estatutario de los servicios de salud se clasifica atendiendo a:

a. la función desarrollada, al nivel del título exigido para el ingreso y al tipo de su nombramiento
b. la titulación sanitaria exigida
c. la titulación sanitaria exigida y su formación previa
d. la titulación sanitaria exigida, su formación previa y nombramientos anteriores

63. El personal estatutario que dentro de los plazos establecidos no se incorpore al destino obtenido en un procedimiento de movilidad voluntaria:

a. Será declarado en situación especial en activo
b. Se entenderá que renuncia a la condición de personal estatutario
c. Se entenderá que solicita la excedencia voluntaria por interés particular
d. Será declarado en situación de excedencia forzosa

64. Según el Estatuto Marco, quedan excluidas de la obligatoriedad de negociación colectiva:

a. Los planes de acción social
b. El régimen de permisos y licencias
c. Las decisiones del Servicio de Salud que afecten al ejercicio de derechos por los ciudadanos
d. La determinación y aplicación de las retribuciones del personal estatutario.

65. Los Equipos de Atención Primaria son elementos organizativos de carácter y estructura:

a. unidireccionales
b. democráticos
c. jerarquizados
d. colaborativos

66. Según el Real Decreto 521/1987, de 15 de abril, por el que se aprueba el Reglamento sobre estructura, organización y funcionamiento de los hospitales, cuál de las siguientes áreas de actividad queda adscrita a la División de Gestión y servicios Generales:

a. Documentación y archivo clínico
b. Orden interno y seguridad
c. Consultas externas
d. Unidades especiales

67. La tarjeta sanitaria individual del Sistema sanitario de Castilla la Mancha tendrá con carácter general un periodo de validez de:

a. Cinco años
b. Seis años
c. Permanente
d. Cuatro años

68. Al Jefe de Personal subalterno le corresponde:

a. El control de los envíos de combustible y consumo
b. Instruir a todo el personal de servicios para que la realización de su trabajo sea eficaz y de calidad
c. Mantener el régimen establecido por la Dirección para el acceso de enfermos visitantes a las distintas dependencias de la Institución
d. La Atención del alumbrado interior y exterior del edificio

69. Al trasladar al paciente encamado a una silla de ruedas, sería INCORRECTO:

a. Colocar la silla frenada y paralela a la cama
b. Poner el cabezal de la cama en posición Fowler
c. Sujetar al paciente por los hombros y las rodillas se le gira para sentarlo al borde de la cama
d. Sostener al paciente por las muñecas para ayudarle a incorporarse evitando que se doble involuntariamente y conducirle a la silla

70. Compete al celador del Servicio de Urgencias:

a. Solicitar la información necesaria para la historia clínica
b. Realizar la limpieza de los carros de cura y su material
c. Localizar a los familiares que están en la sala de espera para trasladarles el aviso del ingreso del paciente en una planta hospitalaria
d. Clasificar los pacientes en la zona de triaje

71. A los efectos de la Ley 12/2010, de igualdad entre Mujeres y Hombres de Castilla-La Mancha, se entenderá por participación equilibrada, en las Instituciones y en los órganos públicos de la Junta, la presencia de mujeres y hombres de forma que, en el conjunto a que se refiera, las personas de cada sexo:

a. No superen en ningún caso el 50%
b. No superen el 55% ni sean menos del 45
c. No superen el 60% ni sean menos del 40
d. No superen el 65% ni sean menos del 35

72. Según el Estatuto de Autonomía, la Junta de Comunidades de Castilla-La Mancha asume la competencia exclusiva sobre:

a. Ordenación farmacéutica
b. Ordenación del territorio, urbanismo y vivienda
c. Sanidad e higiene, prevención y restauración de la salud
d. Gestión de las prestaciones y servicios del sistema de Seguridad Social: INSERSO

73. **Para conseguir la máxima operatividad y eficacia en el funcionamiento de los servicios a nivel primario, las Áreas de Salud se dividirán en:**

a. Centros de salud
b. Consultorios locales
c. Centros de Especialidades y Tratamiento
d. Zonas básicas de salud

74. **No es un órgano directivo dependiente de la Dirección-Gerencia del Sescam:**

a. La Secretaria General
b. La Dirección General de Gestión Económica e Infraestructuras
c. La Dirección General de Asistencia Sanitaria
d. Todos son órganos directivos

75. **Según el Estatuto Marco, uno de los requisitos necesarios para poder participar en los procesos de selección de personal estatutario fijo es 'no haber sido separado, mediante expediente disciplinario, de cualquier servicio de salud o administración pública' durante ¿cuántos años previos a la convocatoria?**

a. 2   b. 3   c. 5   d. 6

76. **Según el Estatuto Marco, cuál NO constituye un derecho colectivo del personal estatutario fijo:**

a. El derecho a la reunión
b. El derecho a la acción social en los términos y ámbitos que se determinen en las normas
c. El derecho a la huelga
d. El derecho a la libre sindicación

77. **Las faltas muy graves del personal estatutario de los servicios de salud prescribirán:**

a. A los seis meses
b. A los dos años
c. A los cuatro años
d. Ninguna es correcta

78. **Según la Ley de Prevención de Riesgos laborales, se constituirá un Comité de Seguridad y Salud en las empresas o centros de trabajo que cuenten con cuántos trabajadores:**

a. 25 ó más
b. 50 ó más
c. 100 ó más
d. 250 ó más

79. **Según establece la Ley de Ordenación Sanitaria de Castilla-La Mancha, la atención a las urgencias sanitarias recaerá:**

a. Únicamente en los hospitales con servicios de urgencias
b. Únicamente en los centros de salud
c. En los centros y servicios sanitarios que a tal efecto se determinen
d. En todos los centros sanitarios existentes

80. **Son Órganos colegiados de asesoramiento a los Órganos de Dirección del hospital:**

a. La Comisión de Participación Hospitalaria y la Junta de Asesoramiento
b. La Junta Técnico-asistencial y la Comisión de Bienestar Social
c. La Comisión de Supervisión y la Comisión Central de Garantía
d. La Comisión de Inspección y evaluación y la Junta Técnico-asistencial

81. **La tarjeta sanitaria individual se emitirá a todas aquellas personas residentes que, estando empadronadas en Castilla-La Mancha, tengan reconocido el derecho a la asistencia sanitaria por el/la:**

a. Ministerio de Sanidad
b. Instituto Nacional de la Seguridad Social
c. Servicio de Salud de Castilla-La Mancha
d. Consejería de Sanidad de Castilla-La Mancha

82. **El cuidado del cierre de los servicios complementarios del edificio durante la noche es función de:**

a. El supervisor de guardia
b. Los celadores
c. El personal de mantenimiento
d. El Jefe de Personal Subalterno

83. **Si la supervisora indica que es necesario llevar el 'escabel' a la habitación 401, se refiere al:**

a. Carro de parada
b. Carro de farmacia
c. Contenedor de desechos
d. Taburete para descanso de los pies

84. **El método idóneo para la esterilización de material eléctrico y electrónico es:**

a. Calor seco
b. Óxido de etileno
c. Autoclave por vapor de agua
d. La prueba de vacío

85. **Cuál de las siguientes funciones NO está incluida entre los cometidos que el Estatuto de personal no sanitario atribuye a los celadores que prestan servicios en el animalario:**

a. Realizarán sus funciones siempre bajo las indicaciones que reciban de los Médicos, Supervisoras o Enfermeras que les sustituyan
b. Alimentarán a los animales de experimentación
c. Serán responsables de la salud de los animales
d. Asearán a los animales con posterioridad a las pruebas experimentales

86. **Según la Ley 12/2010, de igualdad entre Mujeres y Hombres de Castilla-La Mancha, la emisión del informe de impacto de género al anteproyecto de Ley de presupuestos de la Comunidad Autónoma le corresponde:**

a. Al Instituto de la Mujer
b. A la Comisión de Igualdad de Castilla-La Mancha
c. A la dirección general competente en materia de presupuestos
d. A la Dirección General de la Mujer

87. **Según el Decreto 51/2017, de 9 de agosto, la Administración Regional de Castilla-La Mancha se estructura en:**

a. Dos Vicepresidencias y siete Consejerías
b. Una Vicepresidencia y seis Consejerías
c. Dos Vicepresidencias y seis Consejerías
d. Una Vicepresidencia y siete Consejerías

88. **Según la Ley General de Sanidad, el centro de salud tendrá la siguiente función:**

a. Facilitar el trabajo en equipo de los profesionales sanitarios de la zona
b. Fijar sus propias reglas de funcionamiento
c. Elegir a sus profesionales entre los empleados del servicio de salud
d. Elegir el hospital al que estará vinculado

89. **Según el Decreto 166/2015 de estructura orgánica y funciones del Servicio de Salud de Castilla-La Mancha, la jefatura superior del personal adscrito al Sescam corresponde:**

a. A la Dirección General de Recursos Humanos del Sescam
b. Al Gerente de cada Área en su correspondiente ámbito territorial
c. A la Dirección Gerencia del Sescam
d. A la Secretaría General del Sescam

90. **Según el Estatuto Marco, podrá recuperarse la condición de personal estatutario fijo en caso de pérdida como consecuencia de:**

a. Sanción disciplinaria firme de separación del servicio
b. Renuncia
c. Jubilación voluntaria
d. Incapacidad permanente

91. **Cuál de las siguientes Gerencias NO existe en el ámbito territorial de Castilla-La Mancha:**

a. Gerencia de Atención Integrada de Albacete
b. Gerencia de Atención Integrada de Alcázar de San Juan
c. Gerencia de Atención Integrada de Toledo
d. Gerencia del Hospital Nacional de Parapléjicos

92. Según el Estatuto Marco, es falta disciplinaria grave:

a. El incumplimiento de las normas sobre incompatibilidades, cuando suponga el mantenimiento de una situación de incompatibilidad

b. El acoso sexual, cuando suponga agresión o chantaje

c. El abandono del servicio

d. La falta de obediencia debida a los superiores

93. El ámbito de actuación del Plan Perseo comprende:

a. Todo el personal sanitario del Sescam

b. Todos los trabajadores del Sescam

c. Todos los trabajadores socio-sanitarios de la Junta de Comunidades de Castilla-La Mancha

d. Todos los trabajadores de la Junta de Comunidades de Castilla-La Mancha

94. Según el Real Decreto 137/1984 de 11 de enero, de Estructuras Básicas de Salud, los veterinarios titulares radicados en la Zona:

a. Deberán integrarse en los Equipos de Atención Primaria

b. Son consultores técnicos de los Equipos de Atención Primaria

c. Están integrados en los Equipos de Atención Primaria

d. Podrán integrarse en los Equipos de Atención Primaria

95. En una empresa de 31 trabajadores:

a. Habrá un Delegado de Prevención

b. El Delegado de Prevención será el Delegado de Personal

c. Habrá dos Delegados de Prevención que será elegido por y entre los Delegados de Personal

d. No habrá Delegado de Prevención

96. Según la Ley sobre derechos y deberes en materia de salud de Castilla-La Mancha, la renuncia del paciente a recibir información sobre su proceso deberá formularse:

a. Por escrito

b. De forma verbal

c. Únicamente en el registro de últimas voluntades

d. El derecho a la información asistencial es irrenunciable

97. Respecto al aseo de pacientes con perfusión intravenosa:

a. El aseo de pacientes con perfusión intravenosa corresponde en exclusiva al personal sanitario

b. Para desvestir al paciente, en primer lugar, se extrae completamente la manga del brazo portador de la perfusión y posteriormente la del brazo libre

c. Para vestir al paciente, se comenzará por el brazo portador de la vía

d. Salvo indicación expresa del personal médico, se desconectara el sistema para facilitar el aseo

98. El cuadro de Balkan es un armazón metálico usado:

a. Sobre las camillas de tijera o cuchara para la movilización de pacientes accidentados politraumatizados

b. En los transfer fijos para facilitar los desplazamientos horizontales y verticales de pacientes con fracturas

c. En las mesas de quirófanos para la regulación de los planos de las piernas

d. Ninguna es correcta

99. Cuándo está recomendada la maniobra de Heimlich:

a. Paciente consciente con las vías respiratorias obstruidas sin que pueda toser

b. Paciente que sufre una crisis por epilepsia

c. Paciente inconsciente si el corazón ha dejado de palpitar

d. Dicha maniobra solo debe realizarse por personal sanitario cualificado

100. NO le corresponde realizar a un celador:

a. Ayudar en la colocación y retirada de cuñas para la recogida de excretas de enfermos en circunstancias especiales

b. Tramitar la correspondencia

c. Cuidar de la preparación de la habitación para la recepción del paciente

d. No permitir a los visitantes la introducción de alimentos en el Hospital

101. Sobre los tratados internacionales, el Estatuto de autonomía de Castilla-La Mancha establece que la Comunidad Autónoma:

a. Únicamente ejecutará dentro de su ámbito territorial, los tratados internacionales, en lo que afecten a las materias sobre las que tenga reconocida la competencia exclusiva

b. Ejecutará todos los tratados internacionales que afecten a su territorio

c. Ejecutará, dentro de su ámbito territorial, los tratados internacionales, en lo que afecten a las materias propias de su competencia

d. Sólo ejecutará dentro de su ámbito territorial, los tratados internacionales, en lo que afecten a las materias sobre las que tenga reconocida la competencia ejecutiva

102. Cuál de las siguientes actuaciones está desaconsejada para la movilización y traslado de pacientes:

a. Utilizar los medios mecánicos disponibles

b. Respetar los principios de mecánica corporal

c. Utilización de apoyos

d. Mantener los pies juntos

103. Según la Ley de Prevención de Riesgos Laborales, la formación en materia preventiva fuera de la jornada de trabajo:

a. Únicamente será posible si se realiza en las instalaciones donde tenga su puesto el trabajador

b. Solo podrá realizarse si está prevista en el convenio sectorial

c. Se realizará si la empresa carece de medios propios para impartirla

d. Supondrá el descuento en la jornada de trabajo del tiempo invertido en la misma

104. Los familiares de un paciente que ha llegado inconsciente al Servicio de urgencias preguntan de forma nerviosa e insistente al celador por su diagnóstico:

a. Si estima que la situación puede derivar en conflicto deberá seguir las directrices del Plan Perseo y requerir la información necesaria al médico que le atiende para facilitársela

b. Si se conoce cuál es el diagnóstico y este no es de gravedad les transmitirá información al respecto para tranquilizarles

c. Su función siempre se limitará a orientar las consultas al médico encargado de la asistencia al enfermo

d. Les conducirá al Servicio de Atención Paciente para que les informe sobre el pronóstico

105. Según la Ley de Ordenación Sanitaria de Castilla la Mancha, la Atención Especializada se prestará:

a. Únicamente en los hospitales

b. En los hospitales, así como en los Centros Especializados de Diagnóstico y Tratamiento

c. En los hospitales y en los centros de salud

d. En cualquier centro sanitario de la red pública.

Servicio de Salud de Castilla y León
Sacyl

CONVOCATORIA:
BOLETÍN OFICIAL DE LA CASTILLA Y LEÓN DE 20 DE JUNIO DE 2016

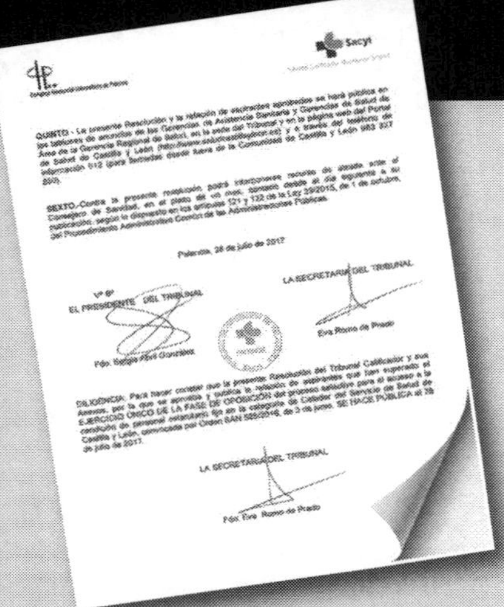

EXAMEN:

14 DE MAYO DE 2017

CLAVE DE RESPUESTAS

1 B	27 C	53 D
2 C	28 B	54 C
3 C	29 C	55 B
4 B*	30 D	56 D
5 D	31 C	57 C
6 C	32 D	58 D
7 D	33 B	59 A
8 C	34 C	60 B
9 B	35 B	61 B
10 A	36 A	62 D
11 C	37 A	63 C
12 C	38 B	64 C
13 D	39 D	65 C
14 D	40 C	66 B
15 A	41 C	67 C
16 D	42 D	68 B
17 A	43 D	69 D
18 C	44 C	70 D*
19 B	45 D	71 A
20 A	46 B*	72 B
21 D	47 D	73 B
22 C	48 D	74 B
23 B	49 A	75 D
24 C	50 C	76 D
25 B	51 C	77 D
26 B	52 C	

*TRES PREGUNTAS ANULADAS

---

1. La organización y funcionamiento de la Gerencia regional de salud se regula en el Decreto:

a. 40/2016, de 10 de noviembre
b. 42/2016, de 10 de noviembre
c. 40/2016, de 20 de noviembre
d. 42/2016, de 20 de noviembre

2. Es competencia de la Dirección general de salud pública de la Consejería de sanidad:

a. Evaluación, análisis y control del gasto sanitario
b. Análisis y estudio de las necesidades de asistencia sanitaria de Castilla y León
c. Realización sistemática de las acciones para la educación sanitaria de la población y promoción de hábitos saludables
d. Planificación, promoción, coordinación y evaluación de la investigación en relación con los problemas y necesidades de salud de la población

3. Los titulares de los órganos administrativos podrán ser suplidos temporalmente en los siguientes supuestos, EXCEPTO:

a. vacante
b. enfermedad
c. fallecimiento
d. ausencia

4. [ANULADA] Para realizar la deambulación de un paciente hemipléjico se deberá actuar:

a. Por el lado sano del paciente
b. Por el lado enfermo del paciente
c. Es indiferente el lado por el que se actúe
d. Ninguna de las anteriores

5. Cómo se conoce también la posición anatómica de 'Morestin'

a. Fowler
b. Trendelenburg
c. Sims
d. Antitrendelenburg

6. Son órganos directivos centrales para el desarrollo de las funciones que la gerencia regional de salud tiene encomendadas en materia de asistencia sanitaria:

a. Dirección General de Gestión Económica, Dirección General de Asistencia Sanitaria, Dirección General de Investigación, Innovación e Infraestructuras, y Dirección General de Profesionales
b. El Presidente, el Director Gerente, el Director Económico, Presupuestario y Financiero, y las Direcciones Generales de la Gerencia Regional de Salud
c. Dirección General de Asistencia Sanitaria, Dirección General de Innovación y Resultados en Salud, Dirección General de Infraestructuras y Tecnologías de la Información y Dirección General de Profesionales
d. Ninguna de las anteriores

7. Cuál de las siguientes órdenes establece el procedimiento para la valoración del puesto de trabajo por causa de salud:

a. SAN/204/2014, de 21 de marzo
b. SAN/220/2015, de 17 de marzo
c. SAN/1307/2014, de 28 de noviembre
d. SAN/1037/2014, de 27 de noviembre

8. El médico le pide al celador que haga una fotocopia del informe aportado por el paciente:

a. El celador le comunica que no es su cometido y lo remitirá al Servicio de Admisión
b. El celador lleva el informe al Servicio de Admisión para que el personal administrativo realice la fotocopia
c. Corresponde al celador realizar dicha fotocopia
d. Ninguna de las anteriores

9. En qué Capítulo de la Ley 2/2007, de 7 de marzo, del Estatuto jurídico del personal estatutario del Sacyl se regula la 'Selección y provisión':

a. V
b. VI
c. VII
d. VIII

10. Es una regla básica para los celadores que realizan cambios posturales y traslado de pacientes:

a. Hacer el máximo uso de su centro de gravedad

b. Mantener el centro de gravedad alto

c. Hacer uso de los músculos de la espalda

d. Las tres

11. Sobre el procedimiento para la valoración del puesto de trabajo por causa de salud, cuando el traslado sea a un puesto de inferior categoría, el plazo para su resolución desde la fecha de consentimiento del trabajador será de:

a. Un mes

b. Dos meses

c. Tres meses

d. No existe un plazo definido

12. Una fractura abierta es aquella que:

a. Se produce sin posibilidad de recibir tratamiento quirúrgico

b. Afecta a músculos y vísceras

c. Perfora la piel o la mucosa

d. Provoca que un fragmento de hueso se encaje firmemente en otro

13. En relación con la delegación de firma:

a. La delegación de firma alterará la competencia del órgano delegante

b. En los actos firmados por delegación de firma no se hará constar la autoridad de procedencia

c. Para la validez de la delegación de firma será necesaria su publicación en el Boletín Oficial de Castilla y León

d. Ninguna de las anteriores

14. Las heridas punzantes:

a. Están originadas por el choque violento sobre la piel de objetos romos

b. Son aquellas en las que intervienen varios agentes causales a la vez

c. Son heridas abiertas que se han originado como resultado de una fricción

d. Son heridas abiertas por un instrumento lacerante que penetra en la piel y los tejidos internos

15. Atendiendo al tipo de nombramiento, el personal estatutario del Sacyl se clasifica en:

a. Fijo y temporal

b. Fijo y eventual

c. Fijo y sustituto

d. Ninguna de las anteriores

16. Según el artículo 24 de la Ley 2/2007, de 7 de marzo, del Estatuto jurídico del personal estatutario del Sacyl, NO es causa de cese del personal estatutario sustituto:

a. El cumplimiento del período por el que se hizo el nombramiento

b. La reincorporación de la persona sustituida a la misma plaza o función

c. La resolución de la relación estatutaria durante el período de prueba, en los términos establecidos en esta Ley

d. La amortización de la plaza

17. En cuál de los siguientes supuestos está recomendada la maniobra de Heimlich:

a. Paciente consciente, con obstrucción completa (grave) de la vía aérea

b. Paciente inconsciente, con obstrucción completa (grave) de la vía aérea

c. Paciente consciente, con obstrucción parcial (leve) de la vía aérea

d. Paciente inconsciente, con obstrucción parcial (leve) de la vía aérea

18. Según el artículo 4.6 de la Ley 31/1995, de 8 de noviembre, de prevención de riesgos laborales, se entenderá como "equipo de trabajo":

a. El conjunto de personas que de acuerdo a sus habilidades desempeñan su actividad en la empresa

b. La ropa y el calzado que debe llevar el trabajador

c. Cualquier máquina, aparato, instrumento o instalación utilizada en el trabajo

d. Son correctas A y B

19. El plazo para presentar las solicitudes para participar en un proceso selectivo para la selección de personal estatutario al servicio del Sacyl será, como mínimo, de ¿cuántos días a contar desde su publicación en el Bocyl?

a. 20 días naturales

b. 20 días naturales a contar desde el día siguiente a su publicación

c. 20 días hábiles

d. 15 días hábiles a contar desde el día siguiente a su publicación

20. Según el artículo 35 de la Ley 2/2007, de 7 de marzo, del Estatuto jurídico del personal estatutario del Sacyl, cuál de las siguientes se considera procedimiento de provisión en el Sacyl:

a. Concurso de traslados

b. Comisión de servicios

c. La atribución temporal de funciones

d. Son correctas A y C

21. Según el artículo 15 de la Ley 31/1995, de 8 de noviembre, de prevención de riesgos laborales, NO es un principio de acción preventiva:

a. Evitar riesgos

b. Evaluar los riesgos que no se puedan evitar

c. Combatir los riesgos en su origen

d. Adoptar medidas que antepongan la protección individual a la colectiva

22. Una persona que acude al servicio de urgencias comenta a un celador que dentro del recinto hospitalario hay una mujer inmóvil tumbada en el suelo. El celador:

a. Indicará a dicha persona que la acerque para que la pueda ver un médico

b. Indicará a dicha persona que debe avisar al 112

c. Informará de inmediato al personal sanitario con quien se personará en el lugar indicado para la comprobación de los hechos

d. Facilitará una silla de ruedas a dicha persona para que pueda acercar a la mujer

23. Invasión en el organismo de microorganismos patógenos que se multiplican y lesionan los tejidos:

a. Asepsia

b. Infección

c. Enfermedad

d. Lesión

24. Según la Ley 2/2007, de 7 de marzo, del Estatuto jurídico del personal estatutario del Sacyl, la composición y el nombramiento de los órganos de selección del personal estatutario deberá efectuarse en:

a. El Decreto de convocatoria de los procesos selectivos

b. La Resolución de convocatoria de los procesos selectivos

c. La Orden de convocatoria de los procesos selectivos

d. La Instrucción de convocatoria de los procesos selectivos

25. Sobre el procedimiento para la valoración del puesto de trabajo por causa de salud:

a. Se desarrolla mediante Orden que consta de 4 capítulos

b. Se desarrolla mediante Orden que consta de 11 artículos y una disposición final

c. El Decreto 8/2011, de 24 de febrero, modificado por Decreto 56/2014, de 6 de noviembre, no regula el procedimiento de valoración del puesto por causa de salud del trabajador

d. Se desarrolla mediante Orden firmada por el Director Gerente de la Gerencia Regional de Salud

26. Para entrar en un ascensor con un paciente en silla de ruedas:

a. Entrar empujando de frente la silla de ruedas, para que entre primero el paciente

b. Entrar primero el celador, caminando de espaldas y tirando de la silla para que entre en último lugar el paciente

c. No usará el ascensor puesto que únicamente debe usarse para el traslado de camas o camillas

d. Ninguna de las anteriores

27. Según la Ley 31/1995, de 8 de noviembre, de prevención de riesgos laborales, si un hospital tiene 1.500 trabajadores, el número de delegados de prevención debe ser:

a. 3   b. 4   c. 5   d. 6

28. Si un celador es requerido por un compañero para sentar a un paciente que no colabora en una silla de ruedas, se colocarán:

a. Uno enfrente del paciente y el otro sujetando la silla

b. Uno a cada lado del paciente

c. Los dos al mismo lado del paciente

d. Está prohibido sentar en una silla de ruedas a un paciente que no colabora

29. 'Tanatopraxia' es:

a. Toda práctica mortuoria que consiste en la disección y examen del cuerpo de una persona fallecida para determinar la presencia de un proceso patológico

b. Una institución situada en un edificio separado del hospital que presta servicios funerarios

c. Toda práctica mortuoria que consiste en la conservación y exposición del cadáver con las debidas garantías sanitarias

d. La ciencia que se ocupa de todo aquello relativo a las defunciones y los funerales

30. Sobre el comité de seguridad y salud:

a. Es el órgano paritario y colegiado de participación destinado a la consulta regular y periódica de las actuaciones de la empresa en materia de prevención de riesgos

b. Se constituirá en todas las empresas o centros de trabajo que cuenten con 50 o más trabajadores

c. Estará formado por los Delegados de Prevención, de una parte, y por empresario y/o sus representantes en número igual al de los Delegados de Prevención, de la otra

d. Las tres son correctas

31. Se entiende por agresión:

a. El comportamiento no intencionado que daña físicamente a otra persona

b. El comportamiento intencionado que daña psíquicamente a otra persona

c. El comportamiento intencionado que daña física o psíquicamente a otra persona

d. Ninguna de las anteriores

32. Según la Ley 8/2010, de 30 de agosto, de ordenación del Sacyl, cuál de las siguientes categorías profesionales tiene la consideración de autoridad pública:

a. El personal directivo

b. Los trabajadores sociales

c. El personal de gestión y servicios

d. Las tres son correctas

33. Según el artículo 43.2 del Estatuto de autonomía de Castilla y León, por cuál de los siguientes principios se deben regir las entidades locales de Castilla y León:

a. Suficiencia política

b. Suficiencia financiera

c. Suficiencia institucional

d. Ninguna de las anteriores

34. En relación a la provincia:

a. Carece de personalidad jurídica propia

b. Su gobierno y administración están encomendados al respectivo Ayuntamiento

c. Constituye división territorial para el cumplimiento de los fines de la Comunidad Autónoma

d. Las tres son correctas

35. Es un método de esterilización por calor seco:

a. Autoclave

b. Estufa Poupinel

c. Tindalización

d. Son correctas A y C

36. Cuál es la entidad territorial básica de la comunidad autónoma de Castilla y León:

a. El municipio

b. La provincia

c. La comarca

d. Ninguna de las anteriores

37. Qué es una zona séptica:

a. Una zona sucia

b. Una zona esterilizada

c. Una zona desinfectada

d. Una zona no contaminada

38. Sobre el cómputo de plazos:

a. Cuando los plazos se señalen por horas, se entiende que éstas son hábiles

b. Cuando los plazos se señalen por días, se entiende que éstos son hábiles, excluyéndose del cómputo los domingos y los declarados festivos

c. Cuando los plazos se hayan señalado por días naturales por declararlo así una ley o por el Derecho de la Unión Europea, se hará constar esta circunstancia en las correspondientes notificaciones

d. Cuando el último día del plazo sea inhábil, se entenderá prorrogado al primer día hábil siguiente

39. Según el Decreto 204/1994, de 15 de septiembre, de ordenación de la gestión de los residuos sanitarios, en relación a los residuos del grupo II, es FALSO:

a. Son residuos sanitarios no específicos

b. Son residuos producidos como resultado de la actividad clínica

c. Entre ellos no está la sangre y hemoderivados en forma líquida

d. Ninguna de las tres

40. Según la Ley 8/2003, de 8 de abril, sobre derechos y deberes de las personas en relación con la salud, "como regla general, la información se proporcionará...":

a. Por escrito, dejando constancia en la historia clínica

b. Por escrito, para que el usuario pueda reflexionar y elegir libremente

c. Verbalmente, dejando constancia en la historia clínica

d. Verbalmente o por escrito, como expresamente decida la persona interesada

41. Según el artículo 13 del Estatuto de autonomía de Castilla y León, cuál NO se recoge como derecho social:

a. Derecho a la educación

b. Derecho a la salud

c. Derecho a la protección del medio ambiente

d. Derecho a la cultura y al patrimonio

42. Según el Decreto 204/1994, de 15 de septiembre, de ordenación de la gestión de los residuos sanitarios, en relación a los residuos del grupo III:

a. Se deben observar medidas de prevención en la manipulación, recogida, almacenamiento, transporte, tratamiento y eliminación

b. Incluye agujas y material punzante y/o cortante

c. Son residuos sanitarios especiales

d. Las tres son correctas

43. La petición de material como norma general, debe indicar:

a. Denominación del material

b. Cantidad solicitada

c. Identificación del solicitante, fecha y firma

d. Todo lo anterior en formato normalizado

44. Es función del celador:

a. Administrar sedantes al paciente en caso de necesidad urgente y siguiendo las indicaciones del médico

b. Intubar al paciente terminal en caso de necesidad urgente y siguiendo las indicaciones del médico

c. Colaborar con otros profesionales en el traslado y movimiento de los pacientes

d. Son correctas A y C

45. Las guías de información al usuario incluyen lo siguiente, EXCEPTO:

a. Características asistenciales

b. Derechos y deberes

c. Procedimientos de reclamación y sugerencia

d. Lista de espera quirúrgica

46. [ANULADA] Según la Ley 8/2003, de 8 de abril, sobre derechos y deberes de las personas en relación con la salud, es titular del derecho a la información asistencial:

a. Únicamente el paciente

b. El paciente y las personas vinculadas a él por razones familiares o de hecho, en la medida que el paciente lo permita expresa o tácitamente

c. El paciente y los familiares sólo hasta el segundo grado de consanguinidad

d. Ninguna de las anteriores

47. Abertura y examen de un cadáver para verificar el estado de los órganos y las causas de la muerte:

a. Necropsia

b. Embalsamiento

c. Autopsia

d. Son correctas A y C

48. Según la Ley 8/2003, de 8 de abril, sobre derechos y deberes de las personas en relación con la salud, se deberá recabar el consentimiento por escrito antes de realizar:

a. Intervenciones quirúrgicas

b. Procedimientos diagnósticos y terapéuticos invasivos

c. Procedimientos sanitarios que supongan riesgos e inconvenientes notorios y previsibles, susceptibles de repercutir en la salud del paciente o del feto, si fuera el caso de una mujer embarazada

d. Las tres son correctas

49. Disminución gradual de la temperatura del cuerpo después de la muerte:

a. Algor mortis

b. Rigor mortis

c. Rictus mortisd. Alter mortis

50. El celador destinado en el punto de información deberá tener completo conocimiento de:

a. Las camas libres que existan en el centro en cada momento

b. La ubicación de todos los servicios del centro, así como sus responsables

c. La ubicación de todos los servicios del centro

d. Las intervenciones quirúrgicas que se realizan en el centro

51. El paciente puede revocar su consentimiento:

a. No, una vez prestado ya no puede ser revocado

b. Sí, en cualquier momento, verbalmente o por escrito

c. Sí, en cualquier momento y por escrito

d. Ninguna de las anteriores

52. Para el traslado de un paciente desde un determinado servicio del centro hospitalario a una planta de hospitalización, el celador deberá:

a. Explicar al paciente los motivos de su traslado a la planta de destino

b. Explicar al paciente el recorrido que van a realizar, así como los medios que se van a utilizar

c. Preguntar al personal sanitario del servicio de origen las condiciones en las que debe ser trasladado el paciente

d. Son correctas A y C

53. Según el artículo 19 de la Ley 8/2003, de 8 de abril, sobre derechos y deberes de las personas en relación con la salud, el derecho a no ser informado puede ser restringido cuando resulte necesario...

a. ...en interés de la salud del paciente

b. ...en interés de las exigencias terapéuticas del caso

c. ...en interés de terceros

d. Las tres son correctas

54. Cada área de salud contará al menos con:

a. Un centro de Salud

b. Un consultorio local

c. Un hospital o complejo asistencial

d. Un botiquín farmacéutico

55. Conjunto de documentos que contienen los datos, valoraciones e informaciones de cualquier índole sobre la situación y evolución clínica de un paciente a lo largo del proceso asistencial:

a. Informe de alta

b. Historia Clínica

c. Episodio asistencial

d. Plan de cuidados

56. Sobre las infecciones intrahospitalarias:

a. También se denominan infecciones asociadas a la atención sanitaria

b. Pueden afectar a pacientes en cualquier tipo de entorno en el que reciban atención sanitaria

c. Pueden aparecer después de que el paciente reciba el alta

d. Ninguna de las anteriores

57. Dispensación individualizada de medicamentos desde la farmacia del hospital:

a. Dispensación aleatoria

b. Dispensación general

c. Dispensación en unidosis

d. Dispensación anómala

58. La Ley 39/2015 del procedimiento administrativo común de las administraciones públicas tiene por objeto regular:

a. Los requisitos de validez y eficacia de los actos administrativos

b. El procedimiento administrativo común a todas las Administraciones Públicas, incluyendo el sancionador y el de reclamación de responsabilidad de las Administraciones Públicas

c. Principios a los que se ha de ajustar el ejercicio de la iniciativa legislativa y la potestad reglamentaria

d. Las tres son correctas

59. Según el artículo 14 del Decreto 101/2005, de 22 de diciembre, por el que se regula la historia clínica, si un paciente o usuario quiere tener acceso a los datos que figuran en su historia clínica:

a. Deberá formular su solicitud por escrito en el que constarán sus datos identificativos

b. Deberá formular su solicitud telefónicamente aportando su número de afiliación a la Seguridad Social

c. Es indistinta la manera en la que se formule la solicitud

d. Ninguna de las anteriores

60. Se consideran interesados en el procedimiento administrativo:

a. Quienes lo promuevan como titulares de derechos públicos

b. Los que, sin haber iniciado el procedimiento, tengan derechos que puedan resultar afectados con la decisión que en el mismo se adopte

c. Aquellos cuyos intereses legítimos individuales o colectivos puedan resultar afectados por la resolución, personándose en el procedimiento con anterioridad al trámite de audiencia

d. Las tres son correctas

61. se puede pedir a un celador que realice un recado oficial fuera del centro de trabajo:

a. No, el celador sólo puede realizar recados oficiales dentro del centro de trabajo

b. Si, el realizar recados oficiales fuera del centro de trabajo es una de las funciones del celador

c. No es función del celador realizar recados oficiales

d. No, salvo que se trate de una emergencia

62. Según el artículo 21 del Decreto 101/2005, de 22 de diciembre, por el que se regula la historia clínica, el período que debe conservarse la documentación clínica desde la fecha de alta de cada proceso asistencial o desde el fallecimiento del paciente, será como mínimo de ¿cuántos años?

a. 2   b. 3   c. 4   d. 5

63. Cuando en una solicitud, escrito o comunicación figuren varios interesados, las actuaciones a que den lugar se efectuarán:

a. Con cualquiera de ellos

b. Con todos y cada uno de ellos

c. Con el representante o el interesado que expresamente se haya señalado, y en su defecto, con el que figure en primer término

d. Las actuaciones a que den lugar se publicarán en el boletín oficial correspondiente

64. Quién es el titular de la Secretaría general de la Consejería de Sanidad:

a. El/la Director/a General de Profesionales

b. El/la Director/a Gerente de la Gerencia Regional de Salud

c. El/la Director/a Económico-Presupuestario y Financiero

d. Ninguna de las anteriores

65. Los órganos administrativos podrán dirigir las actividades de sus órganos jerárquicamente dependientes:

a. Mediante Leyes y Reglamentos

b. Mediante comunicaciones y directrices

c. Mediante instrucciones y órdenes de servicio

d. Las tres son correctas

66. Los órganos superiores podrán avocar para sí el conocimiento de uno o varios asuntos cuando lo hagan conveniente circunstancias de índole: (Indique la FALSA)

a. Económica

b. Administrativa

c. Social

d. Técnica

67. Si hay un incendio y tiene que utilizar un extintor, dirigirá el chorro:

a. Hacia la parte superior de las llamas

b. Por encima de las llamas

c. Hacia la base de las llamas

d. Es indiferente

68. Las gerencias de asistencia sanitaria serán creadas mediante:

a. Orden de la Consejería competente en materia de Sanidad

b. Decreto de la Junta de Castilla y León

c. Resolución del Director Gerente de la Gerencia Regional de Salud

d. Ley aprobada en Cortes de Castilla y León

69. La encomienda de gestión para la realización de actividades de carácter material a órganos o entidades de la misma o distinta administración, se llevará a cabo:

a. Por razones de eficiencia

b. Por razones de eficacia

c. Cuando no se posean los medios técnicos idóneos para su desempeño

d. Son correctas B y C

70. [ANULADA] En la prevención de las infecciones intrahospitalarias es clave:

a. Controlar los riesgos ambientales de infección

b. Prevenir la infección de los miembros del personal

c. Proteger a los pacientes con una adecuada nutrición y vacunación

d. Las tres son correctas

71. Paciente tumbado sobre su espalda, con los brazos y las piernas extendidos y cercanos al cuerpo, sobre un plano paralelo al suelo:

a. Decúbito supino o dorsal

b. Decúbito prono o ventral

c. Decúbito lateral

d. Sims, semiprona o seguridad

72. El uso de desinfectantes y antisépticos, quimioterápicos y antibióticos se considera un tipo de barrera:

a. Física

b. Química

c. Biológica

d. Ninguna de las tres

73. Quién ostenta la dirección ejecutiva y gestión de la actividad sanitaria realizada a través de los centros e instituciones del Sacyl:

a. El/la Presidente/a de la Gerencia Regional de Salud

b. El/la Director/a Gerente de la Gerencia Regional de Salud

c. El/la Director/a General de Asistencia Sanitaria de la Gerencia Regional de Salud

d. El/la Director/a General de Innovación y Resultados en Salud de la Gerencia Regional de Salud

74. Marco territorial y poblacional donde se desarrollan las actividades sanitarias de la atención primaria en la comunidad de Castilla y León:

a. La Demarcación Sanitaria

b. La Zona Básica de Salud

c. El Área de Salud

d. Ninguna de las anteriores

75. La gestión de los residuos sanitarios tiene como fin:

a. garantizar la protección de la salud pública

b. la defensa del medio ambiente

c. la preservación de los recursos naturales

d. Las tres

76. Sobre el procedimiento para la valoración del puesto de trabajo por causa de salud:

a. Cuando el procedimiento se inicie a solicitud del interesado el Servicio de Prevención de Riesgos Laborales correspondiente citará al trabajador afectado para la realización de un examen de salud

b. El Servicio de Prevención de Riesgos Laborales podrá solicitar al interesado los informes complementarios que se consideren necesarios

c. El informe que emita el Servicio de Prevención de Riesgos Laborales deberá acompañarse de la calificación de la aptitud para el desempeño del puesto de trabajo

d. Las tres son correctas

77. La desinfección es:

a. Un tratamiento de destrucción de microorganismos patógenos

b. Un procedimiento de antisepsia

c. El resultado de una limpieza continua

d. Son correctas A y B

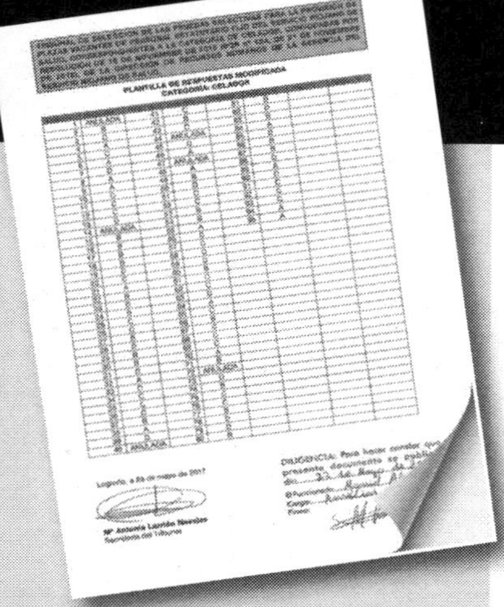

EXAMEN:

6 DE MAYO DE 2017

CLAVE DE RESPUESTAS

1 *	25 **C**	49 **B**	73 **D**
2 **B**	26 **C**	50 **D**	74 **B**
3 **C**	27 **B**	51 **D**	75 **C**
4 **A**	28 **D**	52 **C**	76 **C**
5 **C**	29 **B**	53 **B**	77 **B**
6 **A**	30 **B**	54 **B**	78 **D**
7 **D**	31 **D**	55 **A**	79 **D**
8 **A**	32 **A**	56 **D**	80 **B**
9 **A**	33 **D**	57 **C**	81 **B**
10 **C**	34 **C**	58 **D**	82 **D**
11 **C**	35 **C**	59 **D**	83 **B**
12 **C**	36 **C**	60 **B**	84 **A**
13 **D**	37 **B**	61 **C**	85 **B**
14 **C** *	38 **A**	62 **C**	86 **B**
15 **B**	39 **D**	63 **B**	87 **B**
16 **B**	40 **B** *	64 **A**	88 **D**
17 **B**	41 **C**	65 **C**	89 **A**
18 **B**	42 **B**	66 **B**	90 **D**
19 **D**	43 **D**	67 **C**	91 **C**
20 **C**	44 **B** *	68 **C**	92 **C**
21 **A**	45 **D**	69 **C**	93 **C**
22 **B**	46 **A**	70 **A**	94 **A**
23 **D**	47 **D** *	71 **B**	95 **A**
24 **B**	48 **A**	72 **D** *	

*SEIS PREGUNTAS ANULADAS

1. [ANULADA] De cuántos artículos se compone el título I de la Constitución:

a. 38   b. 52   c. 55   d. 54

2. Según la Ley Orgánica 3/1982, de 9 de junio, de Estatuto de autonomía de La Rioja, ¿tiene La Rioja alguna competencia en materia de coordinación hospitalaria en general?:

a. Si, competencia exclusiva
b. Si, la de desarrollo legislativo y la ejecución en el marco de la legislación básica del Estado
c. No, ninguna
d. Únicamente la función ejecutiva en los términos que establezcan las leyes del Estado

3. La información a los usuarios de los servicios del sistema sanitario público de sus derechos y deberes es un deber de:

a. El Estado
b. Las Comunidades Autónomas
c. Los Poderes Públicos
d. Los Servicios Sanitarios

4. El Defensor del usuario del sistema público de salud de La Rioja:

a. podrá, sólo a instancia de parte, supervisar las actividades sanitarias de los poderes públicos de la Comunidad Autónoma de La Rioja
b. tendrá acceso directo a cualquier dependencia de la Consejería competente en materia de salud u organismos dependientes de ella
c. El desempeño de sus funciones se desarrollará en régimen de dedicación exclusiva
d. Será designado por el Gobierno de la Comunidad Autónoma de La Rioja a propuesta del titular de la Consejería competente en materia de salud

5. Qué norma regula específicamente los derechos y obligaciones de los pacientes, usuarios y profesionales en materia de autonomía del paciente y de información y documentación clínica:

a. La Ley 31/1995, de 8 de noviembre, de prevención de riesgos laborales
b. El Estatuto de Autonomía de La Rioja
c. La Ley 41/2002, de 14 de noviembre, básica reguladora de la autonomía del paciente y de derechos y obligaciones en materia de información y documentación clínica
d. La Ley 40/2015, de 1 de octubre, de Régimen Jurídico del Sector Público

6. Cómo podrán ser los nombramientos de personal estatutario temporal:

a. De interinidad, de carácter eventual o de sustitución
b. De gestión, de carácter eventual o por obra
c. De interinidad, de carácter laboral o de sustitución
d. De carácter coyuntural, por servicio y de interinidad

7. En qué plazo pueden formular los interesados reclamaciones contra la resolución provisional de un concurso de traslados:

a. 20 días
b. No cabe reclamación alguna
c. 5 días
d. 10 días

8. Los empleados públicos, de acuerdo con el Estatuto básico del empleado público, se clasifican en:

a. Funcionarios de carrera, funcionarios interinos, personal laboral y personal eventual
b. Funcionarios de carrera, funcionarios interinos, personal laboral y desempleados
c. Funcionarios de carrera, clases pasivas y personal laboral fijo
d. Funcionarios de carrera, personal laboral, ya sea fijo, por tiempo indefinido o temporal

9. Según la Ley 31/1995, de 8 de noviembre, de prevención de riesgos laborales, en las empresas o centros de trabajo con 1.200 trabajadores deberán existir ¿cuántos Delegados de Prevención?

a. 5   b. 6   c. 3   d. 4

10. Según la Ley orgánica 15/1999, de 13 de diciembre, de protección de datos de carácter personal, el acto del consentimiento informado ha de respetar las siguientes características, EXCEPTO:

a. Es específico
b. Es libre
c. Es irrevocable
d. Es previo e informado

11. Los Estatutos de autonomía son definidos en la Constitución como la norma institucional básica:

a. Del Estado de las Autonomías
b. De cada Comunidad Autónoma, pero no integrantes del ordenamiento jurídico estatal
c. De cada Comunidad Autónoma y parte integrante del ordenamiento jurídico estatal
d. De las Comunidades Autónomas y de la Administración Local

12. Según el artículo 15 del Estatuto de autonomía de La Rioja, quién culmina la organización judicial en el territorio riojano sin perjuicio de la jurisdicción que corresponde al tribunal supremo:

a. La Audiencia Provincial
b. La Audiencia Nacional
c. El Tribunal Superior de Justicia de La Rioja
d. El Tribunal Constitución

13. Según el artículo 34 de la Ley general de sanidad, las infracciones se califican como leves, graves y muy graves, atendiendo a criterios de:

a. Gravedad de la alteración sanitaria y social producida
b. Riesgo para la salud
c. Cuantía del eventual beneficio obtenido
d. Todas son correctas

14. [ANULADA] Señale la INCORRECTA. Según la Ley 2/2002, el consejo riojano de salud:

a. Es un órgano colegiado superior de carácter consultivo
b. Es un órgano de participación ciudadana
c. Estará adscrito al Consejo de Salud de Área
d. Las tres respuestas son correctas

15. Quién es el titular del derecho a la información asistencial:

a. Los parientes del paciente
b. El paciente
c. El médico
d. El abogado del paciente

16. Los sistemas de provisión de plazas del personal estatutario son:

a. Igualdad, mérito, capacidad y publicidad en la selección, promoción y movilidad del personal de los servicios de salud
b. Selección de personal, promoción interna y movilidad, así como por reingreso al servicio activo en los supuestos y mediante el procedimiento que en cada servicio de salud se establezcan
c. La oposición y el concurso-oposición
d. Superación de las pruebas de selección, nombramiento conferido por el órgano competente e incorporación a una plaza

17. Los puestos de libre designación:

a. ...se cubrirán mediante convocatoria restringida, que no necesita publicidad
b. ...se cubrirán mediante convocatoria pública, que se publicará en el Boletín Oficial de La Rioja y en el sitio web oficial
c. ...se cubrirán mediante convocatoria pública, que se publicará preceptivamente en el Diario Oficial de la UE, en el Boletín Oficial del Estado y en el Boletín Oficial de La Rioja
d. Ningún puesto de trabajo se proveerá por el procedimiento de libre designación en el Servicio Riojano de Salud

18. Son, de acuerdo con el Estatuto básico del empleado público, dos materias objeto de negociación en las mesas de negociación, entre otras:

a. Las propuestas sobre derechos sindicales y de participación. La determinación de condiciones de trabajo del personal directivo
b. Los criterios generales de acción social. Los criterios generales sobre ofertas de empleo público
c. Las decisiones de las Administraciones Públicas que afecten a sus potestades de organización. Las que así se establezcan en la normativa de prevención de riesgos laborales
d. Los planes de Previsión Social Complementaria. Los poderes de dirección y control propios de la relación jerárquica

19. Órgano paritario y colegiado destinado a la consulta regular y periódica de las actuaciones de la empresa en materia de prevención de riesgos:

a. La Comisión de Seguridad y Salud en el Trabajo
b. El Servicio de Medicina Preventiva
c. El Centro de Promoción y Cuidados de la Salud
d. El Comité de Seguridad y Salud

20. Según la Ley 15/1999, cuando el tratamiento de los datos tenga por finalidad proteger un interés vital del interesado, ¿es necesario el consentimiento del interesado?

a. Sí, en todo caso
b. Cuando se regule en un procedimiento especial
c. No es necesario
d. Cuando así lo disponga la Dirección del centro

21. Las comunidades autónomas pueden asumir competencias en materia de:

a. Sanidad e Higiene
b. Legislación sobre pesca y medidas
c. Administración de justicia y derecho de asilo
d. Son correctas A y C

22. Según el artículo 18.5 del Estatuto de autonomía de La Rioja, el segundo período ordinario de sesiones del parlamento tiene lugar:

a. De enero a junio
b. De febrero a junio
c. De septiembre a diciembre
d. De febrero a julio

23. Sobre la organización general del sistema sanitario público, de acuerdo a la Ley general de sanidad:

a. Todas las estructuras y servicios públicos al servicio de la salud integrarán el Sistema Nacional de Salud
b. El Sistema Nacional de Salud es el conjunto de los Servicios de Salud de la Administración del Estado y de los Servicios de Salud de las Comunidades Autónomas
c. El Sistema Nacional de Salud integra todas las funciones y prestaciones sanitarias que son responsabilidad de los poderes públicos para el debido cumplimiento del derecho a la protección de la salud
d. Todas son correctas

24. Quién aprueba el plan de salud de La Rioja:

a. La Consejería competente en materia de salud
b. El Gobierno de La Rioja
c. El Consejo Riojano de Salud
d. La Gerencia del Servicio Riojano de Salud

25. El consentimiento informado será por escrito en caso de:

a. Siempre es necesario que sea por escrito
b. En ningún caso
c. En caso de intervención quirúrgica, procedimientos diagnósticos y terapéuticos invasores y, en general, aplicación de procedimientos que suponen riesgos o inconvenientes de notoria y previsible repercusión negativa sobre la salud del paciente
d. En procedimientos diagnósticos que no suponen riesgo ni inconveniente alguno

26. La movilidad voluntaria del personal estatutario:

a. Se circunscribe al territorio de su Comunidad Autónoma

b. No está permitida la movilidad voluntaria del personal estatutario

c. Está garantizada dentro del conjunto del Sistema Nacional de Salud

d. Se realizará exclusivamente mediante comisiones de servicio

27. Para poder participar en los procesos de selección de personal estatutario fijo, será necesario reunir los siguientes requisitos, EXCEPTO:

a. Estar en posesión de la titulación exigida en la convocatoria o en condiciones de obtenerla dentro del plazo de presentación de solicitudes

b. No haber sido separado del servicio, mediante expediente disciplinario, de cualquier Servicio de Salud o Administración Pública en los cuatro años anteriores a la convocatoria, ni hallarse inhabilitado con carácter firme para el ejercicio de funciones públicas ni, en su caso, para la correspondiente profesión

c. Poseer la nacionalidad española o la de un Estado miembro de la Unión Europea o del Espacio Económico Europeo u ostentar el derecho a la libre circulación de trabajadores conforme al Tratado de la Unión Europea o a otros Tratados ratificados por España, o tener reconocido tal derecho por norma legal

d. Poseer la capacidad funcional necesaria para el desempeño de las funciones que se deriven del correspondiente nombramiento en la categoría estatutaria respectiva

28. Número de representantes que compone una junta de personal cuya unidad electoral correspondiente tiene 300 funcionarios:

a. 5   b. 17   c. 9   d. 13

29. 'Cualquier máquina, aparato, instrumento o instalación en el trabajo':

a. Lugar de trabajo

b. Equipo de trabajo

c. Condiciones de trabajo

d. Ninguna es correcta

30. Llamamos dato disociado a:

a. Aquel que supone su revelación a una persona distinta del interesado

b. Aquel que no permite la identificación de un afectado o interesado

c. Cualquier información gráfica concerniente a personas físicas identificadas

d. Ninguna es cierta

31. NO es un derecho fundamental de los españoles:

a. Derecho de asociación

b. Derecho de huelga

c. Derecho a la libertad de culto

d. Derecho al trabajo

32. Según el Estatuto de autonomía, las leyes serán promulgadas en nombre del Rey por el presidente de la comunidad autónoma, que ordenará su publicación en un plazo máximo de:

a. Quince días desde su aprobación

b. Treinta días desde su aprobación

c. Las leyes no se promulgan en nombre del Rey

d. No hay plazo máximo para su publicación

33. Los planes conjuntos de salud, tal como se recoge en la Ley general de sanidad, una vez formulados, se tramitarán:

a. Por el Departamento de Sanidad de la Administración del Estado

b. Por el órgano competente de las Comunidades Autónomas

c. Por los órganos legislativos correspondientes

d. Son correctas A y B

34. NO es un principio orientador en los que se fundamenta la Ley 2/2002, de 17 de abril:

a. Universalización de la atención sanitaria

b. Mejora continua de la calidad de los procesos asistenciales

c. Eficacia, descentralización, autonomía y responsabilidad de la organización sanitaria

d. Respeto y reconocimiento de los derechos y deberes de los ciudadanos en materia de salud

35. Cómo es el acceso a la historia clínica de un paciente:

a. Es absolutamente libre: puede acceder cualquier persona sin vínculo alguno con el paciente

b. Es libre para todo el personal del centro asistencial tanto sanitario como de gestión, aunque no esté implicado en el diagnóstico y tratamiento del paciente

c. El propio paciente tiene el derecho de acceso, con las reservas señaladas en la Ley, a su historia clínica

d. El propio paciente tiene que solicitar siempre la autorización de un juez para acceder a su historia clínica

36. Además del sueldo asignado a cada categoría en función del título exigido para su desempeño, las retribuciones básicas del personal estatutario son:

a. ...el complemento de destino y los trienios

b. ...el complemento de destino y el complemento específico

c. ...los trienios y las dos pagas extraordinarias

d. ...los trienios y el complemento de atención continuada

37. A quién corresponde la aprobación de la oferta de empleo público de personal estatutario del Servicio riojano de salud:

a. A la Gerencia del Área de Salud de La Rioja

b. Al Consejero de Gobierno de La Rioja

c. Al Presidente del Gobierno de La Rioja

d. A la Presidencia del Servicio Riojano de Salud

38. Qué órganos podrán promover la celebración de elecciones a delegados y juntas de personal:

a. Los Sindicatos más representativos a nivel estatal

b. Los Sindicatos más representativos a nivel de Comunidad Autónoma, aunque la unidad electoral afectada no esté ubicada en su ámbito geográfico

c. Los Sindicatos que hayan obtenido al menos un porcentaje del 5 por 100 en la unidad electoral en la que se pretenda promover las elecciones

d. Los funcionarios de la unidad electoral, en cualquier caso

39. La Ley 31/1995, de 8 de noviembre, de prevención de riesgos laborales NO es de aplicación:

a. Al personal bajo el régimen jurídico de la Ley del Estatuto de los Trabajadores

b. Al personal funcionario y estatutario del Servicio Riojano de Salud

c. Al personal funcionario de las Administraciones Públicas

d. Al personal con funciones públicas de policía, seguridad y resguardo aduanero

40. [ANULADA] el Real Decreto por el que se aprueba el reglamento de desarrollo de la Ley orgánica 15/1999, de 13 de diciembre, de protección de datos de carácter personal es el:

a. RD 1721/2007 de 20 de diciembre

b. RD 1720/2007 de 21 de diciembre

c. RD 1722/2007 de 21 de diciembre

d. RD 1707/2007 de 17 de diciembre

41. Según el artículo 56 de la Ley 2/2002, al objeto de posibilitar la participación ciudadana dentro del sistema público de salud de La Rioja se crea:

a. El Consejo Riojano de Salud

b. Los Consejos de Salud de Área y los Consejos de Salud de Zona

c. Son correctas A y B

d. Dicha ley no establece tal posibilidad

42. En qué caso se propondrá al paciente o usuario la firma del alta voluntaria, según la Ley 41/2002, de 14 de noviembre, básica reguladora de la autonomía del paciente:

a. Siempre que finaliza un proceso asistencial
b. Cuando el paciente no acepta el tratamiento prescrito
c. Siempre que se haya producido ingreso hospitalario
d. No procede en ningún caso

43. El artículo 42 de la Ley 31/1995, de 8 de noviembre, de prevención de riesgos laborales, determina que el incumplimiento por los empresarios de sus obligaciones en materia de prevención de riesgos laborales, dará lugar a:

a. Responsabilidades administrativas
b. En su caso, a responsabilidad penal
c. Responsabilidad civil por daños y perjuicios que puedan derivarse de dicho incumplimiento
d. Todas son correctas

44. [ANULADA] La vulneración del deber de guardar secreto acerca del tratamiento de los datos de carácter personal es una infracción:

a. Muy Grave   b. Grave
c. Leve   d. No es falta

45. Los funcionarios públicos tendrán derecho, entre otros, a los siguientes permisos:

a. Por fallecimiento, accidente o enfermedad grave de un familiar dentro del segundo grado de consanguinidad o afinidad, tres días hábiles cuando el suceso se produzca en la misma localidad, y cinco días hábiles cuando sea en distinta localidad
b. Por matrimonio o divorcio, un mes
c. Por asuntos particulares, diez días al año
d. Para realizar funciones sindicales o de representación del personal, en los términos que se determine

46. El artículo 14.2.1 del Estatuto de personal no sanitario establece la siguiente función de los celadores respecto a las comunicaciones verbales, documentos, correspondencia u objetos:

a. Su tramitación o conducción
b. Su traslado
c. Su gestión
d. Su transporte o conducción

47. [ANULADA] Es una posición quirúrgica:

a. Decúbito prono
b. Fowler
c. Sims
d. Morestin

48. Un equipo es:

a. Un grupo de personas que se organiza para realizar una actividad con un objetivo preciso
b. Que las personas de una unidad se lleven bien entre ellas
c. La toma de decisiones a través de órdenes
d. Conjunto de personas que desarrolla su labor en una institución sanitaria

49. La cama de levitación:

a. Mantiene al paciente en giro continuo
b. Utiliza un flujo de aire que permite que el paciente permanezca en suspensión
c. Está indicada para pacientes con fracturas
d. Ninguna de las tres

50. Psiquiatría es aquella rama de la medicina que tiene por objeto:

a. El estudio, diagnóstico, tratamiento y prevención de las enfermedades mentales
b. Tratar ciertos trastornos de la personalidad y la conducta
c. Tratar de evitar y poner remedio a ciertas variantes psíquicas anormales
d. Todas son ciertas

51. Suma de conocimientos relativos a la muerte, desde el punto de vista médico-legal:

a. Tanatopsia
b. Tanatopraxia
c. Necropsia judicial
d. Tanatología

52. La función del celador encargado de almacén viene regulada en el:

a. Acuerdo del Consejo de Ministros del 16/6/71
b. Real Decreto-Ley 6/90
c. Acuerdo del Consejo de Ministros de 29/6/90
d. Real Decreto-Ley 3/97

53. De qué departamento depende el servicio de farmacia de un hospital:

a. Del Servicio de Salud
b. De la Dirección Médica
c. De un departamento central, externo al hospital
d. De la comisión farmacéutica

54. Planificación y organización humana para la utilización óptima de los medios técnicos previstos con la finalidad de reducir al mínimo las posibles consecuencias humanas y/o económicas que pudieran derivarse de una situación de emergencia:

a. Organización normalizada de intervención
b. Plan de emergencia
c. Organización contra incendios
d. Plan de auxilio

55. Proceso mediante el que las personas interpretamos y organizamos la información con la finalidad de darle significado y comprensión a su mundo:

a. Percepción
b. Pensamiento
c. Sentimiento
d. Intencionalidad

56. Mover y trasladar los enfermos encamados que requieran un trato especial en razón a sus dolencias para hacerles las camas, es función de:

a. Del celador
b. De la enfermera
c. Del auxiliar de enfermería
d. De todos los anteriores

57. Posición usada en exploraciones de cabeza, cuello y pecho:

a. Decúbito prono
b. Decúbito supino
c. Posición de Fowler
d. Posición Genupectoral

58. Cuál de estas habilidades NO se considera necesaria para un líder:

a. Planificar
b. Evaluar
c. Informar
d. Censurar

59. Una cama hospitalaria debe:

a. estar equipada con ruedas
b. poseer sistema de freno para bloquearla
c. poseer un colchón articulado
d. Son correctas A y B

60. El celador destinado en las unidades de agudos de psiquiatría, ¿debe colaborar con el equipo de profesionales de la unidad en la reducción de pacientes agitados?

a. No, en ningún caso
b. Ayudará a sujetar al paciente en la sujeción mecánica
c. Necesita una preparación especial para desarrollar sus funciones
d. Ninguna es cierta

61. En relación con los pacientes fallecidos NO es función del celador:

a. Ayudar a las enfermeras o personas encargadas de amortajar a los enfermos fallecidos
b. Trasladar los cadáveres al mortuorio
c. Desconectar y retirar sondas y catéteres que tuviera el cadáver
d. Colaborar con el personal sanitario en el aseo del paciente fallecido

62. El almacén tiene que garantizar:

a. el funcionamiento del mismo
b. el aprovisionamiento del mismo
c. el aprovisionamiento a las distintas unidades y servicios en todo momento y a un coste razonable
d. una buena organización del servicio, mediante la distribución de pedidos

63. Entre las funciones del celador destinado en farmacia NO está:

a. Dispensación de determinado material
b. Recepción de material
c. Acondicionamiento de material
d. Control y dispensación de estupefacientes

64. El plan de autoprotección se revisará, al menos, con una periodicidad de:

a. No superior a tres años
b. Superior a tres años
c. Anualmente
d. Ninguna de las anteriores

65. Entre los derechos de los ciudadanos NO está:

a. Derecho a ser asesorado acerca de los requisitos jurídicos o técnicos que debe cumplir en sus actuaciones ante la Administración
b. Derecho a ser tratado con respeto y deferencia por las autoridades y funcionarios al servicio de la Administración
c. Derecho a acceder a los archivos y registros de la Administración siempre que lo desee y sin restricción
d. Derecho a presentar las sugerencias y quejas en relación con el funcionamiento de los servicios públicos y los órganos y unidades de la Administración

66. En qué situación los celadores rasurarán a los enfermos masculinos que vayan a ser sometidos a intervenciones quirúrgicas en aquellas zonas de su cuerpo que lo requieran:

a. Siempre y cuando la enfermera se lo indique
b. En caso de ausencia del peluquero, o por urgencia en el tratamiento
c. No es función del celador
d. En todas las situaciones, ya que es una función del celador

67. Sobre la posición de litotomía, es FALSO:

a. La paciente se halla acostada boca arriba
b. Las piernas separadas y colocadas sobre los estribos
c. Los muslos de la paciente están en aducción
d. Se llama también posición ginecológica

68. Por qué etapa NO pasa un equipo de trabajo en su puesta en marcha:

a. Inicio
b. Acoplamiento
c. Abandono del líder
d. Primeras dificultades

69. Marco que posee la cama ortopédica de Judet, cuya finalidad es la de sujetar las poleas:

a. Marco electrocircular
b. Marco de Judet
c. Marco de Balkan
d. Marco de Stroms

70. El hospital de día de salud mental tiene como características:

a. Se puede definir como hospitalización parcial
b. Se considera ingreso total
c. Se debe realizar una programación colectiva
d. El paciente permanece todo el día en el centro

71. Dentro del material inicial de una autopsia común, si nos referimos al término 'escoplo' hablamos de:

a. Instrumento para seccionar partes blandas y cartílagos
b. Instrumento necesario para la sección de huesos
c. Una especie de tijera que corta los cartílagos costales
d. Instrumento para la apertura de cavidades

72. [ANULADA] en cuanto al procedimiento administrativo de contratación:

a. Es el procedimiento mediante el cuál se adquieren determinados productos o servicios
b. Este procedimiento debe respetar las normas de contratación administrativa
c. Las normas de contratación se establecen en la Ley 30/2007, de 30 de octubre, de Contratos del Sector Público
d. Todas son correctas

73. El celador de farmacia normalmente se ocupa de acondicionar determinado material recepcionado por él, como:

a. Alcohol
b. Suero fisiológico
c. Ninguna de las dos
d. Ambas son correctas

74. En materia de protección contra incendios, los EPI son:

a. Los equipos de protección individual
b. Los equipos de primera intervención
c. Los equipos para intervenir
d. Los equipos personales imprescindibles

75. Para crear una imagen de profesionalidad ante el usuario, NO deberemos:

a. Emplear el nombre y apellidos del ciudadano así como identificarnos ante él
b. Dar información
c. Hablar a la vez con otros compañeros
d. Actuar con naturalidad

76. El carácter de funciones de asistencia del celador al personal sanitario, lo pone de manifiesto el hecho de que la mayor parte de ellas sean:

a. De limpieza
b. De mantenimiento
c. De 'auxilio' o de 'ayuda'
d. Ninguna es correcta

77. Sobre el 'plano sagital':

a. Se llama también coronal
b. Divide al cuerpo en dos mitades: izquierda y derecha
c. Divide al cuerpo en dos mitades: anterior y posterior
d. Divide al cuerpo en dos mitades: superior e inferior

78. Las funciones del líder con relación al grupo deben ser:

a. Definir la misión y el papel del grupo
b. Ordenar y controlar los conflictos internos
c. Imbuir el espíritu del grupo
d. Todas son correctas

79. El periodo perioperatorio es:

a. La fase que antecede a la intervención, desde la preparación del paciente hasta la intervención
b. La fase que transcurre desde que el paciente es colocado en la mesa de operaciones hasta que abandona el quirófano
c. La fase que transcurre desde el traslado a la salda de despertar hasta ser dado de alta
d. Todo lo anterior

80. Personal encargado de acompañar al paciente psiquiátrico en su traslado tanto a unidades del mismo centro como a otras instituciones:

a. El personal de seguridad
b. El celador
c. El auxiliar de enfermería
d. La enfermera

81. Métodos tanatopráxicos que impiden la aparición de los fenómenos de putrefacción:

a. Refrigeración
b. Embalsamamiento
c. Climatización
d. Congelación

82. En toda petición del material se ha de indicar:

a. Denominación del material
b. Código y cantidad solicitada
c. Identificación del servicio, fecha y firma
d. Todo lo anterior

83. Cuál de estos materiales NO conviene esterilizar en el autoclave:

a. Textiles
b. Materiales de goma o plástico
c. Frascos de líquidos
d. Medios de cultivo

84. Tras la entrada en vigor de la norma básica de autoprotección, aprobada mediante el RD 393/2007, de 23 de marzo, para prevenir y controlar los riesgos sobre las personas y los bienes y dar respuesta adecuada a las posibles situaciones de emergencia, se regula, con alcance para todas aquellas actividades, centros, establecimientos, espacios, instalaciones y dependencias recogidas en su anexo I un documento que establece el marco orgánico y funcional:

a. Plan de autoprotección
b. Plan de emergencia
c. Plan de actuación
d. Plan de intervención

85. Entre las funciones que realiza el servicio telefónico está:

a. Ofrecer, mediante varios canales, información administrativa a través de la cual los ciudadanos puedan acceder al conocimiento de asuntos relacionados con sus derechos, obligaciones e intereses legítimos, individuales o colectivos, y sobre la utilización de los bienes y servicios públicos
b. Informar con carácter general, sobre los requisitos jurídicos o técnicos que las disposiciones impongan a los proyectos, actuaciones o solicitudes que los ciudadanos se propongan realizar, así como sobre los procedimientos administrativos, los servicios públicos y demás prestaciones que se lleven a cabo por la Administración
c. Asistir a los ciudadanos en el ejercicio del derecho de petición reconocido en el artículo 39 de la Constitución
d. Las tres son correctas

86. El celador, en el ejercicio de sus funciones, NO hará lo siguiente:

a. Vigilar las entradas de la institución
b. Realizar la higiene del paciente
c. Tramitar comunicaciones verbales
d. Cuidar de que los enfermos no hagan un uso indebido de los enseres de la institución

87. Instrumento que mide la presión de oxígeno en el interior de la bala:

a. Caudalímetro
b. Manómetro
c. Soporte
d. Flujómetro

88. Características que debe cumplir un equipo para poder ser eficiente:

a. Comunicación
b. Compromiso
c. Empatía
d. Las tres

89. A qué servicio pertenecen orgánicamente los servicios de urgencias de los hospitales:

a. Al Servicio de Cuidados Críticos y Medicina Intensiva
b. Al Servicio de Cirugía
c. Al Servicio de Radiodiagnóstico
d. Al Servicio de Medicina Interna

90. La Ley general de sanidad integra al enfermo mental en el sistema general de asistencia sanitaria. Por tanto, la salud mental se aborda desde:

a. Atención Primaria
b. Hospital Psiquiátrico
c. Atención Especializada
d. Son ciertas A y C

91. Una vez esterilizado el material se debe transportar:

a. En bolsa de plástico cerrada cuando es voluminoso
b. En carros herméticos cuando es pequeño
c. De forma que se garantice la integridad del envoltorio
d. Son correctas A y B

92. Tiempo que pasa entre que el paciente deja de hablar y comenzamos nosotros:

a. Respeto
b. Asertividad
c. Reactividad
d. Espera

93. Para proteger la espalda en la movilización de los pacientes, deberemos:

a. Usar un ángulo de tracción de 45º
b. Empujar las piernas desde el lado contrario de la cama
c. Hacer uso de los músculos de las piernas para moverse y levantarse
d. Trabajar en contra de la gravedad

94. En la sala de autopsias es uno de los pilares básicos para evitar la contaminación a través de microorganismos:

a. Lavado ordinario de manos
b. Lavado especial o antiséptico
c. Lavado quirúrgico de manos
d. Ninguna de las tres

95. Cómo debe ofrecerse la información al usuario:

a. En términos comprensibles
b. Escueta y resumida
c. Siempre por escrito
d. Clara, sin divagaciones, y sólo debe darla el personal sanitario

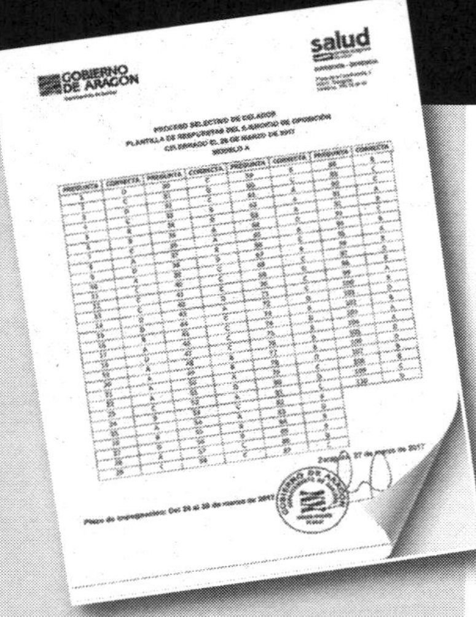

Examen:

26 de marzo de 2017

Clave de Respuestas

[...]	61 A	86 D
37 B	62 A	87 C
38 C	63 A	88 B
39 C*	64 D	89 C
40 C	65 A	90 C
41 C	66 C	91 A
42 D	67 B	92 B
43 A	68 C	93 D
44 C	69 D	94 B
45 C	70 C	95 A
46 C	71 C	96 B
47 C	72 D	97 D
48 B	73 B	98 B
49 B	74 D	99 A
50 A	75 B	100 B
51 D	76 B	101 D
52 A	77 B	102 B
53 C	78 D	103 A
54 A	79 C	104 A
55 B	80 D	105 D
56 B	81 C	106 D
57 C	82 B	107 B
58 C	83 D	108 B
59 B	84 B	109 C
60 C	85 B	110 D

*Una pregunta anulada

[Preguntas 1 a 36 no específicas]

37. La segunda etapa de la aceptación de la muerte que describe la doctora Kübler-Ross es:

a. Negación
b. Rebeldía
c. Aislamiento
d. Aceptación

38. Además de 'Incineración', cuáles son los otros dos métodos de esterilización por calor seco:

a. Estufa Opinel y Flameado
b. Estufa Opinel y Flambeado
c. Estufa Poupinel y Flameado
d. Estufa Poupinel y Flambeado

39. [ANULADA] En las tareas de vigilancia asignadas al celador, una de las siguientes afirmaciones NO es cierta:

a. Comprende la vigilancia de la salida de los pacientes
b. Comprende el control sobre la apertura o cierre de los accesos a la institución,
c. No comprende el control sobre el encendido o apagado de la iluminación,
d. Son ciertas B y C

40. Es función del Coordinador de Enfermería del Equipo de Atención Primaria:

a. Elevar a las instituciones competentes los planes, programas y protocolos que requieran su aprobación, así como la Memoria Anual de actividades del equipo
b. Asumir la representación del equipo
c. Promover el trabajo en equipo y facilitar la participación de la comunidad en las tareas de salud
d. Coordinar la actividad con otros equipos, servicios e instituciones

41. Cuál NO es una fase de la etapa precompra:

a. Elaboración de especificaciones
b. Peticiones de ofertas
c. Formulación del pedido
d. Selección de proveedores y ofertas

42. Medio que sirve para transportar pequeños objetos en los hospitales:

a. Tubo transportador
b. Turbo de teletransporte
c. Teletrasportín
d. Tubo neumático

43. Cuál de los siguientes NO actúa dentro del campo quirúrgico:

a. Enfermera/o de anestesia
b. Ayudante de cirujano
c. Cirujano
d. Enfermero instrumentista

44. Posición en la que se coloca a un paciente en quirófano si va a ser intervenido de una cirugía biliar es:

a. Decúbito dorsal   b. Trendelenburg
c. Morestin   d. Jackknife

45. Movimiento de acercamiento al plano medio:

a. Flexión   b. Inversión
c. Aducción   d. Abducción

46. Entre los métodos de administración de oxígeno, NO se considera sistema de circuito cerrado:

a. La campana de oxigeno
b. Tienda de oxígeno
c. Mascarillas oronasales
d. Los tres son sistemas de circuito cerrado

47. Espora utilizada en el control biólogo de la esterilización por óxido de etileno:

a. Enterococcus faecalis   b. Pnemocystis
c. Bacillus subtillis   d. Ficomicatos

48. Durante la fase de aproximación del decálogo hospitalario, accederemos al lugar del siniestro. Qué prioridades y en qué orden se recomienda seguir para elegir el camino:

a. Más rápido, seguro y más corto
b. Más seguro, rápido, y más corto
c. Más corto, rápido y más seguro
d. Más seguro, corto y más rápido

49. Según el Decreto Legislativo 2/2004, de 30 de diciembre, del Gobierno de Aragón, por el que se aprueba el Texto Refundido de la Ley del Servicio Aragonés de Salud, es INCORRECTO que:

a. Cada área de salud contará, al menos, con un hospital general, dotado de los servicios que aconseje la población a asistir, la estructura de la misma y los problemas de salud

b. Los centros hospitalarios públicos desarrollarán, además de las áreas estrictamente asistenciales, funciones de promoción de la salud, prevención de las enfermedades, investigación y docencia, de acuerdo con los programas de cada área de salud, con objeto de competir en sus actividades con las desarrolladas por la red de atención primaria.

c. Todas las instituciones sanitarias de la red pública existentes en el área de salud se adscribirán, a efectos de asistencia sanitaria especializada, al hospital correspondiente

d. Existirán órganos de participación comunitaria en la planificación, control y evaluación de la gestión y de la calidad de la asistencia en cada hospital, y órganos de asesoramiento a los órganos de dirección, que se establecerán reglamentariamente, así como su composición y funciones

50. En un hospital existen siempre dos almacenes básicos:

a. Almacén general y almacén de farmacia

b. Almacén de vestuario y almacén de lencería

c. Almacén de impresos y almacén de equipos de oficina

d. Almacén de impresos y almacén de menaje

51. Cuál de estas Gerencias NO existe:

a. Gerencia del Sector de Calatayud

b. Gerencia del Sector de Barbastro

c. Gerencia del Sector de Alcañiz

d. Gerencia del Sector de Monzón

52. Superficie mínima (m2) que debe tener una sala de autopsias:

a. 20   b. 25   c. 30   d. 35

53. El acceso de los ciudadanos a las prestaciones de la atención sanitaria que proporciona el Sistema Nacional de Salud se facilitará:

a. Únicamente en los Centros de Salud

b. A través de la asistencia sanitaria privada

c. A través de la tarjeta sanitaria individual

d. Mediante exhibición del Documento Nacional de Identidad

54. Posición correcta para la higiene del cabello en un encamado en UCI:

a. Proetz

b. De Sims derecha o lateral de seguridad

c. De Goser

d. Son correctas A y C

55. Son objetivos fundamentales en el reparto de material:

a. Efectividad y orden

b. Rapidez y efectividad

c. Rapidez y consecuencia

d. Orden y caducidad

56. El servicio especial de urgencias es un dispositivo de asistencia sanitaria:

a. Hospitalaria,

b. Extrahospitalaria,

c. Hospitalaria entre las 17 y las 9 h

d. Implantado en pequeñas poblaciones

57. Conjunto de dependencias donde están ubicados los quirófanos, vestuarios, pasillos, zona de lavado y esterilización:

a. Zona quirúrgica

b. Espacio quirúrgico

c. Área quirúrgica

d. Ninguna de las tres

58. Serán miembros de la Comisión Técnico Asistencial, EXCEPTO:

a. Un jefe de servicio o en su defecto un jefe de sección por cada una de las áreas de Medicina, Cirugía, Ginecología y Pediatría

b. Dos jefes de servicio por el área de Servicios Centrales

c. Dos facultativos especialistas de área por cada una de las áreas de Medicina, Cirugía, Ginecología y Pediatría

d. Dos representantes de gestión y servicios

59. La gestión de los restos humanos y residuos anatómicos procedentes de abortos, mutilaciones y operaciones quirúrgicas se regulada por:

a. El Reglamento Sanitario Mortuorio

b. El Reglamento de Policía Sanitaria Mortuoria

c. El Reglamento de Policía Mortuoria

d. El Reglamento de Policía Sanitaria

60. La 'oxigenoterapia' consiste en administrar:

a. oxigeno limpio

b. oxígeno puro

c. oxigeno gaseoso (mezcla de aire enriquecido con oxígeno)

d. oxígeno gaseoso (mezcla de aire enriquecido con líquido)

61. NO es una fase en la realización de un transporte intrahospitalario:

a. Petición de ambulancia

b. Preparación previa

c. Transporte

d. Regreso/estabilización en la unidad

62. Las balanzas que forman parte de la dotación de las salas de autopsias y que se utilizan para pesar órganos deben tener una precisión de cuántos gramos:

a. 5   b. 25   c. 0   d. 100

63. Persona encargada de la recepción de los pacientes en urgencias hospitalarias:

a. El celador

b. El administrativo

c. El enfermero de triaje

d. El médico de guardia

64. Si el paciente fallecido va a ser sometido a una autopsia, lo más normal es:

a. Que se coloquen los brazos en la espalda para que no estorben

b. Que se coloquen los brazos cruzados sobre el pecho

c. Que se aten las manos con ligaduras

d. Que se coloquen los brazos extendidos a lo largo del cuerpo

65. Son órganos de dirección de los centros los siguientes, EXCEPTO:

a. La comisión Mixta Hospitalaria

b. Directores de Hospital

c. Directores de Enfermería de Hospital

d. Subdirectores Médicos de Hospital y de Enfermería

66. En aquellas localidades o puntos geográficos donde no radique el Centro de Salud, la periodicidad de las consultas debe ser diaria, de lunes a viernes en los núcleos de más de cuántos habitantes:

a. 300   b. 250   c. 400   d. 375

67. Procedimiento por el que los residuos se utilizan para el compostaje:

a. Valoración   b. Reciclaje

c. Transformación   d. Reutilización

68. Es una prestación de Atención Primaria:

a. La cirugía mayor y menor ambulatoria

b. La cirugía menor en régimen de internamiento

c. La cirugía menor

d. Ninguna es correcta

69. Cuál de las siguientes NO es función del celador:

a. Avisar a los acompañantes de los familiares para que pasen a ser informados

b. Llamar a los familiares de los pacientes intervenidos para que el médico les informe del desarrollo de la intervención

c. Avisar los familiares de los pacientes que, van a ingresar en planta para que al menos uno puede acompañarlo

d. Informar a los familiares de los pacientes del resultado del tratamiento, siempre y cuando cuente previamente con la autorización de la Supervisora de Planta

70. Si le piden que prepare un cuerpo para realizar una necropsia, sería lo mismo que prepararlo para una:

a. Tanatología   b. Tanatractor

c. Tanatopsia   d. Tanatopraxia

71. Cuando un enfermo termina su aislamiento se realiza la desinfección final o terminal. Uno de los procedimientos es la 'formolización':

a. Introducir en formol cuñas, termómetros y ropa del enfermo
b. Introducir en formol las muestras que se le han tomado al enfermo
c. Vaporizar formol durante 6 horas y neutralizar con amoniaco media hora
d. Rociar toda la habitación y mobiliario con formol, operación que se realiza con las ventanas abiertas

72. Según el Decreto 23/2016, que aprueba la estructura orgánica del Departamento de Sanidad y del Servicio Aragonés de Salud, a quién corresponde la gestión de la tarjeta sanitaria individual:

a. A los Directores de los Servicios Provinciales de Sanidad
b. A la Dirección General de Planificación y Aseguramiento
c. A la Dirección General de Atención al Usuario
d. Al Servicio de Garantías en el Ejercicio de los Derechos de los Usuarios

73. Principal diferencia entre Atención Primaria y Atención Especializada:

a. La asistencia de urgencia
b. El régimen de internamiento
c. La asistencia domiciliaria
d. El régimen ambulatorio

74. Los residuos hospitalarios se clasifican en siete grupos. Los que no tienen ningún tipo de contaminación específica, se encuadraran en el:

a. Grupo II. Residuos sanitarios no específicos
b. Grupo III. Residuos sanitarios específicos
c. Grupo IV. Incluye todos los restos y residuos cuya gestión queda regulada por el reglamento de Policía Sanitaria Mortuoria
d. Grupo I, Residuos asimilables a urbanos

75. Debe garantizar la autenticidad del contenido de la Historia Clínica y de los cambios realizados en ella:

a. La dirección de cada centro sanitario
b. Las Administraciones sanitarias
c. Los profesionales que en ellas escriben
d. El personal de Administración y Gestión de los Centros Sanitarios

76. El peso teórico recomendado que se puede manipular a la altura del codo y pegado al cuerpo es:

a. 12 kg   b. 19 kg   c. 20 kg   d. 25 kg

77. Tendrán a su cargo la vigilancia nocturna del exterior del edificio, del que cuidarán estén cerradas las puertas de los servicios complementarios:

a. Los vigilantes de seguridad
b. Los celadores
c. La policía local
d. La supervisora de guardia

78. Según el RD 1277/2003, de 10 de octubre, cuál de estos tipos de hospitales NO existe:

a. Hospitales generales
b. Hospitales especializados
c. Hospitales de media y larga estancia
d. Hospitales de día

79. Qué entendemos como infección nosocomial:

a. Una infección por VIH
b. Una infección por VPH
c. Una infección adquirida en una hospitalización
d. Una neumonía para estudio

80. Operación técnica de evaluación crítica de las mercancías del almacén que tiene por objeto la eliminación del almacén de los productos obsoletos o caducados:

a. Obsolescencia técnica
b. Obsolescencia física
c. Caducidad
d. Expurgo ración de sanidad y sectores

81. Entre las funciones a realizar por el celador en el Equipo de Atención Primaria NO está:

a. Velar continuamente por conseguir el mayor orden y silencio posible en todas las dependencias de la Institución
b. Vigilar la entrada del Centro de Salud, no permitiendo el acceso a sus dependencias más que a las personas autorizadas para ello
c. Recepción y control de los envíos de combustible y su consumo
d. Tramitar sin tardanza las comunicaciones verbales, documentos, correspondencia u objetos que les sean confiados por sus superiores

82. Todas las tarjetas sanitarias incorporarán una serie de datos básicos comunes. Cuál NO lo es

a. Nombre y apellidos del titular de la tarjeta
b. Documento Nacional de Identidad del titular de la tarjeta
c. Código de identificación de la administración sanitaria emisora de la tarjeta
d. Código de identificación personal asignado por la administración sanitaria emisora de la tarjeta

83. El peso teórico recomendado que se puede manipular a la altura de la cabeza y pegado al cuerpo es:

a. 5 kg   b. 7 kg   c. 12 kg   d. 13 kg

84. Técnica de registro gráfico de la actividad eléctrica producida por los músculos:

a. Electroencefalografía
b. Electromiografía
c. Electrocardiografía
d. Ninguna es correcta

85. Posición idónea para la apertura del raquis en una autopsia:

a. Decúbito lateral derecho
b. Decúbito prono
c. Decúbito supino
d. Ninguna de las tres

86. Principal causa que facilita las infecciones hospitalarias:

a. Ingesta desmedida de antibióticos
b. Habitaciones individuales
c. Contaminación medioambiental en las salas de RX
d. Ruptura de las barreras de defensa natural por técnicas diagnósticas o terapéuticas

87. Un enfermo en decúbito está:

a. Sentado
b. Sentado e inclinado hacia delante
c. Descansando sobre un plano horizontal
d. Sentado e inclinado hacia atrás

88. La función de aprovisionamiento consta de dos etapas:

a. Precompra y almacenaje
b. Precompra y compra
c. Compra y postcompra
d. Recepción y almacenaje

89. La atención especializada puede prestarse (señale la INCORRECTA):

a. En régimen de internamiento
b. En régimen ambulatorio
c. En régimen de departamento
d. En régimen domiciliario

90. Demarcación poblacional y geográfica fundamental, delimitada a una determinada población, y que es accesible desde todos los puntos y capaz de proporcionar una atención de salud continuada, integral y permanente con el fin de coordinar las funciones sanitarias afines:

a. El Sector Sanitario
b. El Área Sanitaria
c. La Zona de Salud
d. El Centro de Salud

91. La cama de levitación:

a. Se utiliza en grandes quemados y permite suspender al paciente mediante chorros de aire
b. Mantiene al paciente en suspensión en flujo de agua a 30° C
c. Está indicada en pacientes con tracción para problemas de fracturas,
d. Ninguna de las anteriores

92. Los indicadores colorimétricos son métodos de control de esterilización que emplean control:

a. Físico
b. Químico
c. Biológico
d. Bioquímico

93. En cuál de estos casos el celador puede informar al paciente:

a. Del tipo de pruebas o intervención que le van a realizar
b. En ningún caso puede informar al paciente
c. A dónde le lleva y qué le van a hacer
d. Ninguna de las anteriores

94. En primeros auxilios, secuencia correcta ante una situación de emergencia:

a. Avisar, Socorrer, Proteger
b. Proteger, Avisar, Socorrer
c. Socorrer, Avisar, Proteger
d. Avisar, Proteger, Socorrer

95. El aparato urinario es uno de los asientos más frecuentes de infecciones nosocomiales. El riesgo de contraer una infección urinaria depende de factores: 'modificables' y 'NO modificables', como::

a. La diabetes, insuficiencia renal, disfunción neurológica del esfínter
b. La duración del sondaje
c. La técnica del sondaje
d. Contaminación a través de las manos del personal sanitario

96. Ausencia de movimientos respiratorios en la auscultación, sin movimientos del tórax, ni del abdomen, no se ausculta el latido cardiaco:

a. Algor mortis
b. Signos precoces
c. Rigor mortis
d. Signos tardíos

97. Paciente en un plano inclinado de 45° respecto al suelo, boca arriba, y con la cabeza más baja que los pies:

a. Antitrendelenburg
b. Morestin
c. Trendelenburg inversa
d. Trendelenburg

98. Entre los artículos que consume un hospital, cómo se clasifica el material y productos de hostelería, menaje, comestibles y bebidas:

a. Material sanitario
b. Material no sanitario
c. Material volátil
d. Otro material

99. Quién garantiza el derecho del paciente a la información asistencial:

a. El médico responsable del paciente
b. El Director o Coordinador del centro
c. El personal sanitario no facultativo
d. Los celadores

100. Sangre procedente del aparato respiratorio que es expulsada de la boca a través de la tos o el vómito:

a. Hematemesis
b. Hemoptisis
c. Epistaxis
d. Melenas

101. La comisión mixta estará compuesta por (señale la FALSA):

a. El Director del centro
b. Un jefe de servicio o en su defecto uno de sección de Medicina, Cirugía, Ginecología y Pediatría
c. Un facultativo representante de los especialistas en formación
d. El Director de Enfermería del centro

102. En un almacén 'stock' es:

a. Función de contar las existencias en un momento determinado
b. Información que permite conocer en todo momento las entradas, las salidas y las existencias
c. Distribución y consumo de materiales por los servicios
d. Estancia provisional de mercancía en el almacén

103. Criterios correctos para la colocación de las mercancías en el almacén:

a. Complementariedad, compatibilidad, popularidad o frecuencia y tamaño. A
b. Complementariedad, comodidad, variedad y tamaño
c. Comodidad, accesibilidad, variedad y tamaño
d. Complementariedad, compatibilidad, variedad y tamaño

104. Según el Decreto Legislativo 2/2004, de 30 de diciembre, del Gobierno de Aragón, un hospital se define como:

a. Establecimiento encargado tanto del internamiento clínico como de la asistencia especializada y complementaria que requiera su zona de influencia
b. Parte integrante de una organización médica y social cuya misión consiste en proporcionar a la población una asistencia médico sanitaria completa, tanto curativa como preventiva, y cuyos servicios externos irradian hasta el ámbito familiar
c. Establecimiento destinado a proporcionar todo tipo de asistencia médica, incluidas operaciones quirúrgicas y estancia durante la recuperación o tratamiento, y en el que también se practican la investigación y la enseñanza médica
d. Establecimiento sanitario para la atención y asistencia a enfermos por medio de profesionales médicos, de enfermería y personal auxiliar y de servicios técnicos durante 24 horas, 365 días del año y disponiendo de tecnología, aparatología, instrumental y farmacología adecuadas

105. Según el carácter del transporte sanitario podemos distinguir:

a. Emergente o urgente
b. Terrestre, aéreo o marítimo
c. Especializado o cualificado
d. Primario, secundario o terciario

106. En relación con el derecho a la información asistencial

a. Únicamente el paciente puede recibir la información correspondiente a su proceso asistencial.
b. Las personas vinculadas al paciente, por razones familiares o de hecho, siempre deben ser informadas también
c. Cuando el paciente, según el criterio del médico que le asiste, carezca de capacidad para entender la información a causa de su estado físico o psíquico, la información se pondrá en conocimiento de su médico de Atención Primaria
d. El paciente será informado, incluso en caso de incapacidad, de modo adecuado a sus posibilidades de comprensión, cumpliendo con el deber de informar también a su representante legal

107. El procedimiento utilizado para lograr una adecuada asepsia es:

a. El uso de agentes bactericidas
b. La esterilización
c. La utilización de agentes antisépticos
d. La desinfección

108. En qué posición trasladaremos preferentemente a los enfermos afectados de una EPOC reagudizada:

a. Decúbito supino
b. Fowler
c. Decúbito prono
d. Posición lateral de seguridad

109. Para el celador, informar a los familiares sobre el contenido de la historia clínica es:

a. Una obligación
b. Un derecho
c. Una prohibición
d. Algo opcional

110. Cómo se llama al cuerpo humano durante los 5 años siguientes a la muerte:

a. Exitus
b. Mortaja
c. Restos cadavéricos
d. Cadáver

Junta de Andalucía

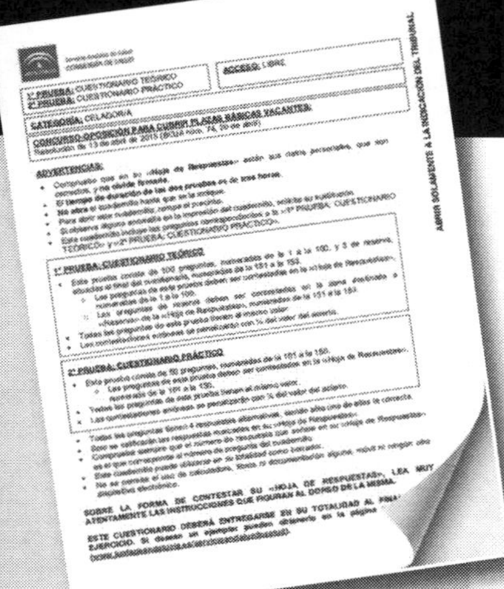

Examen:

30 de enero de 2016

Clave de Respuestas

[...]	49 **B**	85 **B**	121 *
14 **A**	50 **C**	86 *	122 **A**
15 **C**	51 **C**	87 **D**	123 **B**
16 **B**	52 **C**	88 **B**	124 **B**
17 **A**	53 **D**	89 **D**	125 **B**
18 **C**	54 **B**	90 **C**	126 **D**
19 **D**	55 **A**	91 **C**	127 **C**
20 **C**	56 **A**	92 **B**	128 **B**
21 **C**	57 **D**	93 **A**	129 **C**
22 **D**	58 **D**	94 **D**	130 **C**
23 **D**	59 **C**	95 **A**	131 **C**
24 **D**	60 **D**	96 **C**	132 **C**
25 **C**	61 **D**	97 **D**	133 **B**
26 **B**	62 **C**	98 **D**	134 **C**
27 **A**	63 **D**	99 **D**	135 **D**
28 **D**	64 **D**	100 **B**	136 **D**
29 **D**	65 **A**	101 **D**	137 **D**
30 **C**	66 **A**	102 **B**	138 **B**
31 **B**	67 **B**	103 **B**	139 **C**
32 **D**	68 **C**	104 **A**	140 **D**
33 **B**	69 **D**	105 **D**	141 **C**
34 **B**	70 **C**	106 **A**	142 **C**
35 **D**	71 **D**	107 **C**	143 **D**
36 **C**	72 **D**	108 **B**	144 **B**
37 **B**	73 **C**	109 **C**	145 **D**
38 **C**	74 **D**	110 **D**	146 **D**
39 **C**	75 **B**	111 **A**	147 **D**
40 **B**	76 **B**	112 **D**	148 **C**
41 **D**	77 **D**	113 **B**	149 **C**
42 **C**	78 **D**	114 **C**	150 **C**
43 **C**	79 **A**	115 **B**	151 **D**
44 **B**	80 **A**	116 **B**	152 **B**
45 **C**	81 **D**	117 *	153 **A**
46 **B**	82 **C**	118 **C**	
47 **B**	83 **A**	119 **B**	
48 **B**	84 **A**	120 **D**	

* Tres preguntas anuladas

[Preguntas 1 a 13 no específicas]

14. Las posturas forzadas comprenden:

a. Las posiciones del cuerpo fijas o restringidas, las posturas que sobrecargan los músculos y los tendones, las posturas que cargan las articulaciones de una manera asimétrica, y las posturas que producen carga estática en la musculatura

b. Las posiciones del cuerpo fijas o restringidas, las posturas que sobrecargan los músculos y los tendones, las posturas que cargan las articulaciones de una manera simétrica, y las posturas que producen carga estática en la musculatura

c. Las posiciones del cuerpo fijas o restringidas, las posturas que sobrecargan los músculos y los tendones, las posturas que cargan las articulaciones de una manera asimétrica, y las posturas que producen carga dinámica en la musculatura

d. Las posturas que producen cargas dinámicas

15. Según indica la OMS el lavado de manos con agua y jabón:

a. Debe realizarse sólo cuando las manos estén visiblemente sucias. Si no, debe utilizarse la solución alcohólica

b. El procedimiento de lavado de manos con agua y jabón dura entre 40 y 60 segundos

c. Son correctas A y B

d. El procedimiento de lavado de manos con agua y jabón dura entre 10 y 20 segundos

16. Las funciones del celador del SAS se regulan en:

a. El Estatuto Marco del Personal Estatutario Fijo

b. El Estatuto del Personal No Sanitario

c. La Ley de Salud de Andalucía

d. La Ley-Marco del Personal No Sanitario

17. Es función del celador realizar traslado de mobiliario:

a. Si, es su función

b. No. Ya que es función del personal de mantenimiento

c. No, los muebles los traslada una empresa privada

d. Sí, en colaboración con el personal de enfermería

18. Vigilar las entradas de la institución, no permitiendo el acceso a sus dependencias más que a las personas autorizadas para ello es función de:

a. los vigilantes de seguridad

b. el Jefe de personal subalterno

c. los celadores

d. Las tres son correctas

19. Para que un equipo de salud se constituya tienen que cumplir una serie de requisitos:

a. Que sus componentes sean dialogantes

b. Que se establezcan las normas de cortesía y no se establezcan jerarquías

c. Que cada componente del grupo cumpla con sus obligaciones

d. Las tres son correctas

20. El celador tiene una serie de funciones reguladas. Cuál NO lo es:

a. Tener a su cargo el traslado de pacientes, tanto dentro de la institución como en el servicio de ambulancias

b. Tramitar o conducir sin tardanza las comunicaciones verbales, documentos u objetos que les sean confiados por sus superiores

c. Realizar curas bajo la supervisión de personal sanitario

d. Vigilar las entradas de la institución, no permitiendo el acceso a sus dependencias más que a las personas autorizadas para ello

21. El Estatuto de personal no sanitario permite al celador en determinados supuestos:

a. Aplicar tratamiento curativo de carácter no medicamentoso

b. Auxiliar a una facultativa directamente en consultas externas

c. Ayudar a la colocación y retirada de cuñas

d. Controlar directamente las bombonas de oxígeno

22. NO es una función del celador:

a. Ayudar a la persona encargada de amortajar a pacientes fallecidos

b. Trasladar cadáveres al mortuorio

c. Limpiar la mesa de autopsias

d. Informar a las familias del fallecimiento

23. En las Unidades de Gestión Clínica, la actividad se realiza para:

a. Mejorar la satisfacción de pacientes
b. Fomentar la información y la transparencia
c. Implicar a sus miembros en la gestión de los centros
d. Todas son correctas

24. Las Unidades de Gestión Clínica comportan:

a. Descentralización de decisiones sobre la gestión de recursos utilizados en la práctica clínica
b. Diseño organizativo enfocado a facilitar la eficacia, efectividad y eficiencia
c. Equipos multidisciplinares
d. Todas son correctas

25. Cada Unidad de Gestión Clínica estará liderada por:

a. Dirección Gerencia del Centro Sanitario correspondiente
b. Por su profesional con más antigüedad
c. Por un o una profesional perteneciente a la misma unidad
d. Por la Dirección Médica

26. El gorro es una prenda que los celadores deben utilizar dentro del quirófano:

a. No, sólo deben utilizarlo las cirujanas
b. Es una prenda obligada para todos las personas que accedan al área quirúrgica
c. Sólo está indicado para el personal sanitario
d. Depende del tipo de cirugía que se realice, se utilizará o no

28. Un celador de UCI deberá saber:

a. Administrar sedantes a una paciente en caso de necesidad urgente
b. Intubar a los pacientes en caso de necesidad urgente
c. Hacer la reparación de las camas o camillas del servicio
d. Ayudar en los cambios posturales de las pacientes

30. Almohadillas de polietileno hinchadas con aire situadas a los lados de la cama para prevenir lesiones y caídas:

a. Centinelas de cama
b. Protectores de las barandillas
c. Son correctas A y B
d. Barra de tracción

31. Qué es lo primero que deberá verificar un celador cuando traslade una paciente al quirófano:

a. Qué esté rasurada la zona a operar
b. Que los informes correspondan a la paciente
c. Que lo sepan los familiares
d. No es su función efectuar verificaciones

32. En caso de defunción de una paciente en el hospital, ¿podrá ser requerido el celador de servicio en la planta para ayudar al personal de enfermería a amortajarla?

a. No, esta función la debe realizar solamente personal de enfermería
b. Solamente si el exitus se ha producido cuando la movilizaba
c. No, esta función la debe realizar solamente la celadora del mortuorio
d. Sí

33. La función de limpieza del instrumental clínico corresponde a:

a. Regularmente a celadores
b. Regularmente a auxiliares de enfermería
c. Excepcionalmente a celadores
d. Excepcionalmente a auxiliares de enfermería

34. Cada cuánto tiempo se deben realizar los cambios posturales a una paciente encamada:

a. Cada vez que la paciente lo solicita
b. Entre dos y tres horas
c. Cada hora
d. Depende de la patología de la paciente

35. Unidades que expresan presión:

a. Milímetros de mercurio y Bares
b. Atmósferas y Kg/cm2
c. Bares
d. Las tres son correctas

36. Una celadora en el servicio de Farmacia tiene como función:

a. Controlar y eliminar la medicación caducada
b. Ayudar a técnicos de farmacia a preparar unidosis
c. Distribuir medicación y demás productos farmacéuticos a las Unidades del Hospital
d. Las tres son correctas

37. NO es función de celadores de una unidad de Psiquiatría:

a. Vigilar el orden y la armonía entre pacientes
b. Alimentar a pacientes que se nieguen a comer
c. Ayudar al aseo personal de pacientes que lo precisen
d. Colaborar con la técnica de sujeción de pacientes agitados

38. Si es necesario acudir al laboratorio por el resultado de unas analíticas, quién deberá acudir:

a. Familiares del paciente
b. Un auxiliar de enfermería
c. El celador
d. El auxiliar administrativo del servicio

40. Cuando una celadora que trabaja en el gimnasio de rehabilitación es requerida para ayudar a la fisioterapeuta a iniciar la deambulación a una paciente deberá:

a. Ayudar siempre que haya que utilizar un medio mecánico para los movimientos
b. Realizar sin excusa esa ayuda
c. Esa no es función de celadores
d. Ninguna de las tres es correcta

41. Durante una autopsia, el celador deberá:

a. Limpiar la mesa, el instrumental y la propia sala de autopsias
b. Esperar en la puerta por si se le necesita
c. Ayudar en la práctica de autopsias en aquellas funciones auxiliares que no requieran, por su parte, hacer uso del instrumental quirúrgico
d. Son correctas A y C

42. Una paciente sale de una consulta y tiene dudas sobre la dosificación de la medicación que le acaba de prescribir la especialista. Como no la quiere molestar, le pide a un celador de información que se lo aclare. Qué debe hacer el celador:

a. Leer el informe, y explicarle el tratamiento a seguir
b. Enviarla a su médico de familia en su Centro de Salud
c. Enviarla nuevamente a la consulta para que le aclaren sus dudas
d. Remitirla al servicio de cita previa

43. Familiares de un paciente piden al celador de la puerta que les deje pasar unos alimentos para el paciente. Qué hará el celador:

a. Los dejará pasar, si los alimentos no contienen alcohol
b. Les dice que los pasen, pero que la próxima vez pidan permiso al supervisor de planta
c. No permitirá la introducción de alimentos en el hospital
d. Solicita al guardia de seguridad que retenga los alimentos para devolverlos cuando salgan

44. Ayudamos a un enfermero a amortajar un cadáver para su traslado al mortuorio. Cuando el enfermero le indica que retire la sonda vesical del cadáver:

a. Nos pondremos los guantes y la retirará, con cuidado de no romperla
b. Le indicaremos al enfermero que eso no es función suya
c. Le pediremos al enfermero que, antes, le vacíe el globo de sujeción
d. No la retiraremos, y llamaremos al Jefe de Personal Subalterno para informar

45. Qué Ley permitió la integración de pacientes psiquiátricos en el sistema sanitario andaluz:

a. La Constitución Española (1978)
b. Ley de Autonomía del Paciente (41/2002)
c. Ley General de Sanidad (14/1986)
d. Ley de creación del Servicio Andaluz de Salud (2/1998)

46. Al trasladar a un paciente en camilla cómo subiremos una rampa:

a. Tirando desde el piecero
b. Empujando por el piecero
c. Tirando de la cabecera para que el paciente suba de cabeza
d. Empujando la camilla desde la cabecera para que el paciente suba en el sentido de la marcha

47. En Fowler la paciente se halla semi sentada formando un ángulo de:

a. 30°
b. 45°
c. 90°
d. 120°

48. Cuando trasladamos a un paciente desde un servicio a otro qué NO debemos hacer:

a. Llevar la historia del paciente
b. Colocar los drenajes sobre la cama
c. Informar al paciente de qué va a hacer con él
d. Informar al personal sanitario del servicio de origen de que se lleva al paciente

49. Cuando una celadora traslada a un paciente a otras dependencias dentro del Hospital:

a. La responsabilidad de la celadora será únicamente trasladar al paciente de la forma más rápida y correcta posible
b. Se responsabilizará también de la documentación que se le entregue en relación con el paciente
c. Sólo se responsabiliza de la documentación si lo lleva para realizarle una prueba diagnóstica
d. El personal de enfermería es el único responsable de la documentación clínica

50. Un celador de UVI recibe la orden de colocar a un paciente en posición de 'decúbito prono', es decir:

a. De espaldas
b. De costado
c. Boca abajo
d. Sentado

51. Las modificaciones realizadas en la postura corporal de pacientes encamados, se denominan:

a. Mecánica corporal
b. Arcos de movimiento
c. Cambios posturales
d. Fisioterapia pasiva

52. Paciente acostado sobre su espalda, con las piernas extendidas y sus brazos alineados a lo largo del cuerpo:

a. Posición de Fowler
b. Posición Sims
c. Decúbito supino
d. Decúbito prono

53. NO es una posición quirúrgica:

a. Posición ginecológica o litotomía
b. Posición Trendelenburg
c. Posición genupectoral o mahometana
d. Posición Sims

54. Qué debe hacer un celador para entrar y salir de un ascensor con una silla de ruedas:

a. Entrar empujando la silla de ruedas de frente para que pase primero la paciente y quede colocada mirando al fondo, para salir tirando de la silla caminando de espaldas
b. Entrar primero, caminando de espaldas y tirando de la silla para que la paciente también entre de espaldas. Una vez dentro girar la silla de ruedas para salir de la misma manera a como han entrado
c. Entrar empujando la silla de ruedas de frente para que pase primero la paciente y quede colocada mirando al fondo. Una vez dentro girar la silla de ruedas para salir de la misma manera a como han entrado
d. Entrar primero, caminando de espaldas y tirando de la silla para que la paciente también entre de espaldas, y salir empujando la silla para que pase primero la paciente

55. La posición decúbito prono, también llamada decúbito ventral, consiste en permanecer acostado...

a. sobre el abdomen, cabeza girada lateralmente, piernas extendidas y brazos extendidos
b. sobre el abdomen, cabeza girada lateralmente, piernas flexionadas y brazos extendidos
c. sobre la espalda, cabeza girada lateralmente, piernas extendidas y brazos extendidos
d. sobre la espalda, cabeza girada lateralmente, piernas flexionadas y brazos extendidos

56. En la secuencia de apoyo sobre cuatro puntos debe indicarse a los pacientes que apoyen:

a. Muleta derecha, pie izquierdo, muleta izquierda, pie derecho
b. Muleta izquierda, pie izquierdo, muleta derecha, pie derecho
c. Ambas son correctas
d. Ninguna lo es

57. La identificación personal de los trabajadores y trabajadoras del Servicio Andaluz de Salud:

a. Nunca es obligatoria, depende del Servicio al que pertenezca
b. El libro de Estilo del SAS no menciona en ningún momento esta cuestión
c. El ir identificado no cambia nada entre la relación que mantengan paciente y profesional
d. Es obligatorio para los y las profesionales del SAS utilizar tarjetas de identificación personal de manera visible durante el tiempo de permanencia en el centro

58. Si un familiar le pide información clínica de una paciente, el celador debe:

a. Acceder a la historia de la paciente, e informar a la familia
b. Limitarse a tranquilizarlo, dando información de que la evolución es buena
c. Decirle que no estamos autorizados a dar información
d. Orientar a la familia hacia el facultativo referente de la paciente

59. Si detecta un fallo u omisión que pueda afectar a una paciente:

a. Intentará solucionarlo siempre que sea posible con su actuación, tanto si le corresponde como si es tarea de otro profesional
b. Lo comunicará al responsable de la Unidad
c. Son correctas A y B
d. Informará a un familiar

60. Qué supone 'identificarse correctamente':

a. Supone aceptar la responsabilidad personal del centro
b. Supone aceptar la responsabilidad del SAS como organización
c. Ayuda a que el paciente sepa quién le está atendiendo
d. Todas son correctas

61. Respecto a la circulación del historial clínico de una paciente:

a. Cualquier familiar podrá pedir el historial clínico de la paciente en cuestión
b. El historial clínico es un documento que no tiene ninguna relevancia
c. Es un documento accesible y nada comprometedor para la paciente
d. Debe extremarse el cuidado a fin de que no resulte accesible a personas ajenas al proceso asistencial

62. Un paciente le pide que determinada información personal quede entre usted y él:

a. Toda la información del paciente debe figurar en la Historia clínica
b. Toda la información del paciente es compartida por todos los médicos
c. Debe respetarse su criterio siempre que no afecte a valoraciones clínicas
d. El paciente no podrá pedir ese trato de su información personal

63. La organización de la atención sanitaria se rige por la:

a. Orientación al paciente en el uso de los servicios
b. Organización que ayuda a resolver los problemas del paciente
c. Identificación personal e institucional como medida de orientación
d. Todas son correctas

64. El consentimiento informado es un planteamiento ético que reconoce a los y las pacientes el derecho a decidir sobre su salud. Cuál es FALSA:

a. Se obtiene libremente, sin intimidación ni influencia indebida
b. Se realiza básicamente a través de intercambio verbal, y por escrito en algunos procesos
c. Debe proporcionar a la persona información adecuada, accesible y comprensible, en una forma y en un lenguaje que ésta entienda
d. Puede ocultar alguna información a la persona, con el pretexto de evitar el conocimiento de efectos negativos para los resultados del tratamiento

65. La interrelación con la ciudadanía estará presidida por el respeto a sus derechos y dignidad, y se seguirán las indicaciones contenidas en:

a. El libro de Estilo del Servicio Andaluz de Salud
b. Ley General de Sanidad
c. Ley de Igualdad
d. Plan Andaluz de Salud

66. El libro de estilo del SAS recoge:

a. cuestiones relacionadas con el respeto a la diferencia, la intimidad o confidencialidad, estableciendo pautas de actuación explícitas, comportamientos éticos y modos de hacer que se traducen en acciones concretas
b. cuestiones relacionadas con el respeto a la diferencia, la intimidad o confidencialidad, sin establecer pautas de actuación explícitas, comportamientos éticos y modos de hacer que se traducen en acciones concretas
c. cuestiones no relacionadas con el respeto a la diferencia, la intimidad o confidencialidad, estableciendo pautas de actuación explícitas, comportamientos éticos y modos de hacer que se traducen en acciones concretas
d. cuestiones relacionadas con el respeto a la diferencia, la intimidad o confidencialidad, estableciendo pautas de actuación explícitas, comportamientos éticos y modos de hacer que se traducen en acciones inconcretas

67. Cómo actuaría si se presenta un familiar de una accidentada preguntándole por su estado:

a. Lo remitirá a la sala de espera
b. Lo orientará hacia el control
c. Lo tranquilizará informándole de su estado si es leve
d. Las tres actuaciones son ciertas

68. Respecto a la gestión de la información, el celador y la celadora:

a. Trasmitirá sólo aquella información que le haya sido expresamente encomendada
b. Nunca transmitirá información referida a aspectos de contenido clínico asistencial de pacientes
c. Ambas son correctas
d. Ninguna lo es

69. Es una técnica eficaz en la comunicación:

a. Escucha activa
b. Asertividad
c. Empatía
d. Las tres

70. Cualquier profesional sanitario que trabaja con pacientes tiene acceso y es conocedor de información relacionada con su proceso. Mantener el compromiso del silencio es:

a. Objeción de conciencia
b. Deber de Custodia
c. Secreto profesional
d. No es obligatorio mantener silencio

71. Persona asertiva es la que:

a. Se comunica con facilidad
b. Tiene lenguaje directo y claro
c. Escucha con atención
d. Todas son correctas

72. Es un componente no verbal:

a. La entonación
b. Claridad al hablar
c. Velocidad al hablar
d. La postura

73. Qué aspecto es propio de la escucha activa:

a. Interrumpir a la otra persona para preguntarle sobre lo que nos habla
b. Mantener la actividad que realizamos mientras se escucha
c. Atender y simpatizar con la persona con la que nos comunicamos
d. Intentar presuponer lo que la otra persona nos va a decir

74. Cuáles de estos factores son facilitadores de la comunicación con pacientes:

a. Uso de jerga profesional
b. Justificar las opiniones del paciente
c. Comunicar con naturalidad en un pasillo con gente alrededor
d. Ninguna es correcta

75. Capacidad de expresar sentimientos, ideas y opiniones, de manera clara, libre y sencilla, comunicándolas en el momento justo y a la persona indicada:

a. Resumir
b. Asertividad
c. Empatía
d. Escucha Activa

76. Cuál es la finalidad de la Comunicación:

a. Distraer, orientar, advertir, inducir
b. Entretener, informar, convencer, persuadir
c. Preguntar, comunicar, obligar, exigir
d. Todas son ciertas

77. Respecto a la inclinación del tronco en la manipulación manual de cargas:

a. La técnica del levantamiento de una carga ayuda a su movilidad pero no afecta al riesgo de lesiones
b. La manipulación de una carga con el tronco inclinado disminuye el riesgo de lesión en la zona
c. La postura correcta al manejar una carga es con el tronco inclinado
d. La postura correcta al manejar una carga es con la espalda derecha

78. Cuándo debe el celador realizar un lavado ordinario de manos:

a. Antes de ayudar al aseo de una paciente
b. Antes de ir a la cafetería
c. Después de ayudar al aseo de una paciente
d. Las tres son correctas

79. Para levantar del suelo un objeto de cierto peso:

a. Doblar las rodillas, pero no la espalda
b. No doblar las rodillas ni la espalda
c. Doblar ligeramente las rodillas y la espalda por la cintura
d. Doblar la espalda por la cintura, pero no las rodillas

80. Tras su uso, los residuos patológicos infecciosos, punzantes o cortantes se depositan en:

a. Contenedores rígidos
b. Bolsas de color verde
c. Bolsas de color negro
d. Bolsas de color rojo

81. Conjunto de técnicas utilizadas para la eliminación o inhibición de los gérmenes patógenos que existen sobre objetos y superficies:

a. Pasteurización   b. Esterilización
c. Desinsectación   d. Desinfección

82. Exposición que sufre un trabajador a sangre, tejidos o fluidos potencialmente infecciosos a través de sus mucosas y piel no íntegra:

a. Riesgo microbiológico
b. Riesgo bacteriológico
c. Riesgo biológico
d. Riesgo infeccioso

83. Cómo colocaremos los pies para levantar una carga con seguridad:

a. Separados en una postura estable, y uno de ellos más adelantado en la dirección del movimiento
b. No es relevante la postura de los pies
c. Juntos por los talones, formando 45°
d. Separando los pies lo máximo posible

84. Cuáles son los equipos de protección individual:

a. Ropa de trabajo, guantes, mascarillas y calzado antideslizante
b. Ropa de trabajo, calzas, mandiles y calzado antideslizante
c. Mascarillas, polainas, ropa de trabajo y calzado antideslizante
d. Ropa de trabajo, zuecos, mascarilla y gorro

85. En la clasificación de los Residuos en el Plan de Gestión de los mismos del Servicio Andaluz de Salud, el grupo III-A corresponde a:

a. Residuos no peligrosos
b. Residuos peligrosos de origen sanitario
c. Residuos químicos y citostáticos
d. Son correctas A y B

86. [ANULADA] En la manipulación manual de cargas, es FALSO:

a. No se debe girar el tronco ni adoptar posturas forzadas
b. Doblar las rodillas sin flexionar la espalda para levantar la carga
c. Mantener la carga cerca del cuerpo
d. Si la carga es demasiado alta, dificulta la visibilidad

87. Si se declara un incendio en un centro sanitario:

a. No se entretenga, escape cuanto antes
b. Abra puertas y ventanas
c. Utilice los ascensores
d. Ninguna de las tres

88. Cuando se produce un incendio, el mayor peligro es:

a. El fuego
b. El humo
c. La evacuación
d. La confusión

89. Cuándo movilizamos a una víctima:

a. En caso de peligro vital inminente
b. Cuando esté perfectamente estable
c. En cualquier momento
d. Son correctas A y B

90. Ante una situación de incendio en una institución sanitaria del SAS, como norma general:

a. Primero intervenir y luego alertar
b. No hacer nada hasta que llegue el equipo de primera intervención
c. Primero alertar y luego intervenir
d. Procurar coger los objetos y documentos que sean más valiosos

91. Los niveles de emergencia de menor a mayor son:

a. Conato de emergencia, emergencia grave y muy grave
b. Primaria, secundaria y total
c. Conato de emergencia, emergencia parcial, emergencia general
d. Leve, grave y muy grave

92. Qué agente extintor es adecuado para sólidos, líquidos y gases:

a. Espuma
b. Polvo ABC polivalente
c. Todos son adecuados
d. Anhídrido carbónico

93. Conato de emergencia es:

a. Una situación que puede ser controlada y solucionada de forma sencilla y rápida por el personal y medios de protección del local, dependencia o sector
b. Una situación que para ser dominada, requiere la actuación de equipos especiales del sector. No es previsible que afecte a sectores colindantes
c. Una situación para cuyo control se precisa de todos los equipos y medios de protección propios y de la ayuda de medios de socorro y salvamento externos. Generalmente comportará evacuaciones totales o parciales
d. Se refiere al documento que compila el conjunto de medidas de prevención-protección previstas e implantadas, así como la secuencia de actuaciones a realizar ante la aparición de un siniestro que deben estar normalizadas por escrito y ser conocidas

94. En materia de protección contra incendios en los Centros de Salud y Hospitales del SAS, los EPI son los 'Equipos...

a. ...personales imprescindibles
b. ...para intervenir
c. ...de protección individual
d. ...de primera intervención

95. Documento que tiene como objeto prevenir y controlar los riesgos sobre las personas y bienes, y con respuestas a las posibles situaciones de emergencia:

a. Plan de autoprotección
b. Norma básica contraincendios
c. Manual del Servicio Andaluz de Salud
d. Ninguna de las tres

96. En qué orden deben evacuarse los y las pacientes de un hospital en caso de emergencia:

a. Pacientes ambulantes que puedan desplazarse por si mismos, pacientes dependientes más cercanos a la puerta de salida y pacientes dependientes más alejados de la puerta de salida
b. Pacientes dependientes más cercanos a la puerta de salida, pacientes dependientes más alejados de la puerta de salida y pacientes ambulantes
c. Pacientes ambulantes, pacientes dependientes más alejados de la puerta de salida y pacientes dependientes más cercanos a la puerta de salida
d. Pacientes ordenados de más grave a menos grave, con respecto a su estado de salud

97. 'Carga de trabajo' es:

a. La carga física que conlleva la actividad laboral
b. La carga mental que conlleva la actividad laboral
c. La cantidad de trabajo que tiene que realizar un trabajador durante su jornada laboral
d. Son correctas B y C

98. Cuál de los siguientes aspectos NO supone una dificultad para trabajar en equipo:

a. Falta de incentivos
b. Falta de interés
c. Exceso de rigidez en algunos integrantes
d. Género y edad de los componentes

99. En una sala de exploraciones radiológicas, quién debe colocar al paciente en la mesa de exploración:

a. En caso de urgencias, el técnico con la ayuda de los familiares
b. Sólo el técnico de rayos
c. Sólo el personal facultativo
d. Una celadora, o un celador, ayudada y dirigida por personal sanitario

100. Paciente acostada boca arriba:

a. Decúbito prono
b. Decúbito supino
c. Posición dorsal
d. Decúbito lateral

101. Al tener un turno rotatorio:

a. Cada día va a estar en un servicio distinto
b. Hará rotaciones por distintos puestos del hospital
c. Enlazará un turno con el siguiente
d. Hará turnos de mañana, tarde y noche

102. Cuántos días de permiso le corresponden a Marta por matrimonio:

a. 10 días naturales consecutivos
b. 15 días naturales consecutivos
c. 30 días naturales
d. 7 días hábiles

103. En caso de parto, obligatoriamente, las seis primeras semanas de permiso le corresponden:

a. Al padre
b. A la madre
c. A cualquiera de los dos, pero no a la vez
d. Son correctas A y B

104. Marta deberá velar por conseguir el mayor orden y silencio posible:

a. Continuamente en todo el centro hospitalario
b. Durante la noche
c. En los pasillos y habitaciones
d. En las zonas quirúrgicas

105. Marta lavará y aseará a enfermos y enfermas encamadas o que no puedan realizarlo por si mismos:

a. Sí
b. No, nunca lavará ni aseará al paciente
c. No, porque es tarea del personal sanitario
d. Excepcionalmente

106. Para mover a un paciente hemipléjico:

a. Colocarse siempre por el lado en que el paciente conserva movilidad
b. Colocarse en el lado paralizado
c. Traccionar el hombro para moverlo hacia ella
d. Que quede siempre tumbado en decúbito prono

107. Hay un paciente ingresado en planta con traumatismo costal. Marta sabe que la posición usada más frecuentemente en este tipo de traumatismos es:

a. Trendelenburg
b. Genupectoral
c. Fowler
d. Decúbito supino

108. Si ingresa una paciente en planta con fractura de extremidades, Marta sabe qué tipo de cama utilizan frecuentemente en este tipo de fractura:

a. Cama articulada
b. Cama ortopédica
c. Cama libro
d. Ninguna de las tres

109. En el transcurso de su jornada, Marta observa que el sillón de una de las habitaciones está roto. A quién tendría que comunicárselo:

a. A la auxiliar de enfermería
b. A personal de mantenimiento
c. A su inmediato superior
d. No es su función comunicarlo

110. Marta tiene que llevar un paciente a quirófano. Dónde debe dejarlo:

a. En el área limpia de espera
b. En el área estéril o aséptica, en el antequirófano
c. En la puerta exterior hasta que se le avise
d. En el área de intercambio, en la zona de recepción de pacientes

111. Fase que antecede a la operación, comienza con la preparación del paciente y finaliza cuando éste es colocado en la mesa de operación:

a. Preoperatoria   b. Anteoperatoria
c. Postoperatoria   d. Operatoria

112. Qué indumentaria llevará el equipo quirúrgico en el área sucia:

a. Gorro   b. Calzas
c. Calzas y gorro   d. Ninguna de las tres

113. En qué área permanecerá Marta durante la intervención de José:

a. Quirófano   b. Antequirófano
c. Sala de Espera   d. Sala de Reanimación

114. La sala de antequirófano requiere utilizar:

a. Calzas y gorro
b. Uniforme quirúrgico, calzas y gorro
c. Uniforme quirúrgico, calzas, gorro y mascarilla
d. No requiere nada

115. Tras la intervención quirúrgica, Marta traslada a José a:

a. Planta
b. La sala de reanimación
c. El antequirófano
d. El despertar

116. La intervención de José ha tenido presencia de pus y perforación visceral. Qué tipo de cirugía es:

a. Contaminada   b. Séptica
c. Limpia-contaminada   d. Limpia

117. [ANULADA] El consentimiento previo del paciente para la realización de cualquier intervención:

a. Es un derecho y se habrá de dar, excepto en los supuestos legales establecidos
b. Es un derecho y se habrá de dar, excepto en los supuestos legales establecidos
c. Es un derecho pero el facultativo podrá no exigirlo cuando lo considere conveniente
d. No es necesario el consentimiento previo del paciente salvo en supuestos excepcionales

118. Al padre de Marta hoy van a hacerle una pequeña intervención para extirparle un quiste sebáceo en la espalda sin ingreso hospitalario ni cuidados posteriores especiales. De cuantos días puede disfrutar Marta para cuidar de su padre:

a. 3 días hábiles, por ser de la misma localidad
b. Sólo hoy, al no generar ingreso
c. Sólo el tiempo necesario para su acompañamiento
d. No le corresponde ningún permiso por no ser una enfermedad grave

119. La enfermera avisa a Marta para realizar el traslado. Le indica que está en la habitación 150-B y le deja la historia clínica y la solicitud de la prueba en la zona destinada para ello. Marta debe:

a. Coger la historia clínica, la solicitud y dirigirse a la habitación

b. Coger la historia clínica, la solicitud y comunicarse con la enfermera

c. Coger la historia clínica, la solicitud y esperar el traslado hasta que la avisen de rayos

d. Contactar con el facultativo de planta para confirmar dicho traslado

120. Marta se dirige a la habitación y se encuentra al paciente sentado y rodeado de visitas:

a. Indicará al paciente que se acueste que se lo tiene que llevar de la habitación

b. Indicará a la familia que lo deben acostar porque va a trasladarlo para realizarle una radiografía

c. Pedirá a las visitas que salgan de la habitación para que no molesten

d. Se presentará, informará del lugar al que lo traslada y solicitará colaboración si es posible

121. [ANULADA] Al incorporar a un enfermo de un sillón es INCORRECTO:

a. Que nuestras manos se sitúen en sus hombros

b. Que sus manos se sitúen en nuestros hombros

c. Que nuestra rodilla doblada sujete la suya

d. Que nuestras manos tiren de las suyas

122. Traslado desde la silla a la cama:

a. Nos colocaremos delante del paciente, indicándole que se sujete con las manos a nuestros hombros, cogerlo por debajo de las axilas fijándole rodillas y pies

b. Nos colocaremos detrás de la silla y cogiéndolo por las axilas para que se levante

c. Nos colocaremos delante del paciente e indicándole que se sujete con las manos a nuestros hombros, cogerlo por las axilas sin necesidad de fijarle rodillas y pies

d. Nos colocaremos delante del paciente, cogerlo por la cintura indicándole que coloque sus manos rodeando a nuestro cuello

123. Este paciente que trasladamos tiene un sondaje vesical. Marta:

a. Colocará la bolsa de orina sobre la cama y procederá al traslado

b. Colocará la bolsa de orina sobre el soporte lateral y procederá al traslado

c. Pinzará la bolsa de orina, la colocará sobre la cama para evitar rotura y procederá al traslado

d. Colocará la bolsa de orina bajo el colchón para protegerla y procederá al traslado

124. Cómo entrará Marta en el ascensor con la camilla:

a. Entra Marta primero y tira de los pies de la cama para que entre la cabecera después

b. Entra Marta al ascensor, tira primero de la cabecera de la cama y luego entran los pies

c. Se puede hacer indistintamente

d. Marta introduce primero la cama indistintamente de la posición y luego accede ella

125. Al llegar al servicio de Radiología, Marta:

a. Avisará al vigilante de seguridad para que vigile al paciente

b. Avisará al Técnico de Rayos de que el paciente está a su disposición

c. Se quedará acompañando al paciente, hasta que se les llame

d. Dejará al paciente en la entrada del servicio de Radiología para que lo vean y volverá a la planta

126. En la sala de exploraciones, colocará al paciente:

a. El personal facultativo

b. Siempre, personal sanitario

c. Sólo el celador de la unidad de rayos

d. Celadores ayudadas y dirigidas por profesionales sanitarios

127. Marta ha permanecido en el servicio de Radiología y ha escuchado toda la conversación que han mantenido el técnico de turno y la facultativa sobre la exploración del paciente. A la salida, se le acerca un familiar y le pregunta por el resultado de la prueba:

a. Se limita a comunicar lo que ha escuchado sin añadir valoraciones

b. Le indica que es celadora y su función es sólo trasladar al paciente

c. Le indica que deben preguntar al facultativo responsable

d. Marta podrá informar del estado de salud del paciente, pero siempre advirtiendo que no es profesional sanitario

128. Una vez finalizada la prueba, Marta tiene que volver a llevar al paciente a su habitación, pasa el control de enfermería y comunica que ha llegado el paciente, seguidamente el paciente manifiesta que se siente mal, algo mareado, sudoroso y le cuesta respirar. Qué debe hacer Marta en ese momento:

a. Informar a la familia para que avisen a la enfermera y dejar al paciente en la habitación

b. Avisar a la enfermera y quedarse esperando por si la necesitan

c. Correr por el carro de parada para tomarle la Tensión Arterial

d. Dejar al paciente en la habitación porque considera que es un mareo leve por el movimiento

129. Si fallece un paciente en urgencias:

a. Informará a los familiares sobre los trámites para llevar a cabo el enterramiento

b. Informará a sus compañeros del fallecimiento de la paciente

c. Ayudará a los enfermeros y auxiliares a amortajarla

d. Informará a los familiares de las causas de la defunción

130. Antes y después de mantener contacto con pacientes, es importante el lavado higiénico de manos:

a. Es preciso el uso de agua, jabón, cepillado de uñas y aplicación de desinfectante

b. Si se hace repetidamente, es suficiente el empleo del agua

c. Es preciso el empleo de agua y jabón

d. Ha de utilizar guantes toda la jornada

131. Gran parte del trabajo de Marta es movilizar y cargar pacientes. Cuál NO es una práctica adecuada:

a. Evitar el trabajo repetitivo. Si no se puede evitar, intercalar pequeñas pausas

b. Empujar mejor que tirar, para transportar o mover cargas (camas, camillas, carros)

c. Movilizar cargas pesadas sin la ayuda de medios mecánicos o de compañeros

d. Evitar posturas forzadas por mucho tiempo

132. Para levantar una carga en óptimas condiciones preventivas. Cuál sería el primer paso:

a. Mantener la carga pegada al cuerpo

b. Agarrar con firmeza y seguridad

c. Planificar el levantamiento

d. Separar los pies lo máximo posible

133. Durante el desayuno, Marta habla con otras compañeras sobre las obligaciones de mover de posición a los enfermos. Marta afirma que:

a. Es algo en lo que no tienen que intervenir

b. Es función de los celadores ayudar al personal sanitario en esta tarea

c. Deben procurar evitarlo

d. Sólo si lo ordena el jefe de personal subalterno

134. Acaban de indicar desde el servicio de admisión al jefe de personal subalterno que hay que realizar un ingreso a una unidad de hospitalización. El paciente no precisa ser trasladado en camilla y debe ser acompañado a una planta:

a. Esta función no es específica de la celadora, de acuerdo con su Estatuto

b. En estos casos, el propio Servicio de Admisión entregará al paciente una tarjeta indicativa de la planta a la que debe dirigirse

c. Corresponderá esta función a los celadores, previa indicación de su jefe directo

d. Será la familia la que lo acompañe ya que se encuentra en perfecto estado

135. Le encargan a Marta que acompañe al paciente. Mientras espera a ser trasladado a la planta, intenta comunicarse con Marta. Qué beneficiará la comunicación:

a. Demostrar interés por su problema
b. Ofrecer soluciones
c. Manifestar una actitud positiva
d. Las tres cosas

136. Para entender las necesidades de pacientes y usuarios, qué elementos intervienen en la comunicación:

a. Emisor y receptor
b. Emisor, receptor y locutor
c. Mensáfonos y teléfonos
d. Emisor, mensaje, código y canal y receptor

137. El facultativo de urgencias que ha ordenado el ingreso del paciente le entrega a Marta la historia clínica para que la lleve a la unidad de hospitalización:

a. Esa es función de los celadores del archivo y no de celadores de urgencias
b. Por seguridad la debe trasportar sólo el personal sanitario
c. El traslado de historias clínicas no es competencia de los celadores
d. Es obligación de la celadora tramitar los documentos que le sean confiados por sus superiores

138. Más tarde llega en ambulancia una paciente desde otro centro. Viene en camilla y el conductor quiere pasarla a silla de ruedas porque tiene prisa:

a. Marta la pasará a la silla de ruedas
b. Marta no pasará a la paciente a la silla mientras no la valore la enfermería del triaje
c. Será el conductor el que tome la decisión más oportuna, bajo su responsabilidad, ya que es el que ha realizado el traslado
d. Como celadora de urgencias, actuará según su criterio y experiencia

139. En la unidad de urgencias es habitual tener que movilizar y trasladar a pacientes a distintas zonas por lo que hay que tener en cuenta una serie de normas básicas. Cuál NO es correcta:

a. Preparar el área donde se va a trabajar
b. Acercarse lo máximo posible a la camilla
c. Actuará siempre más de un profesional
d. Procurar realizar el esfuerzo con los músculos mayores y más fuertes

140. Requieren a Marta en la sala de observación para ayudar a movilizar a un paciente. Una enfermera le indica que lo colocarán en posición para realizar una punción lumbar:

a. Tumbado en la cama, en decúbito lateral flexionando los miembros inferiores y la cabeza
b. Sentado en el borde de la cama aproximando la cabeza lo máximo posible a las extremidades inferiores
c. En decúbito prono flexionando las rodillas y la cabeza
d. Son correctas A y B

141. Durante la punción se pincha accidentalmente con la aguja:

a. Acudirá al servicio de medicina preventiva si aparecen síntomas de alguna enfermedad
b. Se realizará un hemograma inmediatamente, esperará al resultado del mismo para decidirá cuando acudir al servicio de medicina preventiva
c. Avisará a su responsable para que active el protocolo y acudirá al servicio de medicina preventiva en un plazo no superior a 24 h.
d. Preguntará al paciente del que proceden las sustancias biológicas si padece alguna enfermedad contagiosa y lo corroborará en la historia

142. Cuando Marta abandona la observación se encuentra a dos familiares alterados discutiendo y profiriendo insultos hacia todo el personal, ante ello, Marta:

a. Se acerca y, con voz enérgica, les indica que se callen y se marchen
b. Se da la vuelta y se marcha
c. Intenta escucharlos y calmarlos
d. Avisa al guardia de seguridad

143. En la sala de observación un enfermo que está en una de las mesas de exploración le pide a Marta algo para calmar su dolor:

a. Le explicará que es celadora del servicio y, por tanto no puede facilitarle ninguna medicación
b. Le indicará que hasta que no lo vea el facultativo, no puede tomar nada
c. Informará al personal sanitario de que el enfermo se queja de mucho dolor
d. Son correctas A y C

144. En la recepción de pacientes Marta ve llegar otra ambulancia que trae otro paciente en camilla. No está consciente. Al parecer lo ha encontrado un familiar tirado en el suelo y han llamado al 061. Para recibir al paciente, Marta acude:

a. Con una silla de ruedas
b. Con una camilla
c. Buscará a un compañero
d. Preguntará al conductor de la ambulancia

145. El paciente, mientras está siendo atendido, sufre una parada cardiorrespiratoria. La médico de urgencias le pide a Marta que lo coloque adecuadamente para poder intubarlo. En qué posición lo pondría:

a. Fowler
b. decúbito lateral izquierdo
c. decúbito lateral derecho
d. Roser

146. En qué casos usaría la posición lateral de seguridad:

a. consciente, que tiene pulso y respira
b. inconsciente, con independencia de que respire o tenga pulso
c. con traumatismo cervical mientras se pide ayuda
d. inconsciente con respiración espontánea

147. El paciente es intubado y conectado a respirador. Asimismo, se canaliza vía venosa central y se le realiza sondaje vesical. Se decide su traslado a la UCI. Un compañero y Marta, proceden a su traslado, junto a una facultativa y un enfermero. Precauciones:

a. Comprobar la presión de la bomba
b. Evitar acodaduras y tirones
c. Fijar la bombona de oxígeno
d. Todas son correctas

148. La tarea de Marta y su compañero termina en el momento en que...

a. lleguen a la puerta de la UCI donde ya se encargará el personal auxiliar de enfermería
b. el facultativo especialista de la UCI, lo autorice
c. el paciente haya sido correctamente ubicado y el personal de la UCI se haya hecho cargo del paciente
d. sean reclamados desde Urgencias

149. De vuelta al servicio de Urgencias oye gran alboroto por la llegada de un paciente con enfermedad mental, en estado agitado, agresivo y violento. En este caso, Marta:

a. No tiene que intervenir en ningún momento, sólo el personal de seguridad
b. Se dirigirá a su responsable inmediato para que le encargue su siguiente tarea
c. Acudirá para participar en la contención del paciente hasta que la situación se controle
d. Irá a buscar a la familia del paciente para intentar que estos lo tranquilicen

150. Los familiares del paciente agresivo que se encuentran por allí le preguntan insistentemente por el diagnóstico. ¿Debe informarles Marta de dicho diagnóstico?

a. Sí, si conoce el diagnóstico
b. Depende del diagnóstico
c. No, nunca
d. No, sólo cuando el paciente es conocido

151. Es titular del derecho a la información clínica:

a. Las personas vinculadas al paciente
b. El paciente y sus familiares
c. El paciente y sus familiares hasta segundo grado de consanguinidad
d. El paciente

152. En la manipulación de cargas, peso máximo que se recomienda no sobrepasar como norma general:

a. 20 kg
b. 25 kg
c. 30 kg
d. 35 kg

153. Para mover al paciente al borde de la cama, primero desplazamos:

a. la parte superior del cuerpo
b. la parte inferior del cuerpo
c. Se moverá todo el cuerpo al mismo tiempo
d. Es indiferente

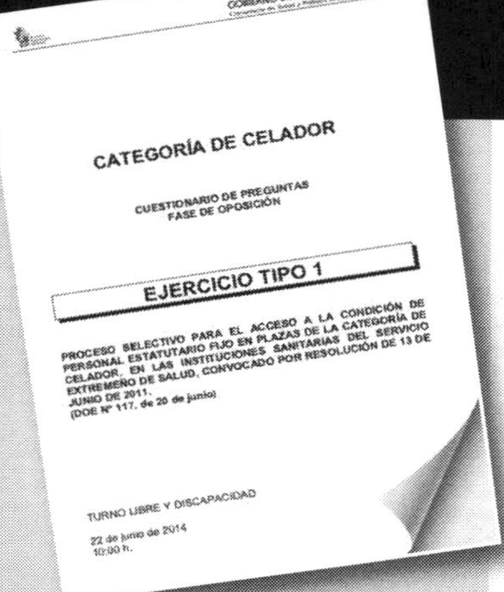

Examen:

22 DE JUNIO DE 2014
(Turno de Mañana)

Clave de Respuestas

1 A	26 A	51 A
2 C	27 C	52 A
3 B	28 D	53 A
4 C	29 D	54 A
5 C	30 C	55 A
6 D*	31 C	56 C
7 A	32 D	57 C
8 C	33 B	58 B
9 D	34 D	59 A
10 D	35 B	60 A
11 D	36 C	61 D
12 D	37 D	62 A
13 B	38 C	63 B
14 A	39 C	64 A
15 B	40 C	65 C
16 A	41 D	66 B
17 A	42 B	67 C
18 D	43 A	68 D
19 D	44 A	69 D
20 D	45 A	70 A
21 B	46 A*	71 B
22 A	47 D	72 D
23 B	48 A	73 D
24 C	49 A	74 A
25 C*	50 D	75 C

* Tres preguntas anuladas

1. Durante una intervención quirúrgica la Mesa de Mayo suele ubicarse:

a. Sobre el paciente y frente a la enfermera instrumentista
b. A la izquierda de la enfermera instrumentista
c. A la derecha de la enfermera instrumentista
d. Detrás de la enfermera instrumentista y al lado del cirujano

2. El escudo y el himno de Extremadura se regularán por una Ley de la Asamblea aprobada por:

a. Mayoría simple
b. Mayoría absoluta
c. Mayoría de dos tercios de los diputados
d. Mayoría de tres quintos de los diputados

3. La Tarjeta Sanitaria Europea tiene una validez de cuántos meses:

a. 6   b. 24   c. 12   d. 3

4. El municipio cabecera de una Zona de Salud distará del resto de municipios de la zona como máximo:

a. 15 min   b. 20 min   c. 30 min   d. 40 min

5. NO es función del Celador encargado de turno:

a. Asegurar el cumplimiento de los horarios establecidos para el personal a su cargo
b. Controlar la presencia de paquetes y bultos en la institución
c. Proporcionar cualquier tipo de información solicitada por los familiares de los pacientes ingresados en el hospital
d. Supervisar la uniformidad y el correcto aseo del personal a su cargo

6. [ANULADA] Según el artículo 7 del RD 2230/1982, de 18 de noviembre, cuántas horas han de transcurrir antes de introducir un cadáver, al que se le ha de practicar una autopsia, en la cámara frigorífica:

a. 10   b. 12   c. 18   d. 24

7. Todas son funciones de celador en Atención Primaria, EXCEPTO:

a. Redactar los justificantes de asistencia a consulta
b. La apertura y cierre del centro
c. Vigilar el comportamiento de los enfermos y visitantes
d. Control de accesos y circulación de usuarios

8. La principal diferencia entre Atención Primaria y Especializada es:

a. El régimen ambulatorio
b. La asistencia domiciliaria
c. El régimen de internamiento
d. La asistencia de urgencia

9. Cuando la zona a rasurar de un enfermo tenga alguna herida o revista una especial gravedad, el rasurado lo llevará a cabo:

a. El cirujano que va a operar
b. El celador
c. La auxiliar de enfermería
d. La enfermera

10. Cuando llega al servicio de urgencias un enfermo con una posible fractura de rodilla, el celador:

a. Lo ayudará a caminar hasta la sala de reconocimiento
b. Recogerá la información necesaria para abrirle la historia clínica
c. Le proporcionará un par de muletas
d. Lo colocará en una silla de ruedas con soporte adecuado para inmovilizar la pierna afectada

11. Al ubicar un muelle de carga para un almacén hospitalario:

a. Se puede ubicar en cualquier sitio que creamos conveniente
b. Habrá que tener en cuenta las comodidades de los que van a trabajar en ese lugar
c. Estará cerca de la sede de las ambulancias para aprovechar el mismo espacio
d. No estará próximo a las zonas asistenciales, para que no influya en el tránsito de las ambulancias y evitar ruidos que perjudiquen a los enfermos

12. Regula la Protección de Datos de Carácter Personal:

a. Ley 41/2002, de 14 de noviembre
b. Ley Orgánica 17/2004, de 30 de junio
c. Ley 3/2005, de 23 de enero
d. Ley Orgánica 15/1999, de 13 de diciembre

13. Ambulancias acondicionadas para el transporte colectivo de enfermos, cuyo traslado NO revista urgencia, ni estén aquejados de enfermedades infecto-contagiosas:

a. A1   b. A2   c. B   d. C

14. Si durante una intervención quirúrgica es requerida la presencia del celador en quirófano, deberá mantener una distancia mínima respecto al campo estéril de:

a. 30 cm   b. 20 cm   c. 40 cm   d. 15 cm

15. La Ley 8/2011 de 23 de marzo, de Igualdad entre mujeres y hombres y contra la violencia de género en Extremadura establece en su artículo 1 que tiene por objeto:

a. Adoptar las medidas oportunas para garantizar el acceso y el ejercicio efectivo de los derechos políticos y civiles, sociales, laborales y culturales y para eliminar la discriminación
b. Combatir de modo integral la violencia de género
c. Garantizar el derecho a la igualdad de trato y oportunidades entre hombres y mujeres
d. Adoptar las medidas específicas a favor de las mujeres para corregir situaciones patentes de desigualdad

16. Las funciones del Jefe de Personal Subalterno las regula el Estatuto de personal no sanitario en su artículo:

a. 14.1   b. 1.14   c. 41.1   d. 1.41

17. Quién promoverá la investigación y el desarrollo de conocimiento y herramientas que permitan una mejor integración del principio de interseccionalidad al conjunto de las políticas públicas:

a. La Junta de Extremadura
b. El Consejo de Gobierno
c. El Instituto de la Mujer de Extremadura
d. Los poderes públicos

18. El traslado del cadáver desde la habitación del hospital hasta el mortuorio corresponde al:

a. enfermero
b. auxiliar de enfermería
c. empleado de la funeraria
d. celador

19. 'Centro de Salud' es:

a. La estructura física y funcional donde se desarrolla la asistencia especializada
b. La división de las Áreas de Salud para mayor eficacia en el funcionamiento de los servicios de nivel primario
c. El marco territorial donde desempeña sus actividades el Equipo de Atención Primaria
d. La estructura física y funcional donde desempeña sus actividades el Equipo de Atención Primaria

20. Cuál de las siguientes muestras biológicas tiene máxima prioridad en el traslado a su destino:

a. La citología vaginal
b. El exudado
c. La orina
d. La gasometría arterial

21. Los poderes públicos, respecto a las distintas confesiones religiosas (artículo 16 de la Constitución):

a. Garantizarán sin limitación su manifestación
b. Mantendrán relaciones de cooperación con la Iglesia Católica y las demás confesiones
c. Todas tendrán carácter estatal
d. Nadie podrá ser obligado a declarar salvo lo que puedan disponer las leyes penales militares en tiempos de guerra

22. Cuántos miembros del equipo son necesarios, como mínimo, en el momento de la liberación completa de la contención mecánica de un paciente:

a. 4   b. 3   c. 5   d. 2

23. Según el artículo 4 de la Ley de Salud de Extremadura, el Sistema Sanitario Público de Extremadura:

a. Lo forman el conjunto de recursos, de actividades y de prestaciones que funcionan de forma coordinada y organizada, siendo desarrollados por la Junta de Extremadura
b. La Junta de Extremadura garantizará su funcionamiento armónico y eficaz
c. La inclusión de nuevos servicios en el Sistema Sanitario Público de Extremadura será objeto de una evaluación sobre su eficacia y eficiencia
d. Podrá ofertar prestaciones que, en ningún caso, pueden superar las establecidas en cada momento para el Sistema Nacional de Salud

24. Cuál de estos hospitales extremeños NO es de Finalidad Asistencial General:

a. Hospital Virgen del Puerto
b. Hospital Ciudad de Coria
c. Complejo Sanitario Provincial de Plasencia
d. Hospital Comarcal D. Benito -Villanueva

26. Qué normativa regula el reglamento, estructura, organización y funcionamiento de los hospitales:

a. Real Decreto 521/1987
b. Orden Ministerial de 25 de abril 1984
c. Orden Ministerial de 7 de julio 1987
d. Real Decreto 8/1996

27. El Presidente de la Junta Técnico Asistencial de un hospital es:

a. El Director Gerente
b. El Director de Enfermería
c. El Director Médico
d. Un Jefe de Servicio elegido entre todos los miembros de la Junta Técnico Asistencial

28. Cuál de estos medios técnicos asistenciales NO es propio del Servicio de Urgencias:

a. Laringoscopio y tubos endotraqueales
b. Desfibrilador cardíaco con sincronizador
c. Equipos para drenajes pleurales y pericárdicos
d. Un citoscopio

29. La posición de Proetz es la más adecuada para exploraciones:

a. ginecológicas
b. urológicas
c. rectales
d. faríngeas

30. En las autopsias, la abertura del raquis se hace mediante:

a. Una incisión cutánea que va desde el esternón al pubis
b. Una incisión que va desde el cuello hasta el pubis
c. Dos incisiones longitudinales a lo largo de la columna vertebral
d. Dos incisiones transversales a lo largo de la cavidad abdominal

31. Al entrar un paciente en silla de ruedas en un ascensor lo haremos de forma que :

a. el paciente mire al ascensor, situándonos los celadores tras la silla
b. el paciente mire al ascensor, situándonos los celadores delante de la silla
c. el paciente quede de espaldas al ascensor, situándonos los celadores a la espalda del mismo, para entrar antes que él
d. La técnica de entrada de la silla en el ascensor es indiferente

32. Superficie mínima de la sala de autopsias (m2):

a. 15   b. 25   c. 30   d. 20

33. Según el artículo 17 de la Ley 55/2003, el personal estatutario tiene derecho a ser encuadrado en el:

a. Sistema de la Seguridad Social
b. Régimen General de la Seguridad Social
c. Sistema Nacional de Salud
d. Consejo interterritorial del SNS

34. Función de contar las existencias de un almacén en un momento determinado:

a. Entradas
b. Almacenaje
c. Salidas
d. Inventario

35. Si clasificamos los inventarios según una concepción logística, cuál de éstos NO pertenecería a dicha clasificación:

a. Inventarios cíclicos o de lotes
b. Inventarios de productos ya elaborados
c. Inventarios estacionales o periódicos
d. Inventarios de seguridad

36. Una emergencia es:

a. Un protocolo de actuación ante una catástrofe

b. Una urgencia sin prioridad absoluta

c. Una situación que necesita una asistencia inmediata para mantener la vida del individuo o evitar secuelas graves

d. Una urgencia vital con posibles riesgos pero cuya asistencia puede demorarse unas horas

37. Cuál de estas funciones NO es propia de Atención Primaria:

a. La asistencia sanitaria en Consultorios Locales y Centros de Salud

b. La indicación y realización de las pruebas y medios diagnósticos básicos

c. Contribuir a la Educación Sanitaria de la población

d. El diagnóstico y tratamiento de la infertilidad

38. Según el artículo 56 de la Ley General de Sanidad, quién delimita el marco territorial que abarca cada Zona de Salud:

a. El Estado

b. Las Entidades Locales

c. La Comunidad Autónoma

d. El Ministerio de Sanidad

39. En la posición de Fowler el paciente está semisentado en la cama, con las rodillas flexionadas y la cabecera de la cama elevada en un ángulo de:

a. 30º   b. 90º   c. 45º   d. 75º

40. Según el artículo 57 de la Ley 16/2003, la tarjeta sanitaria individual es un documento administrativo que tiene como finalidad:

a. La normalización de datos / flujos

b. La realización de estadísticas de ámbito comunitario en materia sanitaria

c. Posibilitar el acceso de los ciudadanos a las prestaciones de atención sanitaria que proporciona el Sistema Nacional de Salud

d. Cumplir los criterios establecidos con carácter general en la Unión Europea

41. La asignación de la cama tras el ingreso de un enfermo en el hospital, corresponde a:

a. El Médico de Urgencias

b. La Unidad de Hospitalización

c. El Servicio de Atención al Paciente

d. El Servicio de Admisión

42. El derecho del ciudadano a ser informado sobre su salud:

a. Es un derecho que el facultativo tiene la obligación de cumplir en cualquier caso

b. Es un derecho que incluye el respeto a la decisión de no querer ser informado

c. Es un derecho que el ciudadano sólo puede solicitar cuando la patología que padece no suponga riesgo vital

d. No es un derecho reconocido legalmente

43. Según el RD 521/1987 el Área de Atención al Paciente queda adscrita a:

a. La Gerencia

b. La Dirección Médica

c. La Dirección de Enfermería

d. La Dirección de Gestión y Servicios Generales

44. El aislamiento protector o inverso se utiliza:

a. Para proteger a pacientes inmunodeprimidos

b. En las enfermedades que se contagian a través de las heces

c. Para evitar la transmisión de las enfermedades que se pueden contagiar por contacto directo o vía aérea

d. Para evitar la propagación de enfermedades que se transmiten por sangre o líquidos

45. Ley que prohíbe fumar en los centros de trabajo públicos:

a. 28/2005 del 26 de diciembre

b. 28/2005 del 26 de noviembre

c. 28/2005 del 26 de octubre

d. 28/2005 del 26 de septiembre

46. [ANULADA] En la Ley 8/2011 de 23 de marzo, de Igualdad entre mujeres y hombres y contra la violencia de género en Extremadura, la representación equilibrada es:

a. Un principio general de actuación de los poderes públicos de Extremadura

b. Una disposición general a la que deben someterse los poderes públicos de Extremadura

c. Una medida para la integración de la perspectiva de género en las políticas públicas

d. Una medida para la promoción de la igualdad de género por la Junta de Extremadura

47. NO es una zona o área de trabajo de la Unidad de Urgencias:

a. Despachos de responsables médicos y de enfermería

b. Área de espera de pacientes y acompañantes

c. Área de boxes

d. Hospitalización del paciente

48. Según el artículo 8 del RD 137/1984, el número de médicos que integran el Equipo de Atención Primaria dependerá:

a. De la población a atender

b. De la dispersión geográfica de la Zona de Salud

c. De la elección de los pacientes de cada Área de Salud

d. De factores epidemiológicos

49. Los pases especiales, sin relación con los pacientes ingresados y de duración indeterminada, los entrega:

a. La Dirección del Centro

b. La Subdirección de Enfermería

c. La Subdirección de Recursos Materiales

d. El Jefe de Personal Subalterno

50. En la unidad de psiquiatría es tarea propia del celador:

a. Quitar la sujeción terapéutica cuando considere que el paciente ya está tranquilo

b. Dar la comida al paciente que se resiste

c. Comprobar que el paciente ha tomado la medicación para dormir

d. Colaborar en su sujeción o reducción

51. Autorizar las modificaciones de créditos, previo informe favorable de la Intervención competente es función del:

a. Director Gerente

b. Secretario General

c. Director General de Presupuestos y Tesorería

d. Director General de Asistencia Sanitaria

52. Los siguientes son Órganos Colegiados de Participación y Asesoramiento en Atención Especializada, EXCEPTO:

a. La Comisión de Recursos Humanos

b. La Junta Técnico Asistencial

c. La Comisión Central de la Garantía de la Calidad

d. La Comisión de Bienestar Social

53. Según el artículo 7 de la Ley 41/2002, Capitulo III, el derecho a la confidencialidad de los datos referentes a la salud supone que nadie puede acceder a estos datos, EXCEPTO:

a. con previa autorización amparada por la ley

b. si el médico que atiende al paciente lo autoriza

c. si se trata de descendientes o ascendientes directos

d. si son necesarios para la investigación clínica

54. La sesión constitutiva de la nueva Asamblea de Extremadura será convocada por:

a. El Presidente de la Junta cesante

b. El nuevo Presidente de la Junta

c. Por el Presidente de la Asamblea cesante

d. Por el Presidente de las Cortes Generales

55. Serán funciones del celador, según recoge su Estatuto:

a. Todas aquellas que le sean encomendadas por sus superiores, similares a las recogidas en el Estatuto y que no hayan quedado específicamente reseñadas en el mismo

b. Sólo aquellas que le sean ordenadas por sus superiores, por escrito y que sean similares a las recogidas específicamente en el Estatuto

c. Sólo las establecidas específicamente en el Estatuto

d. Todas aquellas que le ordene su superior

56. En los servicios de Radiología, Radioterapia y Medicina Nuclear el riesgo de radiaciones en la Zona de Permanencia Limitada se señaliza mediante un trébol de color:

a. gris azulado   b. verde
c. amarillo   d. negro

57. Los partidos políticos, según el artículo 6 de la Constitución:

a. Contribuyen a la defensa y promoción de los intereses económicos y sociales
b. Deberán inscribirse en un registro a los solos efectos de publicidad
c. Son instrumentos para la participación política
d. Son ilegales aquellos que persigan fines o utilicen medios tipificados como delito

58. En los servicios de Radiología, Radioterapia y Medicina Nuclear, las personas que deban permanecer en la sala durante el disparo del equipo (cuando emite radiación), llevarán un delantal equivalente como mínimo a cuántos mm. de plomo:

a. 0,35   b. 0,25   c. 0,15   d. 0,45

59. Para la aprobación del Plan Estratégico para la Igualdad entre Mujeres y Hombres se requiere:

a. El dictamen del Consejo Extremeño de Participación de las Mujeres
b. El dictamen de la Comisión de Impacto de Género
c. El dictamen del Instituto de la Mujer de Extremadura
d. El dictamen de la Consejería competente en materia de igualdad

60. En la unidad de farmacia, ¿es función del celador elaborar las soluciones?

a. No
b. Si
c. Si, cuando así lo ordene el responsable de la unidad
d. No, salvo que no lo pueda hacer la auxiliar

61. Según la Ley de Cohesión y Calidad del Sistema Nacional de Salud, la tarjeta sanitaria individual atenderá a los criterios establecidos en:

a. El Servicio Regional de Salud
b. El Sistema Nacional de Salud
c. El Consejo Interterritorial
d. La Unión Europea

62. La empresa sancionada por resolución administrativa firme por acciones u omisiones de discriminación tipificadas por ley, perderá de forma automática las ayudas, bonificaciones y beneficios derivados de la aplicación de los programas de empleo y el acceso a los mismos durante:

a. 6 meses desde que se cometió la infracción
b. 3 meses desde que se dicta la sanción
c. 2 meses desde que se cometió la infracción
d. 1 mes desde que se dicta la sanción

63. Ante un enfermo mental en la Unidad de Psiquiatría:

a. Vigilar de forma esporádica al paciente
b. Comprobar que no tiene a su alcance medios con los que pueda autolesionarse
c. Proporcionar al paciente los objetos que solicite para mantenerlo tranquilo
d. Suministrar la medicación al paciente

64. Al trasladar al paciente en camilla, irá por delante:

a. Los pies
b. La cabeza
c. La zona más afectada
d. La zona más sana

65. Dentro del Área Quirúrgica, la Zona de acceso limitado es en la que:

a. Se puede deambular con ropa de calle, aunque el acceso es restringido
b. Están los vestuarios de los trabajadores
c. Tienen lugar todos los procedimientos estériles que se desarrollan dentro del área
d. Está la sala de descanso del personal que trabaja en el Área Quirúrgica

66. Según la Ley 8/2011 de 23 de marzo, de Igualdad entre mujeres y hombres en Extremadura 'Situación en que se produce un comportamiento relacionado con el sexo de una persona, con el propósito o el efecto de atentar contra la dignidad de la persona y crear un entorno intimidatorio, hostil, degradante, humillante u ofensivo':

a. Acoso sexual
b. Acoso por razón de sexo
c. Acto de discriminación por razón de sexo
d. Discriminación directa por razón de sexo

67. Hablamos de cirugía de alto riesgo cuando:

a. La intervención se alarga en el tiempo
b. La zona a intervenir es de difícil acceso
c. La suma de los padecimientos del enfermo pueden llevar a un resultado no deseado, que puede incluir la muerte del paciente
d. La intervención se realiza sobre órganos importantes

68. En el servicio de almacén, quién debe realizar la entrega de los pedidos programados a las personas que acuden a retirarlos:

a. El celador del servicio al que corresponde el pedido
b. El encargado de suministro
c. El auxiliar administrativo del almacén
d. El celador de almacén

69. No es un material utilizado para la sujeción mecánica completa total o parcial en pacientes de la unidad de psiquiatría:

a. Alargaderas
b. Cintas para los miembros inferiores
c. Cinturón ancho abdominal
d. Cinturón estrecho craneal

70. Un inventario cíclico es aquél...

a. ...donde se acumula material hasta una cierta cantidad para poder servirlo de una vez
b. ...donde se encuentran los productos que son demandados en función del periodo del año en el que nos encontremos
c. ...donde los productos son suministrados progresivamente
d. ...creado para cubrir el riesgo de las fluctuaciones de los pedidos

[PREGUNTAS DE RESERVA]

71. Según el artículo 22.3 de la Ley 8/2011, de 23 de marzo, de Igualdad entre mujeres y hombres y contra la violencia de género en Extremadura, los poderes públicos:

a. Incorporarán la evaluación del impacto de género en el desarrollo de sus competencias
b. Podrán poner en marcha acciones positivas para aquellos colectivos en los que confluyan diversos factores de discriminación
c. Impulsarán la efectividad del principio de igualdad en las relaciones entre particulares
d. Incorporarán la perspectiva de género en la elaboración, ejecución y seguimiento de las disposiciones normativas

72. Sistema de Información Sanitaria llamado 'Gestión Poblacional y de Recursos Sanitarios de Extremadura':

a. Cornalvo
b. Jara
c. Cedatex
d. Civitas

73. Ayudar al celador a colocar o a retirar al enfermo de la mesa quirúrgica, es misión del:

a. Anestesista
b. Cirujano que vaya a operar al enfermo
c. La enfermera instrumentista
d. La enfermera circulante

74. Dimensión recomendada en quirófanos (m2):

a. 36-42
b. 20-40
c. 40-50
d. 50-60

75. En cuál de estos supuestos NO es necesario el consentimiento informado por representación:

a. Menores de edad sin capacidad para comprender el alcance de la intervención
b. Cuando el paciente, por su estado físico o psíquico, no sea capaz de tomar decisiones
c. Menores no incapaces ni incapacitados, pero emancipados o con 16 años cumplidos
d. Paciente esté incapacitado legalmente

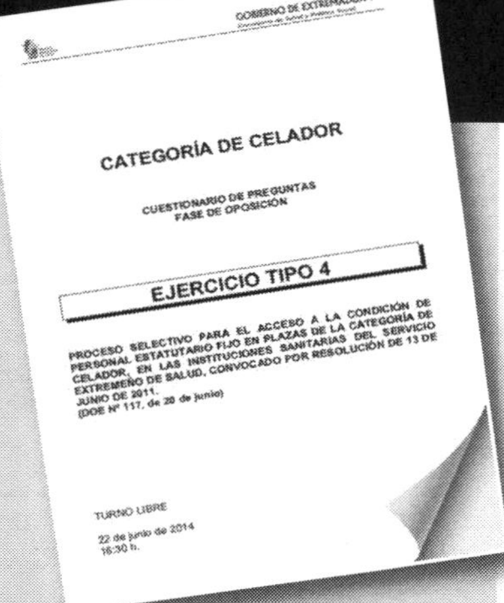

EXAMEN:

22 DE JUNIO DE 2014
(TURNO DE TARDE)

CLAVE DE RESPUESTAS

1 C	26 C	51 B
2 D	27 B	52 C
3 C	28 C	53 D
4 A	29 B	54 B
5 C*	30 C	55 D
6 C	31 A	56 B
7 B	32 C	57 C
8 B	33 D	58 D
9 D	34 C	59 B
10 C	35 B	60 C
11 C	36 A	61 D
12 B	37 D	62 D
13 C	38 A	63 D
14 C	39 C	64 B
15 C	40 A	65 C
16 C	41 A	66 B
17 B	42 D	67 D
18 B	43 B	68 C*
19 D	44 C	69 C
20 D	45 D	70 A
21 C	46 D	71 A
22 A	47 B	72 B
23 B	48 C	73 B
24 D	49 A	74 A
25 D	50 A	75 C

* DOS PREGUNTAS ANULADAS

1. Material de larga vida y carácter definitivo:

a. Fungible
b. Perecedero
c. Inventariable
d. Catalogable

2. Según la Ley 8/2011, de Igualdad entre en Extremadura, cuando una persona «en atención a su sexo, sea, haya sido o pudiera ser tratada de manera menos favorable que otra en situación homóloga»:

a. Acoso por razón de sexo
b. Acoso sexual
c. Discriminación indirecta
d. Discriminación directa

3. Bajar la camilla con el paciente que llega en ambulancia es función del:

a. Celador de puerta
b. Celador de urgencias
c. Conductor de ambulancia
d. Auxiliar de enfermería

4. En la sala de autopsias, el costótomo sirve para:

a. Cortar los cartílagos costales
b. Explorar el conducto de la uretra, el conducto cístico, las arterias coronarias y el útero
c. Para la apertura de intestino, estómago o tráquea
d. Para hacer incisión en la piel y apertura de cavidades

5. [ANULADA] Número de personas idóneo en la movilización de un enfermo que ha sufrido un traumatismo en la columna vertebral para trasladarlo desde la camilla a la cama:

a. 1   b. 2   c. 3   d. 4

6. Cuándo deberán ser informadas las personas vinculadas al paciente:

a. Cuando éste lo permita exclusivamente
b. Cuando el facultativo que lo trate lo considere oportuno
c. Cuando el paciente lo permita expresa o tácitamente
d. Solamente en caso de peligro de muerte del paciente

7. Dentro del Estatuto del Personal NO sanitario, las funciones del Celador están recogidas en el artículo:

a. 14.1   b. 14.2   c. 14.3   d. 14.4

8. No es un procedimiento diagnóstico con acceso desde Atención Primaria:

a. Pruebas de laboratorio
b. Hemoterapia
c. Anatomía Patológica
d. Diagnóstico por imagen (Radiología)

9. En la sujeción parcial sólo se inmoviliza:

a. el tronco y la cabeza
b. cabeza, tronco y una de las extremidades
c. la cabeza y una de las extremidades
d. el tronco y una extremidad superior y otra inferior en diagonal

10. El trébol enmarcado por una orla rectangular del mismo color que el símbolo y que advierte de los diversos riesgos radiológicos es un símbolo de utilización:

a. Sólo en España
b. Sólo en Europa
c. Internacional
d. Sólo en Extremadura

11. Es una característica de la Atención Especializada:

a. La concentración de competencias
b. La centralización de competencias
c. La descentralización de competencias
d. La coordinación de competencias

12. El lavado de manos rutinario o higiénico debe durar alrededor de:

a. 10 segundos
b. 30 segundos
c. 90 segundos
d. 3 minutos

13. La representación del hospital, superior autoridad y responsabilidad dentro del mismo corresponde al:

a. Director Médico
b. Director de Gestión y Servicios Generales
c. Director Gerente
d. Director de Recursos Humanos

14. En un almacén, el 'stock' es:

a. La comprobación de la calidad del material recibido

b. La custodia del material almacenado

c. La información que permite conocer en todo momento las entradas, las salidas y las existencias

d. La estancia provisional de la mercancía en el almacén

15. Una endoscopia pulmonar es una:

a. Citoscopia

b. Esofagoscopia

c. Broncoscopia

d. Gastroscopia

16. Los Centros de Salud se regulan mediante:

a. Real Decreto de 12 de febrero 1986

b. Orden Ministerial de 7 de julio de 1984

c. Real Decreto 137/84

d. Orden Ministerial de 25 de abril de 1984

17. Según se recoge en la normativa, el paciente o usuario tiene el derecho a decidir libremente entre las opciones clínicas disponibles después de recibir:

a. Información completa

b. Información adecuada

c. Información documentada

d. Información escrita

18. Según el artículo 3 del Decreto 3/1987, la Atención Primaria se caracteriza por:

a. La adopción de modernas técnicas de gestión

b. Prestar una atención integral, permanente y continuada

c. Acoger los recursos humanos más cualificados en cada área por su alta especialización

d. La formación de profesionales sanitarios

19. Quién propone el candidato para Presidente de la Comunidad tras la celebración de elecciones a la Comunidad Autónoma de Extremadura:

a. El Rey

b. El Presidente del Gobierno

c. El Presidente de la Junta cesante

d. El Presidente de la Asamblea recién constituida

20. El artículo 4.4 de la Ley 8/2011, de Igualdad entre mujeres y hombres y contra la violencia de género en Extremadura, establece por representación equilibrada aquella situación que garantice la presencia de hombres y mujeres de forma que, en el conjunto de personas a que se refiere, cada sexo:

a. Está representado al 50%

b. Ni supere el 55% ni sea menor del 45%

c. Ni supere el 55% ni sea menor del 40%

d. Ni supere el 60% ni sea menor del 40%

21. Durante una intervención quirúrgica, y antes de que el cirujano proceda a la sutura de la incisión, quién es el encargado de verificar el recuento de compresas realizado por la enfermera circulante:

a. El anestesista

b. El cirujano ayudante

c. La enfermera instrumentista

d. La propia enfermera circulante

22. Cómo se denomina a la postura que adopta el paciente con el fin de aliviar su situación de dolor:

a. Antiálgica

b. Antiestática

c. Antisagital

d. Antiemética

23. Protocolo de recepción, acogida y clasificación (RAC) de los pacientes que acuden a urgencias:

a. Nivelaje

b. Triaje

c. Distribución

d. Catalogación

24. Quién ostenta la condición de órgano de contratación en el Servicio Extremeño de Salud:

a. El Subdirector de Gestión y Contratación Administrativa

b. El Director General de Presupuestos y Tesorería

c. El Secretario General

d. El Director Gerente

25. El celador de puerta del Hospital debe prohibir la entrada en el centro a toda persona que lleve:

a. Libros

b. Periódicos

c. Flores

d. Comida

26. El quebranto de la reserva de los datos de los usuarios y la información de su proceso y estancia en los centros o instituciones sanitarias, es una falta de carácter:

a. Leve

b. Grave

c. Muy grave

d. Grave, si hay encubrimiento y consentimiento

27. En la Zonas Controladas, dentro de los servicios de Radiología, Radioterapia y Medicina Nuclear, el riesgo de radiaciones se señaliza mediante un trébol de color:

a. gris azulado

b. verde

c. amarillo

d. negro

28. La Tarjeta sanitaria individual es un documento administrativo que tiene como finalidad posibilitar a los ciudadanos el acceso a...

a. las prestaciones de la Seguridad Social que proporciona el Ministerio de Trabajo

b. las prestaciones de Servicios Sociales

c. las prestaciones de la atención sanitaria que proporciona el Sistema Nacional de Salud

d. las prestaciones de la Seguridad Social que proporciona la Comunidad Autónoma

29. En la posición de semifowler, el paciente está semisentado en la cama, con las rodillas flexionadas y la cabecera de cama elevada en un ángulo de:

a. 90°   b. 30°   c. 45°   d. 75°

30. En la cirugía anal, se utiliza la posición de:

a. Morestin

b. Sims

c. Kraske

d. Roser

31. La cirugía curativa es aquella con la que se consigue:

a. Solucionar la causa de la patología

b. Realizar un diagnóstico de la patología

c. Investigar la causa de la patología

d. Paliar las consecuencias de la patología

32. El celador de un Equipo de Atención Primaria dependerá funcionalmente de:

a. El responsable de enfermería

b. El encargado de turno

c. El coordinador del centro

d. El jefe de personal subalterno

33. Mide el tiempo transcurrido desde que un artículo entra en el almacén hasta que se produce su salida:

a. Índice cronológico

b. Índice aleatorio

c. Índice operativo

d. Índice de rotación

34. El Consejo de Cuentas es una Institución estatutaria de Extremadura con sede en:

a. Badajoz

b. Mérida

c. Cáceres

d. Plasencia

35. La negativa del paciente al tratamiento, según la Ley de Autonomía del paciente se hará:

a. Verbalmente

b. De forma escrita

c. Ante testigos

d. Ante el jefe de la guardia

36. Durante el traslado de un paciente, sólo lo podemos abandonar:

a. Si recibimos una orden expresa que justifique la ausencia

b. Si es sólo durante unos segundos

c. Si es sólo por unos minutos

d. Si es para realizar una acción que nos cae de camino

37. Según el artículo 2.3 del Real Decreto 521/1987, se denominan Servicios de Referencia:

a. Los servicios de Cirugía, Pediatría y Medicina Interna

b. Aquellos en los que se hayan conseguido determinados estándares de calidad

c. Los servicios hospitalarios coordinados con Atención Primaria

d. Servicios jerarquizados de especialidades que, por sus características, deban prestar asistencia a más de un Área de Salud

38. Las dimensiones de los quirófanos son variables, pero cuando se trata de cirugías complejas, como por ejemplo un trasplante de órganos, su superficie puede alcanzar los:

a. 60 m2

b. 70 m2

c. 80 m2

d. 90 m2

39. La tanatopraxia es:

a. La ciencia que se ocupa de todo lo relativo a las defunciones y funerales

b. Toda práctica mortuoria que consiste en la disección y examen del cuerpo de una persona fallecida para determinar la presencia de un proceso patológico

c. Toda práctica mortuoria que consiste en la conservación y exposición del cadáver con las garantías sanitarias adecuadas

d. Toda práctica clínica realizada sobre el cadáver

40. La Ley 8/2011, de 23 de marzo, de Igualdad entre mujeres y hombres y contra la violencia de género en Extremadura establece en su artículo 2 que será de aplicación:

a. En el ámbito territorial de la Comunidad Autónoma de Extremadura

b. A la Administración de la Comunidad Autónoma de Extremadura pero no a las entidades que integran la Administración Local

c. A la Administración del Estado

d. A cualquier entidad privada de Extremadura

41. La Junta Técnico Asistencial se reunirá como mínimo:

a. 6 veces al año

b. 1 vez al año

c. 2 veces al año

d. 1 vez al mes

42. Entre las funciones del Jefe de Personal Subalterno NO está:

a. Instruir convenientemente al personal a sus órdenes

b. Controlar el cumplimiento del horario de trabajo establecido en la institución

c. Vigilar personalmente la limpieza de la institución

d. Informar a los familiares sobre el estado de los pacientes ingresados en la institución

43. Medio de movilización de un paciente constituido por dos ramas simétricas longitudinalmente, que permite el traslado del paciente sin variar el eje longitudinal del cuerpo:

a. Ferno-Ked

b. Camilla de cuchara o tijera

c. Tabla corta

d. Silla de evacuación

44. NO se considera un signo precoz del exitus:

a. Ausencia de movimiento respiratorio en la auscultación

b. Pérdida de sensibilidad cutánea

c. Aparición de livideces

d. Ausencia del tono muscular

45. Según la Constitución qué derecho NO podrá suspenderse cuando se acuerde la declaración del estado de excepción:

a. La inviolabilidad del domicilio

b. El derecho a la huelga de los trabajadores

c. A expresar y difundir libremente los pensamientos, ideas y opiniones

d. A toda persona detenida, a ser informada de sus derechos y razones de su detención

46. Las necesidades de artículos por parte de los servicios de la institución se presentan en un formulario conocido como:

a. Albarán

b. Minuta

c. Ficha

d. Vale de pedido

47. El aislamiento parenteral se utiliza:

a. En enfermedades que se propagan por vía aérea

b. Para evitar la propagación de enfermedades que se transmiten por sangre o líquidos orgánicos o por objetos contaminados con los mismos

c. Para proteger a pacientes que tienen el sistema inmunológico débil

d. En las enfermedades que se contagian a través de las heces

48. En qué artículo de la Ley de Autonomía del paciente se regula el derecho a la intimidad:

a. 2

b. 11

c. 7

d. 23

49. Normativa básica reguladora de la autonomía del paciente:

a. Ley 41/2002, de 14 de noviembre

b. Ley Orgánica 17/2004, de 30 de junio

c. Ley 3/2005, de 23 de enero

d. Ley Orgánica 15/1999, de 13 de diciembre

50. Una de las funciones del celador de urgencia es:

a. Controlar que siempre haya un número adecuado de camillas y de sillas de ruedas en urgencias

b. Informar a los familiares del enfermo del lugar donde deben esperar y del estado del paciente

c. Mantener limpia la sala de espera con la temperatura adecuada

d. Tomar todos los datos de identificación del paciente cuando llega a urgencias

51. Dispensación individualizada de medicamentos desde la farmacia del hospital:

a. Aleatoria

b. Unidosis

c. General

d. Colectiva

52. Es una de las funciones propias del Jefe de Personal Subalterno:

a. Trasladar pacientes encamados de suma gravedad

b. Realizar excepcionalmente funciones de ascensorista

c. Vigilar personalmente la limpieza de la Institución

d. Recoger documentación de accidentados al ingreso en el hospital

53. El óbito es:

a. Una parte de la mesa de autopsia

b. Una práctica mortuoria

c. Un instrumento para seccionar partes blandas y cartílagos

d. Fallecimiento de una persona

54. Hablamos de cirugía urgente, cuando paciente requiere atención quirúrgica...

a. Inmediata

b. en 24/48 horas

c. antes de 7 días

d. antes de 15 días

55. NO es función del celador en la Unidad de Psiquiatría:

a. Vigilar a los pacientes en sus paseos o cuando salen al exterior en los recintos acotados

b. Controlar el consumo de tabaco por parte de los pacientes en los lugares habilitados para ello

c. Trasladar pacientes a las unidades y consultas del centro si es preciso

d. Suministrar sustancias psicotrópicas

56. La inmovilización total o parcial de un enfermo en la Unidad de Psiquiatría se iniciará por:

a. Los miembros inferiores
b. El abdomen
c. Los miembros superiores
d. Cualquiera de esas tres zonas

57. Técnica para sacar de un ascensor a un enfermo en silla de ruedas:

a. Colocarlo mirando a la puerta y empujar la silla desde atrás. (Salimos tras la silla)
b. Colocarlo de espaldas a la puerta y empujar la silla desde delante. (Salimos tras la silla)
c. Colocarlo de espaldas a la puerta y tirar de la silla desde atrás. (Salimos antes que la silla)
d. Colocarlo mirando a la puerta y empujar la silla desde delante. (Salimos antes que la silla)

58. Según el artículo 11 de la Ley de Salud de Extremadura, se garantiza en lo siguiente, EXCEPTO:

a. Las prestaciones y servicios de salud individual y colectiva del Sistema Sanitario Público de Extremadura
b. La información sobre los servicios sanitarios a que pueden acceder y sobre los requisitos necesarios para su uso
c. A ser advertidos de si los procedimientos de pronóstico, diagnóstico y terapéuticos que se le apliquen pudieran ser utilizados en un proyecto docente o de investigación
d. Cumplir con las prescripciones generales de naturaleza sanitaria comunes a toda la población así como las específicamente determinadas por los servicios sanitarios

59. Según el artículo 31 de la Ley 8/2011, de 23 de marzo, de Igualdad entre mujeres y hombres en Extremadura, quién acuerda la pérdida automática de las ayudas, bonificaciones y, en general, los beneficios derivados de la aplicación de los programas de empleo, a aquellas empresas sancionadas por resolución administrativa firme por acciones u omisiones de discriminación tipificadas en la ley:

a. El Consejo de Gobierno
b. La Administración de la Comunidad Autónoma
c. La Junta de Extremadura
d. El Tribunal Supremo

60. Donde está ubicada la Unidad de Quemados de la Comunidad Autónoma de Extremadura:

a. En el Hospital Campo Arañuelo
b. En el Hospital Virgen del Puerto
c. En el Hospital Nuestra Señora de la Montaña
d. En el Hospital Infanta Cristina

61. Quién aprueba el Plan Estratégico para la Igualdad entre Mujeres y Hombres:

a. El Instituto de la Mujer de Extremadura
b. La Comisión de Impacto de Género
c. La Consejería competente en materia de igualdad
d. La Junta de Extremadura

62. Respecto a la sujeción mecánica del paciente en la unidad de psiquiatría, NO es necesario:

a. El consentimiento del médico por escrito
b. Que esté registrada minuciosamente en el registro de contención mecánica
c. Utilizar sistemas homologados de sujeción física
d. El consentimiento informado del paciente

63. Adónde dirigirás a un usuario que desee presentar una queja o reclamación por escrito:

a. Al encargado de turno de celadores
b. Al Servicio de Admisión
c. Al Punto de Información
d. Al Servicio de Atención al Paciente

64. La mesa de autopsias NO puede ser de:

a. Mármol
b. Fibras de polímeros porosos
c. Granito
d. Acero inoxidable

65. Según el artículo 22 del Estatuto Marco la renuncia a la condición de personal estatutario tiene el carácter de acto voluntario y deberá ser solicitada con al menos:

a. Un mes
b. 20 días
c. 15 días
d. 40 días

66. Qué organismo es el encargado de controlar que los poderes públicos extremeños, y en particular, la Administración de la Comunidad Autónoma haga un uso NO sexista de todo tipo de lenguaje en el ámbito administrativo:

a. La Consejería competente en materia de igualdad
b. La Consejería competente en asuntos de Presidencia
c. La Comisión de Impacto de Género
d. El Instituto de la Mujer de Extremadura

67. Medidas mínimas de la mesa de autopsia (en cm):

a. 210 x 60
b. 210 x 65
c. 205 x 65
d. 200 x 75

68. [ANULADA] Según el artículo 22 de la Constitución, se prohíben las asociaciones:

a. Secretas y las de carácter ilegal
b. Ilegales y las de carácter paramilitar
c. Paramilitares y las de carácter secreto
d. Paramilitares, ilegales y las de carácter secreto

69. El grado de concentración o dispersión de la población es uno de los aspectos que hay que tener en cuenta en la delimitación de:

a. Un Hospital Comarcal
b. Un Hospital de Referencia
c. Una Zona Básica de Salud
d. Un Centro de Especialidades

70. Temperatura adecuada para la estancia en la que aseamos a los enfermos:

a. 24-26° C
b. 26-30° C
c. 30-32° C
d. 32-34° C

71. Artículo 23.2 de la Ley 8/2011 de Igualdad de Extremadura, sobre la evaluación del impacto de género:

a. Todos los proyectos de ley del Consejo de Gobierno deben incorporar un informe sobre su impacto por razón de género
b. Debe contener las medidas destinadas a alcanzar la plena igualdad
c. La Junta de Extremadura propondrá al Instituto de la Mujer de Extremadura que elabore las pautas a seguir en dicha evaluación
d. Los poderes públicos la incorporarán en el desarrollo de sus competencias para garantizar el principio de equidad entre hombres y mujeres

72. El Capítulo 'De los principios rectores de la política social y económica' del Título I de la Constitución, comprende los artículos:

a. 30-38
b. 39-52
c. 53-55
d. 54-55

73. Según el Real Decreto 521/87, la Comisión de Dirección se reunirá:

a. Cuando lo estime conveniente cada hospital por su reglamento interno
b. Semanalmente
c. Quincenalmente
d. Mensualmente

74. El pase por operación quirúrgica lo entregará:

a. Admisión de Ingresos
b. La Dirección del Centro
c. El médico encargado del enfermo
d. La Supervisora de la Unidad en la que esté ingresado el paciente

75. Tras el fallecimiento en condiciones normales la rigidez cadavérica o rigor mortis se produce al cabo de:

a. 6-8 h.
b. 4-6 h.
c. 2-4 h.
d. 1 h.

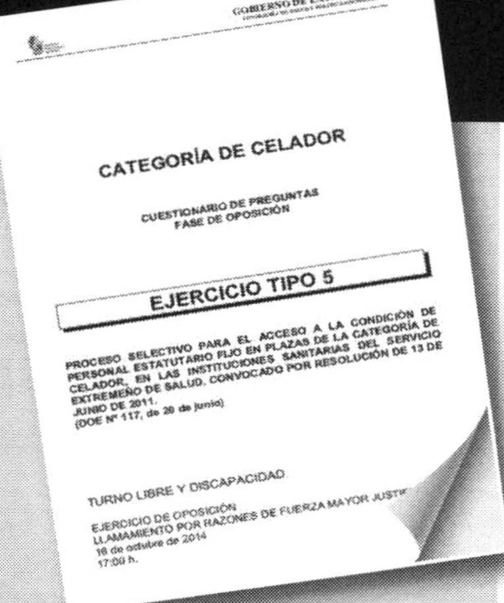

Examen:
16 DE OCTUBRE DE 2014 (LLAMAMIENTO EXTRAORDINARIO)

CLAVE DE RESPUESTAS

1 D	26 A	51 C
2 D	27 B	52 B
3 B	28 D	53 C
4 D	29 D	54 D
5 A	30 B	55 A
6 C	31 D	56 B
7 C	32 A	57 B
8 D	33 A	58 D
9 D	34 C	59 A
10 B	35 C	60 A
11 C	36 C	61 C
12 B	37 A	62 C
13 A	38 D	63 A
14 C	39 A	64 D
15 D	40 D	65 C
16 C	41 C	66 D
17 A	42 A	67 B
18 C	43 D	68 D
19 B	44 B	69 B
20 D	45 B	70 C
21 D	46 D	71 D
22 C	47 D	72 D
23 A	48 D	73 B
24 C	49 A	74 B
25 C	50 D	75 D

*CONVOCATORIA EXTRAORDINARIA
SIN IMPUGNACIONES ACEPTADAS

---

1. Ante una intervención quirúrgica urgente de un paciente masculino, y en ausencia del peluquero quién se encargará de rasurar las partes que lo requieran:

a. El médico

b. El médico o la enfermera

c. La auxiliar de enfermería

d. El celador

---

2. Cuál de estos datos NO se refleja en la tarjeta sanitaria individual:

a. El número de DNI

b. El número de afiliación a la S. Social

c. El nombre y los apellidos

d. El domicilio

---

3. Sobre el Capítulo II 'Derecho a la información sanitaria' de la Ley 41/2002, reguladora de la autonomía del paciente:

a. Los pacientes tienen derecho a conocer, con motivo de cualquier actuación en el ámbito de su salud, toda la información disponible sobre la misma, sin excepciones

b. El médico responsable del paciente, y los profesionales que le atiendan durante el proceso asistencial, garantizarán el cumplimiento de su derecho a la información

c. El titular del derecho a la información es tanto el paciente como las personas vinculadas a él, por razones familiares o de hecho

d. La información clínica no forma parte de las actuaciones asistenciales

---

4. Según la Ley 3/2005, de 8 de julio, de Información Sanitaria y Autonomía del Paciente, con respecto a las instrucciones previas dadas por los pacientes sobre sus cuidados y tratamiento, es FALSO:

a. El otorgante puede designar un representante para asegurar el cumplimiento de dichas instrucciones previas

b. Las instrucciones previas deberán constar siempre por escrito

c. En las instrucciones previas el otorgante ha de ser mayor de edad, capaz y libre

d. Serán aplicadas las instrucciones previas, aún contrarias al ordenamiento jurídico

---

5. En qué artículo de la Ley 41/2002, básica reguladora de la autonomía del paciente se regula el derecho a la información para la elección de médico y de centro:

a. 13   b. 12   c. 31   d. 21

---

6. Quién aprueba el Plan Estratégico para la Igualdad entre Hombres y Mujeres (art. 25.1 de la Ley 8/2011):

a. El Consejo de Gobierno cada tres años

b. La Junta de Extremadura, a propuesta del Instituto de la Mujer, cada cuatro años

c. La Junta de Extremadura, a propuesta de la Consejería competente en materia de igualdad, cada cuatros años

d. El Consejo de Gobierno, a propuesta de la Consejería competente en materia de igualdad, cada tres años

---

7. El art. 32 de la Ley 8/2011, de 23 de marzo, de Igualdad entre Mujeres y Hombres en Extremadura NO recoge como medida para eliminar desigualdades y promover la igualdad:

a. La formación, en materia de igualdad, del personal de la Administración de la Comunidad Autónoma

b. La inclusión, en las normas que vayan a regular jurados creados para la concesión de premios promovidos por la Administración de la Comunidad Autónoma, de una cláusula por la que se garantice en los tribunales de selección una representación equilibrada

c. La pérdida automática de ayudas y bonificaciones a aquellas empresas sancionadas por resolución firme por acciones u omisiones de discriminación tipificadas en la ley 8/2011

d. La inclusión de materias relativas a la igualdad y la violencia de género en los temarios de las pruebas de acceso al empleo público de la Comunidad de Extremadura

---

8. La Comisión de Dirección del Hospital se reunirá:

a. Cada quince días   b. Seis veces al año

c. Cada 3 meses   d. Semanalmente

---

9. Las Áreas de Salud se dividen territorialmente en:

a. Hospitales Comarcales

b. Centros de Salud

c. Hospitales de Referencia

d. Zonas de Salud

10. La Unidad de Psiquiatría Hospitalaria es:

a. Estructuralmente y funcionalmente abierta
b. Estructuralmente abierta y funcionalmente semiabierta
c. Estructuralmente cerrada y funcionalmente semiabierta
d. Estructuralmente cerrada y funcionalmente semicerrada

11. Los Equipos de Atención Primaria dependen funcionalmente de:

a. El Director Médico
b. El Director de Gestión
c. El Coordinador del EAP
d. El Servicio de Personal

12. Disciplina integral que estudia el fenómeno de la muerte en los seres humanos aplicando el método científico o técnicas forenses:

a. Tanatopraxia   b. Tanatología
c. Necropsia   d. Tanatosis

13. Es una competencia del Director Gerente del Servicio Extremeño de Salud, recogida en el artículo 4 de los Estatutos del SES:

a. La gestión del patrimonio afecto
b. El nombramiento del personal estatutario fijo
c. El control y gestión de todos los ingresos y pagos del Organismo Autónomo
d. El control sanitario de los establecimientos públicos

14. Según el Real Decreto 137/1984, para la delimitación del ámbito territorial de cada Zona Básica de Salud se tendrán en cuenta criterios:

a. Deontológicos   b. Cualitativos
c. Sociales   d. Epidemiológicos

15. En qué zona de las Unidades de Psiquiatría está permitido fumar:

a. No está permitido fumar en toda la Unidad
b. Está permitido fumar en cualquier zona de la Unidad
c. Sólo está permitido fumar en la Sala de Estar
d. Está permitido fumar en la Sala de Fumadores y en las zonas ajardinadas externas

16. Una vez anestesiado, quién dará el permiso para colocar al paciente para la cirugía:

a. La enfermera circulante   b. El cirujano
c. El anestesista   d. El celador

17. Según el artículo 26 de la Ley 8/2011, de 23 de marzo, de Igualdad entre Mujeres y Hombres en Extremadura qué órgano emitirá el informe de evaluación de impacto de género sobre el anteproyecto de Ley del Presupuesto:

a. La Comisión de Impacto de Género de los Presupuestos
b. El Consejo de Gobierno
c. El Consejo Extremeño de Participación de las Mujeres
d. El Instituto de la Mujer de Extremadura

18. Para la esterilización de los equipos eléctricos y electrónicos:

a. Autoclave por vapor de agua
b. Flameado
c. Óxido de etileno
d. Radiaciones ionizantes

19. Según el art. 16.7 de la Ley 41/2002, quién regulará el procedimiento para que quede constancia del acceso a la Historia Clínica y de su uso:

a. La Dirección del Hospital
b. Las Comunidades Autónomas
c. El Estado
d. El Ministerio de Sanidad

20. Mientras trasladamos a un parapléjico a Urgencias empieza a vomitar:

a. Avisaremos rápidamente al familiar
b. Llamaremos al servicio de limpieza
c. Lo trasladaremos rápidamente a los aseos para que vomite allí
d. Le giraremos la cabeza para evitar una aspiración, y avisaremos al personal sanitario

21. Informar de los planes anuales de necesidades de los hospitales es función de:

a. Las Comisiones Clínicas
b. La Comisión Central de la Garantía de Calidad
c. La Comisión de Bienestar Social
d. La Junta Técnico Asistencial

22. Las elecciones a la Asamblea de Extremadura se convocarán por:

a. Ley Orgánica   b. Resolución
c. Decreto   d. Real Decreto

23. Los Servicios de Farmacia Hospitalaria estarán bajo la titularidad y responsabilidad de:

a. Un farmacéutico especialista en farmacia hospitalaria
b. La Gerencia del Hospital
c. El jefe de la guardia
d. El Director Médico del Hospital

24. La Asesoría Jurídica es un área de actividad adscrita al:

a. Director Médico
b. Director de Gestión y Servicios
c. Director Gerente
d. Director de Enfermería

25. Respecto al informe de alta de un paciente, es FALSO:

a. Todo paciente familiar o persona vinculada a él tendrá el derecho a recibir del centro o servicio sanitario un informe de alta
b. En caso de no aceptar el tratamiento prescrito se propondrá al paciente la firma del alta voluntaria
c. El hecho de no aceptar el tratamiento prescrito dará lugar al alta forzosa aun cuando existan tratamientos alternativos
d. Las características, requisitos y condiciones de los informes de alta se determinarán reglamentariamente por las administraciones sanitarias autonómicas

26. En qué circunstancias excepcionales podría el celador destinado en psiquiatría administrar medicación a un paciente:

a. Nunca
b. Cuando el paciente deba ser sedado con urgencia debido a su estado
c. Solo y exclusivamente bajo la supervisión de la persona responsable o supervisora de planta
d. Cuando se lo ordene un médico

27. Según el artículo 31.2 de la Ley 8/2011, de 23 de marzo, de Igualdad entre Mujeres y Hombres en Extremadura, la Administración acordará la pérdida automática de las ayudas, bonificaciones y, en general, de los beneficios derivados de la aplicación de los programas de empleo según los términos establecidos en:

a. La Ley de Contratos del Sector Público
b. La ley sobre Infracciones y Sanciones en el Orden Social
c. La Ley de Presupuestos
d. La Ley de Régimen Jurídico de las Administraciones Públicas y Procedimiento Administrativo Común

28. Decreto que regula la Tarjeta Sanitaria Individual:

a. 8/2008 de 25 de enero
b. 5/2008 de 25 de enero
c. 5/2008 de 29 de enero
d. 9/2008 de 25 de enero

29. NO es función del celador de la Unidad de Cuidados Intensivos:

a. Ayudar al personal de enfermería en el lavado y aseo de los pacientes
b. Ayudar al personal de enfermería en los cambios posturales de los pacientes
c. Vigilar el acceso al servicio
d. Tranquilizar a los familiares respecto al estado de los pacientes

30. En la sala de autopsias el celador NO deberá:

a. Limpiar la mesa, el instrumental y la propia sala de autopsias
b. Ayudar en la redacción de los informes
c. Ayudar en las prácticas de autopsias en aquellas funciones auxiliares que no requieran por su parte hacer uso de ningún instrumental sobre el cadáver
d. Extraer el cadáver de la cámara frigorífica y conducirlo a la sala de autopsias

31. En qué zona del almacén se clasifican los productos:

a. Muelle de descarga
b. Zona de stock o almacenamiento
c. Zona administrativa
d. Recepción y control de mercancías

32. NO es función del celador de farmacia hospitalaria:

a. La farmacovigilancia
b. El transporte de material dentro del Servicio
c. La recepción de material
d. El acondicionamiento de material

33. La posición de Sims es intermedia entre qué otras dos posiciones:

a. decúbito prono y decúbito lateral
b. decúbito prono y de Fowler
c. decúbito supino y ginecológica
d. de decúbito supino y lateral

34. NO es un derecho colectivo del personal estatutario según la Ley 55/2003:

a. A la libre sindicación
b. A la reunión
c. A cumplir el régimen sobre incompatibilidades
d. A la actividad sindical

35. En la posición antitrendelenburg, el paciente permanece:

a. En decúbito prono, con la cabeza más baja que los pies, en un plano inclinado de 45º
b. En decúbito lateral, con la cabeza más baja que los pies, en un plano inclinado de 45º
c. En decúbito supino, con la cabeza más elevada que los pies, en un plano inclinado de 45º
d. En decúbito supino, con la cabeza más baja que los pies, en un plano inclinado de 45º

36. La figura del celador encargado del almacén está contemplada en:

a. El Decreto Ley 2/89
b. El Estatuto del Personal Sanitario
c. El acuerdo del Consejo de Ministro 26/06/90 que modifica el Real Decreto Ley 3/87
d. El Real Decreto Ley 3/89

37. El Consejo de Salud de Área es un órgano colegiado de:

a. Participación
b. Gestión
c. Dirección
d. Organización

38. Es una obligación de los celadores, según el Estatuto de personal no sanitario, hacer los servicios de guardia dentro de los turnos que se establezcan:

a. Sólo si trabaja en Centros de Salud
b. Sólo si trabaja en Hospitales
c. Sólo es obligación para el personal sanitario
d. Sí, así viene expresado en dicho Estatuto

39. Instrumento que mide la presión de oxígeno en el interior de la bala:

a. Manómetro
b. Caudalímetro
c. Soporte
d. Flujómetro

40. Según el artículo 25.2 de la Ley 8/2011, de Igualdad en Extremadura las actuaciones recogidas en el Plan Estratégico para la Igualdad atenderán a la diversidad de los colectivos de mujeres de Extremadura, integrando para ello el principio recogido en el artículo 22 sobre:

a. Transversalidad
b. Acción positiva
c. Corresponsabilidad
d. Interseccionalidad

41. Examen realizado sobre el cadáver de una persona fallecida a causa de una enfermedad con la finalidad de probar la causa de la muerte:

a. Necropsia judicial
b. Autopsia médico-legal
c. Autopsia clínica
d. Autopsia judicial

42. NO es función del celador de farmacia ordenar ni acondicionar:

a. Nutriciones parenterales
b. Alcohol
c. Soluciones intravenosas
d. Suero de lavado

43. Qué se tendrá en cuenta al diseñar un almacén:

a. No importa el coste del almacenamiento
b. La maximización del riesgo
c. La inflexibilidad para futuras adaptaciones
d. Optimización del espacio disponible

44. En la Unidad de Urgencias de un hospital NO corresponde al celador:

a. Mantener la entrada de Urgencias surtida de sillas y camillas
b. Administrar oxígeno al paciente
c. Colaborar en la inmovilización y sujeción mecánica de los enfermos agitados
d. Trasladar los pacientes a la Sala de Espera

45. Artículo 41 de la Constitución. Los poderes públicos mantendrán un régimen de S. Social para todos los ciudadanos que garantice la asistencia y prestaciones sociales suficientes ante situaciones de necesidad, especialmente en caso de:

a. Pobreza
b. Desempleo
c. Enfermedad
d. Urgencia

46. Según el artículo 55 de la Ley 14/1986, de 25 de abril, a quién corresponde regular la organización, funciones y asignación de medios materiales y personales de cada uno de los servicios de salud:

a. A las Diputaciones Provinciales
b. A los Ayuntamientos
c. Al Estado a través del Ministerio de Sanidad
d. A las Comunidades Autónomas

47. Cuál de estos medios técnicos asistenciales NO es habitual encontrar en el Servicio de Urgencias:

a. Equipo de monitorización cardiorespiratoria
b. Laringoscopio y tubos endotraqueales
c. Equipos de atención obstétrica urgente
d. Instrumental de cirugía mayor

48. Sobre los pacientes fallecidos, el celador:

a. No debe estar presente cuando se vaya a amortajar
b. Solamente se encargará del traslado del cadáver al mortuorio
c. Informará a los familiares de las causas de la defunción
d. Ayudará al personal sanitario a amortajarle

49. Según el artículo 31.2 de la Constitución, la programación y la ejecución del gasto público responderán a los criterios de:

a. Eficiencia y economía
b. Igualdad y progresividad
c. Proporcionalidad y equidad
d. Eficacia y eficiencia

50. Sobre la Historia Clínica, el celador:

a. Tendrá acceso a ella previa autorización del personal médico
b. No tiene acceso a ella en ningún caso
c. Podrá acceder a ella libremente
d. Tendrá acceso a los datos imprescindibles para el desempeño de sus funciones

51. NO es una característica de las ambulancias de clase B:

a. Son asistenciales
b. Pueden proporcionar soporte vital básico
c. Se utilizan para el trasporte colectivo
d. Pueden proporcionar atención sanitaria inicial

52. [ACTUALIZADA] La Ley de garantías y uso racional de los medicamentos y productos sanitarios es de:

a. 2005   b. 2015   c. 2010   d. 2020

53. NO es uno de los primeros signos que aparece tras el fallecimiento de una persona:

a. La ausencia de movimientos respiratorios en la auscultación
b. La pérdida de sensibilidad
c. El enfriamiento del cadáver
d. La ausencia del tono muscular

54. Qué dispositivo del hospital presta asistencia especializada en régimen de consultas externas:

a. Los Consultorios Locales
b. Los Centros de Salud
c. El Centro de Diagnóstico y Tratamiento
d. El Centro de Especialidades

55. El traslado de la medicación desde la farmacia del hospital a las respectivas Unidades lo realizará:

a. El celador
b. La auxiliar de enfermería
c. La enfermera
d. El facultativo responsable de la Unidad

56. Según el artículo 3.14 de la Ley 8/2011 de Igualdad de Extremadura, 'los poderes públicos extremeños tienen la obligación de colaborar y coordinar sus actuaciones en materia de igualdad entre hombres y mujeres y contra la violencia de género...':

a. Para erradicar la violencia de género en los ámbitos preventivo, educativo, formativo, laboral y social

b. Para que sus intervenciones sean más eficaces y acordes con una utilización más racional de los recursos

c. Para posibilitar una adecuada atención y evitar el incremento de la victimización

d. Para garantizar el acceso y el ejercicio efectivo de los derechos políticos, civiles, económicos, sociales, laborales y culturales

57. Cuál de las siguientes funciones, NO corresponde al Jefe de Personal Subalterno:

a. Cuidar el orden del edificio

b. Sustituir las botellas de oxígeno, cuando sea necesario

c. Informar a los familiares de los fallecidos, en la institución, sobre los trámites necesarios para el enterramiento

d. Vigilar personalmente la limpieza de la institución

58. Un pedido de estupefacientes a Farmacia debe ir avalado:

a. Por prescripción de la enfermera

b. Por la firma del supervisor del Servicio

c. Por el Director del Hospital

d. Por prescripción médica firmada

59. NO encontramos en una sala de autopsias:

a. Un pulsioxímetro

b. Un equipo fotográfico

c. Un equipo de rayos X

d. Una campana extractora para la eliminación de olores desagradables

60. Según el artículo 1.3 del RD 137/1984, 11 de enero sobre Estructuras Básicas de Salud, cuando una Zona Básica de Salud está constituida por varios municipios:

a. Se fijará un municipio cabecera en el que se ubicará el Centro de Salud

b. Se ubicará un Centro de Salud en cada municipio

c. Se constituirá un Equipo de Atención Continuada en cada uno de los municipios

d. Se fijará un municipio cabecera con un único Centro de Atención Primaria para la Zona Básica de Salud

61. La conservación de los Consultorios Locales pertenece a:

a. La Conserjería de Sanidad

b. La Gerencia de Salud del Área

c. Los Ayuntamientos respectivos

d. La Gerencia de Atención Primaria

62. El Personero del Común extremeño deberá ser elegido por mayoría...

a. absoluta de la Asamblea

b. de 2/3 de los miembros de la Asamblea

c. de 3/5 de los miembros de la Asamblea

d. de 3/4 de los miembros de la Asamblea

63. El traslado de muestras al Servicio de Anatomía Patológica, desde el área quirúrgica, es tarea del:

a. Celador

b. La auxiliar de enfermería

c. La enfermera

d. El administrativo

64. En la clasificación del grado de contaminación de los tejidos en cirugía, NO es una categoría:

a. Limpia

b. Contaminada

c. Infectada

d. Esterilizada

65. NO es un principio general recogido en el artículo 3 del Título Preliminar de la Ley 8/2011 de Igualdad de Extremadura:

a. La acción positiva

b. La representación equilibrada

c. La implementación de roles y estereotipos en función del sexo

d. El fomento de la corresponsabilidad

66. Se encargará de avisar a los familiares autorizados de los pacientes en UCI para que los visiten:

a. El médico de UCI, personalmente

b. La supervisora de UCI

c. La enfermera o la auxiliar de enfermería de UCI

d. El celador de UCI

67. La clasificación de Pareto ordena los artículos en clase A-B-C. Los artículos del tipo A son aquellos que:

a. Tendrían un consumo intermedio

b. Se utilizan más y por eso se guardan en los lugares más próximos y de fácil acceso

c. Se consumen menos

d. Son frágiles

68. Según el artículo 8 de la Ley de Salud de Extremadura, corresponde a la Consejería de Sanidad:

a. Establecer las directrices de la política sanitaria de la Comunidad Autónoma

b. Planificar y ordenar las actividades, programas y servicios sanitarios y sociosanitarios

c. Aprobar el mapa sanitario de la Comunidad

d. Ordenar y regular las funciones de Policía sanitaria mortuoria

69. Sirve para medir líquidos corporales en la sala de autopsias:

a. Esfigmomanómetro

b. Copas graduadas

c. Batea

d. Cuña

70. [ACTUALIZADA] El acceso a la Historia Clínica con fines judiciales, epidemiológicos, de Salud Pública, de investigación o docencia se rige por la Ley General de Sanidad (art. 16.3 de la Ley 41/2002) y desde 2018 en la:

a. Ley 3/2018 de 5 de diciembre

b. Ley 3/2018 de 5 de febrero

c. Ley Orgánica 3/2018 de 5 de diciembre

d. Ley Orgánica 3/2018 de 5 de febrero

71. Respecto a los hospitales privados vinculados por convenio a la red pública, es FALSO:

a. Estarán sometidos a los mismos controles sanitarios

b. Estarán sometidas a las mismas inspecciones administrativas y económicas

c. Deberán asegurar la atención sanitaria de los usuarios del sistema sanitario público en condiciones de gratuidad

d. Podrán prestar una atención sanitaria distinta a la que se presta en uno público

72. Soporte de cualquier tipo o clase que contiene un conjunto de datos e informaciones de carácter asistencial (Ley 41, 2002, reguladora de la autonomía del paciente):

a. Informe de alta médica

b. Historia clínica

c. Información clínica

d. Documentación clínica

73. Según el artículo 17 de la Ley 55/2003, el personal estatutario tiene derecho a ser encuadrado en el:

a. Sistema de la Seguridad Social

b. Régimen General de la Seguridad Social

c. Sistema Nacional de Salud

d. Consejo interterritorial del Sistema Nacional de la Salud

74. Según el Estatuto Marco (Ley 55/2003), cuál NO está recogida en el artículo 21 como causa de extinción de la condición de personal estatutario fijo:

a. La renuncia

b. La incapacidad temporal

c. La sanción disciplinaria firme de separación del servicio

d. La pena principal o accesoria de inhabilitación absoluta y, en su caso, la especial para empleo o cargo público o para el ejercicio de la correspondiente profesión

75. El Título IV del Estatuto de Autonomía de Extremadura regula:

a. La presidencia de la Junta de Extremadura

b. la Organización Judicial

c. la Junta de Extremadura

d. la Organización Territorial

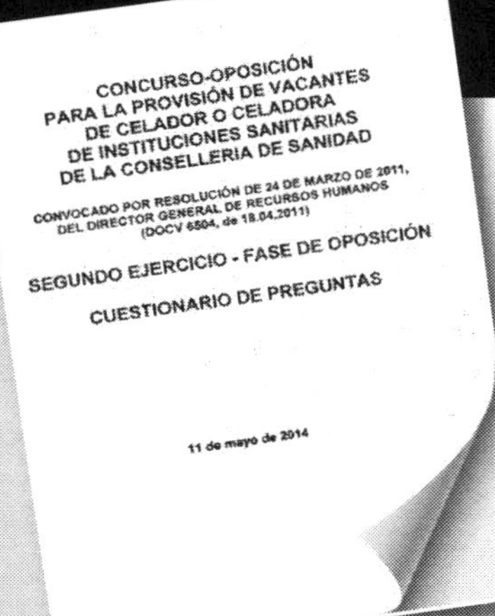

CONCURSO-OPOSICIÓN
PARA LA PROVISIÓN DE VACANTES
DE CELADOR O CELADORA
DE INSTITUCIONES SANITARIAS
DE LA CONSELLERIA DE SANIDAD

CONVOCADO POR RESOLUCIÓN DE 24 DE MARZO DE 2011,
DEL DIRECTOR GENERAL DE RECURSOS HUMANOS
(DOCV 6804, de 18.04.2011)

SEGUNDO EJERCICIO - FASE DE OPOSICIÓN

CUESTIONARIO DE PREGUNTAS

11 de mayo de 2014

FECHA DE CELEBRACIÓN DEL EXAMEN
11 DE MAYO DE 2014

CLAVE DE RESPUESTAS

1 C*	20 D	39 D
2 B	21 B	40 A
3 D	22 B	41 D
4 C	23 A	42 B
5 B	24 B	43 B
6 A	25 B	44 B
7 D	26 A	45 B
8 C	27 C	46 A
9 D	28 D	47 B
10 C	29 A	48 A
11 C	30 D	49 A
12 C	31 B	50 A
13 D	32 C	51 B
14 D	33 D	52 C
15 D	34 A	53 D
16 B	35 D	54 C
17 C	36 B	55 C
18 B	37 C	
19 C	38 D	

* UNA PREGUNTA ANULADA

Al Servicio de Urgencias del Hospital llega una ambulancia con José M., un motorista accidentado en una colisión múltiple. Nos informan de que es un politraumatizado y de que lleva un collarín rígido.

Nos comunican que debemos trasladarlo al box de críticos debido a las diferentes heridas y fracturas que presenta. Avisamos al equipo médico para que acuda a dicho box para tratar al paciente:

1. [ANULADA] Según el Decreto 44/1993 del Gobierno valenciano, qué tipo de ambulancia es la que, de forma habitual, deberá trasladar a José M. al hospital:

a. TI   b. TC   c. AA   d. A1

2. Atendiendo a las características de este tipo de vehículo y en relación a la colocación del paciente, qué parte de su cuerpo se encontrará más próxima al portón trasero de la ambulancia:

a. La cabeza
b. Los pies
c. El brazo izquierdo
d. El brazo derecho

3. En la ambulancia que traslada a este paciente, los guantes estériles se ubican en un cajón con etiqueta:

a. Azul
b. Naranja
c. Amarillo
d. Verde

4. Al llegar la ambulancia a la puerta de urgencias:

a. Esperaremos a que el equipo que traslada al herido entre en el hospital para saber lo que hay que hacer
b. Esperaremos a recibir instrucciones del encargado de turno
c. Acudiremos a la puerta de la ambulancia para ver si el equipo que traslada al herido necesita algo del centro hospitalario antes de bajarlo de la ambulancia
d. Esperaremos a que entre en el hospital el equipo con el herido para saber qué hay que hacer

5. La ambulancia se ha detenido a unos metros de la puerta. Ergonómicamente y por la seguridad del paciente, con la camilla el celador irá:

a. de frente, empujando de los pies
b. de frente, empujando del cabecero
c. de espaldas, tirando de los pies
d. de espaldas, tirando del cabecero

6. Una vez en Urgencias el equipo de triaje, siguiendo el sistema de clasificación de Manchester, determina atención sanitaria en un máximo de 10 minutos. Es decir, color:

a. Naranja
b. Rojo
c. Amarillo
d. Verde

7. Tras un primer diagnóstico se le retira el collarín rígido y la enfermera nos indica que hay que moverlo en bloque entre 3 personas para quitarle la sábana sucia:

a. El celador a la derecha de la imagen no sujeta convenientemente al enfermo, ya que su brazo izquierdo no debería pasar a la altura del cuello
b. El celador en la parte central no sujeta convenientemente al enfermo, ya que debería situarse en el lado opuesto de la cama para garantizar la estabilidad del movimiento
c. El celador a la izquierda de la imagen no sujeta convenientemente al paciente, ya que debería pasar sus dos manos por encima del mismo
d. La sujeción del paciente es correcta, ya que garantiza la movilización del mismo sin riesgo de provocar lesiones

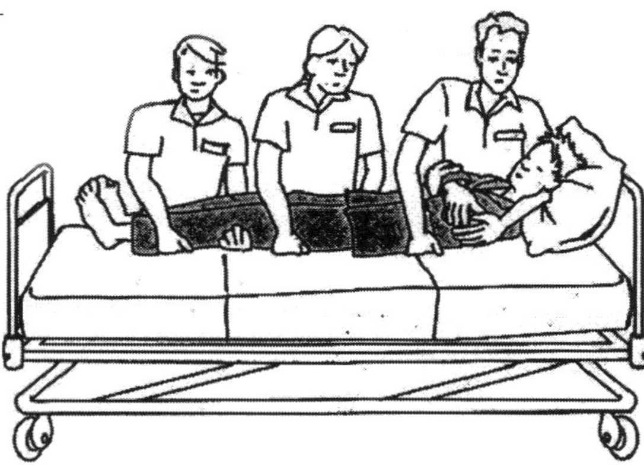

8. Una vez el paciente es llevado al box de urgencias, los familiares generan una situación de tensión al intentar acceder a la zona. En la comunicación interpersonal que surge en estas situaciones entre celador y familiares resulta fundamental ser capaz de utilizar la empatía, es decir, la capacidad del celador para:

a. controlar sus propias emociones, teniendo una autoestima positiva, mostrándose educado y guardando la calma

b. retener la información que le dan los familiares y recordarla cuando tenga que dirigirse al personal médico o de seguridad

c. entender la situación cuando se produce, adaptándose a la misma según ésta vaya cambiando, comprendiendo a los familiares y captando su realidad en cada momento

d. utilizar el lenguaje no verbal (movimientos de cabeza, manos, expresión facial) para transmitir serenidad a los familiares

9. Tranquilizados los familiares, surge un nuevo problema, por un error en la transmisión de la información desde el área de admisión, lo que conlleva que el celador deba hacer uso ahora de un estilo de comunicación asertivo, para zanjar el asunto y evitar otra situación de tensión. Forma parte de ese estilo de comunicación:

a. Al preguntar se enlazan muchas preguntas a la vez

b. Distancia amplia con el receptor y nulo contacto físico

c. Sonrisa mínima y tensa

d. Gestos firmes pero no bruscos, acompañando al discurso

10. Mientras el personal sanitario atiende a José M., entra un nuevo paciente en urgencias, Juan G., con actitud agresiva hacia el personal. Tras la valoración clínica, el psiquiatra ordena que se le tumbe en una cama y se realice una contención mecánica. El protocolo de sujeción mecánica indica que deben realizarlo:

a. un mínimo de 3 personas

b. un mínimo de 6 personas

c. entre 4 y 5 personas

d. entre 2 y 3 personas

11. El psiquiatra de guardia nos solicita que le acerquemos el equipo de inmovilización de pacientes. Qué utensilio forma parte de ese equipo:

a. Las cuerdas de Poe

b. El clamp

c. Los imanes

d. Las perneras

12. Una vez tranquilizado Juan G., el psiquiatra comienza, junto con la enfermera, a atarle la mano derecha. Nos pide colaborar en esta sujeción 'parcial', luego ¿qué otro miembro deberán inmovilizar?:

a. Miembro inferior derecho

b. Miembro superior izquierdo

c. Miembro inferior izquierdo

d. Ninguna otra extremidad

13. Desde la sala de paradas de la unidad de urgencias le piden el aparato portátil de rayos X, porque se le va a realizar una placa de tórax a un enfermo que ha tenido una parada cardiorrespiratoria:

a. Llevará el aparato y lo conectará a la corriente eléctrica, pero no ayudará a la movilización del paciente para la colocación del chasis

b. Llevará el aparato sólo si se lo ordena el médico responsable de radiología

c. Llevará el aparato a la sala de paradas, lo conectará a la red eléctrica y movilizará al paciente para la colocación y retirada del chasis

d. Llevará el aparato y esperará instrucciones del personal sanitario para la movilización del paciente, así como para la colocación y posterior retirada del chasis

14. Siguiendo en el área de urgencias, desde una consulta de traumatología el facultativo, que precisa valorar una posible fractura de rodilla de un paciente, nos ordena que le llevemos el arco quirúrgico, es decir:

a. Aparato de rayos X convencional

b. Aparato de artroscopia

c. Torre de laparoscopia traumatológica

d. Aparato intensificador de imágenes

15. Una vez estabilizado José M., se decide intervenirlo quirúrgicamente. Nos solicitan una bala de oxígeno y nos indican que el paciente lleva el oxígeno a 12 litros. Le suministramos una con un volumen de presión de 50 bar. Según la imagen siguiente, si la bala de oxígeno debe durar 1 h y 10 min, cuál sería la más recomendada:

a. La que hemos suministrado sería suficiente

b. Una con presión de 150 bar

c. Una con presión de 100 bar

d. Una con presión de 200 bar

16. Siguiendo las recomendaciones de los organismos públicos competentes en la materia, el bloque quirúrgico general hacia el que se dirige debe:

a. Disponer de, al menos, 10 quirófanos distribuidos por especialidades

b. Ubicarse lo más cerca posible de la unidad de vigilancia intensiva o de cuidados críticos

c. Disponer, en todo caso, de un sistema de pasillo único, para disminuir el riesgo de infecciones nosocomiales

d. Disponer de una central de esterilización dentro de la llamada zona operatoria

17. Si durante el proceso preparatorio de la intervención quirúrgica el traumatólogo pide utilizar el trineo, en qué posición ayudaríamos a colocar al paciente:

a. Decúbito supino

b. Sims

c. Decúbito prono

d. Litotomía

18. Si en el supuesto anterior al paciente se le fuese a realizar una intervención en su mano derecha y el traumatólogo nos solicitase la mesa de mano, indicándonos que debemos posicionar la mano en posición de pronación, qué movimiento de rotación del antebrazo del paciente realizaremos:

a. Movimiento de rotación del antebrazo que permite situar la palma de la mano hacia arriba

b. Movimiento de rotación del antebrazo que permite situar la palma de la mano hacia abajo

c. Movimiento de rotación del antebrazo que permite situar la palma de la mano en posición de Sims

d. Movimiento de rotación del antebrazo que permite situar la palma de la mano en posición genupectoral

19. Y si el traumatólogo nos solicita que coloquemos el manguito en el brazo del paciente (actuación que forma parte de la técnica quirúrgica denominada 'isquemia'). Qué hará:

a. Como la colocación del manguito forma parte de la técnica quirúrgica, seguirá las instrucciones del cirujano para colocárselo al paciente

b. Colocará el manguito al paciente y esperará instrucciones del cirujano para seguir actuando. La realización de la isquemia correrá a cargo del personal sanitario

c. Indicará al cirujano que no está dentro de sus funciones la colocación del manguito

d. Solamente podrá quitar el manguito al paciente tras finalizar la intervención quirúrgica y siempre siguiendo las instrucciones del cirujano

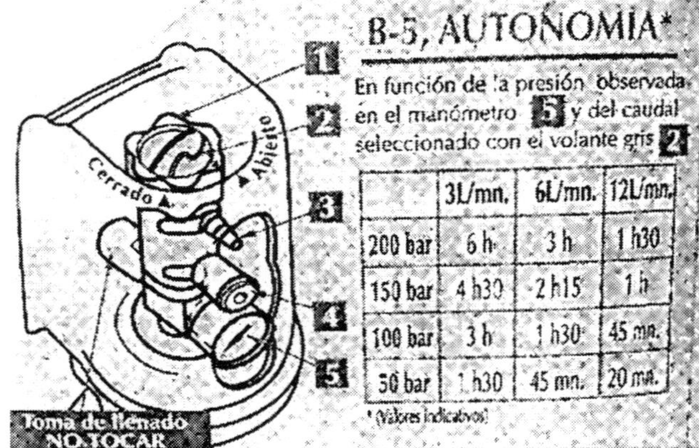

	3L/mn.	6L/mn.	12L/mn.
200 bar	6 h	3 h	1 h30
150 bar	4 h30	2 h15	1 h
100 bar	3 h	1 h30	45 mn.
50 bar	1 h30	45 mn.	20 mn.

20. Si se decide realizar una intervención quirúrgica de cuello, en qué posición se colocará la mesa quirúrgica normalmente:

a. litotomía

b. Sims

c. Trendelenburg

d. antitrendelenburg

21. Durante el proceso quirúrgico, cuál podrá ser manejado por los celadores:

a. Depresor

b. Arco de anestesia

c. Torunda

d. Nebulizador

22. En el quirófano se plantea la necesidad de utilizar un equipo considerado, según la clasificación de 'spaulding', como un artículo 'semicrítico'. Qué nivel de desinfección deberá aplicársele:

a. Esterilización

b. Desinfección de nivel alto

c. Desinfección de nivel medio

d. Desinfección de nivel bajo

23. Dentro del quirófano, y una vez comenzada la intervención quirúrgica, el cirujano solicita la movilización de una torre de laparoscopia, a fin de alejarla de la mesa quirúrgica. Dicha actuación:

a. Podrá ser realizada por el celador si se solicita su intervención por el facultativo

b. No podrá ser realizada por el celador al tratarse dé la manipulación de equipamiento sanitario específico de quirófano

c. No podrá ser realizada por el celador al tratarse de un equipo de alta tecnología

d. No podrá ser realizada por el celador al estar el aparato/equipo dentro del campo estéril

24. El instrumental utilizado en el quirófano de traumatología es enviado a la unidad de Esterilización. Cuál de las siguientes funciones NO debería realizar el celador destinado en esa unidad:

a. Recoger las cajas de instrumental de los elevadores procedentes del quirófano

b. Colocar el material a esterilizar en los contenedores de instrumental

c. Llevar las esporas a bacteriología para su análisis

d. Descargar las autoclaves cuando terminen los ciclos

25. En la unidad de esterilización, la supervisora le indica que recoja el material que hay en la zona séptica y lo cargue en el carro destinado para su transporte. Qué se entiende por 'zona séptica':

a. Una zona tóxica

b. Una zona sucia

c. Una zona desinfectada por agentes químicos

d. Una zona esterilizada por agentes físicos

26. Todo material sujeto a esterilización:

a. Debe ser previamente lavado

b. Debe ser previamente lavado, solamente si tiene restos orgánicos

c. Debe ser previamente lavado, solamente si el procedimiento de esterilización es de tipo químico, pero no cuando sea por calor

d. No debe ser sometido necesariamente a lavado previo ya que el proceso de esterilización garantiza la destrucción de todo microorganismo

27. Una vez finalizada la intervención quirúrgica, el paciente debe ser trasladado a la sala de despertar o unidad de recuperación postanestésica (URPA). Cuando dicha sala está dentro de un bloque quirúrgico estándar, se ubica habitualmente:

a. En la zona de acceso general

b. En la zona de acceso restringido

c. En la zona de acceso limitado

d. En la zona operatoria

28. Posteriormente, se decide ingresar al paciente en la UVI. Desde allí se hace necesario trasladarlo al servicio de Resonancia. Cuál será el equipo humano que debe acompañar al paciente:

a. solamente por celadores

b. celadores y personal de enfermería

c. celadores y personal facultativo

d. celadores, personal facultativo y de enfermería

29. Si estando el paciente en la UVI fuese necesario movilizarlo para realizar el aseo, indicar la INCORRECTA:

a. El celador movilizará al paciente ayudado por la enfermera y la auxiliar de enfermería

b. La enfermera movilizará al paciente ayudada por el celador y la auxiliar de enfermería

c. La movilización del paciente se realizará, en todo caso, con movimientos suaves

d. Los tubos de drenaje y la sonda vesical deberán mantenerse, en todo caso, en un nivel inferior al del paciente

30. Finalizada su estancia en la UVI se ingresa a José M. En la habitación 401 del hospital. Al ir a trasladarlo, la enfermera de la sala de recuperación postanestésica nos dice que el paciente lleva pautado oxígeno a 2 litros por minuto. A continuación observamos que tiene conectadas las gafas nasales al caudalímetro de la toma de oxígeno situada en la pared

a. Colocará la bala de oxígeno a los pies de la cama y desconectará las gafas de la toma de la pared. La enfermera conectará las gafas a la bala de oxígeno

b. Colocará la bala de oxígeno en el cabezal de la cama y conectará las gafas a la bala, después de que la enfermera las desconecte de la toma de la pared

c. Colocará la bala de oxígeno en el cabezal de la cama y, por orden de la enfermera, desconectará las gafas nasales de la toma de la pared y las volverá a conectar a la bala

d. Colocará la bala de oxígeno en el cabezal de la cama. La desconexión y conexión de las gafas es función de la enfermera

31. Justo antes de acceder al ascensor se nos acerca el familiar de un paciente y nos pregunta dónde está el Servicio de Atención e Información al Paciente (SAIP). Atendiendo a lo establecido en el Decreto 138/2012, del SAIP, las unidades funcionales SAIP estarán dotadas, al menos, de:

a. Un facultativo jefe del SAIP, dos enfermeros y personal administrativo

b. Un enfermero jefe del SAIP, un enfermero y personal administrativo

c. Un facultativo jefe del SAIP, un enfermero y un auxiliar administrativo

d. Un facultativo jefe del SAIP, un enfermero, un auxiliar administrativo y un celador

32. Cuando llegamos a la habitación 401 se nos informa de que al paciente se le va a aplicar el protocolo de aislamiento inverso. A quién trata de proteger este tipo de aislamiento:

a. Al equipo que ha tratado o en lo sucesivo va a tratar al paciente, ya que pueden resultar contagiados

b. Tanto al paciente como al personal que va a tratar al paciente

c. Al paciente

d. Este tipo de aislamiento no existe, el que se utiliza es el aislamiento de contacto

33. Una vez ubicado el paciente en su habitación y desde el punto de vista sanitario, qué debe entenderse por la 'unidad del paciente':

a. La cama donde se ubica al paciente y los accesorios de la misma

b. La habitación donde se le ubica y el material fungible que use durante su estancia

c. La habitación donde se le ubica y el material y mobiliario que use durante su estancia

d. La habitación donde se le ubica, el mobiliario existente en la misma, tanto a su disposición como a disposición de sus familiares, y el material que use durante su estancia

34. Para ayudar en la movilización del paciente necesitamos desinfectarnos las manos con una solución hidroalcohólica. Según las recomendaciones de la OMS, el tiempo necesario para que la fricción de manos haga su efecto desinfectante es de:

a. Entre 20 y 30 segundos

b. Entre 60 y 90 segundos

c. No más de 15 segundos

d. No menos de 90 segundos

35. Los guantes estériles sustituirán el lavado de manos:

a. Cuando solo esté recomendado el lavado higiénico de manos

b. Cuando las manos no estén visiblemente sucias

c. Siempre que el lavado antiséptico no sea necesario

d. En ningún caso, siendo recomendable lavarse las manos antes y después de usar los guantes

36. Un paciente de la misma planta del hospital tiene una fractura del miembro inferior y la enfermera nos dice que le llevemos un mecanismo para colocar en la cama cuya finalidad es fijar férulas, poleas y el equipo de tracción, es decir:

a. Marco de Bradford

b. Marco de Balkan

c. Cubierta de Buller

d. Férula de soporte

37. En la ilustración inferior aparecen, señalados con flechas, cuatro dispositivos utilizados para la movilización del paciente y para la sujeción del miembro inferior traumatizado. Cuáles son:

a. Grúa, arnés, barras paralelas, cinta de inmovilización

b. Transfer, arnés, férula de Denis Browne, barras paralelas

c. Grúa, arnés, férula de Braun, equipo de tracción

d. Grúa, entremetida, férula de Brown, equipo de tracción

38. Qué accesorio de la cama hospitalaria facilita al paciente la realización de pequeños movimientos sin ayuda del personal sanitario:

a. La grúa de movilización

b. El arco de cama

c. La férula antirotación

d. El triángulo de Balkan

39. En otra habitación de la misma planta del hospital permanece ingresado un paciente que padece lesiones o fracturas de la columna vertebral y está en una cama o marco que permite poderlo voltear o girar. Qué tipo de cama es:

a. Cama de levitación

b. Cama rígida

c. Cama Roto-rest

d. Cama de armazón Foster

40. El segundo día del ingreso de José M., la supervisora nos indica que, al ser un enfermo dependiente, lo incorporemos y le hagamos un cambio postural con la sábana deslizante o entremetida que ya tiene colocada:

a. Se realizará por dos celadores, colocados uno a cada lado del paciente y a la misma altura. Se enrollará la sábana deslizante por los laterales lo más próximo posible al paciente y a la vez que hacemos fuerza para subirlo, lo giramos

b. Se realizará por dos celadores, colocados uno a cada lado del paciente y a la misma altura. Cogerán cada uno de la entremetida pero de los bordes y sin enrollar para poder subirlo y girarlo a la vez, con menos esfuerzo y mejor resultado

c. Se realizará con un celador situado en el lado de la cama hacia el que se quiere girar al enfermo. Cogerá la entremetida por los dos lados del paciente y a la vez que arrastra al paciente hacia arriba, realiza el giro del mismo

d. Se realizará por dos celadores, colocados en el mismo lado de la cama. Se enrollará la sábana deslizante por los laterales lo más próximo posible al paciente y a la vez que hacemos fuerza para subirlo, lo giramos

41. Tercer día de ingreso. Para poder colocarle una sonda rectal la supervisora nos indica que lo coloquemos en la posición 'semiprona':

a. Paciente acostado del lado izquierdo, con las piernas semiflexionadas. El brazo que queda en la parte inferior está ligeramente separado y hacia delante. La pierna que no está en contacto con la superficie de apoyo está ligeramente flexionada

b. Paciente acostado sobre su abdomen y pecho. La cabeza girada lateralmente. Piernas y brazos extendidos

c. Paciente acostado del lado derecho, con las piernas extendidas y los brazos en paralelo al cuerpo. El brazo que queda en la parte inferior está pegado al cuerpo

d. Paciente acostado del lado izquierdo, con las piernas semiflexionadas. El brazo que queda en la parte inferior se lleva hacia atrás y el otro se coloca en flexión del codo. La cadera superior y rodilla del mismo lado están flexionados sobre el pecho

42. Si se nos ordena que coloquemos al paciente para que le sea realizado un lavado del cabello estando encamado. Posición más indicada:

a. Trendelenburg

b. Posición de Roser

c. Fowler

d. Decúbito supino

43. El quinto día de ingreso recibe la orden médica de pasar al paciente de la cama al sillón. Cuál es la técnica más correcta para sentar a un enfermo con movilidad reducida:

a. Dos celadores, pies separados, apoyo firme de las manos en el sillón y extensión de piernas

b. Dos celadores, pies separados, apoyo firme de las manos en el sillón y flexión de piernas

c. Dos celadores, pies más juntos, apoyo firme de las manos en el sillón y flexión de piernas

d. Dos celadores, pies separados, carga más separada del cuerpo y flexión de piernas

44. Dadas las lesiones que tiene el paciente se prevé que esté ingresado durante largo tiempo. Qué tipo de colchón será el más conveniente para evitar las úlceras por presión, al estar diseñado específicamente para ello:

a. Colchón de espuma de poliuretano

b. Colchón antiescaras

c. Colchón de látex

d. Colchón de viscoelástica

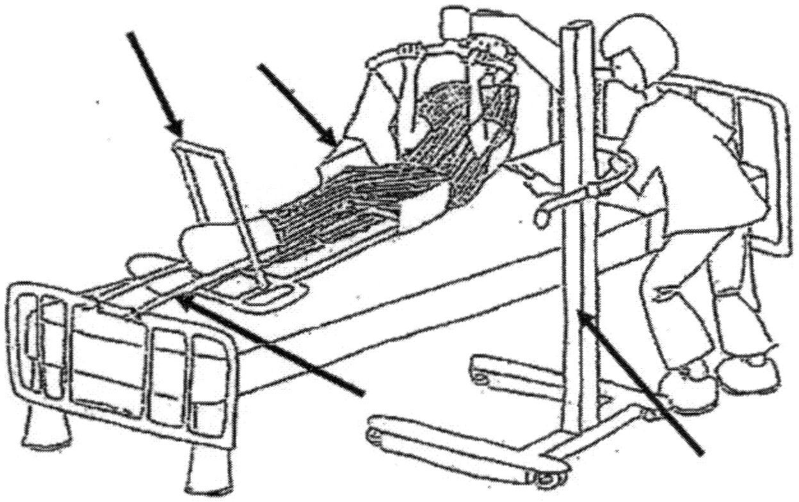

45. Al tratarse de un paciente de movilidad muy reducida, la supervisora le plantea la necesidad de que le ayude en su higiene. Antes de comenzar, usted observa las condiciones de la habitación y del material. Cuál de los siguientes aspectos NO resulta adecuado para realizar esta actividad:

a. Que en la habitación no existan corrientes que renueven el aire

b. Que la habitación esté a una temperatura de entre 18 y 20 grados

c. Que el agua se encuentre a una temperatura cercana a los 40 grados

d. Que para el aseo del paciente se disponga de dos esponjas o manoplas

46. la OMS estableció el modelo de los 5 momentos para la higiene de las manos, que debe ser respetado por todos los profesionales para mejorar la tasa de infección nosocomial en los centros sanitarios. NO es uno de esos cinco momentos:

a. Antes del contacto con el entorno del paciente

b. Después del riesgo de exposición a fluidos orgánicos

c. Después del contacto con el entorno del paciente

d. Antes de realizar una tarea aséptica

47. Encontrándose usted en la planta, se le acerca la acompañante de un paciente que acaba de fallecer y le comenta que se encuentra muy mareada. Cuál será la actuación más correcta:

a. La sentará en un sillón, colocándola en posición de decúbito lateral y reclamará la presencia de la enfermera de la planta

b. La sentará en un sillón, se acercará al control dé enfermería para notificar el suceso, y a continuación traerá una camilla para acostarla en posición Trendelenburg

c. La sentará en un sillón, comunicará en el control de enfermería el suceso y a continuación traerá una camilla para tumbarla en posición antitrendelenburg

d. La sentará en un sillón y la colocará en posición de Sims. A continuación irá al control de enfermería de la planta a comunicar el suceso

48. Respecto al paciente fallecido, es función del celador ayudar al personal sanitario:

a. En la preparación del cadáver para ser velado, en su caso, por los familiares

b. En el traslado del cadáver por parte del personal de enfermería

c. En la limpieza de la sala de autopsias

d. En la limpieza de la mesa de autopsias

49. La supervisora le comunica que se ha terminado el alcohol en la planta. Atendiendo a criterios de uso y consumo de los artículos de un almacén, qué tipo de artículo es éste:

a. Fungible

b. Complementario

c. Durable

d. Unidosis

50. Durante su permanencia en el servicio de farmacia observa cómo los celadores del almacén preparan un pedido, recogiendo el diverso material que lo compone de los lugares en los que está depositado y agrupándolo en otra zona del almacén, a fin de facilitar su distribución a las plantas. Esta actividad se denomina:

a. Picking

b. Packing

c. Just in time

d. Push back

51. Durante la espera observa cómo un celador del almacén traslada una caja con un peso aproximado de 8 kilogramos a una altura de un metro y a una distancia de 3 metros. Considera que el celador está ante una situación susceptible de generar riesgo dorsolumbar:

a. Sí. El Instituto para la Seguridad e Higiene en el Trabajo (ISHT) ha establecido que el peso a partir del cual una carga puede constituir un riesgo dorsolumbar, si se manipula en condiciones ergonómicas desfavorables, es de 5 kilogramos

b. Sí. El ISHT ha establecido que el peso a partir del cual una carga puede constituir un riesgo dorsolumbar, si se manipula en condiciones ergonómicas desfavorables, es de 3 kg

c. No. El ISHT ha establecido que el peso a partir del cual una carga puede constituir un riesgo dorsolumbar, si se manipula en condiciones ergonómicas ideales, es de 25 kg

d. No. El ISHT ha establecido que el peso a partir del cual una carga puede constituir un riesgo dorsolumbar, si se manipula en condiciones ergonómicas desfavorables, es de 10 kilogramos

52. Finalmente José M. es dado de alta. S satisfecho por la asistencia y trato recibido decide ir al servicio de atención e información al paciente (SAIP) del hospital a expresar su agradecimiento. Atendiendo a lo establecido en el Decreto 138/2012, del Consell, el personal que presta servicios en los SAIP debe acreditar una formación específica en atención al paciente:

a. El personal de enfermería deberá contar con una formación de, al menos, 150 horas lectivas acreditadas por la Escuela Valenciana de Estudios de la Salud (EVES)

b. El personal administrativo deberá contar con, al menos, 100 horas lectivas de formación acreditadas por la EVES

c. El personal de mostradores deberá contar con, al menos, 50 horas lectivas acreditadas por la EVES

d. El personal de atención telefónica deberá contar con, al menos, 75 horas lectivas acreditadas por la EVES

53. José M. aprovecha su visita al SAIP para informarse sobre determinados aspectos referentes a la tarjeta sanitaria individual. Por ejemplo, ¿quién la emite?

a. La Tesorería General de la Seg. Social

b. El Instituto Nacional de la Seg. Social

c. El Ministerio de Sanidad

d. La Administración pública valenciana

54. No es obligación del ciudadano, según el artículo 11 de la Ley general de sanidad:

a. Cuidar las instalaciones y colaborar en el mantenimiento de la habitabilidad de las instituciones sanitarias

b. Cumplir las prescripciones de naturaleza sanitaria determinadas por los servicios sanitarios

c. Utilizar las vías de reclamación y de propuesta de sugerencias en los plazos previstos

d. Responsabilizarse del uso adecuado de las prestaciones ofrecidas por el sistema sanitario

55. Según la OMS, desde el punto de vista de la higiene (especialmente de la higiene de manos), el entorno asistencial del paciente se divide en:

a. Área y zona de asistencia

b. Área y zona del paciente

c. Área de asistencia y zona del paciente

d. Área del paciente y zona de asistencia

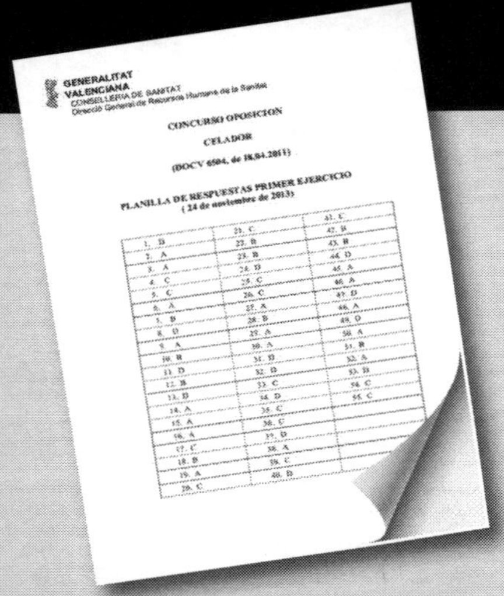

EXAMEN

24 DE NOVIEMBRE DE 2013

CLAVE DE RESPUESTAS

[...]	31 D	44 D
19 A	32 D	45 A
20 C	33 C	46 A
21 C	34 D	47 D
22 B	35 C	48 A
23 B	36 C	49 D
24 D	37 D	50 A
25 C	38 A	51 B
26 C	39 C	52 A
27 A	40 D	53 D
28 B	41 C	54 C
29 A	42 B	55 C
30 A	43 B	

[Preguntas 1 a 18 no específicas]

19. Según el artículo 14 de la Orden de 5 de julio de 1971, del Ministerio de Trabajo, por la que se aprueba el Estatuto de personal no sanitario, NO es función del celador:

a. Ayudar a la práctica de autopsias en aquellas funciones auxiliares que requieran por su parte hacer uso de instrumental quirúrgico sobre el cadáver

b. Ayudar a la enfermera a amortajar a los enfermos fallecidos

c. Limpiar la mesa de autopsias

d. Realizar el traslado de los cadáveres al mortuorio

20. Según el artículo 14 de la Orden de 5 de julio de 1971, del Ministerio de Trabajo, sí es función del celador:

a. Ayudar en la colocación y retirada de las cuñas a todos los enfermos para la recogida de excretas

b. Ayudar en la limpieza del material quirúrgico

c. Cuidar a los animales utilizados en quirófanos experimentales y laboratorios, después de ser sometidos a las pruebas experimentales

d. Vigilar la conservación y el buen estado de todo el material sanitario, instrumental y, en general, de cuantos aparatos se utilicen en la institución, manteniéndolos ordenados

21. Si, al comienzo de un procedimiento quirúrgico el anestesista solicita a un celador su colaboración para posicionar a un paciente en la mesa quirúrgica, éste deberá:

a. Con amabilidad y corrección, indicarle que no entra en sus funciones participar en el procedimiento quirúrgico

b. Indicarle al personal auxiliar de enfermería que se encuentre fuera del quirófano que acceda al mismo para ayudar al anestesista

c. Acceder al quirófano provisto de la ropa quirúrgica adecuada y colaborar en lo solicitado

d. Contactar con el Jefe de Personal Subalterno a fin de recabar su autorización para acceder al quirófano durante el procedimiento quirúrgico

22. Ante el requerimiento de un médico para que el celador sujete a un niño al que se le va a extraer sangre, el celador:

a. solicitará autorización del Jefe de Personal Subalterno para llevar a cabo esta función, por no estar dentro de sus obligaciones

b. ayudará al médico en la sujeción del niño

c. no lo sujetará, porque no se trata de una función específicamente contemplada en el artículo 14 de la Orden de 5 de julio de 1971 del Ministerio de Trabajo

d. informará al niño sobre la exploración que se le va a realizar, a fin de procurar que esté lo más relajado posible y así evitar tener que sujetarlo

23. En materia de movilización de pacientes, es una práctica habitual que la primera actuación a realizar cuando se pretende trasladar a un paciente con problemas de deambulación desde la cama a una camilla sea:

a. Colocar al paciente en posición de Sims

b. Colocar la camilla en paralelo junto a la cama y frenar ambos

c. Colocar al paciente en decúbito prono

d. Deslizar nuestras manos en diagonal, bajo las articulaciones del paciente

24. En la comunicación celador-paciente-familia, el celador:

a. Podrá hacer aclaraciones al paciente sobre el contenido de documentos clínicos que le sean mostrados de forma voluntaria por el mismo, pero no así a sus familiares

b. Si el paciente se encuentra en un estado de ansiedad, y a fin de conseguir su relajación, podrá informarle sobre aspectos de su diagnóstico, siempre que no contravenga la opinión del médico

c. Con la máxima corrección y amabilidad, le informará sobre aquellos aspectos de su estado de salud a los que, por figurar en su historia clínica, pueda tener acceso en su condición de celador

d. Con amabilidad y corrección deberá orientar las consultas hacia su médico

25. Según el artículo 14 de la Orden de 1971 NO es función del celador:

a. Hacer los servicios de guardia que correspondan dentro de los turnos que se establezcan

b. Servir de ascensoristas cuando se les asigne especialmente ese cometido o las necesidades del servicio lo requieran

c. La recepción y sustitución de las botellas de oxígeno en el lugar que sea preciso

d. Ayudar a las enfermeras o personas encargadas a amortajar a los enfermos fallecidos, corriendo a su cargo el traslado de los cadáveres al mortuorio

26. Según el artículo 14 de la Orden de 1971 NO es función del jefe de personal subalterno:

a. Cuidar de la compostura y aseo del personal a sus órdenes, revisando y exigiendo que vistan el uniforme reglamentario

b. Vigilar personalmente la limpieza de la institución

c. Realizar los trámites administrativos precisos para llevar a cabo los enterramientos de los enfermos fallecidos en la institución

d. Mantener el régimen establecido por la dirección para el acceso de enfermos, visitantes y personal a las distintas dependencias de la institución

27. Técnica de saneamiento para destruir toda forma de vida, aniquilando todos los microorganismos, tanto patógenos como NO patógenos, incluidas sus formas esporuladas, altamente resistentes:

a. Esterilización

b. Desinfección

c. Limpieza

d. Descontaminación

28. Medida más eficaz para evitar la transmisión de enfermedades nosocomiales o intrahospitalarias por contacto directo:

a. Esterilización del material sanitario

b. Lavado de manos

c. Desinfección de las habitaciones

d. Limpieza de toallas, sábanas y vajillas

29. El cirujano solicita colocar al paciente en la mesa quirúrgica en situación de semisentado, con el respaldo de la mesa formando un ángulo de entre 45º y 60º:

a. Fowler

b. Trendelenburg

c. Genupectoral

d. Kraske

30. Según el artículo 14 de la orden de 2013, del ministerio de trabajo, en relación con los animales utilizados en los quirófanos experimentales y laboratorios, es función del celador:

a. Alimentarlos y asearlos antes de ser sometidos a las pruebas experimentales siempre bajo las indicaciones que reciban de los médicos, supervisoras o enfermeras que les sustituyan en sus ausencias

b. Recoger de la tienda de animales los especímenes que el médico previamente y según sus necesidades le haya detallado, en cuanto a especie y edad

c. Transportar al zoológico concertado los especímenes aprovechables después de su uso experimental

d. Realizar los trámites necesarios para llevar a cabo el enterramiento de los animales fallecidos

31. En el ámbito de la comunicación celador-paciente-familiares, ¿puede un celador (emisor) transmitir una información de carácter clínico (mensaje) a un paciente (receptor), mediante el uso de la palabra (canal)?

a. Si, siempre que se asegure de que el mensaje sea entendido de forma inequívoca por el receptor

b. Si, siempre que se asegure de que, en la transmisión, el mensaje no sea modificado respecto de su contenido original

c. No, porque el canal elegido solamente puede ser utilizado para transmitir este tipo de mensajes a los familiares

d. No, porque el mensaje a que se refiere el enunciado debe ser transmitido por otro emisor diferente

32. En qué tipo de ambulancia se trasladará de forma ordinaria a un paciente que va a ser sometido a una sesión de hemodiálisis:

a. Medicalizada

b. Asistencial de soporte vital básico

c. Asistencial de soporte vital avanzado

d. Colectiva

33. El celador destinado en el almacén tiene que levantar de forma continuada cajas y objetos pesados. Para protegerse de lesiones:

a. Dependiendo del peso, lo hará con el tronco inclinado 45º ó 90º grados

b. La postura correcta al manejar una carga es con el tronco paralelo al suelo

c. La postura correcta al manejar una carga es con la espalda recta

d. La técnica de levantamiento de la carga no influye en la aparición de lesiones

34. Esteriliza a más baja temperatura:

a. Método físico por calor seco

b. Método físico por calor húmedo

c. Método físico por autoclave de vapor

d. Método químico por plasma de peróxido de hidrógeno

35. Para qué se deben utilizar las barandillas de una cama hospitalaria:

a. Para sujetar los equipos de gotero

b. Para empujar la cama si hay que trasladar a un paciente

c. Para evitar que los pacientes al movilizarlos se puedan caer de la cama

d. Para sujetar las botellas de oxígeno

36. Cuál de estos tipos de cama se encuentra de forma ordinaria en un servicio asistencial no quirúrgico:

a. ortopédica

b. de levitación

c. articulada

d. Roto-rest

37. Según el artículo 14 de la orden de 1971 es función 'directa' de un celador y NO de ayuda o auxilio a otras categorías de personal:

a. Amortajar a los enfermos fallecidos

b. Movimiento y traslado de enfermos encamados que requieran un trato especial en razón de sus dolencias para hacerles la cama

c. Colocación y retirada de cuñas para la recogida de excretas

d. Cuidar de que los enfermos no hagan uso indebido de los enseres y ropas de la institución

38. El celador destinado en la sala de psiquiatría de un centro hospitalario observa que hay un paciente muy alterado que está perturbando el orden de la institución. Cuál de las siguientes acciones NO deberá llevar a cabo:

a. Ponerle unas correas de sujeción si la gravedad de la situación así lo requiere

b. Avisar al personal de enfermería de la Sala para que adopten las medidas oportunas

c. Avisar al personal facultativo por si fuese necesaria su intervención

d. Ayudar al personal de enfermería en la inmovilización del paciente si se considera necesario por el personal facultativo

39. El celador destinado en el servicio de farmacia deberá:

a. Ayudar en la realización de preparados alimenticios

b. Revisar el carro de dispensación

c. Llevar los carros de dispensación, en su caso, a las unidades de hospitalización

d. Empaquetar las dosis unitarias

40. En el almacén general, el celador NO deberá:

a. Colocar las mercancías recibidas en las estanterías destinadas a tal fin

b. Colaborar en la recepción de las mercancías de los proveedores

c. Distribuir los pedidos

d. Realizar los pedidos de material fungible

41. El cierre nocturno de las puertas de la zona de almacén corresponde a:

a. El jefe de personal subalterno

b. El mecánico de guardia

c. El celador

d. El auxiliar administrativo del almacén

42. Según el artículo 14 de la orden de 1971, en relación con la labor de vigilancia atribuida a los celadores:

a. Vigilarán la entrada, salida y conservación de los artículos alimentarios

b. Vigilarán que las puertas de los servicios complementarios queden cerradas

c. Vigilarán periódicamente los tejados y bajadas de aguas pluviales

d. Vigilarán el estado y limpieza de esterilizadores y hornos crematorios si los hubiera

43. Las normas y directrices más habituales en materia de higiene hospitalaria recomiendan que, para movilizar a pacientes inmunodeprimidos, y con independencia del uso de cualquier otra protección:

a. Se debe llevar a cabo un lavado de manos de tipo quirúrgico

b. Se debe llevar a cabo un lavado de manos con una solución hidroalcohólica

c. Es suficiente con un lavado de manos con un jabón con pH neutro

d. Es suficiente con un lavado de manos higiénico

44. Sobre el traslado y manejo de documentación sanitaria, el celador:

a. Será responsable del establecimiento de los controles necesarios para la circulación de la historia clínica por el hospital

b. Será responsable de establecer los circuitos que garanticen la entrega rápida y eficaz de la historia clínica del paciente ante una nueva demanda asistencial

c. Procurará que el tiempo en que la historia clínica permanezca fuera del archivo se limite al tiempo asistencial

d. Será responsable de trasladar sin tardanza la historia clínica cuando le sea confiada por el jefe de la Unidad de Documentación Clínica y Admisión del centro

45. Según el artículo 14 de la orden de 5 de julio de 1971, del Ministerio de Trabajo, en las habitaciones de los enfermos el celador instruirá a los pacientes en el uso y manejo de:

a. las persianas de la institución

b. las bombas de perfusión

c. las cuñas para la recogida de excretas

d. los útiles sanitarios presentes en la habitación tales como termómetros o botellas de oxígeno

46. Según el artículo 14 de la orden de 1971, es función del celador destinado en la unidad de urgencias de un hospital en el turno de noche:

a. Permitir el acceso solamente a las personas autorizadas para ello

b. Valorar el estado del paciente para derivarlo a la consulta que corresponda

c. Comprobar si el paciente es poseedor de la tarjeta individual sanitaria

d. Hacerse cargo de los objetos personales de los pacientes que no acudan acompañados

47. Según la Ley 14/1986, general de sanidad, como regla general, atendidos los factores expresados en dicha norma, el área de salud extenderá su acción a una población:

a. No superior a 200.000 habitantes

b. No inferior a 250.000 habitantes

c. No inferior a 100.000 habitantes ni superior 250.000 habitantes

d. No superior s 250.000 habitantes

48. Según el artículo 3 del Decreto 138/2012 del Consell, por el que se regulan los servicios de atención e información al paciente, en los departamentos de salud en los que la atención especializada NO se realice mediante concesión administrativa el personal dependerá:

a. Orgánicamente de la gerencia de su departamento de salud, y funcionalmente de la dirección general que tenga atribuida la competencia en materia de atención al paciente

b. Tanto orgánica como funcionalmente de la gerencia de su departamento de salud

c. Tanto orgánica como funcionalmente de la dirección general que tenga atribuida la competencia en materia de atención al paciente

d. Orgánicamente de la dirección general que tenga atribuida la competencia en materia de atención al paciente y funcionalmente de la gerencia de su departamento de salud

49. Según la Ley 6/2008, de la Generalitat, de aseguramiento sanitario del Sistema sanitario público de la Comunitat Valenciana:

a. La tarjeta sanitaria individual SIP reconoce derechos fuera del territorio nacional

b. En el caso de disparidad de datos, la información existente en la tarjeta sanitaria individual SIP, prevalecerá sobre la que aparezca en el SIP, salvo acreditación en contrario

c. La tarjeta sanitaria individual SIP es personal e intransferible, salvo en el caso de los hijos menores de 3 años, que podrán recibir asistencia sanitaria con la tarjeta de cualquiera de sus progenitores

d. Las tarjetas sanitarias individuales emitidas por la Conselleria de Sanidad no modificarán la obligación de sus titulares o de terceros de asumir el coste de la asistencia sanitaria proporcionada por el sistema sanitario público de la Comunitat Valenciana

50. Según la Ley 6/2008, de la Generalitat, el uso indebido de la tarjeta SIP conllevará:

a. La retención cautelar y retirada, en su caso, de la misma

b. Una sanción de entre 500 y 1000 euros

c. Una sanción de la cuantía que se determine reglamentariamente en cada caso

d. La retención cautelar, pero, en ningún caso, su retirada

51. Según la Ley 5/1983, del Consell, presidirá la comisión de secretarios autonómicos y subsecretarios:

a. El conseller de Presidencia

b. El miembro del Gobierno Valenciano que ostente la condición de secretario del Consell

c. El miembro del Gobierno Valenciano que se determine en su norma de creación

d. El secretario autonómico de la Conselleria de Presidencia

52. Artículo 10 de la Ley 31/1995, de prevención de riesgos laborales. En relación a la salud laboral, corresponde a las administraciones públicas competentes en materia sanitaria:

a. La realización de estudios epidemiológicos para la identificación y prevención de las patologías que puedan afectar a la salud de los trabajadores

b. La realización de actividades de formación a todos los trabajadores

c. Informar a la autoridad laboral sobre los accidentes de trabajo mortales

d. Sancionar el incumplimiento de la normativa en materia de prevención de riesgos laborales

53. En qué posición colocaremos al enfermo que ha perdido la consciencia, para facilitar la eliminación de secreciones:

a. Fowler   b. Trendelenburg

c. Genupectoral   d. Sims

54. Según la Ley 14/1986, general de sanidad, cuál de los siguientes NO es un derecho con respecto a las distintas administraciones públicas sanitarias:

a. A la confidencialidad de toda la información relacionada con su estancia en instituciones sanitarias privadas que colaboren con el sistema público

b. A que se le asigne un médico, que será interlocutor principal con el equipo asistencial

c. A la información sobre los servicios sanitarios a los que puede acceder, en el formato solicitado por el interesado

d. A utilizar las vías de reclamación y de propuesta de sugerencias, en los plazos previstos

55. Según el art. 14 de la orden de 1971, NO es función del celador:

a. Velar continuamente por conseguir el mayor orden y silencio posible en todas dependencias de la institución

b. Dar cuenta a sus inmediatos superiores de las anomalías que encuentren en la limpieza del edificio

c. Informar a los familiares de los fallecidos en la institución sobre los trámites precisos para llevar a cabo los enterramientos

d. Cuidar que los visitantes no deambulen por los pasillos más que lo necesario para llegar al lugar donde concretamente se dirijan

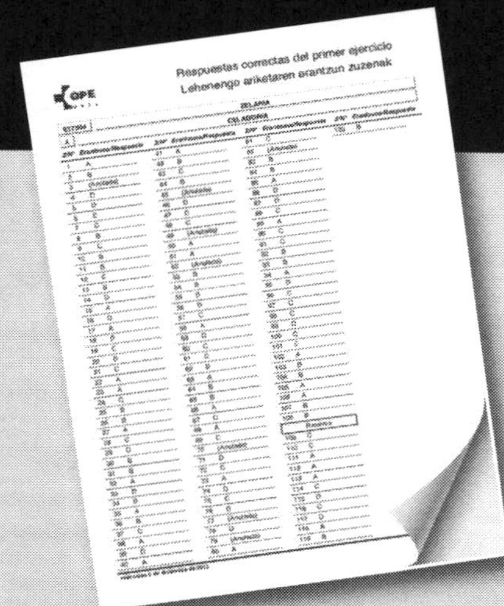

Examen:
16 de junio de 2012

Clave de Respuestas

[...]	61 C	92 B
31 B	62 B	93 B
32 A	63 A	94 A
33 D	64 B	95 D
34 B	65 B	96 C
35 A	66 A	97 C
36 B	67 D	98 C
37 C	68 A	99 D
38 A	69 C	100 C
39 D	70 *	101 C
40 A	71 D	102 A
41 A	72 C	103 D
42 B	73 A	104 B
43 C	74 D	105 A
44 B	75 C	106 A
45 *	76 D	107 B
46 D	77 *	108 B
47 D	78 D	109 C
48 C	79 *	110 C
49 *	80 A	111 A
50	81 C	112 A
51 A	82 *	113 A
52 *	83 B	114 C
53 B	84 B	115 D
54 B	85 A	116 C
55	86 D	117 D
56 D	87 D	118 A
57 C	88 C	119 B
58 A	89 A	120 B
59	90 C	
60 C	91 C	

* Siete preguntas anuladas
– Tres preguntas obsoletas

[Preguntas 1 a 30 no específicas]

31. Posición en la que el paciente permanece tumbado boca arriba:

a. Decúbito prono
b. Decúbito supino
c. Fowler
d. Semiprona

32. Posición en la que el paciente permanece tumbado con la cabeza más baja que los pies:

a. Trendelenburg
b. Antitrendelenburg
c. Roser
d. Genupectoral

33. Posición adecuada para lavar el cabello a un paciente que permanece en cama:

a. Bipedestación
b. Trendelenburg
c. Fowler
d. Roser

34. Es un paso previo al cambiar la posición de un paciente que permanece en cama:

a. Quitar al paciente los sueros y drenajes
b. Pedir al paciente su colaboración
c. Quitar el freno de la cama
d. Pedir la colaboración de las personas que le acompañan

35. En qué movilización es más útil el trapecio:

a. Para mover al paciente hacia la cabecera de la cama con su ayuda
b. Para mover al paciente hacia la cabecera de la cama sin su ayuda
c. Para mover al paciente entre dos personas hacia un lateral de la cama sin su ayuda
d. Para que una persona mueva al paciente hacia un lateral de la cama sin su ayuda

36. Movilización de pacientes: en qué caso es más útil la entremetida:

a. Para mover al paciente hacia la cabecera de la cama con su ayuda
b. Para que dos personas muevan al paciente hacia la cabecera de la cama sin su ayuda
c. Para mover al paciente hacia un lateral de la cama con su ayuda
d. En ninguno de los anteriores

37. Cuando dos personas quieren mover de la cama a la silla a un paciente que NO puede colaborar:

a. Se colocarán una persona a cada lado de la cama, al lado de la cabecera, en condiciones de sujetar al paciente por las axilas
b. Se colocarán una persona a cada lado de la cama, en condiciones de sujetar cada uno de ellos al paciente por la axila y muslo de su lado
c. Una persona se pondrá al lado de la cabecera de la cama, en un costado. El otro se pone en el costado a la altura de la zona lumbar del paciente
d. Girarán al paciente hasta sentarle al borde de la cama

38. Una vez inmovilizados los planos y cubierto el hueco entre ambos, cuál es el procedimiento correcto para que una sola persona mueva de plano a plano a un paciente que colabora:

a. Colocarse en el lado del plano contrario al que se encuentra el paciente, acompañándole en el movimiento y procurando que no voltee
b. Colocarse en el lado del plano contrario al que se encuentra el paciente, acompañándole en el movimiento y permitiendo que voltee
c. Colocarse en el lado del plano en que se encuentra el paciente, acompañándole en el movimiento y procurando que no voltee
d. Colocarse en el lado del plano en que se encuentra el paciente, acompañándole en el movimiento y permitiendo que voltee

39. Para mover al paciente de la cama a una silla, cómo debemos colocar la silla:

a. Con el respaldo contra el costado de la cama y a más de un metro de ésta
b. Con el respaldo contra el costado de la cama y junto a ella
c. Paralela a la cama a una distancia superior a un metro
d. Junto a la cama y paralela a ella

40. Movilización de pacientes. Es una ventaja del uso de grúas...

a. Menor riesgo de lesiones para el personal de enfermería

b. Menor tiempo en las movilizaciones

c. Preserva mejor la intimidad del paciente

d. Movimientos más bruscos

41. Movilización con grúa de un paciente sentado:

a. Se colocará el arnés de arriba a abajo por detrás y por debajo de una sábana entremetida, hasta la altura de la cintura

b. Se colocará el arnés de arriba a abajo entre el cuerpo del paciente y la sábana, hasta la altura de la cintura

c. Se colocará el arnés de izquierda a derecha (o viceversa) por detrás y por debajo de una sábana entremetida, hasta la altura de la cintura

d. Se colocará el arnés de izquierda a derecha (o viceversa) entre el cuerpo del paciente y la sábana, hasta la altura de la cintura

42. Movilización con grúa de un paciente sentado. A la hora de colocar las bandas en los enganches...

a. Se colocarán en primer lugar los enganches de las piernas y posteriormente la zona del tronco o cuerpo

b. Se enganchará en primer lugar la zona del tronco o cuerpo y posteriormente los enganches de las piernas

c. Es indiferente enganchar el tronco antes o después de los enganches de las piernas

d. Las bandas no deben colocarse en los enganches

43. Sobre el uso del arnés para la movilización de pacientes:

a. Si está deshilachado nos aseguraremos de su solidez antes de usarlo

b. Para evitar deslizamientos, no se colocarán sábanas o empapadores entre el arnés y el cuerpo del paciente

c. Tras el alta del paciente debe enviarse a la lavandería

d. El que las correas estén retorcidas durante el uso no tiene relevancia

44. El arnés es un dispositivo...

a. de inmovilización del paciente

b. de elevación del paciente con poca movilidad

c. de recuperación funcional

d. de limpieza

46. Movilización de pacientes. Los transfers fijos...

a. Pueden operar con camas de cualquier tamaño

b. Si detecta fallos en el posicionamiento de la cama los corrige automáticamente

c. Suele ser conveniente desactivar los sensores, ya que originan errores en el traslado

d. Tienen elevada capacidad de carga y utilización simple

47. Movilización de pacientes. La rampa o chapa...

a. Es un dispositivo automático, generalmente activado por electricidad

b. Para su adecuado uso es suficiente con una persona

c. No puede utilizarse entre planos situados a distinto nivel

d. Se puede utilizar como puente entre plano y plano

48. Para un uso adecuado del rolón...

a. Es importante tener en cuenta el tamaño de la cama

b. Prestaremos especial atención a que coincida la cama con los sensores del rolón

c. Debe colocarse éste en medio de los dos planos, tapando el hueco entre estos

d. Es conveniente que la movilización la realice una sola persona

50. [OBSOLETA] Cuando traslademos una cama, como norma general la empujaremos:

a. Desde el piecero

b. Desde el cabecero <<– Correcta

c. Indistintamente desde uno u otro

d. Desde la palanca de arrastre

51. Cuál de las siguientes camillas encontramos habitualmente en una consulta:

a. Camilla de exploración

b. Camilla de traslado

c. Camilla de tijera

d. Ninguna de las anteriores suelen encontrarse en una consulta

53. Manejo de una camilla de tijera:

a. Cuando la cerremos lo haremos primero por los pies y por último por la cabeza

b. Colocaremos cada pala hasta la columna vertebral dejando libre ésta

c. Tendremos en cuenta que este tipo de camilla facilita los desplazamientos laterales del paciente

d. Es suficiente una sola persona para su manejo

54. Correas de sujeción. Qué utilizaremos si queremos evitar que un paciente en posición de decúbito lateral ruede:

a. Sujeción abdominal

b. Sujeción lateral

c. Sujeción de pies

d. Cualquiera de las anteriores indistintamente

55. [OBSOLETA] Manejo de una camilla. Cuando entremos en un ascensor...

a. Pasaremos primero nosotros y arrastraremos la camilla <<– Correcta

b. Entraremos en el sentido de la marcha

c. Entraremos en sentido contrario al de la marcha

d. No existe un criterio general recomendable al respecto

56. Manejo de una silla de ruedas. En las rampas...

a. Para subir lo haremos de espaldas y para bajar de frente

b. Lo haremos de frente para subir y bajar

c. Lo haremos de espaldas para subir y bajar

d. Para subir lo haremos de frente y para bajar de espaldas

57. Manejo de una silla de ruedas. En los bordillos...

a. Para subir se hará de frente, sujetando el peso de la silla

b. Para subir se hará de frente, elevando las ruedas delanteras sobre el bordillo y empujando con fuerza

c. Para subir se hará de espaldas, apoyando la rueda grande en el bordillo, inclinando la silla hacia nosotros y tirando hacia arriba

d. Para subir se hará de espaldas, apoyando el peso en las ruedas delanteras, subiendo la rueda grande sobre el bordillo y tirando hacia atrás

58. Manejo de camillas. Qué finalidad tiene la quinta rueda de camas y camillas:

a. Facilitar los giros y desplazamientos laterales

b. Inmovilizar la camilla o cama

c. Aumentar la resistencia de las mismas

d. No existe ese dispositivo en las camas y camillas

59. [OBSOLETA] Manejo de una silla de ruedas. Para salir de un ascensor...

a. Lo haremos de espaldas a la puerta, siendo nosotros los primeros en salir <<– Correcta

b. No hay recomendaciones específicas al respecto

c. Saldremos nosotros en primer lugar y bloquearemos las puertas

d. Lo haremos de frente a la puerta, empujando la silla desde atrás

60. Al manipular el oxígeno debemos tener en cuenta...

a. Que retarda los procesos de combustión

b. Que es tóxico

c. Que es un gas muy reactivo

d. Que las sondas, grifos y accesorios deben estar bien engrasados

61. Para comprobar el estado de la carga de una bombona de oxígeno...

a. Giraremos la rueda de apertura para comprobar con qué fuerza sale el oxígeno

b. Levantaremos la bombona para comprobar su peso

c. Miraremos el manómetro que mide la presión

d. Golpearemos con los nudillos el cuerpo de la bombona para comprobar el ruido que hace

62. Para trasladar a un paciente con bala de oxígeno...

a. La bala se debe colocar tumbada en todo caso

b. Si el traslado se realiza con humidificador no se debe colocar la bala tumbada

c. Si el traslado se realiza con humidificador, la bala se debe colocar tumbada

d. La bala no se debe colocar tumbada en ningún caso

63. Para introducir de forma lenta y continua un líquido por vía intravenosa se utiliza:

a. La bomba de perfusión

b. La bomba de nutrición parenteral

c. El balón de insuflación

d. El microdifusor electrotérmico

64. El arco salvasábanas sirve para...

a. Evitar el deterioro de las sábanas por sustancias químicas

b. Evitar el roce con las sábanas en los pacientes que han sufrido quemaduras

c. Fijar las sábanas a la cama o camilla

d. Evitar arrastrar la sábana en las movilizaciones de enfermos

65. En qué carro encontraremos empapadores:

a. en el de curas

b. en el de lencería

c. en el de farmacia

d. en el de parada

66. En qué carro encontraremos compresas de gasa para cubrir heridas:

a. En el carro de curas

b. En el carro de lencería

c. En el carro de farmacia

d. En el carro de parada

67. El colchón antiescaras tiene como finalidad...

a. Evitar la proliferación de ácaros

b. Evitar el contacto doloroso de la piel en pacientes con quemaduras

c. Evitar eccemas por alergia en pacientes sensibles

d. Evitar la aparición en el paciente de úlceras de presión

68. Dónde se depositará una jeringuilla que NO haya tenido contacto con el paciente pero que deba desecharse:

a. En el contenedor amarillo de desechos clínicos

b. En el contenedor de metales

c. En el contenedor de envases

d. En el contenedor de otros residuos

69. El cuadro balcánico...

a. Es un dispositivo que se instala en camas de pacientes con quemaduras graves

b. Muestra las constantes vitales más importantes en enfermos sometidos a monitorización

c. Es un armazón metálico utilizado en camas traumatológicas

d. Es un conjunto de síntomas propios de una infección hospitalaria

70. [ANULADA] Entre los desinfectantes aplicados por vía aérea utilizados en el Hospital de Cruces ¿cuál es un bactericida/fungicida de superficies:

a. UCI-414

b. DVA-2000

c. UCI-414 y DVA-2000

d. Ninguno de los tres es bactericida/fungicida

71. El microdifusor electrotérmico...

a. Dispensa medicación

b. Desinfecta por inmersión

c. Desinfecta por calor

d. Desinfecta por vía aérea

72. Qué aparato utiliza ultrasonidos para explorar el organismo:

a. El endoscopio

b. El fonendoscopio

c. El ecógrafo

d. El electrocardiógrafo

73. Para la exploración visual de una cavidad o conducto del organismo se utiliza:

a. El endoscopio

b. El fonendoscopio

c. El ecógrafo

d. El electrocardiógrafo

74. Qué se utiliza junto a las pesas para realizar tracción en los miembros inferiores:

a. Cuadro de Fisher

b. Triángulo

c. Escabel

d. Férula de Brown

75. La transpaleta sirve para...

a. Inmovilizar pacientes en el lugar del accidente

b. Impulsar eléctricamente una silla de ruedas

c. Trasladar cargas

d. Cambiar de posición a enfermos en estado inconsciente

76. Se usa para mantener libre la vía bucal facilitando la aspiración de secreciones:

a. Férula de Brown

b. Escopia

c. Alza

d. Tubo de mayo o cánula de Guedel

77. [ANULADA] Qué prefijo indica 'relativo a la córnea':

a. Oto-

b. Querat-

c. Bradi-

d. Peri-

78. Qué sufijo indica 'degeneración':

a. -algia

b. -patía

c. -itis

d. -osis

79. [ANULADA] 'AFG' significa:

a. Análisis funcional gástrico

b. Audiofonograma

c. Análisis fonoginecológico

d. Angiografía oftalmológica

80. Especialidad médica que trata quirúrgicamente las enfermedades o traumatismos en el sistema circulatorio:

a. Cirugía vascular

b. Cirugía cardiaca

c. Cirugía cardiovascular

d. Cirugía reanimatoria

81. Falta de coordinación muscular:

a. Afasia

b. Astenia

c. Ataxia

d. Atrofia

83. Acumulación de líquido en el peritoneo:

a. Peritonitis
b. Ascitis
c. Cistitis
d. Cianosis

84. Qué es un depresor:

a. Un tranquilizante
b. Objeto utilizado para bajar la lengua en exploraciones bucales
c. Una clase de vendaje
d. Una férula para evitar la presión excesiva de las costillas sobre los pulmones

85. Hinchazón por acumulación anormal de líquido:

a. Edema
b. Enema
c. Eritema
d. Embolismo

86. 'Estrechamiento de un orificio':

a. Epistaxis
b. Litiasis
c. Disnea
d. Estenosis

87. Prueba diagnóstica que explora zonas del cuerpo a través de la aplicación de un campo magnético:

a. Rayos Roentgen
b. Tomografía axial computerizada
c. Magnetografía
d. Resonancia magnética nuclear

88. Radiografías de riñones y uréteres realizadas tras la inyección de contraste radiopaco:

a. Proctografía
b. Electromiograma
c. Pielografía
d. Angiografía

89. Presencia de sangre en la orina:

a. Hematuria
b. Hemostasia
c. Hemoptisis
d. Hematemesis

90. Especialidad médica que se ocupa del estudio de la estructura y función renal:

a. Rinología
b. Renología
c. Nefrología
d. Neumología

91. Prevención de incendios. Qué tipos de agente extintor son adecuados para fuegos de líquidos:

a. Agua y polvo polivalente
b. Agua y dióxido de carbono
c. Polvo polivalente y dióxido de carbono
d. Agua, polvo polivalente y dióxido de carbono

92. Prevención de incendios. En la combustión al aire libre de un trozo de papel, cuál es el comburente:

a. El papel
b. El oxígeno
c. El calor
d. El humo originado

93. En el manejo de cargas es conveniente:

a. Coger el mayor peso posible para evitar los viajes repetidos
b. Flexionar las rodillas, realizando el esfuerzo con las piernas
c. Mantener la espalda ligeramente flexionada al levantar una carga
d. Mantener la carga separada del cuerpo

94. Cuando se trabaja con pantallas de visualización y monitores es conveniente...

a. Colocar la pantalla de manera que los ojos se sitúen a la altura del borde superior de ésta
b. Colocar la pantalla de manera que los ojos se sitúen a la altura del centro de ésta
c. Colocar la pantalla de manera que los ojos se sitúen a la altura de la mitad inferior de ésta
d. Relajar la vista periódicamente fijándola en un punto cercano diferente a la pantalla

95. Carpeta roja de prevención. Si un trabajador accidentado acude a la mutua, deberá llevar:

a. Un parte interno de notificación cumplimentado por la Unidad Básica de Prevención de su organización
b. Un parte interno de notificación cumplimentado por su responsable inmediato
c. Un parte de asistencia cumplimentado por la Unidad Básica de Prevención de su organización
d. Un parte de asistencia cumplimentado por su responsable inmediato

96. Actuaciones ante una agresión. Quién debe elaborar un informe exhaustivo, incluyendo datos de la situación, hechos observados o declaraciones de testigos:

a. el trabajador afectado
b. el responsable inmediato
c. el trabajador afectado y al responsable inmediato conjuntamente
d. la Unidad Básica de Prevención

97. Sobre las enfermedades crónicas en Euskadi, es FALSO:

a. La prevalencia de enfermedades crónicas por grupos de edad aumenta, en todos los casos, de manera considerable a partir de los 65 años
b. En la mayoría de las patologías se observa un aumento de la prevalencia a partir de los 85 años de edad, especialmente en el caso de las demencias neurodegenerativas
c. Entre las personas de edad avanzada (mayores de 65 años) es raro encontrar individuos con múltiples patologías crónicas
d. El porcentaje de enfermos crónicos crece en los grupos de edad mayores de 45 años

98. Cuál de las siguientes NO debe ser considerada como una enfermedad crónica:

a. Diabetes mellitus
b. Asma
c. Gripe
d. Enfermedad de Crohn

99. El aspecto diferencial del programa 'paciente activo' respecto a otros programas de educación consiste en que:

a. Está impartido por profesionales de la Universidad de Stanford (EEUU)
b. Está dirigido a cuidadores de enfermos crónicos y a profesionales sanitarios
c. Está dirigido a fomentar la cooperación entre asociaciones de pacientes
d. Está impartido por personas que padecen la misma enfermedad

100. Dentro de los proyectos de la estrategia de cronicidad, cuando hablamos de 'Osabide Global' nos referimos a:

a. La red integrada de centros asistenciales
b. Un proyecto de creación de hospitales de subagudos
c. La historia clínica electrónica única
d. Un proyecto de atención clínica integrada

101. Posición adecuada para aplicar la anestesia epidural:

a. semiprona
b. ginecológica
c. de punción lumbar
d. genupectoral

102. Como norma general, posición más adecuada para administrar oxigenoterapia:

a. Sentado
b. Decúbito supino
c. Decúbito prono
d. Decúbito lateral

103. Cuál de los siguientes NO es un dispositivo o material para ayudar en la movilización de pacientes:

a. Rolón
b. Grúas
c. Sábanas
d. Carro de parada

104. Manejo de la cama. Qué clase de cama ofrece mayor autonomía al paciente para manejarla:

a. La hidráulica
b. La eléctrica con mando
c. La mecánica
d. Todas ofrecen un nivel similar de autonomía

105. Correas de sujeción. Qué sistema de sujeción permite al paciente mayor libertad de movimientos en la cama y con más seguridad:

a. Sujeción abdominal
b. Sujeción lateral
c. Sujeción de pies
d. Sujeción de manos

106. Manejo de una silla de ruedas. Qué finalidad tiene cubrir al paciente por delante una vez sentado:

a. Proteger la intimidad del paciente
b. Evitar que se enfríe
c. Limitar la movilidad de las piernas
d. Finalidad estética

107. Respecto al manejo de una silla de ruedas, es una práctica desaconsejada:

a. Al sentar o levantar a los pacientes sujetar bien la silla y frenarla
b. Colocar directamente al paciente sobre el cuero de la silla, sin sabanillas o empapadores para evitar deslizamientos
c. Evitar que el paciente se desplace por encima de los reposapiés al sentarse o incorporarse
d. Tener precaución para evitar que los tubos, sondas etc. se enganchen en las ruedas durante el traslado

108. Qué sufijo define a la persona que padece una determinada afección:

a. -génico
b. -pata
c. -fásico
d. -álgico

109. 'CGE' significa:

a. Cirugía general externa
b. Consultas generales externas
c. Cirugía general endocrinológica
d. Cuidados gástricos especiales

110. Especialidad médica dedicada al estudio y tratamiento de las enfermedades por medios NO quirúrgicos:

a. Endocrinología
b. Medicina preventiva
c. Medicina interna
d. Medicina intensiva

111. Qué es desbridar una herida:

a. Cortar el tejido muerto y extraer el material extraño de una herida
b. Retirar el vendaje de una herida
c. Quitar los puntos de sutura
d. Cauterizar vasos sanguíneos para detener una hemorragia

112. Qué es la cardioversión:

a. La restauración de la normalidad del ritmo cardíaco, por medio de un choque eléctrico externo
b. La reversión del sentido de la circulación sanguínea en las vías próximas al corazón
c. Los efectos que tiene sobre el corazón una reacción alérgica intensa
d. Una alteración del ritmo cardiaco

113. La evaluación continua de los componentes públicos y concertados del sistema sanitario aplicando criterios objetivos y homogéneos, constituye:

a. Un principio programático de organización y funcionamiento
b. Un principio informador del sistema sanitario de Euskadi
c. Una actividad instrumental del sistema
d. Un derecho instrumental y complementario del sistema sanitario de Euskadi

114. El personal estatutario temporal:

a. No podrá ser interino
b. Solo podrá ser personal laboral
c. Podrá ser interino, de carácter eventual o de sustitución
d. Podrá ser interino o de carrera

115. Según el acuerdo de 22 de julio de 2011, el Hospital Basurto:

a. Se integra en la organización 'Hospital Universitario Bizkaia'
b. Se integra en la organización 'Complejo Universitario de Bilbao'
c. Se integra en la organización 'Hospital Universitario de Bilbao'
d. Pasa a denominarse 'Hospital Universitario Basurto'

116. Es una obligación de los pacientes, usuarios y familiares cuando utilizan los servicios de Osakidetza:

a. Relatar al personal sanitario todos los síntomas de su enfermedad
b. En caso de hospitalización, aportar los enseres personales necesarios para la pernoctación
c. Colaborar en el cumplimiento de las normas e instrucciones establecidas en las instituciones sanitarias
d. Las tres son correctas

117. Acuerdo de regulación de las condiciones de trabajo. Permiso para atender a familiares con enfermedad crónica o problemas de movilidad. Por este motivo y reuniendo los requisitos exigidos al efecto, se dispondrá de un permiso...

a. ...no retribuido de hasta 40 horas anuales
b. ...retribuido de hasta 40 horas anuales
c. ... no retribuido de hasta 50 horas anuales
d. ... retribuido de hasta 50 horas anuales

118. A efectos del Decreto 67/2003 de normalización del uso del euskera, se establecen diversos ámbitos para el desarrollo del proceso de normalización en Osakidetza, cuántos y cuáles son estos ámbitos:

a. Tres: atención primaria, atención especializada y servicios administrativos y generales
b. Dos: atención primaria especializada y servicios administrativos y generales
c. Tres: personal sanitario, personal médico y personal administrativo de las áreas de atención al cliente
d. Dos: personal médico y personal administrativo de los servicios sanitarios

119. Prevención de incendios. Cuál de los siguientes agentes extintores está indicado para fuegos de origen eléctrico:

a. Agua
b. Polvo polivalente
c. Ácido sulfúrico
d. Ninguno de ellos

120. Qué proyecto estratégico permitirá avanzar en la política de potenciación del papel activo del ciudadano, su responsabilización y la autonomía del paciente:

a. 02. Prevención y promoción sobre los factores de riesgo
b. 04. Creación de una Red de pacientes activados y conectados
c. 07. Desarrollo de hospitales de subagudos
d. 09. Colaboración sociosanitaria

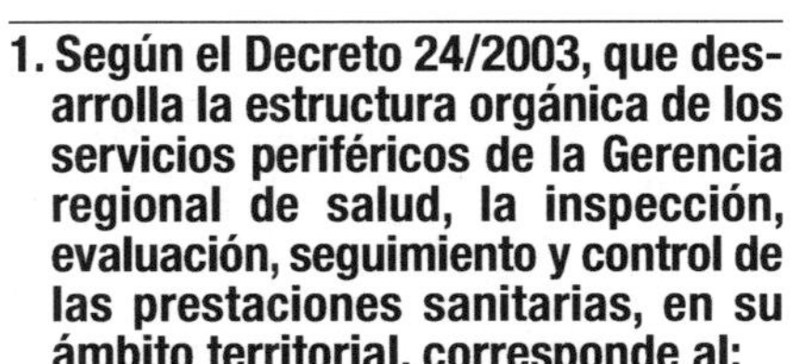

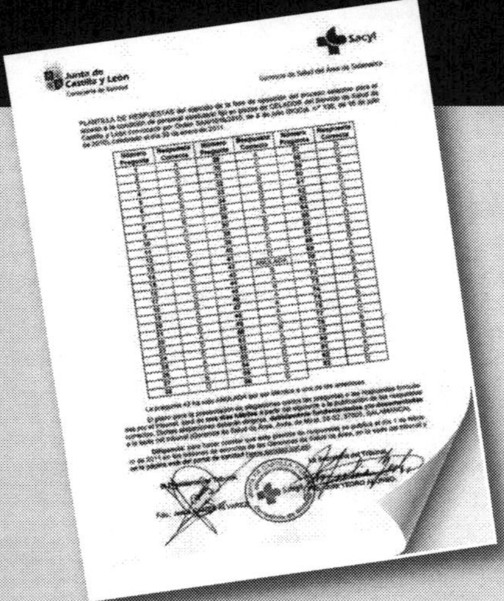

EXAMEN:

30 DE ENERO DE 2011

CLAVE DE RESPUESTAS

1 A	22 A	43 B	64 C
2 D	23 D	44 A	65 A
3 C	24 C	45 B	66 C
4 B	25 A	46 A	67 B
5 C	26 C	47 A	68 D
6 B	27 B	48 A	69 A
7 C	28 D	49 C	70 A
8 B	29 A	50 B	71 B
9 A	30 C	51 A	72 A
10 C	31 C	52 C	73 A
11 C	32 B	53 D	74 C
12 D	33 B	54 D	75 B
13 A	34 D	55 C	76 A
14 B	35 D	56 D	77 C
15 C	36 A	57 D	78 B
16 D	37 B	58 C	79 B
17 C	38 D	59 B	80 D
18 D	39 C	60 B	81 A
19 A	40 C	61 D	82 D
20 C	41 D	62 C	83 D
21 D	42 *	63 A	

*UNA PREGUNTA ANULADA

1. Según el Decreto 24/2003, que desarrolla la estructura orgánica de los servicios periféricos de la Gerencia regional de salud, la inspección, evaluación, seguimiento y control de las prestaciones sanitarias, en su ámbito territorial, corresponde al:

a. Gerente de Salud de Área
b. Jefe de Asistencia Sanitaria e Inspección
c. Secretario de Inspección e Infraestructuras
d. Director de Gestión y Servicios

2. El celador ayudará a la enfermera y auxiliar de enfermería en el movimiento de los pacientes encamados que van a ser aseados. Sería INCORRECTO:

a. Explicar al paciente lo que se le va a hacer
b. Extremar las medidas de respeto a la intimidad del cuerpo
c. Utilizar los mecanismos que se hayan instalado para preservar la intimidad del paciente (biombos, cortinas, etc.)
d. Retirar la ropa de la cama y descubrir completamente al paciente para que la práctica del aseo se realice de la forma más cómoda

3. La gestión del mantenimiento de los recursos físicos de los centros de atención primaria, de atención especializada y administrativos gestionados por la gerencia regional de salud corresponde a:

a. La Dirección General de Recursos Humanos
b. La Dirección General de Recursos Materiales
c. La Dirección General de Administración e Infraestructuras
d. Al Consejo Regional de Salud

4. Una estufa 'Poupinel' es un método de esterilización por:

a. Óxido de etileno
b. Calor seco
c. Calor húmedo
d. Radiación ionizante

5. Quién es la persona encargada de vigilar la limpieza de la institución:

a. Encargada de limpieza
b. Celador
c. Jefe de personal subalterno
d. Supervisora de planta

6. Órgano encargado de defender los derechos de los usuarios del Sacyl:

a. El Defensor del Paciente
b. El Defensor del Usuario
c. La Asesoría Jurídica de Castilla y León
d. El Asesor del Usuario

7. Según la función desarrollada, es personal estatutario sanitario:

a. Titulado superior en prevención de riesgos laborales
b. Titulado superior en administración sanitaria
c. Logopeda
d. Ninguna es correcta

8. Un paciente ingresado en Psiquiatría, debido a su estado de agitación, precisa contención mecánica. Para llevarla a cabo sería INCORRECTO:

a. No mostrarse agresivos ni física, ni verbalmente
b. Colocar, si es necesario, las rodillas sobre sus miembros, tórax o cualquier otra parte de su cuerpo
c. Fijar los sistemas de sujeción a la cama, fuera del alcance del paciente
d. Alejar de la cama objetos potencialmente peligrosos

9. ¿Se puede disponer de la información sobre el coste económico de las prestaciones y servicios recibidos como paciente?

a. Sí, es un derecho
b. Sí, sólo cuando tenga que abonar una parte del tratamiento
c. No, si esos datos están sin informatizar
d. No, ya que los servicios son gratuitos

10. La estructura física y funcional de una zona básica de salud es:

a. El Consultorio Local
b. El Hospital
c. El Centro de Salud
d. La Gerencia de Salud

11. Qué método es el más radical para la destrucción de gérmenes, ya sean patógenos o NO patógenos:

a. Desinfección
b. Desinsectación
c. Esterilización
d. Antisepsia

12. El celador de un centro sanitario del Sacyl advierte que en la habitación de un paciente hay un visitante sentado en una cama desocupada. Corresponde al celador:

a. Comunicar inmediatamente el incidente a la supervisora de la planta
b. No le dirá nada puesto que es una cama desocupada
c. Avisará al Servicio de Seguridad para que tome las medidas oportunas
d. Indicarle amablemente que no está permitido sentarse en las camas de los pacientes

13. Es FALSO:

a. En el turno de noche, la vigilancia externa del hospital, sólo será llevada a cabo por el vigilante de seguridad y en ningún caso por el celador
b. El cuidado de que las puertas estén cerradas por la noche, es misión del celador
c. La vigilancia de las habitaciones de los enfermos para evitar el mal uso de las camas por parte de los acompañantes, es misión del celador
d. El celador velará continuamente por conseguir el mayor orden y silencio posible en todas las dependencias de la Institución

14. Los puestos de subdirector gerente y subdirectores de división:

a. Existen en todos los hospitales
b. Podrán crearse cuando las necesidades de la gestión así lo aconsejen
c. Sólo podrá crearse el puesto de Subdirector Gerente
d. Sólo podrán crearse los puestos de Subdirector de División

15. La estructura orgánica de una Consejería de Sanidad se regula mediante:

a. Real Decreto
b. Orden Ministerial
c. Decreto
d. Ley Orgánica

16. Tras someter a un paciente a una prueba diagnóstica, un familiar pregunta al celador sobre los resultados de dicha prueba:

a. Dará exclusivamente la información provisional sobre los resultados de dicha prueba
b. Facilitará al familiar la historia clínica del paciente para que lea el resultado
c. Leerá textualmente el resultado de dicha prueba, sin añadir comentario alguno
d. Le remitirá al médico para que sea éste el que le informe

17. Atendiendo a la clasificación de personal de la Ley 2/2007 de 7 de marzo, el celador es personal:

a. estatutario sanitario
b. estatutario no sanitario
c. estatutario de gestión y servicios
d. Ninguno de ellos

18. En qué circunstancias excepcionales podría el celador destinado en Psiquiatría administrar medicación a un paciente

a. Cuando se lo ordene un médico
b. Cuando el paciente deba ser sedado con urgencia, debido a su estado alterado, ante la imposibilidad hacerlo el médico
c. Exclusivamente bajo la supervisión de la persona responsable o supervisora de planta
d. Nunca

19. El traslado de documentación clínica:

a. Es función del celador
b. Es función del celador sólo si es acompañado de personal sanitario
c. Es función del personal administrativo
d. Los celadores tienen expresamente prohibido el traslado de documentación clínica

20. Según la Ley 31/1995 de 8 de noviembre, de prevención de riesgos laborales, para constituir un comité de seguridad y salud, qué número mínimo de trabajadores debe tener la empresa:

a. 30   b. 40   c. 50   d. 60

21. Los documentos que forman los episodios de la historia clínica deben guardar un orden secuencial del proceso asistencial del paciente. Debe cooperar el celador en el mantenimiento de este orden:

a. No. No es su cometido
b. No, sólo es función de los profesionales sanitarios
c. Sí, si se lo autoriza su superior jerárquico
d. Sí. Como profesional no sanitario tiene el deber de cooperar en el mantenimiento de este orden

22. Respecto al procedimiento de promoción interna del personal del Sacyl, es FALSO:

a. El personal seleccionado por el sistema de promoción interna no tendrá preferencia para la elección de plazas con respecto al personal seleccionado por el sistema de acceso libre
b. Debe encontrarse en servicio activo
c. Las plazas que no se provean por el sistema de promoción interna se acumularán a las convocadas por el sistema general de acceso libre
d. Haber prestado servicio como personal estatutario fijo, al menos, dos años en la categoría de procedencia

23. La cobertura de vacaciones del personal estatutario se hará mediante contratación de:

a. Personal Estatutario Eventual
b. Personal Estatutario Temporal
c. Personal Estatutario Interino
d. Personal Estatutario Sustituto

24. Si los pacientes ingresados en un centro sanitario precisan desplazarse para la realización de pruebas diagnósticas, intervenciones o interconsultas, sería INCORRECTO:

a. Ir acompañados por el celador
b. Ir con ropa adecuada (bata, zapatillas, etc.)
c. Ir por zonas de espera o por las zonas de mayor tránsito
d. Trasladarlo en el medio más adecuado a su estado y dolencia

25. Según la Ley 8/2010 de 30 de agosto, de ordenación del Sacyl, las demarcaciones sanitarias se configurarán tomando como referencia:

a. Las Zonas Básicas de Salud
b. Los Equipos de Atención Primaria
c. Las Áreas de Salud
d. Las Divisiones Territoriales

26. Según la Ley 2/2007 de 7 de marzo, del Estatuto jurídico del personal estatutario del Sacyl, es personal estatutario de gestión y servicios encuadrado en el apartado de 'otro personal':

a. Celador y conductor
b. Telefonista y oficial de mantenimiento
c. Operario de servicios y operario de oficios
d. Cocinero

27. Según la Ley 31/1995 de prevención de riesgos laborales, 'Conjunto de actividades o medidas adoptadas o previstas en todas las fases de actividad de la empresa con el fin de evitar o disminuir los riesgos derivados del trabajo':

a. Condición de trabajo
b. Prevención
c. Equipo de trabajo
d. Previsión

28. De las siguientes funciones que desempeña el celador, una de ellas NO es de carácter 'excepcional':

a. Realizar labores de limpieza
b. Lavar y asear a los enfermos masculinos encamados o que no puedan realizarlo por sí mismos
c. Rasurar a los enfermos masculinos
d. Auxiliar en los quirófanos a los médicos, supervisora o enfermeras

29. El traslado del paciente desde la habitación hasta el servicio de ambulancias es función de:

a. El celador
b. El técnico de transporte sanitario
c. El auxiliar de ambulancia
d. El auxiliar de ambulancia en colaboración con el celador

30. Si un hospital del Sacyl tiene 628 trabajadores cuántos delegados de prevención debe tener:

a. 2   b. 3   c. 4   d. 5

31. Para qué es importante el cambio postural del paciente:

a. Para evitar la pérdida de masa muscular

b. Para facilitar su sondaje

c. Para evitar la formación de úlceras

d. Para que descanse mejor

32. Cuál es el procedimiento de provisión de plazas que se establece con carácter general, en los centros e instituciones sanitarias del Sacyl:

a. La promoción interna

b. El concurso de traslados

c. La movilidad voluntaria

d. La comisión de servicios

33. Puede un celador negarse a aplicar enemas de limpieza a un paciente masculino, cuando se trate de un enfermo encamado:

a. No, si se lo ordena directamente el médico encargado del paciente

b. Sí, pues dicha función no es propia del celador de acuerdo con el Estatuto

c. Sí, ya que sólo puede aplicar enemas en casos excepcionales en pacientes que no puedan realizarlo por sí mismos

d. No, si se hace bajo la supervisión de la enfermera responsable o supervisora de planta

34. En qué caso la puntuación que pudiera obtenerse en la fase de concurso dispensará de la necesidad de superar las pruebas selectivas de la fase de oposición:

a. Cuando cumpliendo los requisitos de idoneidad, se supere un período formativo no inferior a 3 años

b. Cuando con carácter general, la plaza a adjudicar, se encuentre dentro del marco de la libre designación

c. Cuando el procedimiento de provisión haga referencia expresa a ello

d. En ningún caso

35. En situación de promoción interna temporal qué retribuciones percibirá del nombramiento original:

a. Complemento de Atención Continuada

b. Sueldo Base y Complemento de Destino

c. Productividad Fija y Productividad Variable

d. Trienios

36. Corresponde al titular de la Dirección general de salud pública e investigación, desarrollo e innovación:

a. La realización sistemática de acciones para la educación sanitaria de la población, la promoción de hábitos saludables y la prevención de la enfermedad

b. La propuesta, supervisión y control de los sistemas de evaluación de la calidad de la atención

c. El fomento del desarrollo de la política de calidad y excelencia en el conjunto del Sistema Sanitario de Castilla y León

d. Ninguna es correcta

37. Durante el traslado, el paciente pide al celador que le deje ver su historia clínica:

a. Se la da, puesto que acceder a la historia clínica es un derecho de todo paciente

b. No la entregará, no está autorizado para ello

c. Se la entrega con la condición de que se lo comunique posteriormente a su médico

d. No le permite acceder a ella; el paciente no tiene derecho a acceder a su historia clínica

38. Antes de recabar su consentimiento escrito, el facultativo proporcionará la información básica siguiente, EXCEPTO:

a. Las consecuencias relevantes o de importancia que la intervención origina con seguridad

b. Los riesgos relacionados con las circunstancias personales o profesionales del paciente

c. Los riesgos probables en condiciones normales, conforme a la experiencia y el estado de la ciencia o directamente relacionados con el tipo de intervención

d. Las connotaciones socio-laborales resultantes tres ser sometido a una intervención quirúrgica

39. Durante la realización de una autopsia, el médico anatomopatólogo advierte al celador que necesita cortar las costillas del cadáver, para poder acceder a la cavidad torácica, y necesita el instrumento adecuado:

a. Bisturí eléctrico

b. Sierra eléctrica

c. Costotomo

d. Costocuter

40. NO es función del celador de almacén:

a. La recepción cuantitativa y cualitativa de la mercancía

b. Comprobar que existe albarán

c. La petición de material a los proveedores

d. Distribuir los pedidos internos

41. Sobre el consentimiento informado, es FALSO:

a. Será verbal por regla general

b. Se otorgará por escrito en caso de terapia invasora

c. El paciente puede revocarlo libremente por escrito en cualquier momento

d. Ninguna de las tres

42. [ANULADA por aparecer duplicada] Corresponde al titular de la dirección general de salud pública e investigación, desarrollo e innovación:

a. La realización sistemática de acciones para la educación sanitaria de la población, la promoción de hábitos saludables y la prevención de la enfermedad

b. La propuesta, supervisión y control de los sistemas de evaluación de la calidad de la atención

c. El fomento del desarrollo de la política de calidad y excelencia en el conjunto del Sistema Sanitario de Castilla y León

d. Ninguna es correcta

43. Documento por el que una persona mayor de edad, capaz y libre, manifiesta anticipadamente su voluntad, con objeto de que ésta se cumpla en el momento en que llegue a situaciones en cuyas circunstancias NO sea capaz de expresarlos personalmente, sobre los cuidados y el tratamiento de su salud o, una vez llegado el fallecimiento, sobre el destino de su cuerpo u órganos:

a. Consentimiento informado

b. Instrucciones previas

c. Consentimiento por representación

d. Consentimiento previo

44. El servicio de emergencias es una unidad orgánica de:

a. La Dirección Técnica de Coordinación Asistencial e Inspección

b. La Dirección Técnica de Sistemas de Información

c. El Servicio de Concertación

d. El Servicio de Prestaciones Complementarias y Conciertos

45. Cuando un usuario presenta una sugerencia por escrito, identificada y que tenga como finalidad mejorar la calidad de los servicios recibidos, ¿tiene derecho a una respuesta, en todos los casos?

a. No, pues es una sugerencia

b. Sí, en un plazo máximo de 30 días naturales y por escrito

c. Sí, en un plazo máximo de 15 días hábiles

d. Sólo se le notifica la recepción de la misma

46. Un fuego de clase 'B' es el que:

a. No origina brasas. La combustión se produce en la superficie superior o más externa

b. Al arder origina brasas que permanecen en combustión una vez extinguidas las llamas, con posibilidad de regenerar fuego

c. Su combustión es violenta, y frecuentemente con deflagraciones

d. No origina brasas. La combustión se produce en forma volumétrica (chorros, dardos, esferas, etc.)

47. Cuando un inspector de trabajo y seguridad social formula un requerimiento por escrito a un empresario para subsanar anomalías o deficiencias apreciadas, lo deberá poner también en conocimiento de:

a. Los Delegados de Prevención

b. Los representantes sindicales

c. El Comité de Seguridad

d. El Servicio de Evaluación

48. Antes de comenzar la deambulación hay que saber si el paciente soporta la bipedestación, es decir:

a. Si se mantiene en pie

b. Si se mantiene sin dolor

c. Si se mantiene despierto

d. Ninguna es correcta

49. Según la Ley 31/1995 de 8 de noviembre, de prevención de riesgos laborales, 'equipo de trabajo' es:

a. Al personal Facultativo, Sanitario y no Sanitario que intervienen en la asistencia sanitaria

b. Cualquier equipo destinado a ser llevado o sujetado por el trabajador para que lo proteja

c. Cualquier máquina, aparato, instrumento o instalación utilizada en el trabajo

d. La ropa necesaria, incluido calzado

50. Corresponde al celador del servicio de farmacia:

a. Excepcionalmente ayudará en la elaboración de preparados, solamente cuando su participación sea de mezcla de componentes previamente supervisados por el farmacéutico y siempre bajo su control

b. Trasladará los pedidos al servicio que lo solicite

c. Tendrá a su cargo el control y petición de barbitúricos y estupefacientes

d. Atenderá con carácter de urgencia la expedición del medicamento por orden del farmacéutico, ante la ausencia del personal autorizado

51. El médico forense solicita al celador ayuda durante una autopsia; le encarga asear el cadáver, serrar el cráneo y posteriormente limpiar la sala de autopsias. Qué debe hacer el celador:

a. Todo menos serrar el cráneo

b. Todo, incluido serrar el cráneo ya que la sierra no se considera instrumental

c. Todo menos limpiar la sala, que es misión del personal de limpieza

d. Ninguna es correcta

52. El paciente de la imagen inferior está en posición:

a. De Trendelenburg

b. De Fowler

c. De Kraske

d. De Laminectomía

53. Cuando un paciente fallece es función del celador:

a. Amortajarlo y llevarlo al mortuorio

b. Amortajarlo y avisar para que lo lleven al mortuorio

c. Ayudar a amortajarlo y avisar para que lo lleven al mortuorio

d. Ayudar a amortajarlo y llevarlo al mortuorio

54. Según el RD 619/1998 de 17 de abril, qué tipo de vehículo debe utilizarse para desplazar a un paciente que se vale por sí mismo y sin enfermedad infecto-contagiosa, desde su domicilio al centro hospitalario donde recibe tratamiento de hemodiálisis:

a. Ambulancia asistencial

b. Ambulancia no asistencial

c. Vehículo de transporte sanitario individual

d. Vehículo de transporte sanitario colectivo

55. La tramitación administrativa de los expedientes de contratación de atención primaria corresponde a:

a. Servicio de personal

b. Dirección Médica

c. Dirección de Gestión y Servicios Generales

d. Mesa de Contratación

56. Quién proporciona a los delegados de prevención los medios y la formación en materia preventiva que resulten necesarios para el ejercicio de sus funciones:

a. El Comité de Seguridad y Salud Laboral

b. El Ministerio de Trabajo

c. Las Mutuas de Accidentes de Trabajo

d. El empresario

57. Durante una intervención quirúrgica, NO se puede pedir al celador:

a. El traslado al quirófano de aparatos de diagnóstico

b. El transporte de bolsas de plaquetas desde el Banco de Sangre al quirófano

c. La sujeción de un miembro que va a ser amputado

d. El uso del artroscopio para ayudar al traumatólogo mientras éste interviene una rodilla

58. Sobre la capilla del hospital, es función del celador:

a. Realizar los preparativos necesarios para la celebración de la liturgia

b. La preparación y puesta a punto del sistema de megafonía

c. Trasladar el mobiliario existente en la misma en caso necesario

d. El celador no puede desempeñar ninguna función en la capilla

59. Significa 'muerte':

a. Tanatopsia

b. Exitus

c. Rigor-mortis

d. Ninguna de ellas

60. Órgano competente de la Gerencia regional de salud para resolver las reclamaciones previas a la vía judicial laboral:

a. Gabinete jurídico de la Gerencia Regional

b. Director Gerente

c. Gerente de Salud de Área

d. Director General de Recursos Humanos

61. Corresponde a la Dirección de gestión y servicios generales de atención primaria:

a. La dirección, control, gestión y evaluación del funcionamiento de los servicios y actividades de atención primaria

b. Impulsar y proponer la educación para la salud en la comunidad, así como la educación de la población en el autocuidado

c. Colaborar en el desarrollo de la cartera de servicios de atención primaria y la dirección de su implantación

d. Ninguna es correcta

62. NO es un tipo de hidrante:

a. De columna seca

b. De boca

c. De columna llena

d. De arqueta o bajo nivel de tierra

63. El mantenimiento de los consultorios locales corresponde a:

a. Los Ayuntamientos

b. El Sacyl

c. La Consejería de Sanidad

d. La Gerencia de Salud de Área

64. Si supera este proceso selectivo (concurso-oposición), qué plazo tendría para tomar posesión de la plaza de celador:

a. Quince días a partir del día siguiente al de la publicación de la Orden en el BOCyL

b. Un mes contado a partir del mismo día de la publicación de la Orden en el BOCyL

c. Un mes contado a partir del día siguiente al de la publicación de la Orden en el BOCyL

d. Treinta días naturales contados a partir del mismo día de la publicación de la Orden en el BOCyL

65. Quedan adscritas, entre otras, a la Gerencia del hospital, las siguientes áreas de actividad:

a. Atención al paciente, análisis y planificación

b. Documentación y archivo clínico

c. Gestión económica, presupuestaria y financiera

d. Servicios Centrales

66. Capítulo II, Artículo 8, del Decreto 24/2003 de 6 de marzo. Estructura los ámbitos funcionales de las gerencias de atención primaria. Cuál de estas direcciones NO pertenece al ámbito funcional de la Gerencia de atención primaria

a. Dirección Médica
b. Dirección de Enfermería
c. Dirección Asistencial
d. Dirección de Gestión y Servicios Generales

67. Quiénes tienen acceso a la historia de los pacientes fallecidos:

a. Sólo los familiares hasta segundo grado del paciente
b. Las personas vinculadas a él, por razones familiares o de hecho, salvo que el fallecido lo hubiese prohibido expresamente y así se acredite
c. Cualquiera que lo solicite, ya que se trata de un paciente fallecido y no procede restringir el acceso a la historia
d. Quien sea amparado por el artículo 18.b de la Ley 15/2002 de 18 de febrero

68. Una vez limpias las manos, cuál de los siguientes agentes tiene mayor eficacia antiséptica:

a. Agua y jabón
b. Clorhexidina
c. Povidona yodada
d. Solución hidroalcohólica

69. Una zona séptica es una zona:

a. Contaminada
b. Limpia
c. Escéptica
d. Estéril

70. Qué equipamiento sanitario forma parte de la dotación básica de una ambulancia NO asistencial:

a. Sistema de ventilación manual con mascarillas para adulto y niño
b. Respirador
c. Camilla de cuchara o tijera
d. Monitor-desfibrilador

71. El reglamento general de la gerencia regional de salud de Castilla y León se aprobó mediante:

a. Decreto 278/2001
b. Decreto 287/2001
c. Decreto 782/2001
d. Decreto 872/2001

72. Tienen derecho los pacientes a que se respete su voluntad de NO ser informados:

a. Sí
b. No, si es información verbal
c. No, si es información escrita
d. En ningún caso

En la boutique 'La Luna' trabajan Ramón y Carolina. Se produce un incendio y como consecuencia Carolina tiene grandes dificultades para respirar. Ramón, que intentó apagar el fuego con el extintor de la boutique, sufrió quemaduras

Adela, vecina del primer piso del inmueble, al percatarse del humo y de las llamas y presa de un ataque de pánico saltó por el balcón sufriendo diversos traumatismos

Avisado el servicio de emergencias, los heridos fueron trasladados en ambulancia al hospital más cercano

En el recinto hospitalario son recibidos por el equipo de celadores de urgencias, uno de ellos es Luis, celador estatutario fijo de 53 años de edad y 10 años de antigüedad (7 en turno fijo de tarde y 3 en turno rotatorio)

73. El fuego era del tipo 'A'. Qué clases de extintores podría haber usado:

a. CO2, Espuma, Agua a chorro
b. Polvo BC, Polvo para fuegos de metales
c. Cualquiera que no utilice GAS IMPULSOR
d. Gel gasificado, Aire a presión, Hidrógeno ionizado

74. Para garantizar el traslado adecuado fueron necesarias ambulancias de tipo asistencial con 'Soporte vital avanzado'. Con qué personal ha de contar este tipo de vehículos:

a. El conductor y un ATS con experiencia en técnicas de soporte vital avanzado
b. Un médico y un TCAE
c. El conductor y, al menos, médico y ATS, ambos con capacitación demostrable en transporte asistido, técnicas de reanimación y soporte vital avanzado
d. Un enfermero especialista, un técnico auxiliar de enfermería con experiencia en técnicas de reanimación y el conductor

75. Carolina precisa oxígeno durante su traslado. De cuántas botellas de oxígeno y de qué capacidad mínima debe estar equipada la ambulancia:

a. 4 botellas y capacidad de 1.000 l
b. 2 botellas y capacidad de 2.000 l
c. 4 botellas y capacidad de 4.000 l
d. 2 botellas y capacidad de 1.000 l

76. Regula la salida de oxígeno:

a. Flujómetro
b. Pulsioxímetro
c. Oxímetro
d. Hipoxímetro

77. Dado que al salir de la boutique Carolina tenía grandes dificultades para respirar, cuál sería la posición correcta para su traslado:

a. Sims
b. Morestin
c. Fowler
d. Decúbito prono

78. Ya en el hospital, durante el traslado a una prueba, Adela sufre una parada cardio-respiratoria y el médico pide con urgencia al celador que le acerque el 'Guedel', es decir:

a. Un resucitador manual
b. Una cánula orofaríngea
c. Un dispositivo para la fijación del paciente a la camilla
d. Una marca de resucitador

79. Adela fallece en Urgencias. Quién informará a los familiares de los trámites para el enterramiento:

a. El celador
b. El jefe de personal subalterno
c. El médico de urgencias
d. Los servicios funerarios

80. Asistido Ramón de sus quemaduras, el médico ordena su traslado a una habitación y poner en la cama una 'férula de acero', es decir:

a. Soporte de acero para colgar goteros
b. Barra de acero para cuando quiera incorporarse
c. Respaldo metálico regulable
d. Dispositivo de acero para que la ropa no roce el cuerpo

81. La esposa de Ramón solicita a la Dirección del centro la historia clínica de su marido. ¿Tiene derecho?

a. Sí, si actúa como representante del paciente y está debidamente acreditada
b. No, por ser una historia clínica activa y ser necesaria en el proceso sanitario en curso
c. Sí, si lo autoriza el facultativo
d. No, en ningún caso

82. Luís ha solicitado una plaza en horario fijo de mañana en el proceso de movilidad voluntaria que se desarrolla en su centro de trabajo. ¿Tiene preferencia para ocupar la plaza solicitada?

a. Sí, por tener más de 50 años
b. Sí, porque ha desempeñado servicios en turno rotatorio
c. No, porque no ha desempeñado servicios en turno nocturno
d. No, por no cumplir los requisitos establecidos

83. La supervisora comunica al celador que el médico ha solicitado una gastroscopia urgente y debe llevarla al servicio de endoscopias:

a. Entrará en la habitación y la trasladará
b. Le comunicará que tiene una dolencia digestiva y que por eso debe llevársela
c. Entregará a la paciente el consentimiento informado para que lo firme y así poder llevársela a realizar la prueba
d. Llamará a la puerta para advertir de su presencia y le indicará que va a trasladarla a Endoscopias para practicarle una prueba

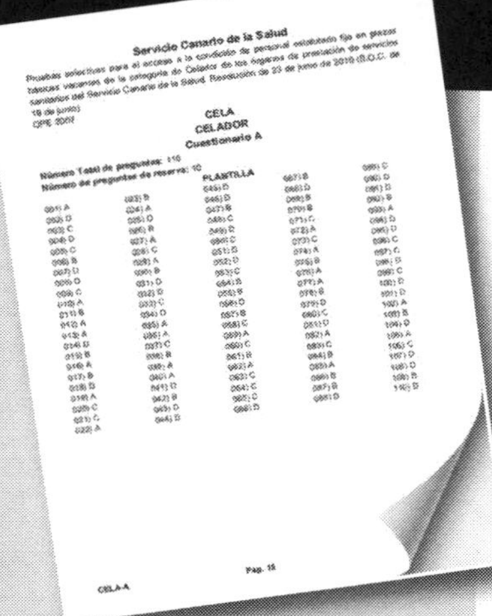

EXAMEN:
19 DE JUNIO DE 2011

CLAVE DE RESPUESTAS

1 A	29 A*	57 B*	85 A
2 D	30 B	58 C	86 B*
3 C	31 D	59 A	87 B
4 D	32 D	60 D	88 D
5 C	33 C	61 B	89 C
6 B	34 D*	62 A	90 D
7 D	35 A	63 C*	91 D
8 D	36 A	64 C	92 B
9 C	37 C	65 C	93 A*
10 A*	38 B	66 D	94 D*
11 B	39 A	67 B	95 D
12 A	40 A	68 D	96 C
13 A	41 D	69 B	97 C
14 D	42 B	70 B	98 D*
15 B	43 D	71 C	99 C
16 A	44 D	72 A	100 D
17 B	45 D	73 C	101 D
18 D	46 D	74 A	102 A
19 A	47 B	75 B	103 B
20 C	48 C	76 A	104 D
21 C	49 D	77 A	105 A
22 A	50 C	78 B	106 C
23 B	51 D	79 D	107 D
24 A	52 D	80 C	108 D
25 D	53 C	81 D	109 B
26 B	54 B	82 A	110 D
27 A	55 B	83 C	
28 C	56 D*	84 B	

*DIEZ PREGUNTAS ANULADAS

---

1. No es un fin de la utilización de animales en los procedimientos, docencia u otros fines científicos:

a. La investigación científica sin incluir aspectos como la prevención de enfermedades, alteraciones de la salud
b. La investigación médico-legal
c. La valoración, detección, regulación o modificación de las condiciones fisiológicas en el hombre, en los animales o en las plantas
d. La educación y la formación

2. En relación con las técnicas de movilización de pacientes, cuáles son las posiciones más frecuentes:

a. Decúbito supino
b. Decúbito lateral
c. Decúbito prono
d. Las tres son correctas

3. Al recepcionar una mercancía en el almacén de suministros, qué datos se toman para el control de pedidos:

a. Nombre del transportista
b. Cantidad de bultos
c. Número de pedido y nombre del proveedor
d. Contaje de unidades

4. En el tratamiento de la disnea se recomienda:

a. La administración de sedantes
b. La utilización de antisépticos
c. Una dieta astringente
d. Incorporar al paciente 45°

5. Los diagnósticos, exploraciones y tratamiento de los enfermos pueden ser comentados por los celadores con:

a. Los familiares de los enfermos
b. El propio enfermo
c. No harán comentarios sobre estos extremos
d. El médico

6. La comprobación de que los bultos son los que constan en el albarán de entrega se realizará:

a. En el instante de la petición del material
b. Al recibir el material
c. Al realizar el inventario
d. En el momento de entrega del material a los distintos servicios

7. La unidad de salud mental del hospital general es una unidad:

a. De rehabilitación socio-laboral
b. De hospitalización parcial
c. De docencia
d. De hospitalización

8. No es un tipo de ambulancia:

a. La asistencial
b. La colectiva
c. La no asistencial
d. La de soporte vital de mantenimiento

9. El control económico de la tarea de suministro corresponde a:

a. La unidad de compras
b. La unidad de presupuesto
c. La unidad de intervención
d. La unidad de contratación de servicios

10. [ANULADA] Los celadores lavarán las cubetas y jaulas del animalario:

a. Dos o tres veces por semana
b. Tres o cuatro veces al mes
c. Dos o tres veces al mes
d. Tres o cuatro veces por semana

11. Entre los tipos de aislamientos estrictos e inversos NO está:

a. El lavado de manos
b. El lavado corporal
c. La restricción de visitas
d. Señalización del aislamiento

12. Se denomina 'CAE':

a. Centro de Atención Especializada
b. Centro de Atención Española
c. Celador de Atención Especializada
d. Celador de Atención Específica

13. Qué tipo de material debe estar rigurosamente limpio y en la medida de lo posible desinfectado:

a. No crítico
b. Crítico
c. Semicrítico
d. Semicrítico de grado 1

14. Es común a todas las ambulancias:

a. Faros antiniebla anteriores y posteriores
b. Extintor de incendios
c. Triángulos de señalización de peligro
d. Las tres cosas

15. En las autopsias el celador:

a. Colabora con el personal sanitario en la utilización del instrumental sobre el cadáver
b. Limpia el instrumental utilizado en la autopsia
c. Desinfecta, prepara y coloca el instrumental y los equipos, colaborando en su utilización cuando le sea solicitado
d. Son correctas A y C

16. La tarjeta sanitaria individual:

a. Será válida en todo el sistema nacional de salud
b. Será sólo válida en cada sistema autonómico de salud
c. Dependiendo del tipo de tarjeta sirve para el SNS o sólo para el autonómico
d. Sirve para recibir servicios sanitarios en Estados Unidos

17. El ingreso en los centros hospitalarios se efectuará a través de:

a. Urgencias
b. Unidad de admisión del hospital
c. Unidad de ingresos
d. Unidad de hemodiálisis

18. Es un documento clínico de uso hospitalario:

a. Hoja de ingreso
b. Impreso de alta voluntaria
c. Gráficas de constantes vitales
d. Los tres

19. El transporte sanitario es:

a. Una de las prestaciones complementarias del sistema nacional de salud
b. Una opción de los usuarios del sistema
c. Una prestación de la Cruz Roja
d. Un servicio no incluido en el sistema nacional de salud

20. En la Unidad de Urgencias se distinguen zonas y áreas de trabajo. NO es una de ellas:

a. Área de admisión de Enfermos
b. Área de espera
c. Área de restauración o cafetería
d. Área de boxes

21. Las tareas de vigilancia se realizaran en turno de:

a. Mañana
b. Mañana y tarde
c. Mañana, tarde y noche
d. Solo de noche

22. La tarjeta sanitaria individual:

a. Será válida en todo el Sistema Nacional de Salud
b. Será válida sólo en cada Sistema Autonómico de Salud
c. Depende del tipo de tarjeta a la que se tenga derecho
d. Ninguna es correcta

23. Tras la muerte el cuerpo del paciente se colocará normalmente:

a. En posición de decúbito prono, con los brazos a los lados, las palmas hacia abajo o cruzando las manos sobre el abdomen
b. En posición de supino, con los brazos a los lados, las palmas hacia abajo o cruzando las manos sobre el abdomen
c. En posición de supino, con los brazos extendidos y las palmas hacia arriba
d. En posición de decúbito prono, con los brazos extendidos y las palmas hacia arriba

24. Es un derecho de los usuarios de la Seguridad Social:

a. La información sobre los servicios sanitarios a que pueda acceder y sobre los requisitos necesarios para su uso
b. No tienen derecho, solo obligaciones
c. A la información sobre los servicios sanitarios a los que no pueda acceder
d. Las tres son correctas

25. Un buen desinfectante:

a. Tiene un amplio espectro
b. No es tóxico ni corrosivo
c. Es de bajo coste
d. Todas son correctas

26. Cuántas personas se necesitan para sujetar a un paciente agitado:

a. 2   b. 5   c. 7   d. 3

27. El trasporte de material de peso dentro de la farmacia es función de:

a. El celador de farmacia
b. El celador de planta
c. El celador de almacén
d. El personal sanitario de farmacia

28. El celador:

a. Comprobará por cualquier medio, incluido el uso de la fuerza, si las personas que están en el interior de los locales han sido debidamente autorizadas para ello
b. Expulsará, empleando al efecto los sistemas que crea oportuno, incluida la fuerza, a quienes no le acrediten estar autorizado para permanecer en el interior de los locales
c. Prohibirá la entrada a toda persona que presente muestras de suciedad
d. Permitirá la entrada a personas con comida o bebida siempre que la misma se presente conveniente e higiénicamente acondicionada

30. NO es función de los celadores:

a. Limpieza de la mesa de autopsias y de la propia sala
b. Informar de la defunción a los familiares de los fallecidos
c. Ayudar a amortajar a los enfermos fallecidos
d. Traslado de cadáveres al mortuorio

31. Es misión del Jefe Personal Subalterno constatar que los celadores:

a. cumplen su horario de trabajo
b. permanecen constantemente en su puesto de trabajo
c. permanecen en su puesto de trabajo (pero no constantemente)
d. Son correctas A y B

32. Qué persigue el aislamiento protector o inverso:

a. Una habitación aireada
b. Proteger a pacientes con rubéola
c. Proteger a pacientes con sarampión
d. Proteger a pacientes con defensas disminuidas como por ejemplo pacientes inmunodeprimidos

33. NO es un tipo de suministro de materiales de uso en relación directa con los enfermos:

a. Suministro de farmacia
b. Suministro de material quirúrgico y aparataje
c. Suministro de papelería
d. Suministro de material clínico

35. Aviso o señal por la que se informa a las personas para que sigan instrucciones específicas ante una situación de emergencia:

a. Alarma
b. Alerta
c. Actividad
d. Autoprotección

36. No es función del celador de farmacia hospitalaria:

a. Farmacovigilancia
b. Dispensación de determinado material
c. Recepción de material
d. Acondicionamiento del material

37. En el caso de traslado de un paciente de la cama a la camilla de transporte las maniobras a realizar estarán en función de:

a. La constitución física del paciente
b. El tipo de lesión
c. Las dos son correctas
d. Ninguna es correcta

38. El servicio de ascensorista corresponde al celador:

a. Siempre
b. Cuando sea preciso en función de las necesidades del servicio
c. Lo hace voluntariamente si se encuentra en el lugar
d. Nunca

39. Durante las horas de sueño nocturno, en las unidades de Psiquiatría:

a. Se evitarán ruidos molestos
b. Se concentrarán los estímulos molestos
c. Se mantendrá un ambiente cambiante que facilite el descanso
d. Se mantendrá un ambiente activo que facilite el sueño

40. Los poderes públicos aplicarán la facultad de elección de médico en la atención primaria del Área de salud. Se podrá elegir en los núcleos de población de más de:

a. 250.000 hab
b. 100.000 hab
c. 150.000 hab
d. 200.000 hab

41. En las unidades de desintoxicación, qué modalidad de ingreso se debe realizar preferentemente:

a. Vía de urgencia
b. Vía gubernativa o judicial
c. Ingreso forzoso
d. Vía voluntaria

42. Qué es el livor mortis:

a. El endurecimiento del cuerpo que se produce de 2 a 4 h tras el fallecimiento
b. La decoloración de los tejidos como consecuencia del cese de la circulación sanguínea
c. La suma de conocimientos relativos a la muerte
d. Ninguna es correcta

43. El método de identificación de los animales será:

a. Infalsificable
b. Inviolable
c. Fácilmente legible
d. Las tres

44. Se puede trasladar a un enfermo

a. En silla de ruedas
b. En camilla
c. En cama hospitalaria
d. Las tres son correctas

45. No es función del celador del animalario:

a. Alimentar a los animales
b. Lavar las cubetas y jaulas
c. Asear a los animales antes y después de ser sometidos a las pruebas
d. Limpiar los locales de la unidad

46. Las camillas son unas camas estrechas y portátiles para:

a. Trasladar al paciente
b. Trasladar cadáveres al mortuorio
c. Trasladar a enfermos y heridos
d. Todas las anteriores

47. Si un celador observa una anomalía al cerrar las puertas deberá:

a. Solucionarlo
b. Informar a sus superiores
c. Avisar a la Policía
d. Los celadores no deben cerrar las puertas

48. La Tarjeta Sanitaria Individual se expedirá:

a. Siempre a solicitud del interesado
b. Siempre de oficio
c. De oficio o a solicitud del interesado
d. Ninguna de las tres es correcta

49. Una sujeción terapéutica debe permitir:

a. Administrar perfusión endovenosa por el antebrazo
b. Recibir líquido
c. Recibir alimentos
d. Todo lo anterior

50. Respecto al agua de los animales:

a. No podrá contener cloro
b. Los sistemas automáticos de bebida se revisarán mensualmente
c. Se realizarán controles bacteriológicos periódicos del sistema para garantizar la calidad del agua
d. Ninguna de las tres

51. Qué se entiende por inventario de un almacén:

a. La estancia provisional de la mercancía en el almacén
b. Información que permite conocer en todo momento las entradas, las salidas y las existencias
c. Llegada de mercancías que sirven los proveedores
d. Relación detallada y valorada de contar las existencias de un almacén en un momento determinado

52. La valoración y certificación de la muerte es competencia del:

a. Celador
b. Jefe del Personal Subalterno
c. Enfermero de guardia
d. Personal médico

53. Los Celadores en la práctica de autopsias qué instrumentos utilizarán:

a. Solo los autorizados por el Facultativo
b. El celador no está presente en la práctica de autopsias
c. El celador no utilizará ningún instrumental
d. Solo instrumental no punzante

54. Qué agente extintor es adecuado para sólidos, líquidos y gases:

a. Polvo ABC convencional
b. Polvo ABC polivalente
c. Espuma física
d. Anhídrido carbónico

55. Cuál de los siguientes datos NO tiene que constar en la tarjeta sanitaria Canaria, según el Decreto Territorial que la regula:

a. Apellidos y nombre
b. DNI
c. Código de identificación personal
d. Ninguna de las anteriores

58. Dónde debe dirigir un celador a los familiares que requieran información sobre el pronostico de la enfermedad de un paciente:

a. Al control de enfermería
b. Al servicio de admisión
c. Al médico encargado de la asistencia del enfermo
d. Él mismo les puede informar

59. Quién definió 'Salud' como el estado completo de bienestar físico, psíquico y mental, y no solamente la ausencia de enfermedad:

a. OMS
b. FAO
c. UNICEF
d. Son correctas B y C

60. El traslado de correspondencia a Correos y telégrafos, así como la recogida del apartado de correos, es función del celador:

a. De correos
b. De puerta principal
c. Del área de Gerencia y Dirección
d. Ninguna de las tres

61. En la Unidad de Farmacia, ¿prepara el celador el stock de sueros?

a. No
b. Sí
c. No, salvo que así se lo autorice el responsable de Farmacia
d. No, es función del auxiliar de enfermería

62. Disminución gradual de la temperatura tras la muerte:

a. Algor mortis
b. Rigor mortis
c. Rictus mortis
d. Alter mortis

64. Señale la FALSA. Al abordar el Plan operativo para hacer efectiva una medida de contención...

a. Desde el primer momento, la operación debe ser dirigida por una sola persona

b. Se intentará que el paciente acceda voluntariamente a la contención mecánica, para así obtener su colaboración

c. Se trasladará al enfermo a una habitación lo más lejana posible de Enfermería para evitar molestias a los demás internos

d. En la contención humana, habrá una persona encargándose de cada miembro y otra de la cabeza

65. El aislamiento protege contra:

a. El paciente

b. El enfermo

c. La enfermedad

d. La sociedad

66. Los celadores cuidarán, igual que el resto de personal, de:

a. Que los enfermos no hagan uso indebido de los enseres de la institución

b. Que los enfermos no hagan uso indebido de las ropas de la institución

c. Que los enfermos aprendan el uso y manejo de las persianas, cortinas, etc

d. Las tres son correctas

67. Dispensación individualizada de medicamentos desde la farmacia del hospital:

a. Aleatoria   b. En unidosis

c. General   d. Anómala

68. Entre las unidades de psiquiatría no hospitalaria, NO está:

a. Unidad de rehabilitación

b. Unidad de salud mental infantil

c. Unidad de docencia y psicoterapia

d. Unidad de experimentación

69. ¿Deberá realizar el celador la movilización de los pacientes ingresados en la UCI, intubados?

a. No, ya que tiene que realizarla el personal sanitario

b. Sí, debiendo realizarla con mucha precaución y siempre en colaboración y siguiendo las instrucciones del equipo sanitario encargado de dicho paciente

c. Sí, únicamente si lo ordena el facultativo de guardia

d. No, en ningún caso

70. Si tenemos que inmovilizar a un paciente se actuará:

a. Lentamente, para que no se cause dolor alguno al enfermo

b. Con rapidez, evitando forcejeos

c. Lentamente, pero evitando forcejeos

d. Son correctas a) y c)

71. La información al público debe ser:

a. Compleja

b. Escueta

c. Clara

d. Debemos derivarlos a la enfermera jefe

72. Paciente tumbado sobre su espalda, con los brazos y las piernas extendidos y cercanos al cuerpo, sobre un plano paralelo al suelo:

a. Decúbito supino o dorsal

b. Decúbito prono o ventral

c. Decúbito lateral

d. Sims, semiprona o de seguridad

73. Una de éstas NO es función del celador de urgencias del hospital:

a. Mantener la entrada provistas de camas y camillas

b. Avisar a los allegados de los pacientes que van a ingresar para que los acompañen

c. Avisar al servicio de ambulancia para el traslado de los enfermos dados de alta

d. Sujetar niños a los que se va a suturar

74. Entre las funciones a realizar por los celadores está:

a. Servir de ascensoristas si se le asigna especialmente este cometido

b. Instruir convenientemente al personal a sus órdenes

c. Limpieza de la urbanización

d. Vigilancia y limpieza periódica de tejados

75. Es un método de esterilización por calor seco:

a. Autoclave

b. Estufa Poupinel

c. Tindalización

d. Son correctas A y B

76. Deberá el celador de puerta de entrada de urgencias ayudar a los pacientes a descender de los vehículos particulares:

a. Sí, siempre

b. No, nunca

c. Sí, únicamente si dicho vehículo es de transporte colectivo

d. No, únicamente a aquellos que lleguen en ambulancia

77. La valoración y certificación de la muerte es competencia del:

a. Personal médico

b. Celador

c. ATS de guardia

d. Personal presente en el momento del deceso

78. Invasión en el organismo de microorganismos patógenos que se multiplican y lesionan los tejidos:

a. Asepsia

b. Infección

c. Enfermedad

d. Lesión

79. Para realizar el aislamiento respiratorio de un paciente es necesario:

a. Colocar mascarilla al paciente

b. Entrar en la habitación con guantes

c. Entrar en la habitación con bata

d. Permitir la visita solamente de familiares directos y siempre con mascarilla

80. La hoja de ingreso debe ser cumplimentada por:

a. El jefe de personal subalterno

b. El personal médico

c. El personal administrativo

d. El personal de enfermería

81. Como norma general, en caso de incendio:

a. Alertar, esperar a que llegue el personal e intervenir

b. Alertar mientras se interviene, ya que no hay que bajar la guardia

c. Intervenir ya que la alerta la dan otros

d. Primero alertar y luego intervenir

82. Cuidarán de que los familiares y visitantes no introduzcan paquetes que no estén autorizados por la Dirección de la Institución Sanitaria:

a. Los Celadores

b. El personal de mantenimiento

c. Son correctas A y B

d. Ninguna es correcta

83. Los celadores masculinos:

a. Son responsables del mantenimiento de las calderas de calefacción y agua caliente si de declararse el estado de alarma por estar así expresamente contemplado entre sus funciones

b. El planchado de toda clase de prendas en Hospitales con menos de 50 camas

c. Limpiaran la sala de autopsias, cosa que también puede hacer el personal femenino

d. Son los únicos habilitados para trabajar como almaceneros debido al peso de los objetos que manejan

84. Paciente acostado sobre su espalda, con las piernas extendidas y los brazos alineados a lo largo del cuerpo, se habla de posición de:

a. Fowler   b. Decúbito supino

c. Sims   d. Litotomía

85. El transporte de material de peso dentro de la farmacia es función del:

a. Celador de farmacia

b. Celador de planta

c. Celador de almacén

d. Personal sanitario de farmacia

86. [ANULADA] Si un enfermo requiere un cuidado especial, la comida le será dada por:

a. El celador si es hombre

b. La auxiliar de enfermería

c. El médico encargado de la asistencia

d. El enfermero

87. En el traslado de la cama a la silla de ruedas, si hubiera dos celadores, un celador se colocará por detrás de la cama y el otro:

a. Le asirá al paciente por debajo de las axilas

b. Le sujetará por los pies

c. Le acompañará sincronizadamente sujetando al paciente por las manos

d. Vigilará que el paciente no se cae de la silla

88. La cama de los animales será:

a. Libre de parásitos
b. Absorbente
c. Libre de agentes infecciosos
d. Las tres son correctas

89. Trato correcto que debemos presentar ante un cliente excitado:

a. Llevar nosotros la iniciativa
b. Presentarle argumentos subjetivos
c. Calmarle y escucharle
d. Ir al grano

90. Conjunto de normas que hay que adoptar para evitar la propagación de las enfermedades infecciosas entre los pacientes ingresados:

a. Desinfección
b. Asepsia
c. Antisepsia
d. Aislamiento hospitalario

91. Frente a un enfermo agitado, las medidas generales de actuación de un celador incluyen:

a. Llamar inmediatamente al enfermero de la unidad
b. Evitar en lo posible el exceso de voces y timbre
c. Cuidar que la habitación del paciente esté iluminada suavemente
d. Las tres son correctas

92. La dispensación individualizada de medicamentos desde la Farmacia del Hospital se denomina dispensación:

a. Aleatoria
b. En unidosis
c. General
d. Anómala

93. [ANULADA] Que el celador deberá transportar las balas de oxígeno y su funcionamiento es:

a. Correcto
b. Incorrecto
c. Es función de personal sanitario
d. Es función del personal auxiliar

94. [ANULADA] Cuál es el desinfectante más común utilizado en las autopsias:

a. Detergente   b. Fenoles
c. Biguanidas   d. Hipoclorito Sódico

95. Corresponde al celador:

a. Conducir sin tardanza los objetos que le sean confiados
b. Trasladar de unos servicios a otros los aparatos que se requiera
c. Trasladar de unos servicios a otros el mobiliario que se requiera
d. Las tres cosas

96. La función del celador con los pacientes fallecidos se limita a:

a. Realizar por sí mismo el amortajamiento
b. Certificar la defunción
c. Colaborar en la práctica del amortajamiento
d. Las tres son correctas

97. Un quirófano es un área de la institución sanitaria donde se:

a. Realiza la esterilización del equipo a utilizar por el personal médico y sanitario
b. Realizan operaciones quirúrgicas complejas, con anestesia general
c. Realizan operaciones quirúrgicas
d. Realiza la limpieza y desinfección

98. [ANULADA] La tarjeta sanitaria canaria contendrá los siguientes datos:

a. El Centro de Salud al que pertenece el titular
b. Constancia de figurar inscrito en el Registro el documento de manifestaciones de Voluntades Anticipadas
c. El nombre del enfermero asignado
d. Son ciertas A y B

99. Las tarjetas sanitarias individuales deberán adaptarse en todo caso a la normalización que puede establecerse en:

a. La Comunidad Autónoma
b. El país de origen
c. El seno de la Unión Europea
d. Todo el mundo

100. Un celador puede dar información a los familiares sobre resultados de diagnósticos, pruebas y tratamientos que se estén realizando al enfermo

a. Si son requeridos por la familia
b. En caso de que la situación lo requiera
c. En caso de incendio
d. Ninguna de las tres

101. Si en la planta se le ordena a un celador el traslado de un enfermo con oxígeno:

a. Un enfermo con oxígeno no se puede mover de la habitación
b. No se puede trasladar dado que le falta el gotero
c. Sí, siempre que el pasillo esté bien ventilado
d. Sí, siempre que lleve una bala de oxígeno

102. La posición de 'decúbito prono' es:

a. Acostado boca abajo
b. Acostado boca arriba
c. Acostado sobre el lado izquierdo
d. Acostado sobre el lado derecho

103. Respecto a la utilización de bombonas de oxígeno, es FALSO:

a. Están acopladas a unos soportes de metal con ruedas
b. Se deben colocar al lado de la trasera de la cama
c. Cuando están en funcionamiento deben tener reguladores
d. El medidor de flujo regula el flujo del gas en litros por minuto

104. La documentación básica de una historia clínica incluye:

a. La hoja de seguimiento
b. La hoja de historia clínica
c. Informes hospitalarios
d. Las tres cosas

105. Ineludiblemente, toda persona que puede verse involucrada en una emergencia:

a. Debe ser avisada con antelación de qué debe hacer y cómo debe hacerlo
b. La realización de simulacros periódicos no mejora en nada la preparación de los intervinientes en una posible emergencia
c. Es la única responsable de su información y formación sobre emergencias
d. Debe saber y poder manejar todos los equipos de extinción existentes en el mercado

106. La atención de urgencias de un Centro de Salud es prestada por personal de:

a. El Servicio Especial de Urgencias
b. El Centro de Salud exclusivamente
c. El Equipo de Atención Primaria de la Zona Básica de Salud
d. Los Centros de Salud no cuentan con dispositivo de Urgencias

107. Entendemos por Psiquiatría:

a. La atención de los problemas de salud mental
b. Estado completo de bienestar físico, psíquico y mental
c. La rehabilitación y reinserción serial necesarios para una adecuada atención integral de los problemas del enfermo mental
d. La rama de la medicina que tiene por objeto el estudio, diagnóstico, tratamiento y prevención de las enfermedades mentales

108. NO es función del celador en la unidad de urgencias:

a. Instalar al paciente en el box
b. Mantener la intimidad de los pacientes
c. Control de personas en el área de urgencias
d. Dar información sanitaria a los familiares

109. Ante una situación de evacuación en caso de incendio

a. Debemos activar la señal de evacuación, salir corriendo lo más rápido posible
b. Mantener la calma, indicar al personal de la zona la necesidad de evacuar el centro, por las salidas definidas siempre que estén practicables
c. Permitir la recogida de objetos personales a los ocupantes del edificio
d. Usar los ascensores para una más rápida y ordenada evacuación

110. Entre las medidas a seguir ante las enfermedades infecciosas, destaca:

a. Es de carácter obligatorio declarar las enfermedades transmisibles
b. Aislamiento de los enfermos contagiosos
c. Desinfección en caso de epidemias o brotes
d. Las tres son correctas

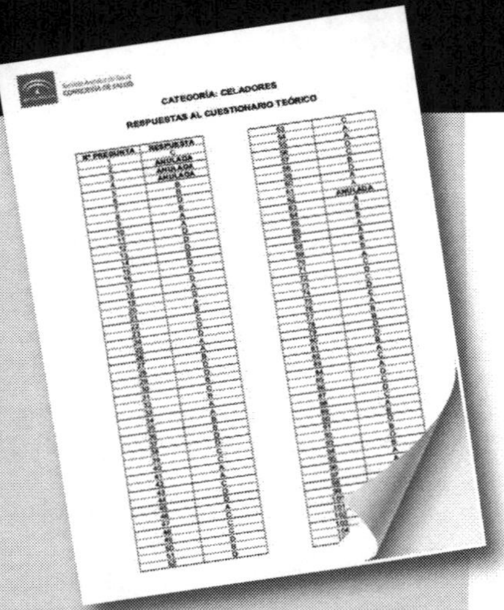

EXAMEN:

8 DE MARZO DE 2009

CLAVE DE RESPUESTAS

[...]	52 D	79 D
26 A	53 C	80 D
27 B	54 A	81 B
28 D	55 A	82 A
29 D	56 D	83 C
30 B	57 C	84 A
31 C	58 B	85 D
32 B	59 D	86 C
33 A	60 A	87 D
34 A	61 A	88 C
35 B	62 *	89 A
36 B	63 A	90 B
37 D	64 B	91 D
38 D	65 B	92 B
39 C	66 A	93 D
40 C	67 A	94 B
41 A	68 B	95 A
42 A	69 B	96 A
43 C	70 A	97 A
44 D	71 C	98 B
45 D	72 D	99 B
46 A	73 C	100 B
47 C	74 D	101 B
48 C	75 C	102 A
49 C	76 A	103 *
50 D	77 B	104 A
51 B	78 B	105 C

* DOS PREGUNTAS ANULADAS

[Preguntas 1 a 25 no específicas]

26. La categoría profesional de Celador está comprendida en el grupo de:

a. Personal de gestión y servicios
b. Personal no estatutario
c. Personal estatutario sanitario
d. Personal estatutario de formación profesional

27. Según el Estatuto Marco, la condición de personal estatutario fijo se adquiere, con carácter general, a través del sistema de:

a. Oposición
b. Concurso-oposición
c. Concurso
d. Pruebas selectiva

28. Según el artículo 5 del Estatuto Marco, el personal estatutario se clasifica atendiendo a: (Indique la FALSA)

a. La función desarrollada
b. El nivel del título exigido para el ingreso
c. El tipo de nombramiento
d. El expediente laboral

29. Entre los derechos y deberes regulados en el Estatuto Marco, NO se considera un derecho colectivo:

a. La huelga
b. La actividad sindical
c. La reunión
d. La estabilidad en el empleo

30. La Ley 55/2003 del Estatuto Marco es de aplicación:

a. Al personal estatutario que integra las profesiones sanitarias
b. Al personal estatutario que desempeña su función en los centros e instituciones sanitarias de los servicios de salud
c. Al personal funcionario de los servicios de salud de las Comunidades Autónomas
d. Al personal sanitario, excluyendo el personal de gestión y servicios

31. Por su artículo 72.3, es falta grave:

a. La Falta de asistencia injustificada de un día
b. El descuido o negligencia en el cumplimiento de sus funciones, cuando no afecte a los servicios de salud, Administración o usuarios
c. La grave desconsideración con los superiores, compañeros o subordinados
d. El abandono del servicio

32. Según el art. 72.2 del Estatuto Marco, es falta 'Muy grave':

a. Intervenir en un procedimiento administrativo cuando se dé alguna de las causas de abstención legalmente señaladas
b. Toda actuación que suponga discriminación por razones ideológicas, morales, políticas, sindicales, de raza, lengua, género, religión o circunstancias económicas, personales o sociales
c. El incumplimiento injustificado de la jornada de trabajo que acumulado suponga más de 20 horas al mes
d. La incorrección con los superiores, compañeros, subordinados o usuarios

33. Tiempo máximo que estará un trabajador en situación de suspensión firme por sanción disciplinaria:

a. 6 años
b. 1 mes
c. 1 año
d. 5 años

34. Según el Estatuto Marco se declara jubilación forzosa:

a. Al cumplir los 65 años de edad
b. Al cumplir 60 años de edad y 25 de servicios prestados
c. Al cumplir 70 años de edad
d. Sólo existe jubilación voluntaria al cumplir 65 años de edad

35. La renuncia a la condición de personal estatutario, en los casos en que no exista un expediente disciplinario abierto, deberá ser solicitada por el interesado con una antelación mínima a su efectividad de:

a. En cualquier momento
b. 15 días
c. Tiene carácter voluntario y no está sometida a preaviso
d. Un mes

36. Según el artículo 21 del Estatuto Marco, NO es un motivo para perder la condición de personal estatutario:

a. La renuncia
b. La liberación sindical
c. La jubilación
d. La sanción disciplinaria firme de separación del servicio

37. Cuál de los siguientes NO es un derecho individual que le reconozca el Estatuto Marco al personal estatutario:

a. La estabilidad en el empleo
b. El respeto a la dignidad e intimidad personal en el trabajo
c. La formación continuada adecuada a la función desempeñada
d. La inamovilidad del puesto de trabajo

38. NO es un derecho colectivo:

a. La libertad sindical
b. La huelga
c. Disponer de servicios de prevención
d. Los tres son derechos colectivos

39. Jornada ordinaria máxima anual para el turno diurno, en horas:

a. 1.483
b. 1.450
c. 1.540
d. 1.560

40. El periodo mínimo de disfrute de un permiso sin sueldo será de:

a. 15 días naturales
b. Un mes
c. 7 días naturales
d. No existe periodo mínimo

41. El periodo mínimo de descanso ininterrumpido entre el fin de una jornada y el comienzo de la siguiente para el personal estatutario será de ¿cuántas horas?

a. 12   b. 8   c. 24   d. 17

42. Para poder obtener la excedencia voluntaria por interés particular es necesario haber prestado servicios efectivos en cualquiera de las Administraciones Públicas durante:

a. Los cinco años inmediatamente anteriores
b. Los cuatro años inmediatamente anteriores
c. El año inmediatamente anterior
d. No se exige periodo mínimo de prestación efectiva de servicios

43. La función de vigilancia y control de la normativa sobre prevención de riesgos laborales corresponde:

a. A la Dirección General de Personal y Desarrollo Profesional
b. A la Delegación Provincial de Trabajo
c. A la Inspección de Trabajo y S. Social
d. Al Servicio de Medicina Preventiva

44. Los representantes de los trabajadores con competencia en materia de prevención de riesgos laborales son:

a. Los miembros de la Junta de personal, Junta Facultativo y Junta de Enfermería
b. Los técnicos de prevención de riesgos laborales
c. El Servicio de Medicina Preventiva
d. Los delegados de prevención

45. En materia de protección contra incendios, 'EPI' significa:

a. Equipos para intervenir
b. Estándares de protección contra incendios
c. Equipos personales imprescindibles
d. Equipos de primera intervención

46. 'Riesgo laboral' es:

a. La posibilidad de que un trabajador sufra un determinado daño derivado del trabajo
b. La posibilidad de que un trabajador sufra una enfermedad en el trabajo
c. La posibilidad de que un trabajador sufra acoso
d. El riesgo que supone el ir a trabajar

47. Cuando un trabajador se niega expresamente a usar los medios de protección disponibles y a seguir las recomendaciones en prevención de riesgos laborales incurre en:

a. Una falta leve
b. Una falta grave
c. Una falta muy grave
d. No está previsto en el régimen disciplinario

48. No será función de las Unidades de Prevención de Riesgos Laborales:

a. El diseño, aplicación y coordinación de los planes y programas de actuación preventiva
b. La información y formación de los trabajadores
c. Las vacunaciones anuales antigripales
d. La elaboración de planes y actuaciones a desarrollar en situaciones de emergencia

49. Quién debe garantizar a los trabajadores la vigilancia periódica de su estado de salud en función de los riesgos inherentes al trabajo:

a. La Inspección de Trabajo
b. El propio trabajador
c. El empresario
d. Las secciones sindicales

50. Según el Manual de Estilo del Servicio Andaluz de Salud, es FALSO:

a. La etnia, el sexo, la clase social del usuario no pueden causar diferencias en la atención, ni deben utilizarse como excusa para expresar un prejuicio
b. En el trato con los usuarios no se realizarán juicios morales sobre su comportamiento
c. No se simultanearán consultas con diversos pacientes en una misma consulta
d. Se podrá dar información confidencial de un paciente a toda aquella persona interesada por su patología

51. Es obligación del celador:

a. Informar sobre los pronósticos de la enfermedad del paciente a los familiares cuando así lo demanden
b. Abstenerse de hacer comentarios con los familiares y visitantes de los enfermos sobre diagnósticos, exploraciones y tratamientos que se estén realizando a los mismos
c. Comunicar a los familiares de los pacientes los riesgos a que pueden ser sometidos por determinados tratamientos a pruebas diagnósticas
d. Informar a los familiares cuando se ha producido el fallecimiento de un paciente

52. De quién es función la carga y descarga de los productos que lleguen o se encuentren en un almacén de un centro sanitario:

a. Del auxiliar administrativo
b. Del Peón
c. Del personal de Mantenimiento
d. Del celador del Almacén

53. Qué es la comunicación asertiva:

a. La que se realiza únicamente cuando se pretende influir en una decisión de otro individuo
b. Es una manera de expresar nuestra ansiedad, culpa o rabia a los demás
c. Forma de expresión consciente, clara y congruente cuya finalidad es comunicar nuestras ideas y sentimientos o defender nuestros derechos sin intención de herir o perjudicar
d. Estilo de comunicación en el que se sobrevaloran las opiniones y sentimientos personales, obviando e incluso despreciando a los demás

54. En función del medio o canal empleado, la comunicación puede ser:

a. Oral, por gestos, escrita y por símbolos
b. De información, de instrucción y de consulta
c. Escrita, auditiva y visual
d. Inmediata, tardía y diferida

55. Para que un Celador pueda evitar un accidente laboral es necesario:

a. Adoptar medidas de higiene postural a la hora de hacer esfuerzos
b. Acudir al Centro de trabajo en el transporte público
c. Negarse a realizar funciones de movilización de pacientes
d. Incumplir las pautas de actuación

56. NO es una obligación en la Norma Básica de Autoprotección de los Centros:

a. Mantener operativos los Planes de Autoprotección
b. Elaborar los Planes de Autoprotección
c. Determinar el contenido mínimo de los Planes de Autoprotección
d. Aislar los Planes de Autoprotección de los Centros del resto de Planes de Emergencia de Protección Civil

57. NO es posición anatómica básica:

a. Decúbito supino   b. Decúbito lateral
c. Decúbito trasero   d. Decúbito prono

58. Corresponde a una disposición establecida en la Ley sobre Protección Antiincendios:

a. Recomendación del uso exclusivo del agua como agente sofocador de incendios
b. Formar al personal, tanto en prevención como en detección en las normas de actuación ante el fuego
c. La dotación de un extintor manual cada 500 metros cuadrados y, al menos, uno por cada planta del edificio
d. El cierre de las vías de evacuación disponibles y de las puertas de acceso para impedir posibles robos

59. En qué casos se podrán constituir los Comités de Seguridad y Salud:

a. Se podrán constituir en cualquier empresa, independientemente del número de trabajadores de que disponga
b. No existen los Comités de Seguridad y Salud
c. Se podrán constituir en todas aquellas Empresas o Centros que cuenten con 100 o más trabajadores
d. Se podrán constituir en todas aquellas Empresas o Centros que cuenten con 50 o más trabajadores

60. NO es una medida preventiva de incendios:

a. La falta de señalización de las salidas de emergencia
b. Prohibición de fumar en todas las instalaciones
c. Revisiones de extintores
d. Mantenimiento libre de obstáculos de todas las vías de evacuación

61. Entre las funciones de asistencia, el Celador NO realizará la siguiente:

a. Retirada de yesos en pacientes traumatizados
b. Ayudar a colocar a los pacientes que van a ser intervenidos en mesa de quirófano
c. Acompañar a los pacientes y al personal de Enfermería en los paseos de los enfermos psiquiátricos
d. Prestar ayuda al personal técnico especialista en la realización de placas realizadas con material portátil

62. [ANULADA]

63. Cuándo se produce formalmente el alta de un paciente en un hospital:

a. Cuando el Servicio de Admisión anota el alta en sus registros
b. Cuando el paciente atraviesa la puerta de salida
c. En el momento de entregar al paciente el informe de alta
d. Cuando el facultativo firma el informe de alta

64. El calor se soporta peor con...

a. temperatura elevada y humedad baja
b. temperatura elevada y humedad alta
c. Grado de humedad entre el 40% y el 60%
d. Humedad relativa por encima del 30%

65. Examen realizado sobre el cadáver para confirmar la causa de muerte:

a. Autopsia médico-forense
b. Autopsia clínica
c. Necropsia judicial
d. Ninguna de las anteriores

66. Horario habitual de un hospital de día médico:

a. 9-17 h   b. 8-16 h   c. 7-20 h   d. 6-22 h

67. 'Posición ginecológica' o también:

a. Litotomía
b. Sims
c. Fowler
d. Decúbito prono

68. Posición recomendada para pacientes encamados con enfermedades pulmonares obstructivas (asma, enfisema, bronquitis crónica):

a. Decúbito supino
b. Fowler
c. Semiprono
d. Morestin

69. Para proteger los ligamentos y articulaciones al realizar un esfuerzo, los músculos abdominales y glúteos se deben:

a. Relajar
b. Contraer
c. Estabilizar
d. Reforzar

70. El Libro de Estilo del SAS:

a. Es un libro realizado para guiar a los profesionales de lo que debe ser la atención sanitaria y la práctica asistencial
b. Es un libro que sirve de guía para la gestión del SAS
c. Es un libro de protocolos realizador por el SAS para el personal no sanitario
d. Es un libro realizado para regular las relaciones con empresas externas

71. La primera parte del Libro de Estilo del Servicio Andaluz de Salud:

a. Define las pautas de actuación
b. Define las características de las prestaciones sanitarias
c. Especifica la misión y los valores de equidad, universalidad, accesibilidad, calidad, atención integral y eficiencia
d. Las tres son correctas

72. Los profesionales de la salud deben identificarse correctamente:

a. Será obligatoria la utilización de tarjetas de identificación personal durante el tiempo de permanencia en el Centro
b. La utilización de una indumentaria específica orienta al usuario acerca de la función que el profesional desempeña
c. Identificarse correctamente supone aceptar la responsabilidad personal, del Centro y del SAS como organización
d. Todas son correctas

73. Pensamiento y lenguaje son dos realidades:

a. Que se oponen entre sí
b. Que no se diferencian en nada
c. Distintas, pero inseparables
d. No son dos; es sólo una realidad

74. Entre las 'precauciones universales' aplicables a los riesgos biológicos existentes en los centros sanitarios nos encontramos:

a. Vacunación (inmunización activa) y normas de higiene personal
b. Elementos de protección de barrera y cuidado con los objetos cortantes
c. Esterilización y desinfección correcta de instrumentales y superficies
d. Las tres son correctas

75. Sobre la inclinación del tronco en la manipulación manual de cargas:

a. La manipulación de una carga vigilando el centro de gravedad disminuye el riesgo de lesión en la zona
b. La postura correcta al manejar una carga es con el tronco inclinado
c. La postura correcta al manejar una carga es con la espalda derecha
d. La técnica de levantamiento de la carga no afecta para una correcta manipulación

76. Es una técnica de movilización y transporte de pacientes:

a. Levantarse con la fuerza de los músculos de las piernas y no con los de la espalda
b. Juntar los pies y ponerlos lo más cerca posible de la carga
c. Agacharse sin flexionar las rodillas
d. Sujetar al paciente con los brazos extendidos

77. Qué agente extintor es adecuado para sólidos, líquidos y gases:

a. Polvo ABC convencional
b. Polvo ABC polivalente
c. Espuma física
d. Anhídrido carbónico

78. Trabajar en 'Equipo' significa:

a. Grupo de personas trabajando juntas en la misma materia, en el que cada uno realiza su trabajo de forma individual
b. Grupo de profesionales trabajando de manera coordinada en la ejecución de un proyecto
c. Grupo de profesionales, con un líder a la cabeza, que se llevan muy bien entre ellos
d. Que siempre han de ir dos celadores juntos para la realización de sus funciones

79. Es un principio de las Unidades de Gestión Clínica:

a. La continuidad asistencial
b. La información y la transparencia
c. La confidencialidad e intimidad del paciente
d. Todas son correctas

80. Los celadores lavarán y asearán a los enfermos encamados o que no puedan realizarlo por sí mismos:

a. Sí, por estar así recogido en su Estatuto
b. No, por no ser ésta una de sus funciones
c. No, por ser competencia del personal sanitario
d. Excepcionalmente y atendiendo a las indicaciones de las Supervisoras de Planta

81. Paciente acostado sobre su espalda con piernas extendidas y brazos alineados a lo largo del cuerpo:

a. Decúbito prono
b. Decúbito supino
c. Posición de Fowler
d. Posición de Sims

82. Durante una intervención quirúrgica, el celador de quirófano deberá:

a. Permanecer en el antequirófano por si precisaran de sus servicios
b. Permanecer en el quirófano mientras dure la intervención
c. Descansar en la sala de 'estar' hasta la siguiente intervención
d. Limpiar el resto de quirófanos

83. Tras el fallecimiento de un paciente en el servicio de Urgencias en el turno de noche, su traslado al mortuorio es función de:

a. Personal del servicio funerario
b. Celador del mortuorio
c. Celador de urgencias
d. Jefe de Personal Subalterno

84. Un paciente ubicado en una cama de observación padece una hernia de hiato además de problemas respiratorios. El facultativo le indica que lo coloque en Morestin, o sea:

a. Decúbito supino con la cabeza a un nivel superior que los pies
b. Decúbito lateral izquierdo
c. Decúbito supino con la cabeza al mismo nivel que los pies
d. Decúbito supino con la cabeza a un nivel inferior a los pies

85. NO es una función del Equipo de Primera Intervención:

a. Equiparse con los medios técnicos adecuados
b. Adoptar las medidas de autoprotección adecuadas y acudir al lugar de la emergencia
c. Informar al Jefe de Intervención del resultado de las acciones ejecutadas
d. Elaborar planes de prevención de incendios

86. 'Artículo desechable tras su uso':

a. Inventariable
b. Crítico
c. Fungible
d. Semicrítico

87. El celador en el Servicio de Farmacia se ocupa de:

a. Hacer recetas
b. La elaboración de fórmulas magistrales
c. Proporcionar la medicación a los enfermos hospitalizados
d. Ninguna es correcta

88. 'Trendelenburg' es:

a. Un tipo de cama
b. Un tipo de camilla
c. Una posición anatómica
d. Un tipo de mesa quirúrgica

89. Deberá trasladar el mobiliario de unos servicios a otros:

a. El celador
b. El personal de mantenimiento
c. El jefe de personal subalterno
d. El equipo de mudanzas

90. Es el centro y protagonista del Sistema Sanitario Público Andaluz:

a. La calidad
b. El ciudadano
c. Los profesionales
d. Los tres

91. Sobre los pacientes fallecidos, el celador:

a. Solamente se encargará de su traslado
b. No debe estar presente cuando se vaya a amortajar
c. Informará a los familiares de las causas de la defunción
d. Ayudará a las enfermeras a amortajar a los fallecidos

92. Cama que tiene 2 ó 3 segmentos móviles y adaptables:

a. Metálica de somier rígido
b. Articulada
c. Traumatológica
d. Electrocircular

93. NO es función del celador de Urgencias:

a. Mantener la entrada provista de carros y camillas
b. Avisar a los familiares de los pacientes que van a ingresar para que los acompañen
c. Sujetar a los niños cuando sea necesario
d. Avisar al servicio de ambulancias para el traslado de enfermos dados de alta

94. Dispensación individualizada de medicamentos desde la farmacia del hospital:

a. Aleatoria
b. Unidosis
c. General
d. A demanda

95. Para poder controlar las existencias de un almacén desde el punto de vista logístico se debe conocer:

a. La ubicación de las mercancías en el interior del almacén
b. El número de entradas de mercancías
c. El número de salidas de mercancías
d. El diseño del local

96. Ante una situación de conflicto con un usuario que plantea demandas que el sistema no puede atender:

a. Actuar con educación, respeto y profesionalidad, informándole de los motivos por los que no se puede atender su petición
b. Ignorarle hasta que se tranquilice
c. Dialogar con él hasta hacerle entrar en razón; si no se logra, complacer al usuario
d. Depende de su estado de alteración

97. Peso máximo que se recomienda no sobrepasar en la manipulación manual de cargas (kg):

a. 25
b. 30
c. 50
d. 20

98. Para el control de infecciones en Centros sanitarios, entre las precauciones relativas a las agujas usadas:

a. Las agujas usadas se deben reencapsular
b. Tras su uso se deben eliminar en contenedores resistentes a los pinchazos
c. Las agujas usadas se deben doblar o romper de forma manual
d. Las agujas usadas se deben reciclar para un posterior uso

99. En una evacuación de incendios:

a. Al activarse la señal de evacuación, abrir rápidamente todas las ventanas
b. Mantener la calma, indicar al personal de la zona la necesidad de evacuar el centro por las salidas identificadas para ello
c. Permitir la recogida de objetos personales siempre que no sean de mucho peso
d. Usar los ascensores para una más rápida y ordenada evacuación

100. La relación profesional con los usuarios será:

a. Los tutearemos, para impartir confianza y transmitir serenidad
b. Se usarán fórmulas sociales de cortesía habituales en nuestra cultura, tanto en la comunicación oral como en la escrita, siendo absolutamente respetuosos
c. Depende de cómo nos trate el usuario
d. Es algo sin importancia

101. ¿Se puede fumar durante el transcurso de la jornada laboral?

a. No cuando estemos tratando con los usuarios, pero sí en privado, en salas de reuniones o cualquier otro lugar en el que no seamos vistos por los usuarios
b. No. Los centros sanitarios del SAS son objeto de una regulación que prohíbe el consumo de tabaco por parte de profesionales y usuarios
c. No. Los centros sanitarios del SAS son objeto de una regulación que prohíbe el consumo de tabaco por parte de los profesionales
d. Sí, si se usan las dependencias habilitadas para ello

102. En situaciones de conflicto en relación con los usuarios, por ejemplo, ante quejas formuladas en mal tono:

a. Daremos una respuesta en tono y formas adecuados, evitando la confrontación y entrar en terrenos personales
b. Le haremos ver que no lleva razón
c. Lo derivaremos al Director Gerente
d. Lo dirigimos al Supervisor de guardia o al Jefe de Hospital

104. A un celador destinado en la planta de cardiología le comunica la Supervisora la necesidad de ir a recoger el Historial Clínico de uno de los pacientes ingresados que está en la planta de cirugía:

a. Irá a recogerla con la menor tardanza posible
b. No irá a recogerla porque no es función del celador realizar esta misión
c. Se lo comunicará al encargado de turno para que éste decida
d. Irá a recogerla, pero después de desayunar

105. Es una condición básica para una Unidad de Gestión Clínica:

a. Que se establezca un calendario de reuniones
b. Que se fije un número máximo de profesionales
c. Que sus integrantes conozcan los objetivos de la Unidad
d. Que sus integrantes sean todos facultativos

Antonio presta servicios como celador en un Hospital General de Especialidades en el que obtuvo plaza hace seis meses tras participar en un concurso de traslados

En él aportó como experiencia profesional 8 años y 8 meses de antigüedad reconocida. A su incorporación, y tras manifestar que estaba aquejado de algunos problemas de salud, se le destinó provisionalmente a la sala de urgencias de radiodiagnóstico, en turno fijo de tarde, pues manifestó que en el hospital de procedencia había realizado funciones similares

Acaba de cumplir 64 años, está casado y tiene una hija de 10 años. Por su edad y la especial complejidad del servicio de urgencias ha tenido varios procesos de Incapacidad temporal (IT), teniendo uno de ellos la consideración de accidente de trabajo

Hace un mes se le abrió un expediente disciplinario por la comisión de una presunta falta tipificada como 'desconsideración hacia una usuaria'. Dicho expediente, aún no ha concluido. Al llegar al mes de enero del año siguiente al de su incorporación, Antonio quiere cambiar de puesto de trabajo y participa en un proceso de movilidad interna obteniendo destino en los Almacenes del Hospital

Antes de solicitar el cambio de puesto de trabajo le pide su parecer al Jefe de Personal Subalterno quien le aconseja que no lo haga, dado su estado de salud y teniendo en cuenta que tendrá que reciclarse

CLAVE DE RESPUESTAS

1 B	15 A	29 B	43 A
2 D	16 A	30 A	44 C
3 C	17 D	31 D	45 C
4 A	18 C	32 A	46 A
5 A	19 D	33 A	47 D
6 C	20 B	34 A	48 C
7 A	21 D	35 C	49 B
8 B	22 D	36 D	50 D
9 A	23 B	37 B	51 A
10 D	24 C	38 A	52 D
11 B	25 D	39 C	53 A
12 D	26 A	40 C	54 C
13 D	27 B	41 A	55 B
14 B	28 A	42 B	

1. A su incorporación al hospital, tras la entrega del plan de acogida, quién instruirá convenientemente a Antonio para que la realización de su trabajo sea eficaz y de calidad:

a. El Encargado de turno
b. El Jefe de Personal Subalterno
c. El Supervisor de radiodiagnóstico
d. El Director de la Unidad de Gestión Clínica de diagnóstico por imagen

2. Las funciones de Antonio como celador están recogidas en:

a. Ley 7/2007, de 12 de abril, del Estatuto Básico del Empleado Público
b. Ley 55/2003, de 16 de diciembre, del Estatuto Marco, artículo 7
c. Art. 14.1 del Estatuto de personal no sanitario al servicio de las Instituciones Sanitarias de la Seguridad Social
d. Art. 14.2 del Estatuto de personal no sanitario al servicio de las Instituciones Sanitarias de la Seguridad Social

3. En su puesto de trabajo, cuál de las siguientes funciones NO viene recogida en la normativa mencionada:

a. Tramitarán a conducirán sin tardanza las comunicaciones verbales, documentos, correspondencia u objetos que les sean confiados por sus superiores
b. Harán los servicios de guardia que correspondan dentro de los turnos que se establezcan
c. Atenderán, asimismo, el servicio de ropero en cuanto afecta al buen orden y distribución de las ropas y prendas de uso en la Institución
d. Tendrán a su cargo el traslado de los enfermos, tanto dentro de la Institución como en el servicio de ambulancias

4. Serán funciones del celador:

a. Todas aquellas funciones que les sean encomendadas por sus superiores, similares a las recogidas en el Estatuto y que no hayan quedado específicamente reseñadas en el mismo
b. Sólo aquellas funciones que les sean ordenadas por sus superiores por escrito y que sean similares a las recogidas específicamente en el Estatuto
c. Sólo las establecidas específicamente en el Estatuto
d. Todas las que le ordene su superior

5. Según el Estatuto Marco, el personal no sanitario pasa a denominarse Personal...

a. estatutario de Gestión y Servicios
b. Subalterno
c. de Servicios Especiales
d. de servicios

6. Según el Estatuto Básico del Empleado Público, Antonio estará adscrito al Grupo profesional:

a. A2   b. C1   c. E   d. C2

7. El traslado de Antonio al Hospital actual se realizó en virtud de un procedimiento de movilidad voluntaria, que se efectuará con carácter periódico, en cada Servicio de Salud:

a. Preferentemente cada dos años
b. Obligatoriamente cada dos años naturales
c. Cada vez que el trabajador lo solicite
d. Coincidiendo con la oferta de empleo público

8. Este procedimiento de movilidad voluntaria estará abierto a la participación del personal estatutario:

a. Fijo de la misma categoría y especialidad del Servicio de Salud que lo haya convocado
b. Fijo de la misma categoría y especialidad, así como, en su caso, de la misma modalidad, del Servicio de Salud que lo haya convocado o del resto de los Servicios de Salud
c. De la misma categoría y especialidad, así como, en su caso, de la misma modalidad, del resto de los Servicios de Salud
d. De la misma o superior categoría y especialidad, así como, en su caso, de la misma o superior modalidad, del resto de los Servicios de Salud

9. Antonio, cuando llegó trasladado al Hospital, procedía de otra área de Salud. Qué es un área de salud:

a. Un marco de planificación y desarrollo de las actuaciones sanitarias, con financiación y dotación necesaria para prestar servicios de Atención Primaria y Especializada
b. Un marco de planificación y desarrollo de las actuaciones sanitarias para prestar servicios de Atención Primaria
c. Un marco de planificación y desarrollo de las actuaciones sanitarias para prestar servicios de Atención Especializada
d. Zonas perfectamente identificadas destinadas exclusivamente a la promoción de la salud

10. Antonio, al incorporarse al Hospital, presenta un certificado según el cual tiene acreditado el Nivel II de Carrera Profesional. Cuánto tiempo ha de transcurrir para poder solicitar el ascenso al Nivel III:

a. Cuando acredite que su Evaluación del Desempeño Profesional es positiva
b. Cuando el Jefe de Personal Subalterno considere que es oportuno
c. Cuando lo proponga el Jefe de la Unidad de Gestión Clínica
d. Cuando haya permanecido al menos cinco años en el nivel II

11. El complemento de carrera profesional se incluye en:

a. Retribuciones básicas
b. Retribuciones complementarias
c. Complementos específicos
d. Complemento de productividad

12. Mide y valora la conducta profesional y el rendimiento o logro de resultados:

a. CRP
b. Carrera profesional
c. Entrevista de desarrollo profesional
d. Evaluación del Desempeño profesional

13. Antonio está adscrito provisionalmente a un turno fijo de tarde en el servicio de urgencias de radiodiagnóstico. Cuál sería su jornada ordinaria de trabajo máxima anual:

a. 1.483 h   b. 1.582 h
c. 1.450 h   d. 1.540 h

14. Cuál de estos conceptos retributivos variables podría percibir Antonio según su jornada y turno:

a. Atención continuada, mod. A (nocturnidad)
b. Atención continuada, modalidad B (domingos y festivos)
c. Jornada de mañana/tarde
d. Servicios localizados

15. 'Turnicidad' es realizar turnos...

a. de noche, rotando con turnos de mañana y tarde
b. de noche
c. fijos de mañana o tarde
d. de mañana y tarde

16. Antonio está casado y tiene una hija de 10 años. Puede concedérsele por ello una reducción de un tercio de la jornada por razón de guarda legal:

a. Sí, atendiendo a las circunstancias organizativas, funcionales y asistenciales que en cada caso se determinen
b. Sí, en cualquier caso
c. No; es un permiso especial dirigido a la conciliación de la vida familiar y laboral de madres
d. No; sólo en caso de hijos menores de 9 años

17. Si hubiera sido concedida la reducción de jornada solicitada, su jornada habitual pasaría a ser de 4 h y 40 min. y, por tanto, dispondría de un descanso durante la misma de:

a. 15 minutos
b. Las dos terceras partes de lo habitual
c. 30 minutos como el resto de compañeros
d. No puede exigir dicho descanso al ser la jornada inferior a seis horas

18. Si quisiera solicitar la excedencia voluntaria por interés particular, ¿se le concedería?

a. Sí, porque ha prestado servicios durante los 5 últimos años
b. Sí, aunque dejaría de percibir retribuciones complementarias
c. No, porque está sometido a un expediente disciplinario
d. No; la excedencia se concede sólo por los motivos determinados en el Estatuto Marco

19. Antonio no ha podido disfrutar de sus vacaciones debido a un proceso de Incapacidad Temporal y ha finalizado el periodo reglamentario para poder disfrutarlas. Qué ocurre con las vacaciones no disfrutadas:

a. Se le compensan económicamente
b. Se le acumulan para disfrutarlas en el año siguiente
c. Se le abonaría la mitad, disfrutando el resto cuando las necesidades del servicio lo permitan
d. No tendrá la posibilidad de disfrutarlas al haber transcurrido el periodo legal para ello

20. Cómo se calcula el número de días de vacaciones reglamentarias que le corresponden a un celador:

a. Del 1 de junio al 31 de mayo siguiente
b. Por años naturales
c. Según los periodos de I.T. del trabajador
d. Según la fecha en que las solicite

21. La paciente con la que Antonio tuvo una presunta desconsideración ha interpuesto una reclamación. Dónde sería MENOS indicado presentarla:

a. Libro de reclamaciones y sugerencias del Centro Sanitario
b. Servicio de Atención al Paciente del Centro Sanitario
c. Registro de la Delegación Provincial de Salud
d. Ayuntamiento de la localidad

22. Durante su jornada de trabajo en Urgencias Antonio observa que un paciente ingresado está rasgándose el pijama:

a. Llamando al servicio de seguridad
b. Lo obviará, pues no es personal sanitario
c. Lo comunicará en el Servicio de Lencería
d. Cuidará, al igual que el resto de personal, de que los enfermos no hagan mal uso de los enseres y ropas de la Institución

23. Al pasar por la sala de estar de pacientes observa que el extintor allí situado está descolgado de su lugar de anclaje, con el precinto de seguridad roto y hay restos de polvo de extinción por el suelo:

a. Avisará al vigilante de seguridad
b. Lo colocará de nuevo en su lugar de anclaje dando aviso al encargado de turno
c. Comprueba que la aguja del manómetro marca en zona verde, por lo que lo colocará de nuevo en su sitio y se irá
d. Avisará al equipo de seguridad e higiene

24. En el traslado de un paciente de la cama a un sillón de descanso, teniendo en cuenta que el paciente tiene las piernas enyesadas:

a. Se utiliza una sábana fuerte o una lona para moverlo
b. Se desliza sin levantarlo
c. Se sostienen los miembros enyesados respetando su posición
d. Se le coloca sobre una superficie rígida

25. Un accidentado precisa ser ingresado en la UCI. Para realizarla deberá tener en cuenta una serie de normas. Indica la FALSA:

a. Un paciente de la UCI deberá ser movilizado siempre de una forma suave
b. En los movimientos de pacientes ingresados en UCI, siempre habrá que procurar una cuidadosa coordinación del personal
c. Deberá respetar los protocolos que la unidad tiene establecidos para cada tipo de patología
d. Los tubos de drenaje y las sondas vesicales estarán en todo momento más altos que el paciente

26. Cuando un celador traslada a un enfermo a otras dependencias dentro del Hospital:

a. Se responsabilizará también de la documentación que se le entregue en relación con el enfermo
b. La responsabilidad del celador será únicamente trasladar al enfermo de la forma más rápida y correcta posible
c. Sólo se responsabiliza de la documentación si lo lleva para realizarle una prueba diagnóstica
d. El personal de enfermería es el único responsable de la documentación clínica

27. Para acceder al interior del servicio de urgencias es necesario subir la camilla por una rampa:

a. Empujará la camilla por la cabecera
b. Empujará la camilla por los pies
c. Tirará de la camilla por la cabecera
d. Tirará de la camilla por los pies

28. Un paciente tiene que ir en ambulancia para una exploración radiológica en otro centro perteneciente al mismo complejo hospitalario. La supervisora le indica que le acompañe con el fin de ayudar a movilizarlo en el servicio de destino. Usted:

a. Cumplirá lo ordenado
b. Se negará puesto que no puede salir del centro de trabajo
c. Acompañará al paciente pero sólo hasta dejarlo en la ambulancia
d. Le dirá cortésmente a la supervisora que esa no es función suya

29. Cómo debe ser el lavado de manos de un celador en situaciones habituales de tipo preventivo:

a. Si se hace repetidamente, es suficiente el empleo de agua
b. Es preciso el empleo de agua y jabón
c. Es preciso el uso de agua, jabón, cepillado de uñas y aplicación de desinfectante
d. Ha de permanecer con guantes toda la jornada

30. El Supervisor de Urgencias le comunica a Antonio que hay exceso de familiares de pacientes en Urgencias. En este mensaje el receptor es:

a. Antonio
b. El Supervisor
c. Los familiares
d. Los pacientes

31. La actuación de Antonio, tras el mensaje anterior, no ha sido la correcta pues ha desalojado incluso a algunos pacientes de zonas donde no debería haberlo hecho, ya que no se le había especificado. Ha fallado un elemento en la comunicación, produciéndose:

a. Un abuso de autoridad
b. Una priorización fuera de lugar
c. Un canal inadecuado
d. Una interferencia

32. Se incorpora al Almacén y para mejorar en su profesión, reclama una formación continua y adecuada ya que:

a. Es un derecho y un deber del trabajador
b. La formación es recomendable
c. No ha recibido formación alguna desde que se incorporó al hospital
d. Porque es algo que así viene recogido en la Constitución

33. Definió 'Salud' como 'estado completo de bienestar físico, psíquico y mental y no solamente la ausencia de enfermedad':

a. OMS   b. FAO   c. ONU   d. CEE

34. Según las recomendaciones del Instituto Nacional de Seguridad e Higiene en el Trabajo, peso máximo que se recomienda no sobrepasar :

a. 25 kg   b. 30 kg   c. 15 kg   d. 40 kg

35. Dicho limite máximo deberá reducirse según la altura a que manipulemos la carga. Cuál sería la altura idónea para dicha manipulación:

a. Entre el codo y el hombro
b. Entre el hombro y la cabeza
c. Entre la cintura y el codo
d. Entre la cintura y las rodillas

36. NO es una medida recogida en las recomendaciones del INSHT cuando se supera dicho peso máximo:

a. Uso de ayudas mecánicas
b. Levantamiento de la carga en equipo
c. Reducción de los pesos de las cargas manipuladas
d. Negarse a manipular la carga

37. Para levantar una carga, primer paso que debe seguir Antonio:

a. Agarre firme
b. Planificar el levantamiento
c. Avisar a un compañero
d. Mantener pegada la carga al cuerpo

38. Cómo se han de colocar los pies para levantar una carga con seguridad:

a. Separar los pies en una postura estable; uno de ellos más adelantado en la dirección del movimiento
b. No es relevante la postura de los pies
c. Juntos por los talones, formando 45°
d. Separando los pies lo máximo posible

39. Para la movilización de cargas:

a. Utilizar la espalda como sistema de palancas
b. Realizar movimientos rápidos y entrecortados
c. Utilizar los centros de gravedad, según el tipo de esfuerzo a realizar
d. Inclinarse hacia delante con la cintura y las piernas rectas

40. El encargado del almacén dice que las mercancías han de ordenarse según el criterio FIFO, es decir:

a. Primero en entrar, último en salir
b. último en entrar, primero en salir
c. Primero en entrar, primero en salir
d. Salidas por fechas de caducidad

41. Un código de barras es:

a. Una etiqueta con un número determinado de barras negras que proporcionan información sobre el producto
b. Un identificativo propio de cada almacén
c. Un código de referencia
d. La forma ordenada de realizar los pedidos a proveedores

42. Número de veces que se consume y repone la mercancía durante el año:

a. Stock   b. Rotación
c. Alternancia   d. Existencias

43. Si al final de año se desean conocer con exactitud las existencias del almacén, habrá de realizarse un :

a. Inventario   b. Valoración
c. Diagrama de flujos   d. Pareto

44. El responsable del almacén le pide a Antonio que todos los días le pase información sobre las entradas de material y éste:

a. Considera que no es importante, y no lo hace
b. Lo haría si se lo ordenara el jefe de personal subalterno
c. Lo hace porque es una de las funciones propias del celador de almacén
d. No lo hace ya que su función es sólo descargar los pedidos que se reciben

45. El transportista nos entrega en el almacén junto con la mercancía, y pide que una copia firmada:

a. Boleta
b. Hoja de ruta
c. Albarán de entrega
d. Confirmación de pedido

46. En caso de riesgo laboral, quién está obligado a informar a los trabajadores afectados lo antes posible acerca de la existencia de dicho riesgo y de las medidas adoptadas o que deban adoptarse en materia de protección:

a. El empresario
b. El Comité de Empresa
c. El Delegado de Prevención
d. La Inspección de Trabajo

47. La Ley 31/1995, de Prevención de Riesgos Laborales, en su art. 15 establece los principios de la acción preventiva. Cuál de éstos es FALSO:

a. Evitar los riesgos
b. Adaptar el trabajo a la persona, así como la elección del equipo y los métodos de trabajo
c. Evaluar los riesgos que no se puedan evitar
d. Adoptar medidas que antepongan la protección individual a la colectiva

48. La Ley 31/1995, de Prevención de Riesgos Laborales, define riesgo laboral como la posibilidad de que un trabajador sufra...:

a. ...un accidente laboral en el trabajo
b. ...una lesión corporal en el trabajo
c. ...un determinado daño derivado del trabajo
d. ...un incidente en el trabajo

49. Obligación permanente de silencio que contrae el profesional sanitario respecto de todo lo sabido e intuido de un paciente en el transcurso de su relación profesional:

a. El deber de custodia
b. El secreto profesional
c. La cláusula de conciencia
d. La objeción de conciencia

50. Concluido el expediente disciplinario, Antonio es sancionado con un apercibimiento por escrito. Cuándo se produciría la cancelación de oficio o a petición del propio trabajador en su expediente administrativo:

a. A los 2 años
b. No se produce cancelación
c. Al año
d. A los 6 meses

51. Entre las misiones del EPI está:

a. Combatir conatos de incendios
b. Realizar informes de desperfectos
c. Realizar los partes oportunos al servicio de mantenimiento
d. Revisar los detectores de fuego

52. Integran la comunicación:

a. Mensáfonos y teléfonos
b. Emisores y receptor
c. Emisor, receptor y locutor
d. Emisor, receptor, mensaje, código y canal

53. Para evitar posibles lesiones de tipo músculo-esquelético que afectan a distintas zonas del cuerpo EVITAREMOS:

a. Movilizar cargas pesadas sin la ayuda de medios mecánicos o compañeros
b. Evitar las posturas forzadas y mantenidas durante mucho tiempo
c. Evita el trabajo repetitivo alternando tareas, y no realizar durante más de 20 minutos seguidos el mismo movimiento repetitivo sin intercalar una pequeña pausa
d. Para transportar o mover cargas (camas, camillas, carros, etc.) siempre es mejor empujar que tirar

54. Para pasar un paciente de la posición de tendido en el suelo a sentado en una silla:

a. Colocar la silla detrás del paciente
b. Indicar al paciente que se coja de los hombros de las personas que le van a sentar
c. Levantarlo del suelo tirando de los brazos del paciente
d. Cogerle por las axilas y levantar al paciente llevándolo hacia atrás y sentándolo en la silla

55. El de 'Formación continuada', está entre los derechos que el Estatuto Marco denomina:

a. colectivos
b. individuales
c. genéricos
d. específicos

Felipe es Celador del Hospital desde que consiguiera su plaza después de la última Oferta Pública de Empleo, teniendo reconocida desde ese momento hasta el actual una antigüedad de 18 años en el Servicio Andaluz de Salud.

En el momento de su incorporación le fue asignado un turno rotatorio, siendo destinado a una unidad de correturnos de Celadores para cubrir incidencias de personal. Felipe no está casado pero se encuentra inscrito en el registro de parejas de hecho de su Ayuntamiento.

Su pareja, que actualmente no trabaja, se encuentra embarazada y a la espera de dar a luz. Uno de sus mejores amigos, llamado Rosendo, también trabaja ocasionalmente en el Hospital pero aún no tiene la plaza en propiedad.

En la actualidad tiene un nombramiento de 4 meses de duración de los que ya han transcurrido dos. De hecho está preparándose para presentarse a las oposiciones y aprovecha los ratos de desayuno para preguntarle a sus compañeros por aspectos relacionados con la movilización de pacientes.

Durante la jornada de trabajo es frecuente que Felipe sea enviado a varios servicios del Hospital para realizar distintas tareas

CLAVE DE RESPUESTAS

1 **C**	14 **B**	27 **D**	40 **A**
2 **B**	15 **D**	28 **A**	41 **A**
3 **C**	16 **B**	29 **B**	42 **C**
4 **D**	17 **D**	30 **B**	43 **B**
5 **B**	18 **A**	31 **B**	44 **C**
6 **B**	19 **D**	32 **A**	45 **D**
7 **D**	20 **C**	33 **A**	46 **C**
8 **A**	21 **C**	34 **C**	47 **C**
9 **D**	22 **B**	35 **B**	48 **A**
10 **A**	23 **A**	36 **A**	49 **D**
11 **A**	24 **B**	37 **D**	50 **A**
12 **D**	25 **C**	38 **A**	
13 **C**	26 **D**	39 **D**	

1. Qué significa turno rotatorio:

a. Que enlaza un turno con el siguiente
b. Que cada día está en un sitio
c. Que realiza turnos de mañana, tarde y noche
d. Que rota por distintos puestos del hospital

2. Durante su jornada, Felipe es enviado a la zona de quirófanos para realizar labores de apoyo de esa zona. Es el gorro una prenda que debe utilizar dentro del quirófano:

a. No, sólo deben utilizarlo los médicos
b. Es una prenda obligatoria para todas las personas que accedan al área quirúrgica
c. Sólo está indicado para el personal sanitario
d. Sólo es obligatorio si va a permanecer dentro del quirófano

3. Seguidamente es necesario desplazar un aparato portátil de RX desde el almacén del quirófano hasta la mesa de operaciones. Quién realizará el traslado:

a. El Técnico de Radiodiagnóstico
b. El celador del almacén
c. El celador de quirófano
d. El personal de mantenimiento

4. Al salir del área quirúrgica para realizar el traslado de una paciente que ha sido intervenida, el padre de ésta le pregunta a Felipe por cómo ha ido la operación de su hija. Cómo debe actuar Felipe:

a. Lo tranquiliza diciendo que todo ha ido bien
b. Le informa pormenorizadamente del resultado
c. Le dice que él es el celador y ante todo debe realizar el traslado
d. Lo orientará hacia el Médico encargado de la asistencia

5. En otra ocasión, tras fallecer un paciente en quirófano, Felipe está ayudando al enfermero a amortajar el cadáver para su traslado al mortuorio y el enfermero le indica que le retire al cadáver la sonda vesical. Felipe:

a. La retirará
b. Informa al enfermero de que no es parte de sus funciones
c. Le pide al enfermero que vacíe el globo de sujeción y luego la retira él
d. Sólo la retirará después de quitar el catéter al cadáver

6. Según el Estatuto de personal no sanitario, NO es una de las funciones de Felipe:

a. Vigilar las entradas de la Institución
b. Informar a los familiares de las personas fallecidas en la Institución sobre los trámites para llevar a cabo los enterramientos
c. Tener a su cargo la vigilancia nocturna, tanto del interior como del exterior del edificio
d. Tener a su cargo el traslado de los enfermos dentro de la Institución

7. Durante su jornada de trabajo, ¿podrá ser requerido para realizar el aseo de un paciente encamado?:

a. Sí, es una obligación exclusiva del celador
b. No, en ningún caso
c. Sí, por estar en el grupo de correturnos
d. Excepcionalmente, según se recoge en el Estatuto de personal no sanitario

8. No es tarea propia del celador:

a. Vigilar la distribución de las comidas
b. Vigilar el comportamiento de las visitas
c. Cuidar que se cumplan las normas establecidas
d. Limpiar las jaulas de los animales en los laboratorios experimentales

9. Por el contrario, sí forma parte de sus funciones:

a. Lavar y asear frecuentemente a los pacientes
b. Realizar la limpieza del centro
c. Ayudar al encendido de calderas
d. Hacer los servicios de guardia que le correspondan dentro de su turno

10. Para ir a la cafetería a desayunar, Felipe dispondrá de una pausa en el trabajo que tendrá una duración de:

a. No inferior a 15 minutos
b. Media hora
c. Durante el tiempo indispensable
d. Entre 20 y 25 minutos

11. Durante el desayuno, Felipe habla con otros compañeros, entre otras funciones a realizar, sobre las obligaciones de mover de posición a los enfermos: Felipe afirma que:

a. Es función de los celadores ayudar al personal sanitario en esta tarea
b. Es algo en lo que no tiene que intervenir
c. Deben procurar evitarlo
d. Sólo si se lo ordena el jefe de personal subalterno

12. Rosendo, que está preparando oposiciones, aprovecha el desayuno para resolver dudas sobre posiciones anatómicas, y pregunta: Cuando entra un paciente por la puerta de urgencias, su traslado se efectuará preferentemente:

a. Andando
b. En carro
c. En camilla
d. Depende del tipo de dolencia

13. NO es una posición quirúrgica:

a. Litotomía
b. Trendelenburg
c. Proetz
d. Morestin

14. En la posición Sims:

a. Las dos piernas están estiradas
b. Una de las piernas está flexionada hacia delante
c. Los brazos estarán próximos a las rodillas
d. Los brazos estarán estirados y pegados al cuerpo

15. Una de las siguientes posiciones es diferente de las otras tres:

a. Trendelenburg inversa
b. Antitrendelenburg
c. Morestin
d. Posición inglesa

16. Se solicita ayuda al celador para colocar un paciente en 'decúbito prono', es decir:

a. Tumbado sobre la espalda
b. Tumbado sobre el abdomen
c. Colocado sobre el lado izquierdo
d. Colocado sobre el lado derecho

17. Un celador es requerido desde el Servicio de Endoscopias para ayudar a colocar un paciente de avanzada edad que debe ponerse de rodillas en la cama con los brazos cruzados apoyados en el colchón y la cabeza sobre ellos, es decir, posición:

a. Ginecológica
b. Semiprona
c. Fowler
d. Genupectoral

18. Concluido el desayuno, que se prolonga más allá de los 45 minutos, se incorporan a sus puestos de trabajo. El encargado de turno les llama la atención por la tardanza y les dice que si se repite, tendrá que tomar medidas disciplinarias. Rosendo se encara con éste y llega a gritarle muy enfadado. Rosendo:

a. Ha podido incurrir en una falta leve
b. No ha de preocuparse pues es la norma habitual
c. Ha cometido una falta grave
d. Tiene derecho a utilizar un tiempo diario para su formación

19. Cuando el Estatuto Marco señala que el profesional, entre los derechos individuales, tiene derecho al descanso necesario, se está refiriendo a que se debe garantizar:

a. La limitación de la jornada
b. Las vacaciones periódicas retribuidas
c. Los permisos reglamentarios
d. Todas son correctas

20. No es un derecho colectivo del personal estatutario recogido en el Estatuto Marco:

a. La libre sindicación
b. La actividad sindical
c. La libertad de expresión
d. Disponer de servicios de prevención

21. Rosendo solicita permiso para realizar una salida del Centro y le es denegada; ante la negativa, decide el abandono del servicio que está tipificado como:

a. Falta leve
b. Falta grave
c. Falta muy grave
d. Simple amonestación por escrito

22. Según el Estatuto Marco, ¿se puede imponer como sanción la separación del servicio por haber cometido una falta muy grave?

a. No
b. Si
c. La separación del servicio sólo está previsto para las faltas sumamente graves
d. El personal fijo de plantilla no puede ser separado del servicio

23. Si como consecuencia de haber cometido una falta muy grave se impone la sanción de suspensión de funciones, su duración será:

a. No podrá superar los seis años ni será inferior a los dos años
b. No podrá ser superior a dos años
c. No será superior a dos años ni inferior a uno
d. No será superior a un mes

24. La instrucción previa de expediente disciplinario para el personal no sanitario será necesaria para imponer sanciones en caso de:

a. Faltas leves
b. Faltas graves
c. En todos los casos
d. En ningún caso

25. Felipe, que está en turno rotatorio, a cuántas horas de descanso ininterrumpido tendrá derecho entre la finalización de una jornada y el principio de la siguiente:

a. 24 h   b. 7 h   c. 12 h   d. 0 h

26. Rosendo, según el tipo y duración de su nombramiento, es:

a. Personal estatutario
b. Personal estatutario interino
c. Personal de gestión y servicios
d. Personal estatutario eventual

27. Según el título exigido para su ingreso, Tanto Felipe como Rosendo pertenecen al:

a. Personal de formación profesional
b. Personal de servicios
c. Personal de hostelería y servicios
d. Otro personal

28. Rosendo le plantea al jefe de personal subalterno que como su nombramiento es temporal quiere que se le abonen y la respuesta que obtiene es que las vacaciones para el personal estatutario son:

a. Irrenunciables
b. Compensatorias
c. Meritorias
d. Retributivas

29. Anualmente, Felipe tendrá derecho a unas vacaciones retribuidas cuya duración será de un mes natural, sin que en ningún caso pueda ser inferior a:

a. 28 días hábiles
b. 30 días naturales
c. 28 días hábiles
d. 30 días, sin contar sábados y domingos

30. No obstante, si Felipe decidiera fraccionar el disfrute de sus vacaciones anuales, en cuántos periodos podría fraccionar dichas vacaciones:

a. En tantos como desee
b. En dos
c. En función de las necesidades del servicio
d. En no más de tres

31. En caso de fraccionamiento de las vacaciones, la suma de los días de estos periodos no sobrepasará:

a. 30 días
b. 26 días laborables, considerándose entre ellos los sábados
c. 26 días sin contar sábados, domingos y festivos
d. 31 días

32. [ACTUALIZADA A 2021] Cuando la pareja de hecho de Felipe dé a luz, él tendrá derecho a un permiso retribuido de:

a. 4 semanas consecutivas desde el día del nacimiento
b. 4 días desde el nacimiento, el resto cuando lo solicite
c. No tendrá derecho a permiso por paternidad por ser pareja de hecho
d. 15 días hábiles a partir del momento en que lo solicite

33. Rosendo tiene previsto cambiar de domicilio dentro de la misma ciudad. Por tal motivo tendrá derecho al siguiente permiso retribuido:

a. Un día natural por producirse dentro de la misma localidad
b. No tiene derecho por no ser personal estatutario fijo
c. Cuatro días hábiles consecutivos
d. Dos días hábiles a partir del traslado

34. Rosendo, para realizar su traslado a total satisfacción, quiere hacer uso de una licencia por asuntos particulares. Tiene derecho a este tipo de licencia:

a. No, por no ser personal fijo
b. No, por llevar trabajando sólo dos meses
c. Sí; tendrá derecho a la parte proporcional que le corresponda según el tiempo de servicios prestados a razón de 1 día por cada dos meses trabajados
d. Sí; tendrá derecho a la parte proporcional que le corresponda según el tiempo de servicios prestados a razón de 2 días por cada dos meses trabajados

35. Felipe le comenta a Rosendo que él, cuando su pareja dé a luz, también quiere hacer uso de una licencia por asuntos particulares. De cuántos días puede disfrutar Felipe por este concepto:

a. Cuatro días al año
b. Seis días por cada año natural
c. Seis días, ampliables a otros seis en caso de nacimiento
d. Nueve días

36. Rosendo, en el deseo de mejorar su cualificación profesional, considera que tiene derecho en su puesto de trabajo, según la Ley de Prevención de Riesgos Laborales, a:

a. Recibir información sobre los riesgos de su puesto
b. Ser instruido convenientemente
c. Participar en las actividades externas de formación
d. Al no ser personal fijo, no le asiste ninguno de los anteriores derechos

37. Con referencia a la Ley de Prevención de Riesgos Laborales, cuál NO es una obligación de Rosendo:

a. Usar adecuadamente los equipos de trabajo
b. Velar por su seguridad y la de sus compañeros
c. Utilizar correctamente los equipos de protección
d. Recibir formación en materia preventiva

38. Rosendo recibe formación en materia de prevención de riesgos laborales y medidas de protección. Aprende que una BIE es:

a. Una boca de incendios equipada
b. Un baluarte que impide la evacuación
c. En medio auxiliar de extinción
d. Un equipo de protección individual

39. Un extintor compuesto de polvo polivalente y gas impulsor, contra qué tipo de fuego se puede emplear:

a. Fuego de tipo C
b. Fuego de tipo A
c. Fuego de tipo B
d. Todas son correctas

40. En caso de incendio, cuál es el mayor peligro:

a. El humo
b. El fuego
c. La confusión
d. La evacuación

41. La evacuación consiste en:

a. La acción de traslado planificado de las personas afectadas por una emergencia, de un lugar a otro provisional seguro
b. La respuesta a la emergencia, para proteger y socorrer a las personas y los bienes
c. Evitar la probabilidad de que se produzca un efecto dañino
d. Determinar el número máximo de personas que pueden permanecer dentro de un recinto

42. El agua a chorro es un agente extintor adecuado para el fuego de:

a. Gases
b. Metales especiales
c. Sólidos (salvo con presencia de corriente eléctrica)
d. Líquidos

43. En cuanto a los equipos de protección individual, hay que tener en cuenta que:

a. El uso de los guantes es obligatorio siempre
b. Han de ajustarse a las características anatómicas de cada trabajador
c. No existe ninguna responsabilidad del usuario sobre su mantenimiento y conservación
d. No es necesaria información e instrucción sobre sus características y uso

44. Respecto a la inclinación del tronco en la manipulación manual de cargas:

a. La manipulación de una carga con el tronco inclinado disminuye el riesgo de lesión en la zona
b. La técnica del levantamiento de una carga ayuda a su movilidad pero no afecta al riesgo de lesiones
c. La postura correcta al manejar una carga es con la espalda derecha
d. La postura correcta al manejar una carga es con el tronco inclinado

45. Respecto a las técnicas de movilización de pacientes, de entre las siguientes normas generales, cuál es INCORRECTA:

a. Preparar el área donde se va a trabajar
b. Procurar realizar el esfuerzo con los músculos mayores y más fuertes
c. Acercarse lo máximo posible a la cama del enfermo
d. Actuar siempre auxiliado por otro profesional

46. Rosendo tiene que llevar un enfermo en camilla al Servicio de Rehabilitación y para ello tiene que bajar una pequeña rampa. Cómo la bajará:

a. Se colocará detrás de la camilla sujetándola
b. Se colocará en un lateral de la camilla
c. Se colocará delante de la camilla caminando de espaldas
d. Las camillas no pueden bajar rampas

47. Protectores metálicos que se colocan a cada lado de la cama para evitar caídas:

a. Soportes de seguridad
b. Protectores de arco
c. Barandillas de seguridad
d. Laterales metálicos

48. Transcurrido el verano, el jefe de personal subalterno le comunica a Felipe el cambio de puesto de trabajo. Se puede tomar esta decisión:

a. Sí, de forma imperativa y respetando las condiciones laborales y económicas b
b. Sí, pero de forma voluntaria
c. No; no lo permite el Estatuto Marco para el personal fijo
d. No, hasta que no se haya informado a los representantes de los trabajadores

49. ¿Tienen tanto Felipe como Rosendo alguna función relacionada con la limpieza, conservación de edificios y material?

a. No, por ser funciones de la empresa de limpieza
b. No, por corresponderle al personal de mantenimiento
c. únicamente durante la vigilancia nocturna
d. Deben dar cuenta a sus inmediatos superiores de los desperfectos y anomalía que encuentran relacionados con dichos aspectos

50. El transporte de documentación clínica:

a. Es una función de los celadores
b. Sólo la realizarán los celadores durante el turno de noche
c. Corresponde al personal administrativo de documentación clínica
d. Los celadores tienen expresamente prohibido el transporte de documentación sanitaria de los pacientes

Mariano ha sido contratado como Celador por el Hospital, con carácter interino, para desempeñar una plaza vacante. Durante la firma del nombramiento comunica que tiene una dilatada experiencia en diferentes servicios hospitalarios, ya que ha trabajado en otros hospitales del SAS, que tiene experiencia suficiente y que incluso ha recibido formación en Prevención de Riesgos Laborales. Le gustaría integrarse en un equipo de trabajo.

En cuanto a sus circunstancias familiares y personales, para que lo tengan en cuenta a la hora de aplicarle el IRPF, manifiesta que tiene hijos gemelos de dos meses y que su mujer no trabaja.

Mariano habla con el jefe de personal subalterno para que antes de asignarle el puesto   tenga en cuenta cuáles van a ser sus necesidades a corto plazo; ante todo le gustaría tener un puesto bien retribuido porque tiene que hacer frente a gastos imprevistos por el nacimiento de los gemelos.

Además, van a intervenir quirúrgicamente a su cónyuge. También tiene previsto un próximo cambio de domicilio. Quiere igualmente acompañar a una hija en edad escolar en un viaje que organiza el colegio, a visitar el Parlamento Andaluz. Por último, necesitará un permiso sin sueldo para poder cuidar a su padre enfermo que no tiene medios económicos suficientes. El Jefe de Personal Subalterno lo destina al Servicio de Urgencias y le asigna un turno rotatorio. El primer día de trabajo, Mariano se incorpora a su jornada laboral con una hora de retraso sin alegar causa justificada

CLAVE DE RESPUESTAS

1 **C**	14 **A**	27 **A**	40 **D**
2 **A**	15 **D**	28 **C**	41 **B**
3 **B**	16 **D**	29 **D**	42 **A**
4 C*	17 **A**	30 **C**	43 **A**
5 **B**	18 **A**	31 **B**	44 **C**
6 **A**	19 **D**	32 **B**	45 **B**
7 **C**	20 **D**	33 **C**	46 **C**
8 **C**	21 **B**	34 **A**	47 **A**
9 **D**	22 **A**	35 **D**	48 **A**
10 **D**	23 **C**	36 **C**	49 **C**
11 **D**	24 **D**	37 **C**	50 **B**
12 **C**	25 **B**	38 **B**	
13 **C**	26 **D**	39 **D**	

* UNA PREGUNTA ANULADA

1. Jornada ordinaria de trabajo máximo anual para el turno rotatorio:

a. 1.450 h   b. 1.540 h
c. 1.483 h   d. 1.463 h

2. Si la jornada excede de 6 h. continuadas se establecerá un descanso mínimo de cuántos minutos:

a. 15   b. 20   c. 30   d. 25

3. Entre el fin de una jornada y el comienzo de la siguiente, el trabajador tendrá derecho a un periodo mínimo de descanso ininterrumpido de:

a. Un turno   b. 12 horas
c. 17 horas   d. Un día

4. [ANULADA] El personal tendrá derecho a un periodo mínimo de descanso semanal interrumpido de:

a. 24 horas
b. Sábado y domingo
c. 24 horas que se incrementarán con el mínimo de descanso diario de 12 horas
d. Variable en función del turno realizado durante la semana

5. Mariano solicita reducción de jornada por lactancia. Qué reducción le corresponde atendiendo sus circunstancias familiares:

a. El 50% de la jornada
b. Dos horas diarias, por cada jornada de 7 horas efectivas, hasta los 16 meses de edad de los hijos
c. Ninguna
d. Una hora diaria, por cada jornada de 7 horas efectivas, hasta los 16 meses de edad de los hijos

6. Esta reducción de jornada por lactancia le va a suponer un descuento en nómina del:

a. Ninguno   b. 10%
c. 20%   d. 15%

7. Se considera falta grave el incumplimiento injustificado de la jornada de trabajo que acumulado suponga un mínimo de:

a. 10 horas al mes
b. 15 horas al mes
c. 20 horas al mes
d. Los incumplimientos de jornada son siempre faltas leves

8. Si no concurre ningún supuesto especial la duración máxima acumulada por cada año natural de permiso sin sueldo será:

a. 1 mes   b. 2 meses
c. 3 meses   d. 4 meses

9. Las sanciones disciplinarias firmes se anotarán en el expediente y, una vez cumplidas, se cancelarán de oficio. En el caso de faltas graves a los:

a. 6 meses   b. 1 años
c. 4 años   d. 2 años

10. Al mes de incorporarse, Mariano informa de que va a cubrir por promoción interna un puesto de telefonista por 20 días. ¿Podría acceder al puesto?

a. Sí, la promoción interna es un derecho recogido en el Estatuto Marco
b. Sí, pues no supera el mes de contrato
c. Sí, porque tiene la titulación necesaria
d. No, pues la promoción interna es un derecho del personal estatutario fijo

11. Tras el primer mes de trabajo, Mariano accede a la página Web del SAS, y en el apartado 'e-profesional' consulta su nómina y comprueba que no le han abonado la carrera profesional:

a. Debe reclamarlo en el servicio de nóminas de su hospital
b. Se lo comunica al jefe de personal subalterno para que éste lo resuelva
c. Lo percibirá en la nómina siguiente
d. No le corresponde este concepto

12. La condición de personal estatutario con plaza en propiedad se adquiere, con carácter general, por:

a. Concurso
b. Oposición
c. Concurso-oposición
d. Movilidad

13. Llegado el día del viaje proyectado por el colegio de su hija para visitar el Parlamento Andaluz, pide permiso retribuido por tratarse de un viaje a una Institución Andaluza:

a. Se le concederá, supeditado a que justifique que ha asistido
b. Se le concederá por el tiempo indispensable para el cumplimiento de un deber público
c. Le será denegado
d. Se le concederá en cualquier caso

14. Para realizar el cambio de domicilio en la misma localidad, Mariano tiene derecho a:

a. Un día natural, por producirse en la misma localidad
b. No tiene derecho porque no es personal fijo
c. Tiene derecho a 2 días hábiles, aunque no sean consecutivos
d. Tiene derecho a 4 días

15. En Urgencias observa que llega una ambulancia. Lo primero:

a. Avisar al médico de guardia
b. Avisar al enfermero de clasificación
c. Buscar el EPI
d. Salir a recibir al paciente

16. Trasladará al enfermo desde la ambulancia hasta la puerta de urgencias preferentemente:

a. En silla de ruedas
b. En camilla
c. Por su propio pie
d. Indistintamente

**17. Para mover a un paciente hemiplé-
jico:**

a. Nos colocamos siempre por el lado en que
conserva la movilidad
b. Colocarlo en el lado paralizado
c. Traccionar del hombro para moverlo hacia
nosotros
d. Que quede siempre tumbado en decúbito
prono

**18. A la ambulancia le sigue un vehí-
culo particular del que se bajan varias personas que pretenden entrar
todos en urgencia. Mariano debe:**

a. Permitir el acceso sólo a las personas autorizadas para ello
b. Vigilar periódicamente a los pacientes de observación
c. Recoger la información necesaria para abrir
la historia clínica del enfermo
d. Tomar los datos al paciente

**19. Beneficia la comunicación con el
paciente:**

a. Demostrar al paciente interés por su problema
b. Manifestar actitud positiva
c. Ofrecer soluciones
d. Todas benefician la comunicación

**20. El Servicio de Atención al Paciente
deberá atender:**

a. los parientes de los pacientes hasta el segundo grado de consanguinidad
b. Exclusivamente a los pacientes
c. Sólo a los pacientes y a sus cónyuges
d. A los pacientes, a sus parientes próximos,
representantes o acompañantes

**21. No es función del celador de ur-
gencias del Hospital:**

a. Mantener la entrada provista de carros y camillas
b. Avisar al servicio de ambulancias para el
traslado de enfermos
c. Trasladar fallecidos al mortuorio
d. Cursar analíticas

**22. Cuando un celador traslada a un
paciente desde un servicio a otro,
qué NO deberá hacer:**

a. Colocar los drenajes sobre la cama
b. Llevar la historia del paciente
c. Informar al paciente de lo que va a hacer con
él
d. Informar al personal sanitario del servicio de
origen de que se lleva al paciente

**23. Seguidamente se produce la lle-
gada a Urgencias de un enfermo con
fractura de rodilla:**

a. Le proporciona un par de muletas
b. Pedirá ayuda a otro compañero
c. Lo colocará en una silla de ruedas con soporte adecuado para inmovilizar la pierna
afectada
d. Le ayudará ofreciéndole sus hombros para
que se apoye

**24. En el interior de urgencias, cuándo
podría realizarle una cura al paciente:**

a. Si se lo ordena la supervisora
b. Si todo el personal de enfermería está ocupado
c. Si se lo ordena el médico
d. En ningún caso

**25. Cuando Mariano termina de aco-
modar al paciente traumatológico
que acaba de llegar, a altas horas de
la noche, le da 20 euros por la buena
atención ofrecida:**

a. Lo acepta y le agradece la atención
b. No lo acepta; es falta grave la aceptación de
cualquier tipo de contraprestación por los
servicios prestados a los usuarios
c. No lo acepta, pero le indica que se lo puede
dar en la cafetería
d. Lo acepta por cortesía

**26. Son métodos adecuados para el
traslado de pacientes en caso de incendio:**

a. Por arrastre con silla
b. Por levantamiento
c. Por arrastre con colchón
d. Todos son correctos

**27. Observa cómo un familiar intenta
pasar a la sala de observación fuera
del horario de visitas:**

a. Le llama la atención educadamente, ya que
es una obligación de todos mantener el debido respeto a las normas establecidas en
cada centro, así como al personal que
preste servicios en los mismos
b. Llama al supervisor de urgencias
c. Llama de inmediato al vigilante de seguridad
d. No interviene en el hecho

**28. La enfermera de una consulta de
urgencias llama al celador para que
le ayude en la colocación de una
cuña para la recogida de muestras
a un paciente obeso que está semi-
consciente en una camilla:**

a. Le dice que no es de su competencia
b. Llama al supervisor para que localice a una
auxiliar de enfermería
c. En las circunstancias descritas ayuda a la
colocación y retirada de la cuña
d. Le dice a la enfermera que pida ayuda a los
familiares

**29. Llega una nueva ambulancia a la
puerta de urgencias y le informan a
Mariano que traen a un paciente politraumatizado, con posibles daños
vertebrales**

a. Utilizará para su traslado una silla de ruedas
b. Utilizará una camilla con recubrimiento antiescaras
c. Deberá trasladarlo el técnico de transporte
sanitario
d. Utilizará una camilla de tijeras para trasladar de camilla al paciente, según indicaciones médicas

**30. Transcurrido un tiempo llegan en
otro vehículo el resto de familiares
y se dirigen a Mariano, que está en
la puerta, solicitándole información
sobre el enfermo politraumatizado**

a. No interviene y los evita
b. Les informa sobre el estado del paciente
c. Les indica que es el médico quien le informará e inicia las gestiones para ello
d. Simplemente, no los deja pasar

**31. Uno de los familiares se altera y
empieza a proferir insultos contra
todo el personal, ante ello usted:**

a. Se da la vuelta y ser marcha
b. Intenta calmarlo, escuchándole, transmi-
tiendo comprensión y explicando la situación
c. Avisa al Jefe de hospital
d. Le grita en el mismo tono

**32. A las 11 de la noche nota que en la
sala de espera hay un ruido que per-
turba notablemente el silencio de la
estancia. Al aproximarse comprueba
que el ruido proviene del televisor:**

a. Entrará en la sala y desconectará el televisor, apercibiendo a los pacientes que si
vuelven a hacer ruido retirará el aparato
b. Entrará y les pedirá que bajen el volumen
pues están causando molestias
c. No puede hacer nada puesto que las 11 de
la noche no se considera hora intempestiva
d. No puede hacer nada porque la sala está
muy masificada

**33. También observa cómo un familiar
intenta levantar una de las persianas de las ventanas de la sala de espera pero no conoce el mecanismo:**

a. Lo ignora
b. Le reprocha su actitud
c. Le informa adecuadamente del manejo
d. Llama al vigilante de seguridad

**34. A las cuatro de la madrugada, una
visita sale de observación al pasillo
para fumarse un cigarro junto a una
ventana, aprovechando un momento
en el que no hay nadie más presente**

a. Le pedirá a la visita que apague el cigarrillo
puesto que no está permitido fumar en ningún sitio del hospital, y que abandone el pasillo pues es una zona de paso y no se
puede quedar allí
b. Pedirá a la visita que mantenga la ventana
abierta mientras termina el cigarrillo, pero en
cuanto vea aparecer otra persona, deberá
apagarlo para que no le moleste el humo
c. Conducirá al familiar hasta la sala de espera
más próxima, donde no molestará el humo a
ningún enfermo
d. No hará nada puesto que advertir al familiar
puede ser considerado como una desaten-
ción con el público

**35. El personal sanitario informa a Ma-
riano que para el traslado que va a
realizar de un paciente debe usar
medidas profilácticas, y hará uso de:**

a. Una camilla especial
b. No hace caso ya que no es su superior
c. Una sábana limpia
d. Guantes

36. 'Movilización activa' es:

a. Aquella que es realizada por el profesional en los distintos segmentos corporales

b. Aquella que se aplica en pacientes que pueden realizar esfuerzo

c. Aquella que puede realizar el paciente por sí mismo, bajo la supervisión de un profesional

d. Aquella que puede realizar un paciente por si mismo, sin la supervisión de un profesional sanitario

37. A qué altura deberá encontrarse la bolsa de la orina:

a. A la altura de la vejiga

b. Por encima de la altura de la vejiga

c. Por debajo de la altura de la vejiga

d. En la zona más cómoda para el paciente

38. Una zona séptica es una zona:

a. desinfectada

b. sucia

c. con riesgo parcial de contaminación

d. estéril

39. Un médico de urgencia le entrega el historial clínico del paciente para que lo lleve al servicio de RX:

a. Lo debe trasladar el personal sanitario

b. Lo ha de llevar el celador del archivo

c. El traslado de historias clínicas le está prohibido a los celadores

d. Es obligación del celador tramitar o conducir sin tardanza los documentos que le sean confiados por sus superiores

40. Al entrar con el historial clínico por el servicio de RX los familiares del paciente le piden un momento el historial clínico para comprobar si está en él una analítica anterior:

a. Se la entrega amablemente ya que es propiedad de su familiar

b. Le localiza la analítica y se la muestra para que la comprueben

c. Le entrega el historial y le dice que cuando terminen que lo dejen en RX

d. Le informa que no puede dejarle el historial y del trámite que debe seguir para conseguir copia de la analítica

41. Mientras hablan sobre la historia clínica, un familiar le pide algún medicamento para el dolor de cabeza:

a. Busca en el servicio de RX un genérico y se lo entrega

b. Le dice que no está autorizado para administrar medicamentos

c. Le da uno que lleva en el bolsillo

d. Llama al Técnico de radiodiagnóstico

42. Cuando va a entregar el historial al personal de RX observa que el paciente ha empeorado y el radiólogo y el técnico se disponen a sacarlo y trasladarlo a la UCI:

a. Se agrega a ellos y les ayuda en el traslado del paciente

b. Les entrega la historia clínica y regresa a urgencias

c. Informa inmediatamente a los familiares del empeoramiento

d. Se queda con la historia clínica para llevarla a la UCI

43. Una vez en la UCI el Médico Intensivista le pide que acompañe a los familiares para formalizar el ingreso. Mariano los dirigirá al:

a. Servicio de Admisión

b. Servicio de Urgencias

c. Servicio de Información

d. Archivo documental

44. ¿Es una función de los celadores vigilar el acceso y estancias de los familiares y de los visitantes en las habitaciones de los enfermos?

a. No, dado que hay que mantener la intimidad del enfermo y su familia

b. No, está expresamente prohibido que un celador entre en una habitación sin estar acompañado por personal sanitario

c. Sí, es una función que debe realizar

d. No. Es función que corresponde al médico

45. En el traslado se utilizó una botella de oxígeno. Lleva acoplado un aparato para medir su presión:

a. Reloj

b. Manómetro

c. Tacómetro

d. Reloj avisador

46. En qué orden deben evacuarse los pacientes de una unidad de enfermería en caso de emergencia:

a. Enfermos ambulantes, enfermos no ambulantes más cercanos a la puerta de salida y enfermos no ambulantes más alejados de la puerta de salida

b. Enfermos no ambulantes más cercanos a la puerta de salida, enfermos no ambulantes más alejados de la puerta de salida y enfermos ambulantes

c. Enfermos ambulantes, enfermos no ambulantes más alejados de la puerta de salid a y enfermos no ambulantes más cercanos a la puerta de salida

d. Enfermos graves

47. Debe formar parte obligatoriamente de un plan de emergencia:

a. Planos de situación y emplazamiento

b. Inventario de los utensilios

c. Plano de emergencia parcial

d. Control de los enfermos ambulantes existentes en cada momento en el hospital

48. El plan de evacuación establecerá:

a. Las zonas seguras para recibir a los evacuados

b. Un plan de actuación por cada unidad y grado de emergencia

c. La realización de simulacros

d. El entrenamiento de todo el personal

49. En el cuadrante de turnos de Urgencias a Mariano le han asignado el día 28 de febrero, de 8 a 15 h. ¿Lo cobraría como 'Festivo especial'?

a. No. Es un día normal a efectos retributivos

b. Hay festivos, pero no festivos 'especiales'

c. Sí, son festivos especiales los días 1 y 6 de enero, 28 de febrero, 25 de diciembre y las dos fiestas locales

d. No. Se consideran festivos especiales los días 24, 25 y 31 de diciembre, 1 de enero y las dos fiestas locales

50. Dado que van a intervenir a su cónyuge en su misma localidad de residencia, a cuantos días hábiles de permiso tendrá derecho:

a. 2   b. 3   c. 4   d. 5

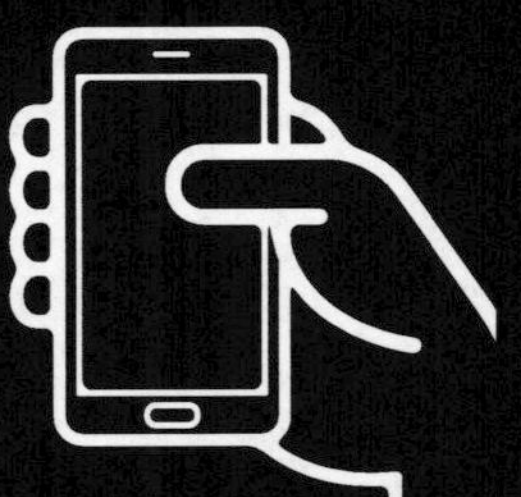

Made in the USA
Monee, IL
07 July 2026

56646385R00107